TRADITION AND
EVIDENCE
THE PERFECT BOOK FOR INFERTILITY

不妊症・不育症診療

その伝承とエビデンス

［編著］**柴原浩章**

兵庫医科大学産科婦人科学講座主任教授

中外医学社

■執筆者（執筆順）

杉本公平　獨協医科大学埼玉医療センターリプロダクションセンター教授

見尾保幸　ミオ・ファティリティ・クリニック院長

石川智則　東京医科歯科大学茨城県小児・周産期地域医療学講座准教授

熊谷　仁　京野アートクリニック盛岡院長

千石一雄　旭川医科大学産婦人科学教授

笠井　剛　このはな産婦人科

柴原浩章　兵庫医科大学産科婦人科学主任教授/兵庫医科大学病院生殖医療センター長

岩佐　武　徳島大学大学病院周産母子センター講師

松崎利也　徳島大学大学院医歯薬学研究部産科婦人科学分野准教授

藤井俊策　エフ.クリニック院長

小口隆明　エフ.クリニック副院長

宇津宮隆史　セント・ルカ産婦人科院長

中島　章　杏月会空の森クリニック

佐久本哲郎　杏月会空の森クリニック院長

齊藤英和　国立成育医療研究センター周産期・母性診療センター不妊診療科診療部長

浅田義正　医療法人浅田レディースクリニック理事長

北島道夫　長崎大学医学部産科婦人科学准教授

鈴木達也　自治医科大学附属病院生殖医学センター准教授

安藤寿夫　豊橋市民病院総合生殖医療センター長

白藤　文　福井大学医学部産科婦人科特命助手

折坂　誠　福井大学医学部産科婦人科講師

髙井　泰　埼玉医科大学総合医療センター産婦人科教授

太田邦明　福島県立医科大学ふくしま子ども・女性医療支援センター講師

池田真妃　岩手医科大学医学部産婦人科学助教

上林大岳　金沢たまごクリニック

福原理恵　弘前大学大学院医学系研究科産科婦人科学講師

河野康志　大分大学医学部産科婦人科学准教授

楢原久司　大分大学医学部産科婦人科学教授

大須賀智子　名古屋大学医学部附属病院総合周産期母子医療センター講師

岩瀬　明	群馬大学大学院医学系研究科産科婦人科学教授
髙橋俊文	福島県立医科大学ふくしま子ども・女性医療支援センター教授
河村和弘	国際医療福祉大学医学部産婦人科教授・高度生殖医療リサーチセンター長
河村七美	国際医療福祉大学医学部高度生殖医療リサーチセンター
田村博史	山口大学大学院医学系研究科産科婦人科学准教授
脇本　裕	兵庫医科大学産科婦人科学学内講師
小林眞一郎	Koba レディースクリニック院長
長谷川昭子	兵庫医科大学産科婦人科学非常勤講師
福井淳史	兵庫医科大学産科婦人科学准教授
伊藤理廣	地域医療機能推進機構群馬中央病院副院長・リプロダクションセンター長
平池　修	東京大学大学院医学系研究科生殖・発達・加齢医学専攻産婦人科学准教授
尾上洋樹	岩手医科大学医学部産婦人科学助教
村上　節	滋賀医科大学医学部産科学婦人科学教授
木村文則	滋賀医科大学医学部産科学婦人科学准教授
辻　俊一郎	滋賀医科大学医学部産科学婦人科学講師
高村将司	東京大学大学院医学系研究科生殖・発達・加齢医学専攻産婦人科学助教
大須賀　穰	東京大学大学院医学系研究科生殖・発達・加齢医学専攻産婦人科学教授
吉野　修	北里大学医学部産婦人科准教授
恩田貴志	北里大学医学部産婦人科婦人科主任教授
柿沼敏行	国際医療福祉大学病院リプロダクションセンター副センター長/ 国際医療福祉大学病院産婦人科病院教授
柳田　薫	国際医療福祉大学病院リプロダクションセンター長
真壁友子	東京大学大学院医学系研究科生殖・発達・加齢医学専攻産婦人科学
甲賀かをり	東京大学大学院医学系研究科生殖・発達・加齢医学専攻産婦人科学准教授
谷口文紀	鳥取大学医学部生殖機能医学分野准教授
都築たまみ	高知大学医学部産科婦人科学助教
前田長正	高知大学医学部産科婦人科学教授
出浦伊万里	聖マリアンナ医科大学産婦人科学講師
鈴木　直	聖マリアンナ医科大学産婦人科学教授
片桐由起子	東邦大学医学部産科婦人科学教授

福 田 雄 介	東邦大学医学部産科婦人科学助教
澤 井 英 明	兵庫医科大学病院遺伝子医療部教授
玉 置 優 子	東邦大学医学部産科婦人科学助教
野 口 靖 之	愛知医科大学産婦人科学准教授（特任）
久 慈 直 昭	東京医科大学産科婦人科学教授
小 宮 慎 之 介	HORAC グランフロント大阪クリニック副部長
森 本 義 晴	HORAC グランフロント大阪クリニック院長
小 林 秀 行	東邦大学医学部泌尿器科学准教授
永 尾 光 一	東邦大学医学部泌尿器科学教授
岡 田 弘	獨協医科大学埼玉医療センター病院長/泌尿器科主任教授/リプロダクションセンター統括者
岩 端 威 之	獨協医科大学埼玉医療センターリプロダクションセンター助教
伊 藤 直 樹	NTT 東日本札幌病院泌尿器科部長
湯 村 寧	横浜市立大学附属市民総合医療センター生殖医療センター泌尿器科准教授
竹 島 徹 平	横浜市立大学附属市民総合医療センター生殖医療センター泌尿器科助教
辻 村 晃	順天堂大学医学部附属浦安病院泌尿器科教授
千 葉 公 嗣	神戸大学大学院医学研究科腎泌尿器科学助教
藤 澤 正 人	神戸大学大学院医学研究科腎泌尿器科学教授
近 藤 宣 幸	協和会協立病院泌尿器科部長
谷 口 久 哲	関西医科大学腎泌尿器外科学講師
松 田 公 志	関西医科大学腎泌尿器外科学主任教授
白 石 晃 司	山口大学大学院医学系研究科泌尿器科学准教授
一 鍬 田 真 実	兵庫医科大学産婦人科学/兵庫医科大学病院生殖医療センター
生 水 真 紀 夫	千葉大学大学院医学研究院生殖医学教授
長 田 尚 夫	Natural Art Clinic 日本橋院長
寺 元 章 吉	Natural Art Clinic 日本橋理事長
塩 谷 雅 英	英ウィメンズクリニック理事長
梶 原 健	埼玉医科大学医学部産科婦人科学教授
齋 藤 早 貴	慶應義塾大学医学部産婦人科学助教
山 田 満 稔	慶應義塾大学医学部産婦人科学講師

佐藤　　学	IVFなんばクリニック生殖技術部門技師長
杉嶋美奈子	ミオ・ファティリティ・クリニック
湯本啓太郎	ミオ・ファティリティ・クリニック
京野廣一	京野アートクリニック高輪理事長
橋本朋子	京野アートクリニック高輪副院長
堀江昭史	京都大学大学院医学研究科医学専攻婦人科学・産科学講師
川原　　泰	聖マリアンナ医科大学産婦人科学助教
白石絵莉子	聖マリアンナ医科大学産婦人科学任期付助教
高江正道	聖マリアンナ医科大学産婦人科学講師
田中　　守	慶應義塾大学医学部産婦人科学教授
中嶋真理子	聖マリアンナ医科大学病院生殖医療センター
杉下陽堂	聖マリアンナ医科大学産婦人科学・難病治療研究センター講師
岩端秀之	聖マリアンナ医科大学産婦人科学助教
洞下由記	聖マリアンナ医科大学産婦人科学助教
齋藤　　滋	富山大学学長
竹下俊行	日本医科大学大学院女性生殖発達病態学分野教授
石橋ますみ	東北大学医学部産科婦人科学助教
立花眞仁	東北大学医学部産科婦人科学講師
出口雅士	神戸大学大学院医学研究科外科系講座産科婦人科学分野特命教授/神戸大学大学院医学研究科地域社会医学・健康科学講座地域医療ネットワーク学分野特命教授
山田秀人	神戸大学大学院医学研究科外科系講座産科婦人科学分野教授
谷村憲司	神戸大学医学部附属病院総合周産期母子医療センター准教授
小林真以子	関西医科大学産科学・婦人科学
岡田英孝	関西医科大学産科学・婦人科学教授
丸山哲夫	慶應義塾大学医学部産婦人科学准教授
脇本　　剛	脇本産婦人科・麻酔科副院長
古井辰郎	岐阜大学医学部附属病院周産期・生殖医療センター長/岐阜大学大学院医学系研究科産科婦人科学臨床教授
寺澤恵子	岐阜大学医学部附属病院周産期・生殖医療センター臨床助手
村瀬沙姫	岐阜大学医学部附属病院産科婦人科臨床助教
森重健一郎	岐阜大学大学院医学系研究科産科婦人科学教授

巻 頭 言

　私が産婦人科医になった 1980 年代中盤の頃を思い浮かべますと，施設が違えども若手医師が置かれた臨床研修の環境は概ね共通し，当該施設で脈々と受け継がれてきた診療方針にともすれば従い，先輩達の技術や知識を見て，聞いて，産婦人科医としての基本的な診療を学ぶというスタンスでした．学会などの場では，「うちではこんな風にしています」というような発表もありがちな時代でしたが，実際にそれをお聞きして自らの施設に持ち帰っても，結局のところは受け入れて採用する機会は少なかったのではないかと記憶しています．

　やがて各学会でも認定医あるいは専門医制度が始まり，施設間で大筋の所では共通な診療指針が必要となってきました．わが国でも 1995 年頃から，臨床経験，患者の価値観，あるいは最良のエビデンスを統合するため，EBM の実践という当時としては画期的な概念が提唱されました．すなわちそれまでの様々な臨床研究の結果が，日常の診療で十分に活用されていない状況を改善しようとする動きが始まりました．この EBM に基づく診療の実践により，施設間の診療データの比較を正しく行いやすい状況に流れが変わり始めました．

　ところで subspeciality の資格も得てその方面で活躍する機会が増しますと，自らの専門分野以外の技術や知識についていくことは困難となりました．そこで 2011 年には日本産科婦人科学会と日本産婦人科医会の共同編集による「産婦人科診療ガイドライン」が発刊されました．例えば生殖医療の診療では自信を持つ先生方でも，いざ子宮頸がん検診で異常所見が見つかったような場合の結果説明の場面で，ご自身の記憶だけで完璧に対応するのは難しいのではないかと思います．そんな時にガイドラインに従い診療を行えば，万一の誤った判断によりトラブルに陥る可能性は極めて低くなります．

　私自身もこのようなマニュアル書の恩恵を受けており，ガイドラインの存在を否定する立場では毛頭ありません．ただ全国の生殖医療のエキスパートの先生方の中には，これからの生殖医療を担う若手の医師・看護師・胚培養士・カウンセラーなどの皆様に対し，マニュアル書には記載されていないが是非伝承したい技術や知識がおありではないか，と考えるに至りました．そこでご賛同いただける先生方には，ご自身でテーマをお決めのうえご執筆いただくため，この「不妊症・

不育症診療―その伝承とエビデンス」を発刊することを決意致しました.

　本書では冒頭で述べました「脈々と受け継がれてきた診療方針」などをただ伝承するのではなく，最新のエビデンスにも十分にご配慮いただきながら，様々なテーマをご提案のうえご執筆を賜りまして，ここに深く感謝を申し上げます．また本書の企画以来，中外医学社の皆様方からは献身的なご協力，ご指導をいただきました．ここに御礼を申し上げます．

　現行のマニュアル書からだけではなく，本書の執筆陣である不妊症・不育症のマイスターの先生方から多くの技術や知識を伝承していただき，日頃の診療にお役立ていただけましたら，望外の喜びです．

　　　　令和元年 10 月

兵庫医科大学産科婦人科学講座主任教授

柴 原 浩 章

目 次

IA 女性不妊症

1 接遇 ·· 2

1 不妊患者とのコミュニケーションスキル 〔杉本公平〕 2
2 挙児希望患者への向き合い方 〔見尾保幸〕 8

2 検査 ·· 13

1 スクリーニング ·· 13
  a 挙児希望の患者が受診したら 〔石川智則〕 13
  b 不妊症のスクリーニング検査 〔熊谷 仁〕 17
  c 基礎体温の読み方 〔千石一雄〕 21
  d 不妊症の二次検査 〔笠井 剛〕 26

2 内分泌 ·· 32
  a 月経不順を訴える女性が不妊外来を受診したら 〔柴原浩章〕 32
  b プロラクチン測定上の注意点 〔岩佐 武, 松崎利也〕 36

3 頸管 ·· 41
  a フーナーテスト 〔藤井俊策, 小口隆明〕 41

4 HSG ·· 47
  a 子宮卵管造影検査は痛くないか 〔石川智則〕 47
  b 子宮卵管造影法にあたっての注意 〔宇津宮隆史〕 49

5 MRI ·· 57
  a Cine MRI による子宮の蠕動 〔中島 章, 佐久本哲郎, 齊藤英和〕 57

6 AMH ·· 62
  a AMH の基礎から臨床応用―測定法の変遷と今後の課題 〔浅田義正〕 62
  b AMH の卵巣の生理学上の特性と臨床での解釈 〔北島道夫〕 67
  c AMH を基に生殖医療において卵巣予備能をいかに評価し
    臨床応用していくか 〔浅田義正〕 72

i

d 卵巣刺激法: 卵巣予備能を基に高年齢低卵巣予備能患者から
　　いかに成熟卵を得るか　　　　　　　　　　　　　〔浅田義正〕　77

7 内視鏡 ··· 81
　a 生殖内視鏡—経腟腹腔鏡のピットフォールと対処法　　〔鈴木達也〕　81

3 治療 ·· 88

1 排卵誘発・OHSS ··· 88
　a 単一排卵を経て妊娠をめざす排卵誘発法と黄体期管理　〔安藤寿夫〕　88
　b 排卵障害と排卵誘発　　　　　　　　　　〔白藤　文, 折坂　誠〕　94
　c 卵巣過剰刺激症候群の予防・治療　　　　　　　　　　〔髙井　泰〕　99
2 タイミング療法 ··· 108
　a タイミング療法の考え方　　　　　　　　　　　　　　〔千石一雄〕　108
3 AIH ·· 113
　a 人工授精　　　　　　　　　　　　　　　　　　　　　〔太田邦明〕　113

4 疾患と治療 ··· 119

1 原因不明不妊症 ··· 119
　a スクリーニング検査で不妊原因がはっきりしない場合の治療は
　　　　　　　　　　　　　　　　　　　　　　　　〔池田真妃, 熊谷　仁〕　119
2 卵胞発育・加齢 ··· 126
　a 卵胞発育の基礎知識　　　　　　　　　　〔上林大岳, 折坂　誠〕　126
　b 卵子老化と生殖医療　　　　　　　　　　　　　　　　〔髙井　泰〕　131
3 内分泌 ·· 139
　a-1 多嚢胞性卵巣症候群（PCOS）において
　　　クロミフェン療法が無効だったら　　　　　　　　〔福原理恵〕　139
　a-2 高アンドロゲン血症を伴う不妊症患者への対応
　　　　　　　　　　　　　　　　　　　　　　　〔河野康志, 楢原久司〕　144
　a-3 多嚢胞性卵巣症候群: インスリン抵抗性と一般不妊治療のポイント
　　　　　　　　　　　　　　　〔中島　章, 佐久本哲郎, 齊藤英和〕　148
　a-4 多嚢胞性卵巣症候群治療におけるリスクの低減
　　　　　　　　　　　　　　　　　　　　　　　〔大須賀智子, 岩瀬　明〕　153
　b 　高プロラクチン血症　　　　　　　　　　　　　　　〔髙橋俊文〕　157
　c 　卵巣機能不全の診断と治療　　　　　　　〔河村和弘, 河村七美〕　162
　d 　黄体機能不全: 不妊患者における黄体機能評価と管理　〔田村博史〕　167
　e 　甲状腺: 甲状腺機能異常合併不妊症の管理　　　　　〔田村博史〕　171

●目 次

f　体重減少性: 挙児希望のある体重減少性無月経患者の取り扱い

〔田村博史〕 176

4 免疫性不妊症 181
a-1　女性側の抗精子抗体: 精子不動化抗体の検出法　〔脇本　裕, 柴原浩章〕 181
a-2　女性側の抗精子抗体: 精子不動化抗体保有不妊女性の治療方針

〔小林眞一郎〕 186

b-1　抗透明帯抗体による免疫性不妊症: 抗透明帯抗体の検出法

〔長谷川昭子〕 192

b-2　抗透明帯抗体による免疫性不妊症:
抗透明帯抗体保有不妊女性の治療方針　　　　　　〔柴原浩章〕 198
c　　Th1/Th2やNK細胞の異常による着床不全　　　〔太田邦明〕 203

5 卵管性不妊症 208
a-1　卵管鏡手術: いかに成功させるか―その細かなテクニック

〔中島　章, 佐久本哲郎, 齊藤英和〕 208

a-2　卵管鏡手術: 子宮鏡併用による,
より安全・確実な卵管鏡下卵管形成術　　　　　　〔福井淳史〕 214
b　　大量通水療法　　　　　　　　　　　　　　　　〔伊藤理廣〕 220

6 良性腫瘍 225
a　　総論: 不妊症治療と腹腔鏡手術, 子宮鏡手術　　　〔平池　修〕 225
b-1　子宮内膜ポリープの取り扱い　　　　　〔尾上洋樹, 熊谷　仁〕 231
b-2　不妊患者の子宮粘膜下筋腫に対する子宮鏡下手術

〔村上　節, 木村文則, 辻　俊一郎〕 236

c-1　子宮筋腫合併不妊症の治療戦略: 手術が先か, 採卵が先か

〔高村将司, 大須賀　穣〕 241

c-2　子宮筋腫と不妊症　　　　　　　　　　　〔吉野　修, 恩田貴志〕 246
d-1　妊孕性温存を考慮した子宮腺筋症管理　　〔柿沼敏行, 柳田　薫〕 251
d-2　子宮腺筋症合併不妊症への対応―診断および治療　〔北島道夫〕 256
e-1　子宮内膜症を合併する不妊症の治療　　〔真壁友子, 甲賀かをり〕 261
e-2　挙児希望を有する女性の子宮内膜症に対する腹腔鏡治療

〔真壁友子, 甲賀かをり〕 266

e-3　重症子宮内膜症による難治性不妊の取り扱い　　〔谷口文紀〕 270
e-4　子宮内膜症合併不妊の診療
(子宮内膜症の手術をしている立場として)　〔都築たまみ, 前田長正〕 275
e-5　子宮内膜症患者の妊孕性向上を目指した内視鏡手術とは

〔出浦伊万里, 鈴木　直〕 280

f　　子宮内腔癒着症を伴う不妊症患者への対応　〔河野康志, 楢原久司〕 285

iii

g 不妊治療と手術治療，どちらを先にしたらよいか
悩む女性が受診したら 〔片桐由起子，福田雄介〕289

7 CSS 293
a 帝王切開瘢痕症候群による続発性不妊症
〔村上 節，木村文則，辻 俊一郎〕293

8 妊娠 298
a 異所性妊娠への対処 〔宇津宮隆史〕298
b 子宮内膜保護の観点から着床障害を予防する流産手術
（手動管吸引法）の実際と効果 〔柿沼敏行，栁田 薫〕307

9 遺伝 312
a 着床前診断に関連したガイドラインと指針 〔澤井英明〕312
b 不妊診療における遺伝カウンセリング―その内容とタイミング
〔片桐由起子，玉置優子〕318

10 感染・細菌叢 322
a クラミジア感染症 〔野口靖之〕322
b HIV 患者男性と生殖医療 〔久慈直昭〕328
c 腸内フローラの改善は妊娠出産効率を高めるか 〔小宮慎之介，森本義晴〕334

IB 男性不妊症

1 検査・診断 340

1 診察 340
a 男性不妊症における外来診察 〔小林秀行，永尾光一〕340

2 精液検査・精子機能検査 344
a スマホ顕微鏡による精液検査 〔岡田 弘〕344
b 精子機能検査の今後の展開 〔岡田 弘，岩端威之〕348

3 内分泌 355
a 男性不妊症患者に対する内分泌検査はどこまで必要か 〔伊藤直樹〕355

4 精巣 358
a 精巣生検 〔湯村 寧，竹島徹平〕358

5 精路 362
a 精管造影 〔湯村 寧〕362

●目次

2 薬物治療 ……………………………………………………………………………… 365

　a 男性不妊症の薬物治療 〔辻村　晃〕365

3 疾患と治療 ……………………………………………………………………………… 370

1 低ゴナドトロピン性性腺機能低下症 ………………………………………………… 370
　a 低ゴナドトロピン性性腺機能低下症 〔千葉公嗣，藤澤正人〕370
2 射精障害 ……………………………………………………………………………… 375
　a 射精障害の検査 〔湯村　寧，竹島徹平〕375
　b 射精障害の治療 〔千葉公嗣，藤澤正人〕379
　c よりよい採精に向けての射精障害の治療 〔近藤宣幸〕384
3 精索静脈瘤 …………………………………………………………………………… 389
　a 精索静脈瘤手術の有用性 〔小林秀行，永尾光一〕389
　b 精索静脈瘤手術: 治療内容・手術別の成績比較・
　　低位結紮術で再発したらどうするか 〔谷口久哲，松田公志〕394
　c 精索静脈瘤の疫学，病態および診断 〔白石晃司〕397
4 無精子症 ……………………………………………………………………………… 402
　a-1 閉塞性無精子症に対する TESE の実際 〔小林秀行，永尾光一〕402
　a-2 閉塞性無精子症: 原因がわからない時どうするか

〔谷口久哲，松田公志〕405
　a-3 閉塞性無精子症に対する精路再建術 〔白石晃司〕408
　b-1 非閉塞性無精子症に対する micro TESE の実際

〔小林秀行，永尾光一〕413
　b-2 非閉塞性無精子症: micro-TESE で精子が採取できなかった時,
　　もう一度 TESE を行うことは可能か 〔谷口久哲，松田公志〕417
　c 　総論: 無精子症に対する対応 〔辻村　晃〕419
5 免疫性不妊症 ………………………………………………………………………… 424
　a-1 男性側の抗精子抗体: 精子結合抗体保有不妊男性の治療方針

〔柴原浩章〕424
　a-2 男性側の抗精子抗体: 精子結合抗体の検出法 〔一鍬田真実〕430

4 その他 ………………………………………………………………………………… 434

　a 酸化ストレスと抗酸化療法について 〔湯村　寧〕434
　b 精路再建術が考慮される患者へのインフォームドコンセント
　　（治療成績や術中所見から考慮される治療ストラテジー）

〔谷口久哲，松田公志〕440

v

II 生殖補助医療（ART）

1 体外受精・IVM 444

1. IVF 受精障害への対策 〔柳田　薫, 柿沼敏行〕 444
2. 小卵胞由来卵子を用いた体外受精 〔生水真紀夫, 長田尚夫, 寺元章吉〕 447
3. 黄体刺激/黄体補充: 黄体補充療法の要点 〔塩谷雅英〕 453

2 採卵・胚移植 458

1. 採卵手術のコツ・裏技 〔安藤寿夫〕 458
2. 胚移植のコツ 〔塩谷雅英〕 466
3. 凍結融解胚移植周期における子宮内膜の調整法 〔梶原　健〕 471
4. 胚移植のタイミングと妊娠率の相関 〔齋藤早貴, 山田満稔〕 475

3 卵細胞質内精子注入法（ICSI） 480

1. 顕微授精のリスクについての説明を求められたら 〔石川智則〕 480
2. Piezo-ICSI は通常 ICSI に優るか 〔佐藤　学, 森本義晴〕 483
3. 1995 年から臨床応用してきた ICSI の変遷および
   高受精率維持の努力と胚培養士教育 〔浅田義正〕 488
4. ICSI 受精障害への対策 〔柳田　薫, 柿沼敏行〕 493

4 胚・胚培養 499

1. 凍結融解: 2012 年から実施してきた freeze-all の成績と
   当院の方法 〔浅田義正〕 499
2. タイムラプスシネマトグラフィー解析から見えてきた
   新たな現象について 〔杉嶋美奈子, 見尾保幸〕 503
3. 連続観察法による胚評価 〔杉嶋美奈子, 見尾保幸〕 513
4. 培養環境 〔湯本啓太郎, 見尾保幸〕 518

5 着床 524

1. ERA と子宮内細菌叢検査 〔京野廣一, 橋本朋子〕 524
2. 慢性子宮内膜炎の病態と治療 〔木村文則, 村上　節〕 530
3. 着床不全を解明する免疫学的アプローチ 〔福井淳史〕 536
4. 難治性不妊治療における末梢血リンパ球投与 〔堀江昭史〕 541

●目 次

6 将来展望・その他··· 547

1 生殖医療と生殖幹細胞 〔髙井 泰〕547
2 ライセンス制若手医師教育 〔安藤寿夫〕555
3 日本の生殖補助医療の統計から見える課題

〔中島 章，佐久本哲郎，齊藤英和〕561

III がん・生殖

1 精子・精巣凍結··· 568

1 がんと生殖医療 〔白石晃司〕568
2 がん化学療法に伴う精子凍結保存 〔千葉公嗣，藤澤正人〕574
3 Onco-TESE 〔湯村 寧〕580
4 精子・精巣組織凍結の実際 〔岩端威之，岡田 弘〕584

2 卵子・胚凍結··· 592

1 エストロゲン受容体陽性の乳がん患者に対する卵巣刺激方法は

〔石川智則〕592
2 卵巣刺激はいつから開始するか 〔石川智則〕595
3 がん生殖医療（卵子凍結）の実際 〔堀江昭史〕598

3 卵巣凍結·· 603

1 標準的な卵巣凍結保存法とは 〔川原 泰，鈴木 直〕603
2 卵巣組織凍結保存のための卵巣摘出方法のコツは

〔白石絵莉子，高江正道，鈴木 直〕608

4 その他··· 614

1 妊孕性温存を希望する患者が受診したら 〔石川智則〕614
2 女性がん患者に対する妊孕性温存の現状 〔髙井 泰〕618
3 遺伝性乳がん・卵巣がん症候群（HBOC）における
カウンセリング（特に挙児希望を有する症例） 〔柿沼敏行，栁田 薫〕627
4 女性患者に対する妊孕性温存療法のエビデンスに関する
アップデート 〔山田満稔，田中 守〕631

vii

5 当院でのがん・生殖医療における生殖補助医療胚培養士の業務
  　　　　　　　　　　　　　　　　　　　〔中嶋真理子，杉下陽堂，鈴木　直〕637
  6 挙児希望を有する若年がん患者が不妊外来を受診したら
  　　　　　　　　　　　　　　　　　　　〔岩端秀之，洞下由記，鈴木　直〕642

IV 不育症

1 接遇 650
  1 不育症患者への接し方　　　　　　　　　　　　　　　　　〔福井淳史〕650

2 診断と治療 655
  1 流・死産を2回以上繰り返したら　　　　　　　　　　　　〔齋藤　滋〕655
  2 不育症に対する低用量アスピリン療法　　　　　　　　　　〔竹下俊行〕660
  3 ヘパリン療法の実際　　　　　　　　　　　　　　　　　　〔伊藤理廣〕665
  4 ヘパリンカルシウム療法と好酸球　　　　　　　　　　　　〔伊藤理廣〕669
  5 子宮形態異常の診断について（不妊症のHSGも含む）　　　〔福井淳史〕673
  6 不育症に対する子宮鏡検査　　　　　　　　〔石橋ますみ，立花眞仁〕680
  7 中隔子宮と診断したら　　　　　　　　　　　　　　　　　〔福原理恵〕686
  8 リスク因子不明不育症を減らすための免疫学的アプローチ　〔福井淳史〕690
  9 免疫グロブリン大量療法　　　　　　　　　〔出口雅士，山田秀人〕694
  10 不育症と抗リン脂質抗体　　　　　　〔谷村憲司，出口雅士，山田秀人〕701
  11 不育症における甲状腺機能異常症の対応　　〔小林真以子，岡田英孝〕708
  12 染色体異常　　　　　　　　　　　　　　　　　　　　　　〔丸山哲夫〕715

3 ケア 721
  1 ART専門医が実践する効果的な不育症ケア　　　　　　　　〔安藤寿夫〕721

V その他

  1 社会的卵子凍結　　　　　　　　　　　　　　　　　　　　〔梶原　健〕728
  2 精子提供　　　　　　　　　　　　　　　　　　　　　　　〔久慈直昭〕733
  3 生殖医療とファミリープランニング：
    最後の子どもの不妊治療から逆算する新しい考え方　　　　〔安藤寿夫〕738

● 目 次

4　不妊患者の精神的サポート 〔杉本公平〕743
5　生殖医療におけるシェアード・デシジョンメーキング 〔杉本公平〕747
6　円錐切除術と不妊治療 〔脇本　剛〕752
7　広汎子宮頸部切除術後の不妊治療

〔古井辰郎，寺澤恵子，村瀬沙姫，森重健一郎〕758
8　生殖年齢の男性更年期障害患者の治療 〔近藤宣幸〕762

文献　　769

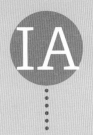

女性不妊症

男性不妊症
生殖補助医療（ART）
がん・生殖
不育症
その他

1 接遇

1 不妊患者との コミュニケーションスキル

杉本公平

ここがポイント

1. 不妊患者のスピリッチュアルペインに対して，苦しみの理解者 であるように振る舞うスピリッチュアルケアのコミュニケー ションスキルを身につける．
2. 胚移植を行っても妊娠に至らない喪失体験に対するグリーフケ アのコミュニケーションスキルを身につける．

不妊患者の苦しみ

　不妊患者の診療を難しくするものの１つに不妊治療の苦しみに対する対応の困難さが挙げられる．いかに正しい治療を行っていても成功が約束されていない治療を受ける患者は多くの葛藤を抱え，時間的，経済的，精神的に大きな犠牲を払い，ARTを行ったにもかかわらず，妊娠という結果が得られなければ大きな失望を味わう．そのような患者を目の前にして対応することは我々生殖医療従事者にとっても大きな負担となる．しかしながら，不妊患者の苦しみを理解し，それに対応するコミュニケーションスキルを身につけることによって患者の支えになることができれば，そして，そのようなケアができることに喜びを見出せるようになれば，不妊患者の診療は患者のみならず我々医療者にとってもより深化した時間・経験になるものと考える．本稿では不妊患者の診療を行う上で有用となるコミュニケーションスキルについて概説する．

　不妊患者の苦しみは患者の置かれた状況や，それまでの治療経験などによってある程度の多様性はあると考えられるが，少なくとも自分の思い通りにならない苦しみ，いわゆるスピリッチュアルペインは誰もが共通して持っているものと考えられる[1,2]．さらには生命の源である受精卵を移植したにもかかわらず妊娠に

至らなかった場合，当事者である患者にとっては1つの命を失ってしまった喪失体験として捉えることができ，喪失感も多くの患者が共有する苦しみであると考える[3,4]．自分の思い通りにならない苦しみに対するコミュニケーションスキルとしてはターミナルケアで用いられるスピリッチュアルケアの有用性が知られている．そして，喪失体験に対してはグリーフケアが有用であることが知られている．この2つのコミュニケーションスキルを使えるだけで不妊患者の心理的サポートはかなり楽になり，患者との信頼関係構築に役立ち，診療の質を深化させることができると考える．

不妊患者に対するスピリッチュアルケア

スピリッチュアルペインに対するスピリッチュアルケアは主にターミナルケアの現場で用いられている方法である．スピリッチュアルペインは明確な定義はされていないものの「受容しがたきことを受容することに伴う苦しみ」という表現を用いればその意味の大まかな範囲を網羅できていると考える．不妊治療の現場であれば，「なぜ自分には赤ちゃんが授からないのか！」という苦しみがそれにあてはまる．その苦しみを持つ患者に対して「あなたの不妊原因は○○で，この治療で妊娠が期待できます」と話しても，その苦しみを和らげることに有用であるとは限らない．不妊患者は妊娠した後も不妊の苦しみを抱き続けることは知られており，治療を施し妊娠させることによって苦しみを完全に消失できるわけではないことを知っておくべきである．その苦しみを和らげるための手法がスピリッチュアルケアであるが，そのコミュニケーションスキルとして「反復」，「沈黙」，「問いかけ」という手法がある．各々の手法の使い方を知る前に，スピリッチュアルペインの具体的な内容について解説する．図1に示すように，我々のこころが安定してあるためには，我々のこころを支える「時間存在」，「関係存在」，「自律存在」の柱が安定している必要がある[1,2,5]．各々について解説する．

「時間存在」: 自分の将来に夢があること，楽しみをもっていること．
「関係存在」: 自分の支えになる人間関係を持っていること．
「自律存在」: 自分の意思を決定する自由を持っていること．

たとえば，家族をもっており，1年後にその家族と海外旅行に行く予定であった患者が末期がんに侵されていてあと3カ月の余命宣告を受け，入院することを

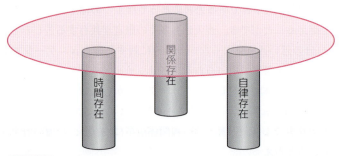

図1 スピリッチュアルペイン: 存在を支える3本の柱（小澤竹俊．医療者のための実践スピリチュアルケア．1版．東京: 日本医事新報社; 2009[1]）

これらの3本の柱の支えが弱まりバランスを失う時，『スピリッチュアルペイン』が生じる．

求められた場合は，次のように思うだろう．

「あと3カ月の命しかないのか！ 楽しみにしていた家族との海外旅行も行けなくなるし（時間存在），愛する家族とも別れなくてはならない（関係存在）．明日から不自由な入院生活を送らなくてはならないのか（自律存在）」

これら3本の柱の支えが弱まるために，こころは不安定になり，大きなスピリッチュアルペインが生じるのである．

不妊患者については，不妊治療を繰り返してもなかなか妊娠に至らない場合はまさに「自律存在」を脅かされており，スピリチュアルペインが生じると考えられ，さらには子どものいる楽しい未来像，すなわち「時間存在」を脅かされるのである．そして，治療の中で周囲との人間関係，特に夫からの支えが不十分である場合では[6]，「関係存在」が脅かされることによる苦しみも見受けられる．

このようなスピリッチュアルペインを有する不妊患者にどのように対処すべきか，その具体的方法について解説する．

キーワードの「反復」

患者のスピリッチュアルペインのキーワードを捉えてそれを反復するのである．最初は何がキーワードかわかりにくいが，上記の「時間存在」，「関係存在」，「自律存在」に係る内容がその対象になるので，慣れてくると比較的簡単にそのキーワードを捉えることができるようになる．

1 ● 接遇

（例）体外受精を連続して 8 回失敗したケース

医師　「○○さん，残念ですが，また妊娠反応が出ていませんでした」

患者　「えっ，そうなんですか！　…これでもう 8 回目なんですけど．主人に
　　　報告するのは辛いんですけど…，こんな私でも主人は一度も責めたりす
　　　ることがないんですよ」

医師　「もう 8 回も頑張られたんですね（思い通りにならない自律的存在の苦
　　　しみに共感して支える），優しいご主人でよかったですね（支えとなって
　　　いるご主人との関係存在に共感して支える）」

　多分，このような単純なやり取りでも患者は自分のスピリッチュアルペインに
共感してもらえたと感じて苦しみは和らぐであろう．

「沈黙」，「問いかけ」

（例）体外受精の妊娠判定が陰性であったため，患者がショックで黙り込んでし
　　　まったケース

医師　「○○さん，残念ですが妊娠反応が出ませんでした」

患者　「えっ，妊娠してなかったんですか…」（沈黙し落涙されている）

　このようなケースでは思わず励ましてしまったり，成功しない原因をあれこれ
説明してしまう場合があるが，あまり有効でない場合が多い．むしろ，こちらも
10 秒程度でもいいから沈痛な面持ちで「沈黙」した方が有効であると思われる．
沈黙ののちに「問いかけ」を行うのである．

［ご主人が協力的な態度である場合］

医師　「ご主人とはあと何回くらい治療を続けようとか話し合われています
　　　か？」

患者　「主人はお前が納得できるまでやっていいと言っています」

医師　「そうですか，ご主人はどこまでも一緒に頑張ると言ってくださるので
　　　すね（支えとなっている夫との関係存在に共感して支える）」

［ご主人が否定的な態度である場合］

医師　「ご主人とはあと何回くらい治療を続けようとか話し合われています

IA
女性不妊症

か？」

患者 「主人はまじめに相談に乗ってくれないんです」

医師 「そうですか，ご主人は相談に乗ってくれないんですね．それは辛いですね（支えの弱い夫との関係存在の苦しみに共感して支える）」

　夫の支えは女性不妊患者の心理面において重要であり[6,7]，問いかけのキーワードとして有用である場合が多い．このように患者のスピリッチュアルペインのポイントになっているキーワードを中心に患者のフレーズあるいはそのキーワードだけでも反復するだけで患者は自分の苦しみ，さらには支えになっていることを共感してもらえたと感じて気持ちが和らぐはずである．本当に和らいでいるかを確認するには，患者から「ええ，そうなんです」という類の言葉が出ているかを確認すればよい．上記の会話の最後の医師の発言に続けて，患者からの「ええ，そうなんです」というフレーズを挿入してみてほしい．自然な会話になっていることがわかってもらえるだろう．スピリッチュアルペインの中にある人間は，自分の苦しみや喜びを共感してもらえた時には自然にそういうフレーズを返すものなのである．

グリーフケア

　喪失体験に伴う悲嘆に対してグリーフケアを用いることが有用であることは知られている．悲しんでいる人を見た時に，"触らぬ神に祟りなし"と考えて「そっとしておいてあげよう」と関わろうとしない態度を我々は日常ではとってしまいがちである．自分と関係の深くない間柄で事情をよくわかっていない場合にはそれも1つの選択であるかもしれないが，医療者と患者の関係で，体外受精を行ったにもかかわらず妊娠に至らないなど日常的に体験する喪失体験による悲嘆に対してはある程度ケアを行う必要がある．グリーフケアのポイントをいくつか列挙する．

① 喪失体験をした者に悲しみすぎること泣きすぎることはない，泣いた方が早く立ち直るということ知っておく．

② 喪失体験をした者が時に理不尽なことや医療者を責めるような言動になることはある程度仕方のないことであることを知っておく必要がある．医療者あるいは患者自身に危害がない程度であれば，「そういう気持ちになること

は仕方がないことです」と懐深く受け止める態度をとるべきである．

③ 医療者に過失を認めるように求められても，それは安易に認めずベストを尽くしたことを保証する．

④ 悲しい知らせ（妊娠判定が陰性であったなど）をした後に簡単にその場を立ち去らない，終わらせようとしない．

　この中で最もバランスを取ることが難しいのは ② と ③ であると考える．患者の強い感情表現を受けながらも過失については認めないことは我々医療者にも精神的タフさを要求されるところである．安易に過失を認めることは患者により大きな苦しみを与えることになるということをよく理解して対応することが重要である．すなわち，ベストを尽くしてもらったうえでの望まない結果と，謝罪が必要であるような過失によっての望まない結果とでは，患者にとっては全く違うものであることを知っておかなくてはならない．悲しい気持ちは理解できるがベストを尽くした医療を行ったと伝え続けるうちに患者も落ち着きを取り戻してくる．患者の表現がどのようになろうとも「この患者さん（家族）は悲しいという気持ちを伝えたいんだな」という気持ちで聞いていると，うまく対応ができることが多い．

☞文献

1) 小澤竹俊. 医療者のための実践スピリチュアルケア. 1版. 東京: 日本医事新報社; 2009. p.46-8.

2) 杉本公平, 岡本愛光. 不妊症とメンタルヘルス. 産婦人科の実際. 2017; 66: 299-304.

3) 平山史朗. In: 不妊の心理概論とカウンセリング理論, In: 森　崇英, 他編. コメディカル ART マニュアル. 大阪: 永井書店; 2006. p.237-41.

4) 杉本公平, 岡本愛光. 生殖医療での精神的サポート. 産婦人科の実際. 2015; 64: 1063-8.

5) 小澤竹俊. 小澤竹俊の緩和ケア読本—苦しむ人と向き合う全ての人に. 東京: 日本医事新報社; 2012.

6) 杉本公平, 窪田尚弘, 田中忠夫, 他. 不妊患者のストレスと患者を取巻く環境についての検討—アンケート調査と心理テストの結果より. 日本受精着床学会雑誌. 2007; 24: 226-31.

7) Matsubayashi H, Hosaka T, Makino T, et al. Increased depression and anxiety in infertile Japanese women resulting from lack of husband's support and feelings of stress. Gen Hosp Psychiatry. 2004; 26: 398-404.

1 接遇

2 挙児希望患者への向き合い方

見尾保幸

> **ここがポイント**
> 1. 子どもができないことに対するネガティブマインドの一掃.
> 2. 生殖医療をツールとして子どもの夢を叶える.
> 3. 夫婦と医療者の2人3脚で夢の実現を.

　我が国を含めて先進各国の女性の晩婚化, 少子化が深刻な社会問題であることは周知のとおりであり (図1, 2), WHOでも,「妊娠可能な状況の中で12カ月を超えて妊娠しない場合」を不妊 (症) と定義し[1], また, 日本産科婦人科学会も同様の定義を平成28年7月会告として提示し[2], しかも, 同学会の見解では,

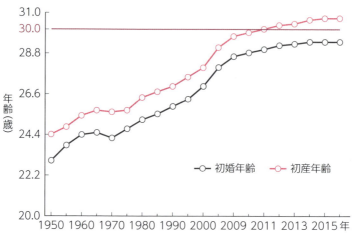

図1　我が国における女性の初婚年齢・初産年齢の推移
（厚生労働省. 平成28年人口動態調査）

8

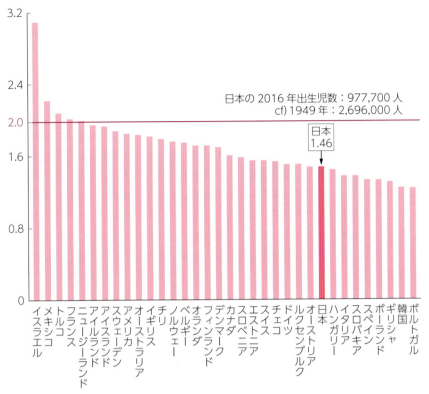

図2 合計特殊出生率（OECD 加盟 34 ヵ国）（World Bank-Data indicator. 2015）

治療開始時期を特定せず，挙児を希望すればいつからでも取り組んでよいとした．すなわち，各国とも，晩婚化，少子化を国の重大な危機と認識し，妊娠可能な状況にある夫婦において，その意志にゆだねて積極的に，効率的に挙児を得ることに対応できる状況を模索しており，従来の不妊症（挙児希望）に対する考え方，あるいは，挙児希望患者への向き合い方は大きく変わろうとしている．そこで，著者は，日頃の臨床現場での実体験をベースにして，挙児希望を有する夫婦に対する医療者側の向き合い方について，その思いを述べてみることとした．

不妊症に関する一般的概念とその問題点

1 ▶ 妊娠に対する考え方

従来から，世間一般に，結婚し，夫婦生活が持てる状態であれば，自然に妊娠

でき，そして，妊娠すれば順調に経過し，元気な子どもが生まれて当たり前であり，それが正常・普通と考えられてきており，結婚後，時間が経過しても妊娠しなければ，それは不妊症で，病気・異常なのだとの根強い思い込みが存在する．このような世の中の，いわゆる，「常識」と考えられている事項は，その正否は別として，時代が変わり，状況が変化しても，変わることなく人々の心に深く根付いており，その「常識」に多くの女性が苦しむ状況に陥っている．

　我々が教科書的に理解している妊娠に至る仕組み（図3），すなわち，女性側因子である卵胞発育・排卵・卵子捕獲や，男性側の精子形成過程も，その後の受精・受精卵移送・着床，などに関して，本質的には，分子レベルで，自然界の必然のプロセスとして脈々と営まれているはずであるが，我々は，そのわずかな一部分を垣間見るのみで，詳細な過程のほとんどを目のあたりにすることは不可能であり，生命誕生の営みは，まさに，神秘的で，偶然の出来事としか認識できない．しかし，現状では，あたかもそれらの現象・過程が必然の常識と化しているのである．

2 ▶ 不妊検査と治療に関する考え方

　不妊原因の確認のために行う検査に関しても，従来から「常識」と考えられてきた考え方を見直す必要性を強く感じる．たとえば，不妊検査として必須と考えられてきた子宮卵管造影法（HSG）を一例として考えてみたい．従来広く行われてきた胃腸透視検査に代表されるX線を用いた画像診断法は，その診断精度や簡

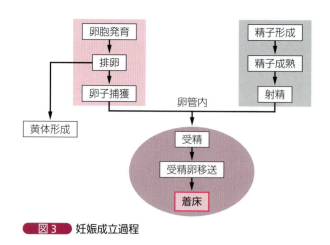

図3　妊娠成立過程

便性などから，完全に内視鏡検査へ移行しており，X線画像診断法としては，現在唯一行われているのがHSGとも言える．基本的に，X線画像診断は「すりガラスを通した影絵」の評価に例えることができる．影絵から，物の詳細の解析は不可であり，診断精度には大きな限界がある．しかも，造影剤注入による疼痛や感染のリスクを考え合わせるとその有用性には大きな疑問があり，著者は，特別な状況を除外すれば，診断的腹腔鏡検査（lap/dye test）に転換されるべきと考える．加えて，過去に流産・中絶手術，あるいは，クラミジア感染などの何らかのエピソードがなければ，卵管疎通性がなくなることは考えられず，HSGを必須検査と位置づけることに時代錯誤を感じざるを得ない．

　治療の進め方に関しても，我が国では，前述のHSGを含めたルーチン検査の後，step-up治療法選択が広く行われている．これに関しても，加齢や残存卵胞数減少などの状況を除くと，女性の妊孕能に何より大きく関与するのは，卵巣・卵管采の位置関係と卵管采の形状，子宮内膜症や癒着などの存在などの骨盤内所見であり，これらの確認なしで，盲目的step-up治療法選択は，決して適切とは言えず，挙児希望夫婦の挙児に対する思いと不妊原因に基づいた的確な治療法選択が必要と考えられる．

挙児希望夫婦への向き合い方に関する新たな提言

　これらの点を踏まえて，挙児希望夫婦に向き合うための新たな提言を述べてみたい．

1 ▶ 妊娠に対する新たな考え方

　妊娠に至る過程では，我々の構築したtime-lapse cinematography（TLC）を用いた体外培養環境での受精・胚発生過程は可視化できたが，それ以外のほとんどの現象は，いまだブラックボックスであり，とりわけ，母体内で脈々と進行する生命誕生の必然の営みは決して垣間見ることができない．したがって，我々には，その過程は単なる幸運な偶然の積み重ねとしてしか認識できない．そこには，妊娠することが正常で，しないことが異常との判断は当てはまらず，あくまでも，妊娠成立は，選りすぐられた卵子と精子の間で，無数の偶然をクリアし，そして，成就する「奇跡」と考えるしかないのであり，妊娠が約束された当たり前の現象では決してないと認識する必要があり，「授かりもの」の感覚を忘れないことが何より重要と考える．

2 ► 不妊検査と治療に対する新たな考え方

一般に広く不妊原因と考えられている，残存卵胞数減少，卵子の質的低下，子宮筋腫，子宮内膜症，子宮腺筋症，などの加齢に伴う変化は，基本的には，病気とはとらえず，自然な時間経過に伴う身体的変化と捉えるべきである．一方で，クラミジア感染を中心とする病原体感染は，卵管機能や骨盤内臓器のダメージに繋がり，また，着床にも影響するため，これらの状況は的確に加療し，妊娠成立を期待できる環境にすべきである．その上で，夫婦の挙児に対する思いの強さ(叶えたい夢の大きさ)と身体的状況に応じて，適切な対応策を選択し，夫婦の気持ちに沿った妊娠の確率を高める努力が求められる．その際の努力・工夫は，あくまでも，医療者に課せられた義務であることを肝に銘じて取り組む必要があろう．

おわりに

今，改めて冷静に状況を見つめ直してみると，現代の女性の多くは，自力で最も妊娠しやすい「妊娠出産の適齢期(10歳代後半～20歳代前半)」を学業や社会的活動に時間を費やし，妊娠可能な環境になった時点で，初経から10年以上が経過し，子宮内膜症を始め種々の身体的変化が生じ，すでに妊孕能が低下した状況にある．そうであれば，仮に妊娠しにくい状況が生じていても不妊症と考えるのではなく，単に加齢による変化として現状を受け止め，的確な対応を取ることで，妊娠出産に向かうのみと考える．したがって，「妊娠できない(病気)」ため「治療を受ける」ではなく，「妊娠したい(夢)」から「努力する」との発想で，生殖医療を夢の実現のためのツールとして使用し，ネガティブな発想を捨て，ポジティブな姿勢で歩んでいく．そして，医療者は，挙児希望夫婦のその気持ちに寄り添って，いかに夢の実現のために対応すべきかをともに考え，励まし，根気強く取り組んでいく，という，そんな未来志向の発想に転換を図ることが，今，何より求められている気がしてならない．

☞文献

1) Zegers-Hochschild F, Adamson GD, de Mouzon J, et al. The international committee for monitoring assisted reproductive technology (ICMART) and the world health organization (WHO) revised glossary on ART terminology, 2009. Hum Reprod. 2009; 24: 2683-7.
2) 日本産科婦人科学会，編．産科婦人科用語集・用語解説集．改訂第4版．2018.

2 検査

1 スクリーニング

a 挙児希望の患者が受診したら

石川智則

ここがポイント

1. 不妊期間を確認する.
2. 妊娠前に加療や受診をすべき合併症や既往歴の有無を確認する.

男女ともにライフスタイルが変化し，妊娠を希望するカップルの年齢の上昇が顕著となっている．加齢に伴う妊孕性の低下も考慮して，適切かつ迅速に不妊症の検査や治療を計画する．初診時に系統立てた問診を行い，月経歴や妊娠・分娩歴に加えて既往歴や合併症，常用薬の有無や風疹ワクチン接種の状況，子宮がん検診の受検状況も確認する．

患者のゴールは妊娠成立ではなく生産（take-home baby）であると認識し，妊娠前のケアを含めた対応を心がけたい．

不妊症の定義

生殖年齢の男女が，妊娠を希望し1年間避妊することなく通常の性交を継続的に行っているにもかかわらず妊娠の成立を見ない場合に不妊症と定義[1]されている．通常の性交渉を行っていると1年間で妊娠が成立するのは80~85%，2年間では90~95%と報告されている．

図1に示すように女性の加齢に伴い妊孕性は急激に低下する[2]ため，婦人科疾患のみならず合併症・既往症がある症例や30歳を超える女性では，1年間にこだわらずスクリーニング検査や治療を早く開始することも相談すべきである．

不妊症の原因

不妊因子は以下のように分類される．また，代表的な病態を表1にまとめた．

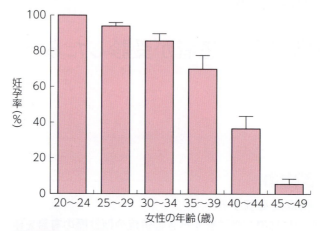

図1 加齢に伴う妊孕性の低下（Henry L. Eugen Q. 1961; 8: 81-91[2])）

表1 不妊因子と代表的な病態

不妊因子	病態
排卵因子	多嚢胞性卵巣症候群 高プロラクチン血症 体重減少 早発卵巣不全
卵管因子	クラミジア性卵管炎 子宮内膜症 卵管周囲炎
子宮因子	子宮内膜の圧排・子宮内腔の変形をきたす子宮筋腫 子宮内膜ポリープ Asherman症候群 中隔子宮 慢性子宮内膜炎
頸管因子	頸菅粘液分泌低下
免疫因子	抗精子抗体

① 排卵因子

　視床下部-下垂体-卵巣の異常による排卵障害が該当する．このうち視床下部の障害が原因の場合が最も多く，ストレスや体重の急激な減少（10％以上）が該当する．

2 ● 検査

② 卵管因子

卵管の通過障害や卵管・卵管采周囲癒着が原因である.

③ 子宮因子

子宮内腔の変形は着床の妨げとなると考えられる.また近年,慢性子宮内膜炎が注目されている.

④ 頸管因子

頸管粘液の分泌の低下により,精子の子宮腔内への遡上が妨げられる.

⑤ 免疫因子

抗精子抗体により,精子の運動性や受精に影響を及ぼす.

⑥ 男性因子

造精機能障害や精路通過障害,性機能障害に分類され,不妊カップルの約半数は男性因子を有しているとされている.

⑦ 原因不明

上記のいずれにも当てはまらない場合は,原因不明あるいは機能性不妊症と分類される.その頻度はおよそ 25% とされている.

問診のコツ

不妊期間を問診する.

妊娠歴がある症例では,前回妊娠に立った経過や不妊治療歴がある場合にはその内容が参考になるため,詳細に問診を行う.

性交障害に悩むカップルも少なくはなく,患者自身から申告しにくい話題であるため,初診時に性交渉の頻度や性交時痛の有無などと合わせて問診をしておきたい.

診察のポイント

婦人科的診察および経腟超音波断層検査を行い,子宮・卵巣の評価を行う.子宮では子宮筋腫や子宮腺筋症の合併,子宮内膜の厚さやポリープの有無について確認する.卵巣では,卵巣チョコレート囊胞をはじめとする囊胞性病変や多囊胞性卵巣の有無を確認する.

葉酸不足により胎児の二分脊椎症や無脳症の発生のリスクが増加するため,市販のサプリメント(葉酸として 0.4 mg)を妊娠前 1 カ月から妊娠 12 週までの間服用することが推奨されている.

表2	周産期医療を視野に入れた検査項目
・HbA1c	・肝機能・腎機能
・血圧	・甲状腺
・BMI	・風疹

　周産期医療を視野に入れた検査項目として表2に示す項目が示されている[3]ため，健康診断などの最近の検査結果が確認できない場合には患者と相談の上これらの検査を行うことを考慮したい．

☞**文献**

1) 日本産科婦人科学会, 編. 産科婦人科用語集・用語解説集. 改訂第4版. 東京: 日本産科婦人科学会; 2018.
2) Henry L. Some data on natural fertility. Eugen Q. 1961; 8: 81–91.
3) 日本産科婦人科学会生殖・内分泌委員会報告. 不妊治療開始時に実施すべき検査項目にはどのようなものがありますか？　日産婦誌. 2019; 71: 1073–7.

2 検査

1 スクリーニング

b 不妊症のスクリーニング検査

熊谷 仁

ここがポイント

1. 不妊症のスクリーニング検査は最小限かつ十分かつ短期間で行うよう留意する.
2. 不妊の 3 大原因（男性因子，卵巣因子，卵管因子）の検索を治療前に行う.

　不妊症とは，日本産科婦人科学会より現在は「妊娠を望む健康な男女が避妊しないで性交しているにもかかわらず，1 年間妊娠しないもの（要約）」と定義されている．つまり不妊症は症候を指しており，その病因は受診後の検査により検索を行う．もちろん，詳細な問診も必須であるが，ここではスクリーニング検査について考える.

スクリーニング検査とは

　不妊症のスクリーニング検査は症候として不妊症を持つ夫婦に対して，その不妊原因の検索を必要最小限かつ十分に行う必要がある．特に現代女性は有職率が高く，晩婚化傾向にあることから，通院の回数を極力減らし，かつ，治療法の選択に必要な検査をもれなく行わなければいけない．原因検索をおろそかにし，治療を開始してから原因が判明し無効であった治療を行うような時間の浪費は，厳に避けるべきである.

スクリーニング検査で行うべき検査は？

　不妊症の原因の頻度は 1998 年の WHO の報告によると，女性のみが 41%，男性のみが 24%，男女ともが 24%，不明が 11%，となっている．また，2003

年に日本受精着床学会が行った患者アンケートの結果では，頻度の多い順に男性因子33%，卵巣因子21%，卵管因子20%と報告[1]されている(図1)．これらの報告から不妊の3大原因と言える男性因子・卵巣因子・卵管因子の治療前の検索は必須であると考える．

男性因子のスクリーニング検査は精液検査であり，侵襲性のない検査である．妻のみ受診した場合，夫の不妊治療への意欲を確認する意味でもスクリーニング検査として行うことを勧める．夫が精液検査さえ協力してくれないようであれば，その後の治療が円滑に進まないことが危惧される．また，無精子症や重度の乏精子症および精子無力症などの体外受精の絶対的適応を見逃さないためにも，治療前に行う必要がある．

一方，2002年頃に起こった性器クラミジア感染症の大流行を経験している本邦では，卵管因子の検索も欠かせない．厚生労働省の統計によると性器クラミジア感染患者は2002年のピーク以降，減少傾向にあったが，最近10年はほぼ横

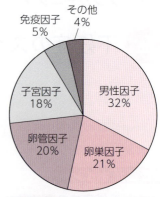

図1 不妊原因（日本受精着床学会・倫理委員会．日本受精着床学会誌．2004; 21: 6-14[1]）

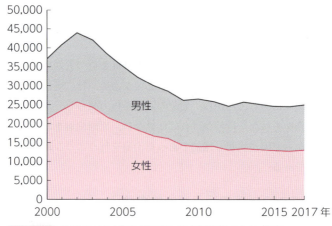

図2 性器クラミジア感染症の定点報告数の年次推移
（厚生労働省．性感染症報告数）

表1 スクリーニング検査の一例（岩手医科大学）

1. 婦人科診察，経腟超音波
    - 器質的疾患の有無（子宮形態異常，チョコレート囊胞，子宮腺筋症，子宮内膜ポリープ，子宮奇形など）
    - antral follicle count（AFC）
    - 卵巣の位置（経腟的に穿刺可能かどうか）
2. ホルモン基礎値（D2〜5）
    - LH, FSH, PRL, estradiol, testosterone, TSH, free T_3, free T_4, HOMA-IR
3. 子宮卵管造影検査
4. 精液検査
5. 基礎体温
6. AMH 測定

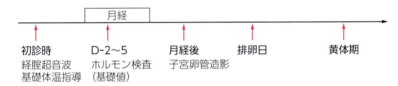

- 無月経の症例はゲスターゲン試験を兼ねて，黄体ホルモンを投与し，月経を起こしてから，ホルモン検査(基礎値)を測定する
- 精液検査と AMH 測定は随時可
- AMH 測定は保険適応外のため，説明と同意が必要

図3 初診時からの不妊スクリーニングの進め方（熊谷 仁, 他. 綜合臨牀. 2010; 59: 374-80[2])より改変）

ばいである（図2）．しかし，不妊治療で問題になるのはクラミジア感染既往による骨盤内癒着である．大流行期に性活動のあった世代が，現在不妊に直面していると考えられるため，ヨードアレルギーや感染のリスクを考慮してもスクリーニングとして子宮卵管造影検査は必須と考える．

卵巣因子には排卵障害や卵巣機能不全が含まれるが，中でも多囊胞性卵巣症候群（PCOS）の有無の検索は重要である．PCOS 症例に高アンドロゲン血症や高インスリン血症の合併を認める場合，それぞれに対する治療が存在するためである．治療法に関する詳細は他項を参照していただきたい．

スクリーニング検査の一例

　各施設では独自の基準によりスクリーニング検査を設定し，不妊原因の検索を行っている．一例として岩手医科大学で行っている不妊症スクリーニング検査を表1に示す．社会的要因を考慮せず，この検査だけであれば図3に示すスケジュールにより，初診時より1性周期でスクリーニング検査を完了できる[2]．

　ホルモン検査基礎値には不妊症女性が好発年齢と重なる甲状腺機能検査を行っている．甲状腺ホルモン補充による不妊症や不育症への効果は周知であるが，甲状腺機能亢進症の妊娠経過への悪影響も考慮している．また，基礎値の評価において月経不順がありホルモン剤により消退出血を誘導してからの採血では，PCOSの診断基準の注釈にあるように，LH上昇を認められないことがあるため注意する．基礎体温は初診時に記録するよう指導するが，精神的な負担になっていることも多く，一喜一憂する必要や測定できない日があってもよいことを説明する．Anti-Müllerian hormone（AMH）は保険適応外の検査であるため，施行前に説明と同意が必要となる．早発卵巣機能不全の検索にはFSHより鋭敏である．また，排卵誘発時の卵巣過剰刺激症候群の予防にも利用できる．

☞ **文献**

1）　日本受精着床学会・倫理委員会．非配偶者間の生殖医療に関する生殖補助医療に関する不妊患者の意識調査．日本受精着床会誌．2004; 21: 6-14.
2）　熊谷　仁，田中俊誠．不妊．綜合臨牀．2010; 59: 374-80.

2 検査

1 スクリーニング

c 基礎体温の読み方

千石一雄

ここがポイント

1. 数％ではあるが，排卵があるにもかかわらず低温一相性を示す症例や，二相性でも排卵がない症例があることに留意する．
2. 低温相最終日が排卵日と比較的よく相関するが，BBT でピンポイントの排卵日診断は困難である．
3. 黄体機能評価も，あくまで間接的指標であり，確実な診断法ではないことを理解する．

月経周期の間に婦人の体温が一定の変動を示すことは 1900 年代初頭から報告がなされており，1937 年に Rubensein が臨床検査法として基礎体温法（BBT 法）を確立した．超音波診断，ホルモンアッセイの進歩にもかかわらず，BBT のスクリーニング検査法としての臨床的重要性はいまだに変わりはない．

BBT 測定法の実際

日内変動の中で最も低い体温を示し，また，体温を変動させる要因が最も少ない毎朝覚醒時に離床前に婦人体温計を用いて口腔内（舌下）で口を閉じて測定する．婦人体温計の方が通常体温計より目盛間隔が大きく便利である．腋窩体温でも測定は可能であるが，口腔内体温に比べ平均 0.3℃低いので，どちらかに統一して測定する．

口腔内 1 分計用の婦人用体温計は 1 分間の温度上昇 pattern から平衡温を自動的に計算するもので，測定終了後数値が変動するため，基本的には水銀計を勧めている．

経時的に温度をグラフ化することにより，排卵の有無や排卵日の判定が可視化

しやすい状態になるため，グラフ化することは必須である．基礎体温表には備考欄があるので，月経・不正出血・性交・発熱の有無なども記載してもらう．また，測定時間が遅くなると1時間に0.1℃上昇するとされており，測定時間が異なる場合も備考欄へ記載する．

最近，スマートフォンアプリを利用する患者も多いが，実臨床では画面が小さく見づらいことが多く，1周期全体を見ることができないものもある．パソコンを用いて作成したグラフの中には温度目盛が適切ではなく評価が難しいものもあるため，基礎体温記録用紙に転記するよう指導している．

基礎体温の読み方（判読法）

排卵後黄体から産生されるプロゲステロンが視床下部の体温調節中枢に作用し体温が0.3～0.5℃上昇するため，BBTの基本型は，排卵周期における低温相と高温相からなる二相性と，排卵がない場合の一相性に大別される．高温相になるための血中プロゲステロン濃度は2.5 ng/mL以上が必要とされる．

BBT表には36.7℃に目印があるものが多いが，あくまで目安であり，患者の体温は個人差があって，高温相でも36.7℃以下のことも多いことに留意する．基礎体温表の評価には少なくとも1周期の記載が必要であり，1日ごとの体温にはあまりとらわれず，周期全体の変動パターンから一相性であるか，二相性であるかを判断することが肝要である．

排卵の有無診断

松本らはBBT曲線を1亜型を含む7型に分類し，Ⅰ型は排卵型，Ⅱ型は遅延排卵型，Ⅲ型，Ⅳ型は排卵があるが黄体機能不全が疑われる場合，Ⅴ型は黄体機能不全あるいは無排卵周期症，Ⅵ型は無排卵であるとしている[1]（図1）．

しかし，一相性を示すBBTでも排卵周期があることがあり，排卵を認める場合も10～20%が一相性を示すとされる．超音波断層法とホルモン計測から排卵を確認し得た我々の検討[2]では，58周期中56周期（96.6%）が基礎体温上明らかな二相性を示したが，残り2周期（3.4%）は一相性を示した．これは，視床下部の体温調節中枢のプロゲステロンに対する反応性の欠如と考えられているが，詳細なメカニズムは不明である．逆に排卵せずに黄体形成を認めるluteinized unruptured follicle syndrome（LUF）ではBBTは典型的な二相性を示す．このことから，BBT上一相性を示す周期の少なくとも数%に排卵周期が含ま

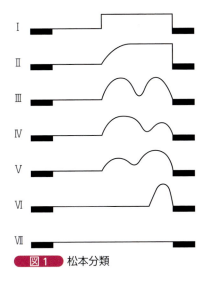

図1 松本分類

れており,また,二相性を示す症例でも排卵がないことを念頭に置く必要がある.

排卵日診断

　BBT 上の排卵日は体温陥落日 (drop), 最低体温日 (nadir), 低温相最終日 (coverline), 高温相初日 (first day of BBT rise) などが排卵日とされているが, BBT 上のいずれの排卵推定日も LH サージや超音波による排卵日診断との一致率は低いことが報告されている. 基礎体温上の排卵推定日4点と超音波上での排卵日, LH ピーク日との経時的相関に関する我々の検討[2]では, 体温陥落日は 56 周期中 16 周期 (28.6%) に認めるにすぎず, 超音波の排卵日の−4〜+1日, LH ピーク日の−4〜+2日に分布し, 最低体温日は各々−5〜+2日, −4〜+4日, 低温相最終日は−5〜+3日, −4〜+4日, 高温相初日は−4〜+4日, −3〜+5日に分布を示した. 超音波上の排卵日と, その前日に一致する割合は体温陥落日 56.3%, 最低体温日 51.8%, 低温相最終日 62.5%, 高温相初日 26.8% であった. LH ピーク前後1日の範囲での一致率は体温陥落日 44.8%, 最低体温日 42.9%, 低温相最終日 55.4%, 高温相初日 25.0% であった. したがって, 体温陥落日は約 1/4 の症例にしか認められず, 実際の排卵日と一致しないことが多く, 最低体温日, 高温相初日も超音波上の排卵日と 8〜9 日の分布を示し実際の排卵日との一致率は低い. 低温相最終日が最も一致率が高いが, やはり広い分布

表1 BBT 高温相点数（high phase score: HPS）

HPS＝A＋B－C－D			
A. BBT の型（松本）点数		B. 高温相の長さ	
Ⅰ型	5	14 日以上	5
Ⅱ型	4	12〜13 日	4
Ⅲ型	3	10〜11 日	3
Ⅳ・Ⅴ型	2	8〜9 日	2
Ⅵ型	1	6〜7 日	1
		5 日以下	0

C. 高温相と低温相の温度差が 0.3℃以下の時
　C＝2，それ以外は C＝0

D. 高温相の変動の強い場合
　D＝1，それ以外は D＝0

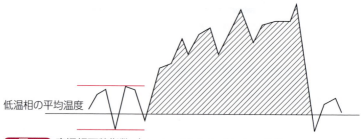

図2 高温相面積指数（planimetric luteal index: PLI）
（縦 0.05℃分×横 1 日分）

を認めるため，BBT では，おおよその排卵日の推定は可能であるが，ピンポイントの排卵日は診断できない．

黄体機能評価

　BBT による黄体機能評価法は，高温相の持続日数，低温相と高温相の温度差，高温相の型分類，高温相の面積・高温相の点数などが指標として用いられている．松本ら[1]は高温相が 9 日以内，温度差が 0.3℃以下，松本の分類でⅢ・Ⅳ・Ⅴ型の場合黄体機能不全と診断されるとしている．BBT の高温相の型分類，持続日数，温度差を各々点数化した高温相点数（high phase score: HPS）も評価法として提案されている（表1）．HPS が 10 点なら黄体機能正常，5 点以下なら黄体機能不全，0 点なら無排卵周期症と診断される．五十嵐ら[3]は図 2 のように低

温相の温度平均を通る基線に平行に引いた線と体温曲線とに囲まれた面積を planimeter で測定し，単位面積で割った商を高温相面積指数（planimetric luteal index: PLI）とし，より客観的に評価する方法として提唱した．黄体機能正常な場合の PLI は 50～150 の間で，50 以下を黄体機能不全とした．また，着床期面積指数（planimetric nidatory index: PNI）が指標として有用であるとする報告を認めるが，BBT の高温相はあくまでプロゲステロンの体温調節中枢への関節的作用を見ているものであり，間接的評価に過ぎない．したがって，BBT による黄体機能の正確な評価は困難である[4]．

妊娠の診断

　高温相が 17 日以上持続する場合は妊娠の可能性が高いが，尿の簡易な妊娠診断キットでは 2 週間以上の高温相の持続で陽性になる．プロゲステロン補充や hCG 投与などの黄体賦活療法を受けている場合は妊娠していなくても高温相が持続することがあることに留意する．

文献

1)　松本清一．月経異常に関する研究．第 14 回日本産婦人科学会総会宿題報告要旨．1962.

2)　千石一雄，石川睦男，浅川竹仁，他．基礎体温法による排卵および排卵日診断．日本不妊学会誌．1985; 30: 219-23.

3)　五十嵐正雄．BBT. In: 不妊症診断のすべて（産婦人科シリーズ No. 12）．東京: 南江堂; 1975. p.41-50.

4)　The Practice Committee of the American Society for Reproductive Medicine. Progesterone supplementation during the luteal phase and early pregnancy in the treatment of infertility: an education bulletin. Fertil Steril. 2008; 89: 789-92.

2 検査

1 スクリーニング

d 不妊症の二次検査

笠井 剛

ここがポイント

1. 子宮，卵巣，卵管に器質的疾患がある場合，MRI 検査をする．
2. 子宮内腔病変に対しては，子宮鏡検査，ソノヒステログラフィが有効である．
3. TSH が 2.5 μIU/mL 以上の潜在性甲状腺機能低下症では，甲状腺自己抗体検査を行う．
4. PCOS では，インスリン抵抗性検査を行う．

不妊症の二次検査には，画像診断，ホルモン検査がある．

超音波断層法検査で異常所見を認めた場合

1 ▶ MRI 検査

超音波断層法検査で，子宮，卵巣に異常所見が認められ，手術療法の適応となるか否かを判断する場合，MRI 検査を施行する．

① 子宮筋腫

子宮筋腫の大きさ・位置・個数を確認する．一般に T1 強調像で周囲の子宮筋層と同程度の信号強度で，T2 強調像では低信号を呈する．T2 強調像で，高信号の場合，変性筋腫や富細胞性筋腫などに注意する．他に不妊原因がなく子宮腔の変形をきたしている場合や，流産既往がある場合は筋腫核出を考慮する．無症状であっても，5~6 cm を超える場合，筋腫核出を考慮する．漿膜下子宮筋腫の場合，妊孕性に影響することは少ないとされている．粘膜下子宮筋腫の場合は，さらにソノヒステログラフィ（sonohysterography: SHG）や子宮鏡検査を行う．

② 子宮腺筋症

異所性内膜組織が子宮筋層内に浸潤するため，子宮全体もしくは一部が腫大する．このため，内膜筋層境界（junctional zone: JZ）が不整になり，12 mm 以上に肥厚してくる．時に，異所性内膜組織内の出血のため，脂肪抑制 T1 強調像で高信号の点状出血を認める．CA125 が上昇する．月経痛がひどく，流産の頻度が上昇する．保険適応はないが手術療法も考慮する．

③ 卵巣腫瘍

超音波断層法検査で卵巣腫瘍の内部構造はおおむね明らかになるが，質的診断や周囲臓器との関係を明らかにするためには MRI 検査が有用である．まず，悪性腫瘍を鑑別する．腫瘍壁から突出する乳頭状構造，充実部分と囊胞部分の混在，内部構造の不均一な造影効果などは，悪性腫瘍を示唆する所見である．良性腫瘍では，漿液性囊胞腺腫（T1 強調像で低信号，T2 強調像で高信号），粘液性囊胞腺腫（多房性で，ステンドグラス様像を呈する），成熟奇形腫（皮脂分泌物のため，T1 強調像で高信号，T2 強調像でやや高信号，脂肪抑制で低信号が特徴である）などが挙げられる．CA125，CA19-9，CEA などの腫瘍マーカーも測定しておく．成熟奇形腫では CA19-9，CA125 が軽度上昇する．長径が 6 cm を超える場合は，手術適応となる．茎捻転のリスクが上昇する．粘液性囊胞腺腫や成熟奇形腫では，5 cm 以下でも手術を考慮する．

④ 子宮内膜症

子宮内膜症性卵巣囊胞では T1 強調像で高信号を呈し，脂肪抑制 T1 強調像でも，信号は抑制されない．片側性で 4~5 cm を超えるものは，手術適応となるが，両側性や卵巣手術既往や高年齢患者や卵巣予備能低下例では，術後卵巣機能の低下のリスクが上がるため，積極的に ART を考えていく．

⑤ 傍卵巣囊胞

卵管間膜に存在するため，卵巣と離れて存在している場合，診断は容易である．卵管の動きを抑制するため，不妊の原因となり得る．卵管捻転することもあり，時に境界悪性例も報告されているので，卵巣腫瘍と同様な対応が必要である．

⑥ 卵管留水症

子宮卵管造影検査で明らかになるが，手術を前提とした場合，周囲組織との癒着などの検索のため MRI 検査も行っておく．両側の卵管留水症は，卵管性不妊となる．卵管留水症の内容液が逆流するため，体外受精の妊娠率は低下するので，卵管切除など手術療法の適応となる[1]．

2 ▶ 子宮鏡検査

スクリーニングとして行う場合もあるが，超音波断層法検査にて子宮内腔病変が疑われる場合に施行する．腟細菌培養検査などで異常がないことを確認してから施行した方が，感染を予防する上で安全である．子宮，卵巣，卵管に急性炎症がある時は実施しない．子宮内腔病変には，子宮内膜ポリープ，粘膜下子宮筋腫などが挙げられる．また中隔子宮による不育症の場合は，子宮鏡下中隔切除術の適応となるので，術前検査として有用である．粘膜下子宮筋腫では，積極的に子宮鏡下筋腫核出術を考慮する．子宮内膜ポリープは，大きさ，数，位置を把握する（図1）．他に不妊原因がない場合は，積極的に摘除する．特に子宮卵管口に近い位置に発生する内膜ポリープは，切除が有効である[2]．慢性子宮内膜炎の子宮鏡所見としては，子宮内膜の肥厚・発赤や多発性のマイクロポリープの存在が挙げられている[3]．乳頭状の増殖や血管増生の著しいポリープでは，細胞の検査を行っておく．

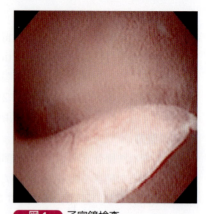

図1 子宮鏡検査
右側壁から突出する子宮内膜ポリープ．

3 ▶ ソノヒステログラフィ（SHG）

超音波断層法検査にて子宮内腔病変が疑われる場合，子宮腔内に，生食をカテーテルで注入し，超音波断層法検査を行う．生食によって子宮腔が拡張し，コントラストが付くので，子宮内腔病変が強調される．簡便で低侵襲であるが，腟細菌培養などで異常がないことを確認してから施行した方が安全である．子宮鏡検査に引き続いて行うこともある（図2）．

4 ▶ 腹腔鏡検査

HSGで卵管や卵管采に異常が認められた場合や，骨盤内炎症性疾患既往のある不妊症例や，原因不明不妊症の場合，適応となる．ARTの普及により，純粋に診断目的で実施される症例は少なくなっているが，ARTの適応を決定するためにも有用な検査である．実際には，卵管周囲癒着，微小子宮内膜症，卵管留水症

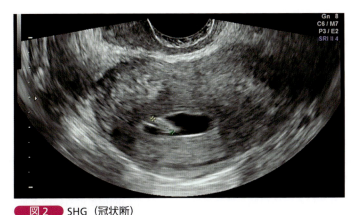

図2 SHG（冠状断）
右側壁から突出する子宮内膜ポリープ．

などの診断確定とともに，治療目的で実施されることが多い．

5 ▶ 経腟的腹腔鏡検査（transvaginal hydrolaparoscopy: THL）

THL は，腹腔鏡検査より低侵襲な方法として，施行されている．Douglas 窩から挿入した内視鏡により，生理的食塩水注入下に，腹腔内を観察する．Douglas 窩に病変がなく，前屈子宮であることが必要である．特に卵管采の観察には有効で，抗クラミジア抗体 IgG 陽性の場合，卵管采の異常が報告されている[4]．

血液検査

1 ▶ TRH 負荷試験

プロラクチンは，基礎値が正常であっても，夜間や排卵期に上昇することがあり，この場合潜在性高プロラクチン血症とされている．診断する方法として TRH 負荷試験がある．前値を採血後，TRH 500 μg を静注し，15 分後，30 分後にプロラクチンを測定する．前値が正常で，負荷後が 70～180 ng/mL（検査系によって異なる）以上になるものを潜在性高プロラクチン血症と診断する．臨床的意義については一定の見解が得られてない．乳汁漏出，月経異常などの臨床症状があり，かつプロラクチン基礎値が正常である時，検査する．習慣流産の場合，高プロラクチン血症（潜在性高プロラクチン血症を含む）患者に妊娠前からドパミン製剤を投与することによって，流産率が減少するという報告がある[5]．

2 ▶ LH-RH 負荷試験

　無月経や排卵障害などで，障害部位が下垂体性か視床下部性なのかを診断するために行う．手技が煩雑なこととゴナドトロピンの基礎値などからある程度障害部位は推定できるので，頻用されてはいない．LH-RH 100 μg を静注し，血中LH・FSH の前値・30 分値・60 分値を測定する．エストロゲンやプロゲスチンなどの投与が行われている場合は，3 週間以上休薬してから行う．視床下部障害型では正常反応型と同様に基礎値は低く，反応は良好である．下垂体障害型では，基礎値は低く，反応も不良である．高度な視床下部障害では，下垂体障害型と同様なパターンを示すことがある．LH-RH の連日負荷で，下垂体の反応は回復すると言われている．体重減少性無月経では，体重の回復とともに，下垂体の反応も回復してくると言われている．

3 ▶ 甲状腺機能検査

　TSH が，基準値を逸脱している場合は治療の対象となる．近年では，TSH の正常上限を 2.5 μIU/mL に設定することが推奨されている．TSH が 2.5 μIU/mL 以上の潜在性甲状腺機能低下症で，甲状腺ペルオキシダーゼ（TPO）抗体陽性や，サイログロブリン（Tg）抗体陽性例では，流早産の頻度が上がるので，治療が必要である[6]．

4 ▶ 抗精子抗体

　性交後試験の診断的意義は薄れているが，直進しない振動精子のみの場合，抗精子抗体が存在する可能性がある．精液検査が正常で，性交後試験がこのような所見を繰り返す場合は，保険適応はないが，検査に値する．定量的精子不動化検査法（SI_{50}）が 10 以下の場合，人工授精が適応となるが，10 を超える場合や，人工授精で妊娠しない場合，IVF が適応となる[7]．

5 ▶ インスリン抵抗性検査

　インスリンの血糖降下作用が低下していることが，多嚢胞性卵巣症候群の病態の本質と言われている．インスリン抵抗性検査の簡便な方法として，HOMA-IR 法（homeostasis model assessment as a clinical index of insulin resistance）がある．HOMA-IR＝空腹時血糖値×空腹時インスリン値÷405（正常者の平均値）で表され，値が大きいほどインスリン抵抗性が強く，1.6 以下が正

常で，2.5以上は抵抗性ありと判断され，インスリン抵抗性改善薬が適応となる．

☞ **文献**

1) Johnson N, van Voorst S, Sowter MC, et al. Surgical treatment for tubal disease in women due to undergo in vitro fertilisation. Cochrane Database Syst Rev. 2010;（1）: CD002125.

2) Yanaihara A, Yorimitsu T, Motoyama H, et al. Location of endometrial polyp and pregnancy rate in infertility patients. Fertil Steril. 2008; 90: 180-2.

3) Song D, Li TC, Zhang Y, et al. Correlation between hysteroscopy findings and chronic endometritis. Fertil Steril. 2019; 111: 772-9.

4) Shibahara H, Takamizawa S, Hirano Y, et al. Relationships between Chlamydia trachomatis antibody titers and tubal pathology assessed using transvaginal hydrolaparoscopy in infertile women. Am J Reprod Immunol. 2003; 50: 7-12.

5) Hirahara F, Andoh N, Sawai K, et al. Hyperprolactinemic recurrent miscarriage and results of randomized bromocriptine treatment trials. Fertil Steril. 1998; 70: 246-52.

6) Vissenberg R, van den Boogaard E, van Wely M, et al. Treatment of thyroid disorders before conception and in early pregnancy: a systematic review. Hum Reprod Update. 2012; 18: 360-73.

7) Shibahara H, Koriyama J, Shiraishi Y, et al. Diagnosis and treatment of immunologically infertile women with sperm-immobilizing antibodies in their sera. J Reprod Immunol. 2009; 83: 139-44.

2 検査

2 内分泌

a 月経不順を訴える女性が不妊外来を受診したら

柴原浩章

ここがポイント

1. 月経や排卵に関する用語の定義を熟知する.
2. 問診が決め手になることが多いので，種々の月経不順関連疾患を想定して問診する.
3. 内分泌検査以外の不妊一般検査も並行して進める.

挙児を希望して受診する不妊女性のうち，月経不順も訴えるケースは比較的多い．初診時に月経歴を詳細に問診することは，診断や治療方針を立案する上でたいへん重要である.

問診に際し，初経以降の月経の状況を確認する．思春期時代からも含め，月経に関して婦人科を受診した経験がないか，あればどのような検査や治療を受けたか確認する．また妊娠歴があれば，自然妊娠であったか，何らかの不妊治療の結果であったかを確認する.

月経や排卵に関する用語の定義[1]

日本産科婦人科学会の用語集によると，約1カ月の間隔で自発的に起こり，限られた日数で自然に止まる子宮内膜からの周期的出血を月経と定義する.

表1に示すように，正常月経周期日数は25〜38日（その変動は±6日以内），卵胞期日数は17.9±6.2日，黄体期日数は12.7±1.6日，出血持続日数は3〜7日（平均4.6日），経血量は20〜140 mLである．一方，排卵とは成熟卵胞の破裂現象をいい，通常月経開始の14±2日前に起こる.

したがって月経不順を訴える女性には，月経周期の正常範囲は25〜38日と幅広いことを説明するだけで，安心を得ることが多い.

2 ● 検査

表1	月経と排卵
正常月経周期（日）	25～38（その変動は±6以内）
卵胞期（日）	17.9±6.2
黄体期（日）	12.7±1.6
出血持続（日）	3～7（平均4.6）
経血量（mL）	20～140
排卵から月経開始（日）	14±2

病態

　女性の排卵調節に関わる臓器は視床下部，下垂体，卵巣である．月経不順は排卵の有無にかかわらず起こりうるが，無排卵の場合には無月経を伴うことが多い．なお原発無月経の場合は一般に思春期のうちに産婦人科を受診することが多く，結婚後に不妊外来を受診して初めて原発無月経と診断することは稀である．一方でTurner症候群を代表とする卵巣性無月経のために，すでに思春期に産婦人科を受診し，以後Kaufmann療法により周期的な消退出血は確保してきたが，一方で自らの将来の妊孕性について理解することがないまま過ごし，いざ結婚してから不妊外来を受診し，自分は果たして妊娠できるのかという説明を求めてくることはよく経験する．

　排卵障害の原因を表2に示す．視床下部性，下垂体性，視床下部・下垂体性，卵巣性と多嚢胞性卵巣症候群（polycystic ovarian syndrome: PCOS）に分類できる．このうち排卵障害を訴える不妊女性における代表的な疾患として，PCOS，高プロラクチン血症，早発卵巣不全（premature ovarian insufficiency: POI）がある．

表2	排卵障害の代表的な原因
視床下部性	GnRH単独欠損症: Kallman症候群，特発性低ゴナドトロピン症，GnRH受容体遺伝子変異 視床下部障害: 視床下部腫瘍，頭部外傷，放射線照射
下垂体性	Sheehan症候群，empty sella syndrome，下垂体卒中，リンパ球性下垂体炎，下垂体腺腫
視床下部・下垂体性	神経性食思不振症，産褥・授乳性，過剰運動，特発性
卵巣性	Turner症候群，医原性（卵巣手術，抗がん剤，放射線），自己免疫疾患
多嚢胞性卵巣症候群	

問診のコツ

1 ▶ 一般的な問診

初経年齢，その後の月経の状況，月経異常がある場合の産婦人科通院歴，検査結果や診断名，治療内容を確認する．

2 ▶ 疾患を想定した問診

上述の排卵障害に関係する疾患は，下記のように問診によりある程度推定できる．

① 体重減少性

体重の大幅な増減に該当すれば，食事の内容を確認する．スポーツ選手には，競技の内容や練習量を確認する．

② 高プロラクチン血症

乳汁漏出の有無を確認する．該当すれば原因として服薬中の薬がないか，甲状腺機能異常の既往，視野障害や頭痛の有無などを確認する．

③ PCOS

友人と比べ面皰が多くないか，あるいは体毛が多くないかなど，高アンドロゲン状態に関する特徴がないか確認する．

④ Sheehan 症候群

経産婦の場合には，分娩時に大量出血ではなかったか確認する．

⑤ 医原性

卵巣の手術既往，がん治療既往，自己免疫疾患の治療既往などの有無を確認する．

⑥ Kallman 症候群

嗅覚異常の有無を確認する．

検査項目

FSH 値，LH 値，PRL 値，テストステロン値，E_2 値，P_4 値，および AMH 値の測定が有用である．甲状腺機能検査として TSH 値，free T_3 値，free T_4 値を測定する．

2 ● 検査

診察のポイント

身体所見として，BMI，眼球突出，頸部腫脹，乳汁漏出，高アンドロゲン血症に随伴する男性化兆候の有無などを確認する．

経腟超音波検査では，一般的な診断項目も含めると，子宮の観察に際しては大きさ，子宮内膜の厚さ，腫瘍性病変の有無（子宮筋腫，子宮内膜ポリープ，子宮腺筋症），子宮頸管閉鎖による子宮留血症の有無，子宮頸管粘液の貯留などを確認する．卵巣の観察に際しては，大きさ，PCOS を示唆する所見（両側卵巣に多数の小卵胞が存在し，少なくとも一方の卵巣で 2〜9 mm の小卵胞が 10 個以上存在），AFC（antral follicle count，胞状卵胞数），腫瘍性病変の有無などを確認する．腹水の貯留がないかも確認しておく．

子宮卵管造影（HSG）で Asherman 症候群の可能性があれば，子宮鏡検査に進む．

エビデンス

「無排卵性の月経周期異常の管理法」として，問診，身体所見，内分泌学的検査などから，月経周期異常の原因を検索することは，勧められる（推奨レベル B）と記載がある[2]．また「不妊症の原因検索としての一次検査」として，AMH 値以外の上記の内分泌検査は，勧められる（推奨レベル B）と記載がある[3]．

【参照】当該診療における次のステップとして「単一排卵を経て妊娠をめざす排卵誘発法と黄体期管理」（88 頁）および「排卵障害と排卵誘発」（94 頁）を参照．排卵誘発に際しては単一排卵を目標とし，多発排卵による多胎妊娠の発生や OHSS の発症予防に注意する．

☞文献

1) 日本産科婦人科学会，編．産科婦人科用語集・用語解説集．改訂第 4 版．東京: 日本産科婦人科学会; 2018.
2) 日本産科婦人科学会/日本産婦人科医会，編集・監修．産婦人科診療ガイドライン婦人科外来編 2017．東京: 日本産科婦人科学会; 2017．p.140-2.
3) 日本産科婦人科学会/日本産婦人科医会，編集・監修．産婦人科診療ガイドライン婦人科外来編 2017．東京: 日本産科婦人科学会; 2017．p.173-5.

IA
女性不妊症

35

2　検査

2　内分泌

b　プロラクチン測定上の注意点

岩佐　武　　松崎利也

ここがポイント

1. 血中プロラクチン濃度の生理的変動について理解する.
2. 測定系ごとに基準値が異なることに注意する.
3. 症状を伴わない高プロラクチン血症では，マクロプロラクチン血症の可能性を考慮する.
4. プロラクチン分泌試験を施行する際は，下垂体卒中のリスクを念頭に置く.

　プロラクチン（PRL）は下垂体前葉の PRL 産生細胞から分泌される分子量 23 kD のペプチドホルモンで，ヒトでは乳腺の発達や乳汁の産生・分泌に関わっている．一方，分泌過剰症，すなわち高 PRL 血症は乳汁漏出や排卵障害の原因となる．血中 PRL 濃度を測定する際は，生理的変動，測定系間での基準値の違い，使用薬剤による影響，およびマクロプロラクチンによる見かけ上の高 PRL 血症の可能性について留意する必要がある．また，以前は甲状腺刺激ホルモン放出ホルモン（TRH）を用いたプロラクチン分泌試験が補助診断として用いられていたが，今日ではその必要性は低くなっている．本稿ではこれらについて概説する.

血中プロラクチン濃度の生理的変動

1 ▶ 年齢による変動

　胎児期から新生児期では，胎盤由来のエストロゲンの影響で臍帯血中および血中の PRL 濃度は高値となる．その後，正常レベルまで低下するが，女性では月経の開始に伴い思春期から性成熟期にかけて次第に上昇する．性成熟期では女性の方が男性より血中 PRL 濃度が高いが，閉経後には性差を認めなくなる.

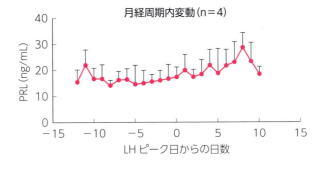
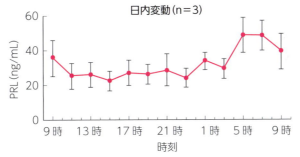

図1 血中PRL濃度の月経周期内変動および日内変動
（岩佐 武, 他. 産婦治療. 2003; 87: 243-51[1]より改変）

2 ▶ 月経周期内変動

性成熟期の女性では，月経周期内において血中PRL濃度が変動する．排卵期および黄体期では卵胞期に比べて血中PRL濃度が高く，一部の女性では排卵期にピークを認める（図1）[1,2]．

3 ▶ 日内変動

血中PRL濃度には日内変動があり，午前10～12時頃が最低値で，その後夜間に向かい上昇する（図1）[1]．睡眠中にPRL濃度は上昇し，明け方5～7時にピークを示した後に下降する．

4 ▶ 妊娠・産褥期の変動

血中PRL濃度は妊娠経過に伴い上昇し，授乳しない場合は約1カ月後に正常に復する（図2）[3]．授乳していても基礎値は徐々に低下するが，哺乳刺激に反応

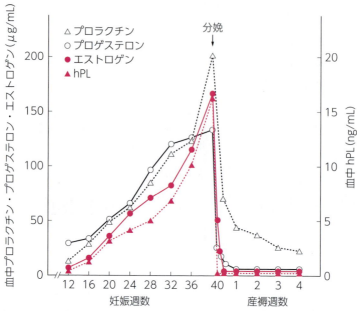

図2 妊娠期および産褥期における母体血中の各種ホルモン濃度の推移
(青野敏博. In: 新女性医学大系. 東京: 中山書店; 1998. p.98-106[3])

して一過性に上昇する．なお，乳汁分泌が良好な褥婦ほど，血中 PRL 濃度の上昇の程度が大きい．

5 ▶ 分泌刺激による変動

睡眠，食事，運動，ストレス，疼痛，哺乳，乳汁刺激，性交などで血中 PRL 濃度は上昇する[4]．また，メトクロプラミド・スルピリド・フェノチアジンなどの投与によって上昇する可能性がある．

測定法の推移と測定系間における測定値の相違

1971 年に RIA（radioimmunoassay）法を用いた血中 PRL の測定法が確立され[5]，その後 IRMA（immunoradiometric assay）法を経て，現在では発光免疫測定法（chemiluminescence immunoassay 法など）が測定の主流となっている．成人女性における基準範囲の上限は，以前の IRMA 法では 15 ng/mL であったが，現在の CLIA 法では 30 ng/mL 前後と大きく異なる[6,7]．そのため，

過去の文献を読む際には現在との測定値の違いを認識しておく必要がある．また，測定系間において基準値が異なる場合があり，測定結果の解釈には注意を要する．

マクロプロラクチン血症

血液中に分泌された PRL にはいくつかのタイプがあり，90％が単独の分子で生物活性の高い little PRL，8～20％が2分子の重合した big PRL，1～5％が多分子の重合した big-big PRL である．また，一部の症例では自己抗体と PRL が結合した大分子のマクロプロラクチンが存在する[8]．マクロプロラクチンは生物活性がきわめて低いものの，使用する測定系によっては免疫活性を示すことが知られており，高 PRL 血症の4～40％はマクロプロラクチンによる見かけ上の高PRL であることが報告されている[7]．乳汁漏出などの症状がなく，再検査でもPRL 測定値が高い場合はマクロプロラクチン血症を疑い，簡易検査として検体にポリエチレングリコール (PEG) による沈降を施して上清中の PRL を測定する．マクロプロラクチンは分子量が大きく，IgG が PEG に吸着し遠心分離で沈降する．上清中 PRL の換算値が，PEG 処理前の値に比べ40％以下になり，かつ基準値内になっている場合はマクロプロラクチン血症と診断する．乳汁漏出がなく，上記方法によってマクロプロラクチン血症と診断された症例については治療を必要としない．近年，一部の PRL 測定系ではマクロプロラクチンを認識しないように一次抗体を改良することで測定精度が向上している．特にエクルーシス プロラクチンⅢ（ロシュ・ダイアグノスティックス株式会社）は特異性が高いとされる[7]．

プロラクチン分泌試験

TRH は甲状腺刺激ホルモンだけでなく PRL の分泌も促進するため，TRH 試験は PRL 分泌刺激試験としても実施される．以前は，TRH 試験をプロラクチノーマと機能性高 PRL 血症の鑑別に用いていたが，MRI 検査の精度が向上した今日において本試験の必要性は低くなっている．また，潜在性高 PRL 血症の診断に TRH 試験が用いられてきたが，潜在性高 PRL 血症自体の病的意義がいまだ確立していない現在において，その臨床的意義は薄れつつある．

TRH 試験を実施する際は，TRH 200 μg または 250 μg（以前は 500 μg）を生理食塩水 10 mL に溶解して，これを事前に確保した静脈ラインから緩徐に投

与する．投与前および投与後 15，30，60 および 120 分後に採血し PRL を測定する．PRL は TRH 投与の 15〜60 分後に頂値となり，機能性高 PRL 血症では投与前の 2 倍以上の値を示すのに対して，プロラクチノーマでは 2 倍未満にとどまることが多いとされている．

本試験の重大な副作用として下垂体卒中が挙げられる[9,10]．本試験施行後に突然の頭痛や視力障害を訴えた場合は下垂体卒中の可能性を考慮して緊急 MRI 検査を施行する．下垂体卒中の約 9 割が鞍上進展のある下垂体腺腫で発生していることから，これらの症例に対して安易に負荷試験を行うことは避けるべきである．

☞文献

1) 岩佐　武，松崎利也，田中尚子，他．ARCHTECT アナライザー i2000 を用いた血中 LH，FSH および PRL の全自動測定システムの臨床的検討．産婦治療．2003; 87: 243-51.

2) Hattori N. Macroprolactinemia: a new cause of hyperprolactinemia. J Pharmacol Sci. 2003; 92: 171-7.

3) 青野敏博．プロラクチンと性機能．In: 新女性医学大系．東京: 中山書店; 1998. p.98-106.

4) Ben-Jonathan N, Hnasko R. Dopamine as a prolactin(PRL)inhibitor. Endocr Rev. 2001; 22: 724-63.

5) Bryant GD, Siler TM, Greenwood FC, et al. Radioimmunoassay of a human pituitary prolactin in plasma. Hormones. 1971; 2: 139-52.

6) Iwasa T, Matsuzaki T, Tanaka N, et al. Comparison and problems of measured values of LH, FSH, and PRL among measurement systems. Endocr J. 2006; 53: 101-9.

7) 苛原　稔，松崎利也，藤井俊策，他．全自動化学発光免疫測定系を原理とした ARCHTECT アナライザー i2000 による下垂体・性腺ホルモン 6 項目測定法の臨床的検討．産婦治療．2008; 96: 106-14.

8) Samson SL, Hamrahian AH, Ezzat S. AACE Neuroendocrine and Pituitary Scientific Committee; American College of Endocrinology (ACE) American Association of Clinical Endocrinologists, American College of Endocrinology Disease state clinical review: clinical relevance of macroprolactin in the absence or presence of true hyperprolactinemia. Endocr Pract. 2015; 21: 1427-35.

9) Casanueva FF, Molitch ME, Schlechte JA, et al. Guidelines of the pituitary society for the diagnosis and management of prolactinomas. Clin Endocrinol (Oxf). 2006; 65: 265-73.

10) Matsuura I, Saeki N, Kubota M, et al. Infarction followed by hemorrhage in pituitary adenoma due to endocrine stimulation test. Endocr J. 2001; 48: 493-8.

2 検査

3 頸管

a フーナーテスト

藤井俊策　　小口隆明

ここがポイント

1. 排卵予測日から数日前までの頸管粘液が成熟した状態で検査する.
2. 同時に頸管粘液検査を行う.
3. 異常と判定された場合は再検査する.

　フーナーテストは，性交後の子宮頸管粘液中における運動精子の有無を調べ，頸管因子，男性因子，免疫因子をスクリーニングする検査である．WHOマニュアル[1]では精子と頸管粘液の相互作用を評価する検査の1つとして，in-vivo (postcoital) test の名称で記載されている.

フーナーテストの方法

　検査時期は，頸管粘液が成熟した排卵直前の数日間に限られる．排卵障害がある場合は，排卵誘発治療を行いながら検査できる．男性は2日以上の禁欲期間をとり，検査前日の夜または当日の朝に性交してもらい，性交の9～14時間後に検査する．性交の際には潤滑ゼリーを使わず，腟内を洗わずに来院するよう指示する．外子宮口の分泌物や粘液を綿球でぬぐった後，針を外した1 mLのツベルクリン注射筒で頸管内の粘液を吸引する.

フーナーテストの判定

　採取した頸管粘液をスライドグラスに置いてカバーグラスをかぶせ，顕微鏡の高倍率視野（400倍）における前進運動精子が1個以上あれば正常と判定する（図1）．WHOマニュアルでは濃度（$/\mu$L）で表現するよう推奨されており，そ

CMT	量（mL）	0	0.1	0.2	≧0.3
	硬さ	硬く粘稠	中等度	柔らかい	水様
	結晶形成	なし	非定型的	1〜2次幹	3〜4次幹
	牽糸性（cm）	<1	1-4	5-8	≧9
	細胞濃度（/hpf）	>20	11-20	1-10	0
	pH	≦6	6.5　7	7.5　8	≧8.5
PCT	性交後時間（時間）	<9	9-14		>14
	禁欲期間（日）	<1	2-7		>7
	精子濃度（/hpf）	0	1-10	11-20	>20
	前進精子濃度（/hpf）	0	1-10	11-20	>20
	運動性	不動　　　%	非前進　　　%		前進　　　%
判定		異常	不適切（要再検）		正常

図1 当院で用いている検査結果記載票

CMT: cervical mucus test, PCT: postcoital test, hpf: high power field

の場合はマクラー計算板や血球計算板などを使う必要があるが，定量する意義は不明である．

　頸管粘液中にまったく精子が認められなかった場合は，性交（腟内射精）が行われたことを確認するために腟分泌を採取する．ただし，腟内精子は2時間以内にほぼ死滅するため判定には関係しない．

　頸管粘液の性状，特にpHは非常に重要で，6.5以下では精子の運動性が著しく障害され，6以下ではほぼすべての精子が不動になる（図2）．頸管粘液のpHは頸管腺上皮の重炭酸イオントランスポーターによって維持されると考えられているが，その調節機構は不明である．我々は，フーナーテストと同時に採取した腟分泌物について細菌培養検査とNugentスコアを調べたところ，頸管粘液のpHが6以下だった症例はすべて Lactobacillus が多く，Nugentスコアが低い正常腟細菌叢を有した（図3）．この生理学的な意義は不明だが，少なくとも細菌性腟症は頸管粘液の性状に悪影響を与えないようである．

　フーナーテストが異常となる原因を表1に示す．適切な時期やコンディションで検査が行われ，頸管の器質的異常や重症の男性不妊がないにもかかわらず，初

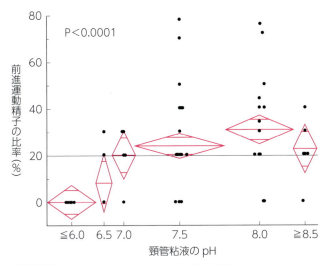

図2 頸管粘液のpH別にみた前進運動精子の比率

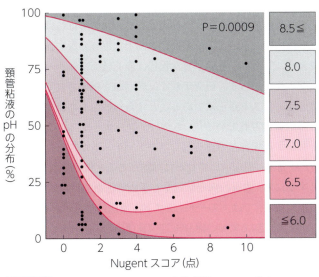

図3 Nugentスコアからみた頸管粘液のpHの分布

回検査で異常と判定された場合は,女性の血中抗精子抗体(精子不動化抗体)検査を行ったうえで別の周期に再検査する.

表1 フーナーテストが異常となる原因

	女性因子	男性因子
不適切な検査条件	・時期不適 ・排卵障害	・ストレス，過労 ・不十分な禁欲期間
精液の deposition 障害	・性交痛 ・骨盤臓器脱 ・解剖学的異常	・ED（勃起障害） ・射出障害 ・尿道下裂
厳密なフーナーテストの異常	・頸管の器質的異常 　頸管炎 　腫瘍（ポリープ，筋腫） 　円錐切除後 　高度の頸管狭窄 ・頸管粘液の質的異常 　粘稠性増加 　pH 異常 ・抗精子抗体	・精液の異常 　精子減少症 　精子無力症 　精液過多症 　精液過少症 　液化異常

フーナーテストの結果に基づいた対応

　フーナーテストのスクリーニング検査としての位置づけには賛否両論がある．否定的な見解は，フーナーテストが妊娠率向上に寄与しない無駄な検査であるという根拠による．しかし，そのような報告の多くは，フーナーテストの結果を治療方針に反映させておらず，研究デザインの問題も指摘されている．

　一方，フーナーテストが正常であることは自然妊娠を期待できる有用な指標となることも多数報告されている[2]．さらに，フーナーテストを子宮腔に精子が進入できるか判断する指標と考えると，フーナーテストが正常な長期不妊は，卵管機能，受精，胚発生，着床のいずれかに問題があると推測される（図4）．これらをバイパスするには，器質的病変に対する手術療法あるいは ART が必要である．我々の後方視的検討[3]では，フーナーテスト正常例は異常例と比べて AIH による累積妊娠率が低く（24.6% vs 48.9%，P＜0.0001），フーナーテスト正常は AIH不成功の独立した寄与因子であった（図5）．

　上述の知見をまとめると，以下のような対応が可能である．

・フーナーテストが正常で他にも異常がない場合は，
　　→不妊期間が短ければ自然妊娠を期待して約1年間はタイミング指導できる．
　　→不妊期間が長ければ AIH の有効性は低いので早めのステップアップを勧める．

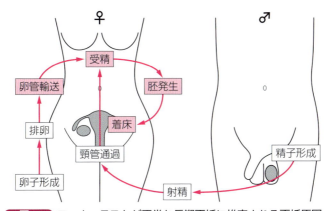

図4 フーナーテストが正常な長期不妊に推定される不妊原因
正常例は卵管から着床に至る過程に問題があると推定される．これらをバイパスするには器質的病変に対する手術治療またはARTが必要である．

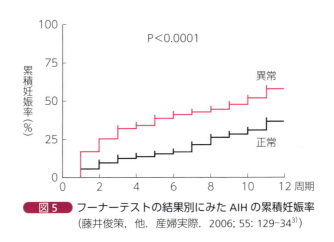

図5 フーナーテストの結果別にみたAIHの累積妊娠率
（藤井俊策，他．産婦実際．2006; 55: 129-34[3]）

- フーナーテストが異常であれば他の検査所見に応じてAIHまたはARTを勧める．

エビデンス

不妊症の一次検査の1つとして実施することが勧められる（推奨レベルB）と記載がある[4]．

おわりに

フーナーテストの結果は，治療方針を決めるうえで重要な判断材料になる．何よりフーナーテストは非侵襲的かつ安価な検査で，卵胞成熟に伴う子宮頸管の変化をチェックでき，検査周期の妊娠も期待できる．妊娠を急ぐカップルにとってはもちろん，できるだけ自然に近い妊娠を希望するカップルにとっても有用な検査である．

☞文献

1) WHO laboratory manual for the examination and processing of human semen. 5th ed. Geneva: World Health Organization; 2010. p.122-5.
2) Hessel M, Brandes M, de Bruin JP, et al. Long-term ongoing pregnancy rate and mode of conception after a positive and negative post-coital test. Acta Obstet Gynecol Scand. 2014; 93: 913-20.
3) 藤井俊策, 木村秀崇, 福井淳史, 他. 性交後試験の臨床的意義. 産婦実際. 2006; 55: 129-34.
4) 日本産科婦人科学会/日本産婦人科医会, 編集・監修. 産婦人科診療ガイドライン 婦人科外来編 2017. 東京: 日本産科婦人科学会; 2017. p.173-5.

2 検査

4 HSG

a 子宮卵管造影検査は痛くないか

石川智則

ここがポイント

1. 検査への不安を和らげるため，検査前に十分な説明を行う．
2. 疼痛を生じやすい子宮内バルーンの留置と造影剤注入の際には，患者の状況をみながらゆっくりと操作を行う．

　子宮卵管造影検査（HSG）は卵管の閉塞や狭窄，卵管留水症，卵管周囲癒着など卵管の評価に加えて，子宮内腔や子宮形態異常の診断を目的として行われる，不妊症のスクリーニング検査の1つである．不妊症のスクリーニング検査の中では最も侵襲が大きい検査であり，合併症の発生に対して注意を払う必要がある．

　また HSG に対して不安や心配，恐怖感を抱いている患者も少なくない．このため，HSG について事前に説明を十分に行い，検査に対する同意を得るとともに不安を解消できるよう努め，検査中も疼痛をできる限り生じないよう配慮するべきである．

検査の準備

　検査に先立ち，以下の点について確認する．
① 患者情報
　月経周期，基礎体温，経妊経産回数，子宮の大きさ・位置・前後屈
② 合併症・既往歴
　クラミジア感染，甲状腺機能異常，アレルギーや気管支喘息

検査の実際

① 外陰部と腟内を十分に消毒する．

② 子宮腟部を十分に露出させ，子宮卵管造影検査用のカテーテルをゆっくり挿入する．挿入が困難な場合には，子宮ゾンデを用いて頸管と子宮腔の方向を確認し，子宮腟部を牽引用の鉗子で把持・牽引し屈曲が小さくなるように心がける．子宮内バルーンへの蒸留水の注入にあたっては，緩徐に注入し頸管から造影剤が漏出しない程度までの注入量（通常の子宮の場合には 0.6〜0.7 mL）に留める．

③ 造影剤を注入する．造影剤の注入に先立ちカテーテル内の空気を吸引しておくと，子宮内に気泡が生じることが減少し，子宮腔内の病変の描出がより明瞭になる．造影剤は透視画像を確認しながらできる限り緩徐に注入する．患者が疼痛を訴えた場合には，いったん注入を休止して落ち着いてから再開する．

④ カテーテルを抜去し，腟内を消毒する．

⑤ 拡散像撮影のタイミング（水溶性造影剤では 15〜30 分後，油性造影剤では 1〜2 日後）を指示する．

⑥ 必要に応じ感染予防目的で抗菌薬を処方し，検査後の注意事項を説明する．

痛みへの対策

HSG で痛みが生じやすいのは，カテーテル挿入・子宮内バルーン留置により頸管および子宮腔を拡張する時と，造影剤を注入する時である[1]ので，声かけを行い患者の反応を確認しながら操作を行う．また，頸管の牽引やカテーテルの挿入・バルーンの固定時には，迷走神経反射が生じることもあるので，バイタルサインにも注意を払う必要がある．

エビデンス

検査前に鎮痛薬（非ステロイド性抗炎症薬［NSAIDs］）や鎮痙薬（ブチルスコポラミン）の内服も行われている．痛みに対して不安の強い患者などでは患者と相談の上，検討してよいと考えられるが，エビデンスレベルの高い鎮痛方法の報告はない[2]．

☞文献

1) Chalazonitis A, Tzovara I, Laspas F, et al. Hysterosalpingography: technique and applications. Curr Probl Diagn Radiol. 2009; 38: 199–205.
2) Hindocha A, Beere L, O'Flynn H, et al. Pain relief in hysterosalpingography. Cochrane Database Syst Rev. 2015; (9): CD006106.

2 検査

4 HSG

b 子宮卵管造影法にあたっての注意

宇津宮隆史

ここがポイント

1. 子宮卵管造影法（HSG）においては油性造影剤と水性造影剤があり，その特性を十分理解して使用しなければならない．
2. 油性造影剤は腹腔内に残留し，患者，および妊娠後には胎児・新生児の甲状腺機能にも影響を与える場合がある．
3. 油性造影剤を用いた HSG を施行した場合，1〜2 カ月後に再度レントゲン検査で残留の有無を確認すべきである．
4. 残留が確認されれば早期に腹腔鏡下にて除去すべきである．

子宮卵管造影法（HSG）は生殖医療においては欠かすことのできない重要な検査の 1 つである．造影剤は油性と水性があるが，それらには臨床上，いくつかの注意点があり，その長所と短所を理解して使用しなければならない．特に本稿では，油性造影剤について考えてみたい．

HSG について

歴史を紐解くと[1]，1909 年に初めて造影剤を子宮内に注入して撮影した子宮内造影が報告され，1914 年に Isidor Clinton Rubin らが卵管の疎通性の有無が妊孕能に関係することを報告した（ルビンテスト）．1921 年には油性造影剤（Lipiodol），1933 年には水性造影剤（Skiodan）が開発された．HSG については 1954 年までにすでに 2,500 例について 500 編の報告がされているようである．この頃には水性造影剤に比べ，油性造影剤の方がその後の妊娠率が高いことが報告され[2]，その理由として，粘性によって mechanical cleaning of the tubes and uterine cavity が挙げられ，さらに卵管絨毛への刺激作用や，精子に対する

効果，HSG で子宮，卵管の状態を説明できる心理的効果なども挙げられている．しかし，1947 年にはすでに，油性造影剤による腹腔内残留や，肺塞栓，脳塞栓が危惧されている[3]．

油性造影剤と水性造影剤の特徴

子宮卵管造影を行う造影剤は，我が国では現在，油性と水性の 2 剤しか販売されていない．欧米では水性造影剤は数種類が使用されている．筆者は，欧米で使用されており，日本においてもすでに尿路系や脊髄造影には使用されている安価な水性造影剤を，HSG に保険適用してもらうよう厚生労働省に働き掛けようとしたが却下された．

両者の違いを表 1 に示す．油性造影剤を用いた HSG は，造影輪郭が明瞭であるが，腹腔内での拡散が遅いため腹腔内の癒着などの診断には翌日にも撮影が必要となる．腹膜での吸収が遅く，アレルギー反応が少ないが，腹腔内に残留しやすく，血中ヨード濃度は 4〜6 カ月間高濃度を示す．油性造影剤ではその後の妊娠率向上が期待できるが，副作用として，喘息の誘発，ショック，肺炎，肺塞栓，脳塞栓などが危惧される．

水性造影剤は，その性状から，微細な像が得られ，卵管内皺襞まで確認しやす

表 1 油性造影剤と水性造影剤の特徴

	製品	ヨード含量	価格	特長	副作用
油性	ヨード化ケシ油脂肪酸エチルエステル（リピオドール480）ゲルベ・ジャパン株式会社 テルモ株式会社	48%	1,460 円	・造影輪郭が明瞭 ・アレルギーが少ない ・卵管疎通後の回復効果がある ・広がりが遅いため検査が 2 日かかる ・HSG 後の妊娠率が高い	・ショック，肺炎，肺塞栓，脳塞栓 ・喘息誘発の可能性 ・排泄が遅い ・ヨード残留
水性	イオトロラン（イソビスト）バイエル薬品株式会社	30%	8,462 円	・卵管内皺襞が明瞭 ・ヨード排泄が早い	・アレルギー反応，ショック，アナフィラキシー反応 ・腹膜刺激症状（非イオン性では少ない） ・喘息誘発の可能性

く，吸収，排泄は数時間で完了する．しかしその性状により，アレルギー反応が出ることがあり，腹膜刺激症状がみられることもあるが，近年では非イオン性製剤が使用されてきて疼痛は少なくなった．ただ，喘息誘発は注意すべきである．

HSG による妊娠成立効果について

油性造影剤を用いた HSG では，造影剤の粘性が高いため，卵管内の洗浄効果が期待され，その後の妊娠率が上がるという報告[4-6]があり，水性造影剤の場合と比較した報告では，妊娠率に差はないという報告[7-9]や，油性造影剤の方が妊娠率が高いという報告[10-13]はあるが，水性造影剤の方が妊娠率が高いとの報告はないようである．いずれにしても HSG 後の妊娠率の差はそれほど大きくはない．

油性造影剤の副作用についての注意点

油性造影剤の副作用は，HSG 時の操作による肺塞栓と腹腔内残留による甲状腺機能異常，およびそれに基づく胎児・新生児甲状腺機能異常に分けられる．

HSG 操作時の注意

肺塞栓は，HSG に限らずさまざまな造影で起こりうるとされ[14]，6 文献のレビュー[15]ではその率は 0〜4.6％とされ，中には死亡例もみられている[14]．

安全な HSG を行うには，ルビンテストで異常のみられた時に限り HSG を行うこと，油性造影剤は残留する可能性があること，月経直後や D & C（dilation and curettage，子宮内容除去術）直後など，子宮内血管の開口時には行わないこと，カニューレで組織を傷つけないこと，造影剤は大量に使用せず 4〜5 cc にとどめること，可能なら水性造影剤を使用することなどが提案されている[3]．

腹腔内残留

不妊症診療において，HSG は今や欠かすことのできない重要な検査と言える．しかし，検査に用いる油性造影剤については腹腔内に残留する傾向があること，それによって甲状腺機能異常をきたす危惧があること，2 次的に胎児・新生児の甲状腺機能異常の原因になっていることなどが報告されている．

まず，水性造影剤と油性造影剤をウサギの腹腔内に注入してその体内残存性と炎症性反応を調べた研究[16]では，水性造影剤は速やかに排泄されて炎症性反応もなかったが，油性造影剤では，排泄半減期 50 日間と長期にわたって体内に残存

し，腹腔内細胞数の増加や肉芽性結節を形成して炎症性反応を誘発したと述べられている．

　また，不妊患者での検査では，油性造影剤を用いた HSG 後，数カ月経過しての甲状腺機能は 214 例中 28 例が subclinical hypothyroidism の状態であった[17]．6 人の患者で HSG の 12 週後に甲状腺機能異常がみられた[18]，HSG 後 24 週まで異常を示したが，その後正常化した[19]，HSG 後 24 週以上血中ヨード値が高値を示し，正常化するのに 1 年かかった[20]，などの報告があり，油性造影剤を用いた場合はかなり長期間にわたって甲状腺機能低下を注意する必要がある．

胎児・新生児に対する影響

　妊娠中のヨード過剰摂取が胎児に与える影響は，過剰ヨード含有食品の摂取による場合と，不妊症検査での HSG による場合が挙げられている[21]．また，HSG 後には高濃度ヨード曝露が 12 週以上持続する可能性が示され[22]，この報告の中では HSG 後 2 年以内の分娩で 62％の児に臍帯血ヨード濃度が異常高値を示したと述べられている．HSG 後に妊娠，分娩した 8 例の新生児の甲状腺機能を検査した報告[23]では，異常が認められなかった例もあるが，当院の結果と照らし合わせると，それらはたまたま造影剤が吸収，排泄された患者であったことが推察され，注意が必要である．また，HSG 直後に双胎妊娠した例[24]では，1 児は甲状腺機能が正常で，1 児にのみ異常を認めており，ヨードに対する感受性は個人差があることが推察されている．

腹腔内残留─当院の経験

　図 1 に当院での施行 3 カ月前，図 2 に当院での施行 14 カ月前に他院にて油性造影剤を用いて HSG を行った症例の X 線写真を示す．これらの症例に対して腹腔鏡検査を行うと，図 3 にみられるように，腹水表面に油が浮かんでいるのが見える．腹水を除去すると，図 4 のように腹膜に造影剤が貪食され，肉芽状腫瘍を形成しているのが観察される．この腫瘍形成は HSG 後の経過期間が長いほど顕著であるが，個人差がある．2〜3 カ月以内であればみられないことが多い．時間はかかるが，腹腔鏡下に鉗子でこの腫瘍を 1 つ 1 つ摘除し，さらに腹膜上に薄く膜を張ったような黄色味を帯びた部分も剥離すると，中から油性成分が流出してくる．これらは Douglas 窩，膀胱子宮窩腹膜に多いが，卵巣卵管間膜，円靱帯基部なども注意深く観察し，完全に除去する．その後，骨盤，および上腹部腹腔

2 ● 検査

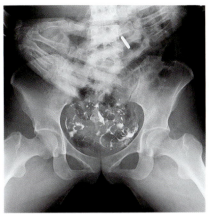

図1 症例1の初診後HSG画像
- HSG施行時年齢: 30歳
- 初診時不妊期間: 39カ月
- 卵管造影検査までの期間: 初診日に卵管造影検査
- 油性造影剤を使用したHSG: 3カ月前

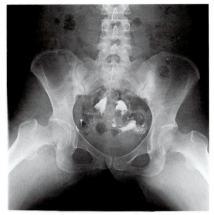

図2 症例2の初診後HSG画像
- HSG施行時年齢: 32歳
- 初診時不妊期間: 20カ月
- 卵管造影検査までの期間: 初診1カ月後
- 油性造影剤を使用したHSG: 14カ月前

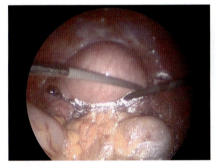

図3 腹腔鏡検査時画像
腹水上に油性造影剤が浮いている．

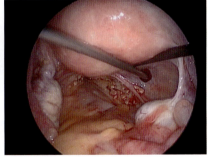

図4 腹腔鏡検査時画像
腹膜が油性造影剤を貪食して結節を作っている．

IA 女性不妊症

内に1〜2Lの生理食塩液を注入し，洗浄する．腸の間に付着している油性成分も生理食塩液で腸を洗浄するように撹拌すれば浮き出てくる．油性成分は水より軽く，生理食塩液の表面に浮き上がってくるため，生理食塩液の表面をなぞるように吸引除去を行うと，図5のようにきれいに除去できる．

この油性造影剤の残留頻度について，当院のカルテを調査した．その結果，開院以来2011年までの19年間には，表2に示すように，他院でHSGを行った経験のある患者547例中180例，33％に造影剤の残留がみられた．そして，造影後の期間は，1カ月後から約10年までと幅広く，多くは吸収，排泄されるが，3割は残留しており，その状態は個人差があることがわかる．

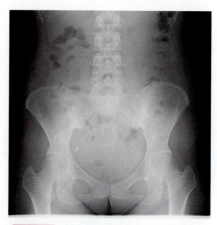

図5 腹腔鏡検査後腹部X線画像
・腹腔鏡検査時年齢: 33歳
・不妊期間: 25カ月
・腹腔鏡検査後2日目に撮影

表2 卵管造影検査時のリピオドール残留の有無

対象: 他院でHSG施行経験のある患者547人
期間: 開院（1992.6.3）〜2011.12.31

リピオドール残留	患者数	施行後の妊娠数 （治療内容別の妊娠率）
残留なし	367（67.1％）	234（63.8％） (a: 9.3％ b: 13.7％ c: 77.0％)
残留あり	180（32.9％）	113（62.8％） (a: 40.0％ b: 3.2％ c: 56.8％)
合計	547（100％）	347（63.4％） (a: 21.0％ b: 9.7％ c: 69.3％)

a: 一般不妊治療，b: IUI（選別精子子宮内注入法），c: ART（生殖補助医療）

おわりに

甲状腺機能は妊孕現象に大きな影響を与えている．外因性過剰ヨード摂取の原因となりうる油性造影剤の使用にあたっては，その特性を十分理解し，少なくとも甲状腺機能異常が認められなくなるまで妊娠は控えるべきであろう．また，造影剤の腹腔内残留は個人差があるため，油性造影剤を使用した場合はHSG施行から1〜2カ月後に再度レントゲン検査を行って残留の有無を確認し，残留が認められれば早期に腹腔鏡手術で造影剤除去を行うべきである．

📖 文献

1) Vogt CJ. Hysterosalpingography, a safe diagnostic and therapeutic gynecological procedure. Am J Obstet Gynecol. 1954; 67: 1298-306.

2) Weir WC, Weir DR. Therapeutic value of salpingograms in infertility. Fertil Steril. 1951; 2: 514-22.

3) Weisman AI. Some comments on hysterosalpingography. Am J Obstet Gynecol. 1947; 54: 902-3.

4) Mackey RA, Glass RH, Olson LE, et al. Pregnancy following hysterosalpingography with oil and water soluble dye. Fertil Steril. 1971; 22: 504-7.

5) 百瀬和夫, 岡田研吉, 林田和郎. 油性造影剤 Lipiodol UF による子宮卵管造影法. 日不妊会誌. 1981; 26: 183-6.

6) 緒方りか, 中村元一, 内海善夫, 他. 子宮卵管造影法（HSG）の不妊症に対する治療効果の検討. 日不妊会誌. 1993; 38: 91-4.

7) Alper MM, Garner PR, Spence JEH, et al. Pregnancy rates after hysterosalpingography with oil- and water-soluble contrast media. Obstet Gynecol. 1986; 68: 6-9.

8) de Boer AD, Vemer HM, Willemsen WNP, et al. Oil or aqueous contrast media for hysterosalpingography: a prospective, randomized, clinical study. Eur J Obstet Gynecol Reprod Biol. 1988; 28: 65-8.

9) Spring DB, Barkan HE, Pruyn SC. Potential therapeutic effects of contrast materials in hysterosalpingography: a prospective randomized clinical trial. Kaiser Permanente Infertility Work Group. Radiology. 2000; 214: 53-7.

10) Rasmussen F, Lindequist S, Larsen C, et al. Therapeutic effect of hysterosalpingography: oil- versus water-soluble contrast media—a randomized prospective study. Radiology. 1991; 179: 75-8.

11) Lindequist S, Rasmussen F, Larsen C. Use of iotrolan versus ethiodized poppy-seed oil in hysterosalpingography. Radiology. 1994; 191: 513-7.

12) Dreyer K, van Rijswijk J, Mijatovic V, et al. Oil-based or water-based contrast for hysterosalpingography in infertile women. N Engl J Med. 2017; 376: 2043-52.

13) Fang F, Bai Y, Zhang Y, et al. Oil-based versus water-based contrast for hysterosalpingography in infertile women: a systematic review and meta-analysis of randomized controlled trials. Fertil Steril. 2018; 110: 153-60.

14) Grant IW, Callam WD, Davidson JK, et al. Pulmonary oil embolism following hysterosalpingography. J Fac Radiol. 1957; 8: 410-5.

15) Levinson JM. Pulmonary oil embolism following hysterosalpingography. Fertil Steril. 1963; 14: 21-7.

16) 宮本好明, 辻本太一, 鷲尾兼寿, 他. 子宮卵管造影剤イソビストおよびリピオドールのウサギ腹腔内における残存性ならびに刺激性. 薬物動態. 1995; 10 Suppl: S394-5.

17) Mekaru K, Kamiyama S, Masamoto H, et al. Thyroid function after hysterosalpingography using an oil-soluble iodinated contrast medium. Gynecol

Endocrinol. 2008; 24: 498-501.

18) 荒田尚子, 原田正平. ヨード摂取と甲状腺機能に関する臨床的研究（特に妊婦と新生児の甲状腺機能について）. 成長科学協会研究年報. 2007; 31: 35-7.

19) 三輪照未, 荒田尚子, 梅原永能, 他. 油性ヨウ素含有造影剤による子宮卵管造影検査後の血中ヨウ素濃度, 尿中ヨウ素排泄と甲状腺機能の推移. 日産婦誌. 2013; 65: 945.

20) 荒田尚子, 原田正平. 油性ヨウ素含有造影剤による子宮卵管造影検査後のヨウ素代謝と甲状腺機能へ与える影響に関する前向き研究. 成長科学協会研究年報. 2009; 33: 27-34.

21) 前坂機江, 諏訪城三, 立花克彦, 他. 母体のヨード過剰摂取による新生児甲状腺機能低下症. ホルモンと臨床. 1990; 38: 1197-202.

22) 原田正平. 先天性甲状腺機能低下症マススクリーニング結果に影響を与える周産期の母体・胎児のヨード代謝と甲状腺機能に関する研究. 厚労科研（子ども家庭総合研究事業）分担研究報告書. 2008. p.181-4.

23) 小田洋一郎, 真船 亮, 柴村美帆, 他. 子宮卵管造影後妊娠から出生した新生児における甲状腺機能の検討. 日内分泌会誌. 2012; 88 Suppl: 28-30.

24) 兼重照未, 荒田尚子, 杉林里佳, 他. 油性ヨウ素含有造影剤を用いた子宮卵管造影検査後の双胎妊娠において, 一児にのみ胎児甲状腺腫を認めた一例. 日甲状腺会誌. 2014; 5: 41-4.

2 検査

5 MRI

a Cine MRI による子宮の蠕動

中島 章　佐久本哲郎　齊藤英和

ここがポイント

1. 月経周期において，子宮の蠕動パターンが変化していることを熟知する.
2. 子宮の蠕動は，着床環境を考えた際に治療ターゲットとなる可能性がある.

　生殖医療における画像診断の大きな進歩として，経腟超音波断層法による卵胞モニタリングと採卵法が確立して久しい. また，3-D 超音波など子宮形態を評価する方法が用いられるようになっているが，子宮機能の解析においては，まだ十分とは言えない状況である. 一方，核磁気共鳴画像法（MRI）は各臨床分野において，形態のみでなく，病変の性状を表現する方法としてその地位を確立しているが，近年は functional MRI として，機能解析に非常に有用であることが示されている. 婦人科領域においても cine mode MRI に関する研究が報告されているが[1]，今後さらに不妊症との関連性の解析への応用も期待される. しかし，子宮が月経周期によりどのようにその動態を変化しているのかについての詳細を検討した研究は数少ない. 今回我々の施設で実施している cine mode MRI 検査から得られた知見より，その周期的変化について，考察を加え解説する.

Cine mode MRI について

　MRI 検査そのものについては専門的な解説書をご参考いただきたい. ここで実施する MRI 検査は 1.5 T の MRI 装置（Philips 社）を使用し, single-shot turbo spin-echo sequence 法により，同一切片で 2 秒ごとに撮像（T2 強調画像）を繰り返し，3 分間で 90 枚の MRI 画像を撮像する. この 90 枚を 1 秒で 30 枚ず

つ連続し合計 3 秒に圧縮してタイムラプス動画を作る．このタイムラプス動画を cine mode MRI とここでは定義する．この撮像方法を子宮の sagittal，および transverse plane で行い，子宮平滑筋の変動を見る．平滑筋の収縮部位は，水分子が周囲に移動するため，その水素イオンから得られる信号強度が減弱し，T2 強調画像では低信号領域として表現される．この低信号領域がどのように子宮筋層内で変化しているか，また子宮形態がどのように変形しているかを，客観的に詳細に表現できる点で，cine mode MRI 検査の果たす役割は大きい．

各月経周期の子宮蠕動とその意義

当院では，正常月経周期を有する女性で，2 回以上の自然妊娠出産歴を有するボランティアにおいて，月経周期における子宮動態の変化を cine mode MRI を使用して調査した．以下にその概要を示す．

1 ▶ 月経期

月経中の子宮では，両側卵管角付近よりそれぞれ発生する平滑筋収縮が，筋層

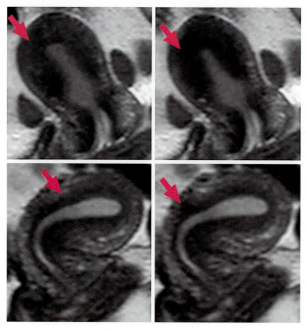

図1 月経中（上段），卵胞期（下段）の子宮収縮のパターン

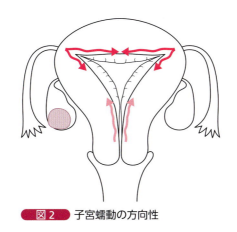

図2　子宮蠕動の方向性

全層に強く収縮を起こし，子宮頸部方向に向かって子宮内容物を絞り出すように強調した動きを確認できる（図1上段）．その頻度は3分間に2回程度である．

2 ▶ 卵胞期後期

卵胞発育に伴い，子宮は junctional zone 直下の細かい蠕動のような収縮のみが見られるようになる（図1下段）．子宮頸部から子宮底方向に精子を吸い上げるような動きが頻回に見られる（2.3回/3分）が，一方，両側卵管角からも子宮頸部方向へ頻回に見られる（4.8回/3分）．精子を進入させるがまだ卵管内への積極的な誘導は意図していないように考えられる（図2）．

3 ▶ 排卵期（LHサージ）

LHサージ出現時には，子宮頸部からの蠕動様運動は子宮底に達するようになり，卵管角からの動きは確認できなくなる．この限られた時期のみは，子宮内へ入り込んだ精子が一気に卵管へ誘導されている可能性がある．

4 ▶ 排卵直後

LHサージが終了し，プロゲステロンが上昇してくると，卵管角からの収縮がすぐに再開する．これにより精子の進入はブロックされ，卵管の運動性と連動すれば，卵子の誘導，受精卵の移送を補助している可能性がある．

5 ▶ 黄体期

排卵して5~6日後ころには卵管角，子宮頸部からの大きな収縮は減少し，一方子宮頸部から内子宮口付近への微細な収縮が頻回に見られる．これは着床する時期の誘導された胚を適正な部位へ着床するよう誘導している可能性がある．

また，本研究では示していないが，月経開始直前には子宮筋層のあらゆる部位から多源的に筋層全体へ波及する収縮が出現し始め，内膜剥離を引き起こしているように考えられる．

不妊症との関連性

子宮収縮と不妊症の関連性についていくつかの報告がある．Yoshinoらは子宮筋腫を有する不妊患者で着床時期に3分間で2回以上の子宮収縮を認めた症例では，タイミング法や人工授精での妊娠が得られにくいことを報告し，筋腫核出によりそれらの収縮が減少し，妊娠率が上昇することを示した[2,3]．一方Togashiらは，原因不明の反復着床不成功症例において，移植時に抗コリン薬（ブスコパン® 20 mg 筋注投与）を投与することにより妊娠が成立した3症例を報告した．

我々は日本受精着床学会で，原因不明不妊症において，着床期に子宮筋層の異常な持続的収縮を繰り返す症例で，排卵後3日目より抗コリン薬（ブスコパン® 10 mg 3 T/日7日間内服）を併用したタイミング法，人工授精により妊娠が成立した症例を報告している[4]．局所収縮は通常のMRIでは子宮筋腫と間違えられることのあるような画像となり，おそらく婦人科医師の多くがそのような画像を見た経験があると思われるが，経時的にこの収縮部位は変化し，子宮内腔を大きく変化させる所見であり，粘膜下筋腫同様に着床を阻害する要因となりうる可能性があると考えている．

ARTにおいては，抗コリン薬やNSAIDs，抗オキシトシン製剤などを使用して胚移植する方法がその着床率を上昇するとも報告されており，適応を見極めながら使用することも臨床成績改善につながると考えられる[5]．今後これらの子宮動態がどのような機序でコントロールされているのか，神経学的・機能生理学的研究がさらに進むことで，不妊治療の新しい分野が確立することを期待したい．

2 ● 検査

☞文献

1) Fujiwara T, Togashi K, Yamaoka T, et al. Kinematics of the uterus: cine mode MR imaging. Radiographics. 2004; 24: e19.

2) Yoshino O, Hayashi T, Osuga Y, et al. Decreased pregnancy rate is linked to abnormal uterine peristalsis caused by intramural fibroids. Hum Reprod. 2010; 25: 2475-9.

3) Yoshino O, Nishii O, Osuga Y, et al. Myomectomy decreases abnormal uterine peristalsis and increases pregnancy rate. J Minim Invasive Gynecol. 2012; 19: 63-7.

4) Kido A, Togashi K, Hatayama H, et al. Uterine peristalsis in women with repeated IVF failures: possible therapeutic effect of hyoscine bromide. J Obstet Gynaecol Can. 2009; 31: 732-5.

5) Kuijsters NPM, Methorst WG, Kortenhorst MSQ, et al. Uterine peristalsis and fertility: current knowledge and future perspectives: a review and meta-analysis. Reprod Biomed Online. 2017; 35: 50-71.

2 検査

6 AMH

a AMH の基礎から臨床応用
―測定法の変遷と今後の課題

浅田義正

ここがポイント

1. AMH は現在最も信頼できる卵巣予備能の検査である.
2. この 10 年の間, AMH の測定法はめまぐるしく変化し, 臨床的有用性を検討するうえで, 大きな混乱を招いた.
3. 検査試薬から体外診断用薬品として承認され, 臨床試薬になった.

AMH とは

AMH (anti Müllerian hormone, アンチミューラリアンホルモンあるいはアンチミュラリアンホルモン) は, 2 つの 72 kDa ポリマーがジスルフィド結合した糖タンパクダイマーであり, TGFβ スーパーファミリーに属し, 19 番染色体上にコードされている. 本来, ヒトはホルモンが働かなければ女性生殖器となるが, AMH は胎生初期の男児の精巣に発現し, 男性ホルモンとともにミュラー管の退行を促してウォルフ管中心の男性生殖器を形成する. このため, 男性にとって AMH は重要な役割を担っており, AMH は当初 MIS (Müllerian inhibiting substance) という呼ばれ方もした. 従来の日本語訳が抗ミュラー管ホルモンとなっているのはこのためである. しかし, 抗ミュラー管ホルモンを英訳すると anti Müllerian duct hormone となり, 意訳ではあるが誤訳となる. そのためここでは AMH (アンチミューラリアンホルモン) を採用する.

AMH はミュラー管の退行に作用するため, 子宮形態異常との関連も指摘されている[1]. AMH は, 女性においては妊娠 32 週頃から胎児の卵巣に発現する. 前胞状卵胞, 小胞状卵胞の顆粒膜細胞から分泌され, 原始卵胞から一次卵胞への卵胞の発育を調整していることがわかってきた[2]. マウスの実験では AMH をノッ

クアウトすると卵胞が一斉に育ち，早く原始卵胞が枯渇するという報告もある[3]．

AMHと卵巣予備能

卵子は女児が生まれる前，胎内で500万〜700万個に一度だけ増加する．出生時には約200万個にまで減り，初経時にはさらに減少し約30万個になる．毎月1個ずつ卵子はなくなるのではなく，1カ月に約1,000個の割合で減少していく．35歳ぐらいになると生まれた時の約200万個のうち1〜2%，2〜3万個の卵子しか残っていない（図1）．恒常的に卵子は消失し，排卵する・しない，月経がある・ないにかかわらず減少する．卵子は原始卵胞という形で卵巣表面の1〜2mm以内に保存され，思春期以降はその一部が少しずつ発育し，約半年後に成熟卵胞に発育する[4]．不妊治療では原始卵胞からすでに4〜5カ月成長した卵胞を治療の対象としているので，治療で排卵誘発しても原始卵胞には何も影響はない．したがって，治療したから早く原始卵胞が少なくなるということはない．45XであるTurner症候群では卵子はないとされてきたが，最近では初経前にすでに卵子が早期に消滅すると報告されている．どうして卵子が早くなくなるのか，どうしたら卵子の減少を防げるのかはわかっていない．

原始卵胞から一定の割合で常に卵胞が発育を始めると仮定すると，AMH値が高ければ前胞状卵胞も小胞状卵胞も多く，卵巣内に残っている原始卵胞も多いと推察されることから，AMHは卵巣予備能の指標として，近年注目され女性に

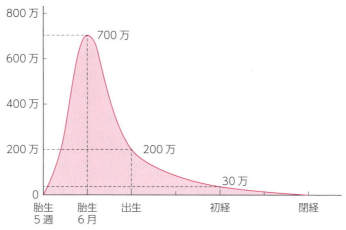

図1 胎生期から閉経までの卵子の数の推移

とっても重要なホルモンとなった。AMHは血液検体で測定するが、卵胞液中では血液中の約3倍の高濃度で存在すると報告されている。また、小さな卵胞の方が高濃度のAMHを分泌し、卵胞が大きくなるにつれ分泌が減っていくため、月経周期に大きく左右されないことが明らかになっている[5]。一方、卵巣予備能の有力なマーカーとされていたインヒビンBは、卵胞の大きさが9mm前後でピークに達しその後減少するという複雑な変化をするため、卵巣予備能を単純に反映するものとはならず、AMHが卵巣予備能の最も信頼できるマーカーになったと考えられる。また、AMHにはFSHによるアロマターゼ誘導作用を抑制し、卵胞の成熟を抑制する作用があることも報告されている[6]。

「卵巣予備能」、「生殖年齢」という用語はいまだに正式には定義されていない。逆に、簡単に定義できるものではないが、本稿では「卵巣に残っている卵子の目安」という意味で卵巣予備能という用語を使用する。

AMHの測定法の変遷

当院では2008年6月より全不妊患者に対して96穴のプレートを用いたELISA法（EIA AMH/MIS KIT®: MBL社）でのAMH測定を院内で開始した。2011年6月からはBeckman Coulter社の会社買収の影響で測定キットがGENⅡ（AMH GenⅡ ELISA KIT®: MBL社）に変更になり、AMHの測定単位もpM（ピコモル）からng/mLに変わった。7.14 pMが1 ng/mLに相当する。ELISA法によるAMH測定は不安定であったため2検体測定し、差が大きい時は再検が必要になり、また溶血検体では異常高値を示した。EIAキットがAMHの二本鎖のpro-regionとmature-regionをはさんで測定していたのに対し、GENⅡではmature-regionだけを測定するため、より生物活性に近い値が得られるはずであった。しかし実際に測定してみると前キットとの測定値の乖離が非常に大きく、混乱を招く結果となった。2013年に入ると、GENⅡの測定において、血漿中の補体の干渉を大きく受け、大きな測定誤差が生じていたことが判明し、測定手順が変更になった。その後測定値は以前より安定したものの、その間2年あまりは、大きく変化するAMHの測定結果に悩まされた。

2015年1月からはBeckman Coulter社のAccess AMH®の自動測定機による測定が可能になり、測定誤差の縮小および測定時間・人的負担の大幅な軽減が実現した。不妊治療専門施設では迅速なホルモン測定機器を用いてFSH、LH、E_2などの測定を通常行っているが、2017年5月からは、すでに広く使用されて

いる Roche 社の自動測定機で，Elecsys AMH Plus® を使って AMH の測定が可能になり[7,8]，同じ機器という利便性により普及することとなった．各測定法間では概して良好な相関があり，測定値を理解するうえでは大きな混乱はなかった．Elecsys AMH Plus® は，2016 年には AMH の国内初の体外診断用薬品として承認を受け，臨床診断検査として承認された．また，2018 年には，Access AMH® も体外診断用薬品として承認され，AMH 検査が広く認められる形となった．

今後の課題

当院で 2008 年に測定を開始してから約 10 年間，測定法が目まぐるしく変わり，一時は補体の影響で測定値に大きな変動がみられた．測定値の理解に苦しむ時期も長かったが，現在，AMH の測定自体がやっと落ち着いたと感じられる．もともと AMH 測定ではその変動係数（CV）が大きく，当初は 15% 程度の CV を示したため，30% ぐらいの変動が生じることを念頭に置いて AMH の測定値を判断しなければならないと考えていた．現在新しい自動測定になり，測定誤差は少なくなったが，測定値は意外に大きく変化し，その解釈と AMH の測定値をいかに実際の臨床に役立てるかが課題になっている．

今後広く産婦人科の検査として，また，がんと妊孕性におけるがん治療の卵巣予備能に及ぼす影響を評価する検査となるには，我が国においては保険適応が欠かせない．近い将来の保険適応取得を期待する．また，AMH は単に生殖に関わっているだけでなく，未知の役割・働きがあると予想され，今後の研究が期待される．

☞文献

1) Bogdanova N, Siebers U, Kelsch R, et al. Blood chimerism in a girl with Down syndrome and possible freemartin effect leading to aplasia of the Müllerian derivatives. Hum Reprod. 2010; 25: 1339–43.

2) La Marca A, Broekmans FJ, Volpe A, et al. Anti-Müllerian hormone (AMH): what do we still need to know? Hum Reprod. 2009; 24: 2264–75.

3) Myers M, Middlebrook BS, Matzuk MM, et al. Loss of inhibin alpha uncouples oocyte–granulosa cell dynamics and disrupts postnatal folliculogenesis. Dev Biol. 2009; 334: 458–67.

4) Gougeon A. Dynamics of follicular growth in the human: a model from preliminary results. Hum Reprod. 1986; 1: 81–7.

5) Andersen CY, Schmidt KT, Kristensen SG, et al. Concentrations of AMH and

inhibin-B in relation to follicular diameter in normal human small antral follicles. Hum Reprod. 2010; 25: 1282-7.

6) La Marca A, Sighinolfi G, Radi D, et al. Anti-Mullerian hormone（AMH）as a predictive marker in assisted reproductive technology（ART）. Hum Reprod Update. 2010; 16: 113-30.

7) 浅田義正, 立木　都, 船ケ山友里, 他. 電気化学発光免疫測定法（ECLIA 法）を用いたアンチミューラリアンホルモン測定キット「Elecsys AMH」の基本性能評価. 医学と薬学. 2015; 72: 109-18.

8) Asada Y, Morimoto Y, Nakaoka Y, et al. Age-specific serum anti-Müllerian hormone concentration in Japanese women and its usefulness as a predictor of the ovarian response. Reprod Med Biol. 2017; 16: 364-73.

2　検査

6　AMH

b AMHの卵巣の生理学上の特性と臨床での解釈

北島道夫

ここがポイント

1. 血清 AMH 値は発育中の卵胞における顆粒膜細胞からの産生量に規定される.
2. 年齢など血清 AMH 値に影響を与え得る要素による測定値の分布幅が大きいことを考慮する.
3. 卵巣機能低下をきたした例での妊娠予後に関する感度・特異度は必ずしも高くない.
4. 子宮内膜症の機能温存手術後の卵巣予備能の評価には臨床背景や術後の測定時期を考慮する必要がある.

　血清 AMH 値が卵巣予備能検査として臨床で用いられる機会が増加している. 卵巣予備能の低下を評価する場合, 年齢や血清 FSH 値, あるいは超音波検査と比較して簡便で感度の高い検査であるが, 測定値の分布幅が大きく特異度が低いことを知っておく必要がある. また, 多嚢胞性卵巣症候群 (PCOS), 早発卵巣機能不全 (POI) のような卵巣機能異常の診断や閉経年齢の予測, 抗がん剤や外科手術が卵巣に与える影響を評価する際に有用であるが, 血清 AMH 値を解釈する場合にはその生理学的特性を知ったうえで用いることが重要である.

AMH: 生殖生理学的特徴

　AMH は, activin, inhibin, BMPs, GDFs などの TGFβ ファミリーに属する糖タンパクで, 男児において精巣のセルトリ細胞から産生され, 胎生期の性分化の際に女性の内生殖器の原基であるミュラー管の退縮に関わる因子として発見された. 女性においては卵巣の顆粒膜細胞から産生され, 原始卵胞のリクルート

メントに対して抑制的に作用していると考えられている．また，前胞状卵胞以降の初期卵胞の顆粒膜細胞のFSHに対する感受性を抑制的に制御していると考えられている[1]．AMHの発現は原始卵胞では認められないが，一次卵胞以降の発育卵胞の顆粒膜細胞で認められ，前胞状卵胞から初期胞状卵胞で最も高く，その後の卵胞発育に沿って発現が低下していくが，周排卵期の卵胞でも卵周囲の卵丘細胞では発現が認められる[2]．閉鎖卵胞では認められなくなる．AMHはタイプ1受容体とタイプ2受容体を介して作用を発揮すると考えられている．AMHの作用は特異的受容体であるタイプ2受容体（AMHR2）の発現に依存しており，これらは顆粒膜細胞以外にも子宮内膜や乳腺などの組織にも発現している．AMHは脳，胎盤，子宮など卵巣以外の組織でも発現・産生が認められると報告されているが，両側卵巣摘除後に血清AMHは速やかに低下することから，血清AMH値を規定している産生源は卵巣顆粒膜細胞と考えられる[1]．女性での血清AMH値は，出生時は低く，年齢とともに徐々に上昇して，20歳代半ばでピークとなり，その後，年齢とともに緩やかに下降し，周閉経期には，月経周期異常やFSHの上昇あるいはインヒビンBの低下に先行して低下すると考えられており，閉経前に検出感度以下となる[3]．

卵巣予備能検査としての血清AMH値の留意点

卵巣予備能（ovarian reserve）とは，ある時点で卵巣に遺残する卵胞数とそれらの質と定義され，女性の妊孕能（fecundability）を規定する一因子である．年齢や月経周期異常の有無，卵胞期初期の血清FSH，E_2あるいは経腟超音波断層法による胞状卵胞数（antral follicle count: AFC），各種の負荷テストにより評価することができる．血清AMH値は日内あるいは周期内変動が少なく，薬剤の影響を受けにくいため，簡便で比較的感度の高い卵巣予備能検査である．一方，数的な卵巣予備能は原始卵胞数により規定されるが，前述のごとく原始卵胞ではAMHは産生されないため，血清AMH値は発育を開始した卵胞のコホートから産生されるAMHをみているもので，間接的に原始卵胞数を評価していることになる．発育卵胞のコホートの全体数を規定する因子は明らかでないが，1つの排卵周期あたりに消費される原始卵胞数は，遺残卵胞数や年齢に関連しており，また，PCOSに代表されるような排卵障害がある場合にはコホートに変化が生じると考えられる．血清AMH値が影響を受ける因子として，年齢，ゴナドトロピン投与，骨盤手術，抗がん剤，BMIがあり，月経周期，妊娠，GnRHアゴニスト

2●検査

IA
女性不妊症

表1 血清 AMH 値に影響を与える要因

血清 AMH 値が低下する状態
・年齢の上昇, BMI の増加
・特発性卵巣機能不全 (idiopathic primary ovarian insufficiency)
・Turner 症候群 (染色体異常)
・抗がん剤投与, 骨盤放射線照射, 卵巣手術 (卵巣摘出)
・ゴナドトロピン投与

血清 AMH 値が上昇する状態
・多囊胞性卵巣症候群 (PCOS)

血清 AMH 値に有意な影響を与えない状態
・月経周期
・GnRH agonist 投与
・経口避妊薬
・妊娠

投与, 短期的な経口避妊薬では有意な影響を受けないと考えられている (表1).
一方, 血清 AMH 値は同年齢で比較すると測定値の分布幅が大きく, 早発卵巣機能低下や PCOS では有意な変化を示すが, 正常例での測定分布との重複も大きい. 摂食障害などによる視床下部性無月経では, 月経周期が正常のコントロール例と有意差を認めないとする報告がある一方で, 視床下部性無月経では血清 AMH 値が非常に低値, あるいは高値を呈する例があり, それらは POI あるいは PCOS に特徴的な臨床所見を示さないため, その解釈には注意が必要である[4,5]. 血清 AMH 値は調節卵巣刺激に対する反応性の予測には有用であるが, 妊娠や閉経年齢の予測における有用性に関してはいまだ controversial である[6].

子宮内膜症における血清 AMH 値の意義

血清 AMH 値は, 卵巣子宮内膜症 (チョコレート囊胞) における卵巣予備能低下を評価するのに有用である. 骨盤の慢性炎症性疾患である子宮内膜症が卵巣に病巣を形成する場合, 周囲の正常卵巣組織に炎症・線維化が波及し, 原始卵胞の消失が亢進すると推測されている[7]. 良性卵巣囊胞に対する機能温存手術として囊胞摘出術が選択されることが多いが, 正常卵巣組織への手術侵襲の程度により術後の血清 AMH 値が変化する. チョコレート囊胞に対する手術処置 (囊胞摘出術) は術後の卵巣予備能に有意に影響し, その他の良性卵巣囊胞に比較して術後に血清 AMH 値が低下する程度が大きい[8]. 両側チョコレート囊胞への手術処置により, 術後の POI のリスクが上昇する. 卵巣チョコレート囊胞を有する女性で

JCOPY 498-16000

69

は，手術を受けていなくても卵巣予備能が低下している例があり，また手術処置によりさらに低下するリスクが高いため，不妊あるいは将来の挙児希望のある子宮内膜症女性での卵巣予備能検査は重要である．

術後の卵巣予備能検査では，測定時期を考慮する必要がある．卵巣への手術侵襲は発育途上の卵胞へ影響することが考えられ，直接的な発育卵胞の消失や閉鎖卵胞の増加から術後は急速に血清 AMH 値が低下する．AMH は原始卵胞の活性化や発育胞状卵胞における FSH への感受性を抑制的に制御しているため，術後の AMH の低下は，原始卵胞のリクルートメントの亢進やゴナドトロピン感受性を獲得した卵胞の発育促進に傾くと考えられる．結果として，術後の低下ののち，一過性に血清 AMH 値が上昇を呈する例が存在する．手術による侵襲を経て卵巣では原始卵胞のコホートが再構築され，術後一定期間経過したのちに安定した血清 AMH 値に反映されるようになる．術前から卵巣予備能が低い例や手術侵襲が大きい例では，再構築されるコホートが術前よりも有意に小さくなるため，血清 AMH 値が低下したままになると考えられる[9]．AFC は血清 AMH 値とともに卵巣予備能検査として用いられているが，術後の AFC の変化と血清 AMH 値が一致していない報告があり，術後の発育卵胞数の変化や活性化される時期の存在を反映していることが考えられる．このように，手術操作が卵巣予備能に与える程度を評価する場合には，測定時期や卵巣予備能検査の特性を考慮する必要がある．

☞文献

1) La Marca A, Broekmans FJ, Volpe A, et al. Anti-Mullerian hormone (AMH): what do we still need to know? Hum Reprod. 2009; 24: 2264-75.

2) 北島道夫, 増崎英明. 若年性がん患者における妊孕性対策. がん治療と性腺毒性. 日本医事新報. 2015; 4748: 18-25.

3) Fleming R, Kelsey TW, Anderson RA, et al. Interpreting human follicular recruitment and antimüllerian hormone concentrations throughout life. Fertil Steril. 2012; 98: 1097-102.

4) Bradbury RA, Lee P, Smith HC. Elevated anti-Mullerian hormone in lean women may not indicate polycystic ovarian syndrome. Aust N Z J Obstet Gynaecol. 2017; 57: 552-7.

5) Billington EO, Corenblum B. Anti-Mullerian hormone levels do not predict response to pulsatile GnRH in women with hypothalamic amenorrhea. Gynecol Endocrinol. 2016; 32: 728-32.

6) Iwase A, Osuka S, Goto M, et al. Clinical application of serum anti-Müllerian hormone as an ovarian reserve marker: A review of recent studies. J

Obstet Gynaecol Res. 2018; 44: 998-1006.

7) Kitajima M, Dolmans MM, Donnez O, et al. Enhanced follicular recruitment and atresia in cortex derived from ovaries with endometriomas. Fertil Steril. 2014; 101: 1031-7.

8) Kitajima M, Khan KN, Hiraki K, et al. Changes in serum anti-Müllerian hormone levels may predict damage to residual normal ovarian tissue after laparoscopic surgery for women with ovarian endometrioma. Fertil Steril. 2011; 95: 2589-91.e1.

9) Sugita A, Iwase A, Goto M, et al. One-year follow-up of serum antimüllerian hormone levels in patients with cystectomy: are different sequential changes due to different mechanisms causing damage to the ovarian reserve? Fertil Steril. 2013; 100: 516-22.e3.

2 検査

6 AMH

c AMH を基に生殖医療において卵巣予備能をいかに評価し臨床応用していくか

浅田義正

ここがポイント

1. 月経異常の原因究明に，AMH は早発卵巣不全，多嚢胞性卵巣症候群の診断補助として有用である．
2. 一般不妊治療において，AMH は年齢とともにステップアップのスピードを判断する有用な指標である．
3. AMH は体外受精の調節卵巣刺激における採卵数とよく相関し，卵巣刺激法の選択や薬剤投与量の決定に役立つ．

卵巣予備能の評価

　卵巣予備能の評価には，血清マーカーである FSH，インヒビン，エストラジオール，FSH/LH 比などが従来使用されていた．また超音波検査による卵巣容積，胞状卵胞数，卵巣間質血流の測定といった方法もあったが，いずれも十分に卵巣予備能を反映するものではなかった[1]．AMH は体外受精の調節卵巣刺激における卵巣反応に対して感度がよく，そのうえ月経周期による変動が少なく，超音波検査における個人的手技による変動も少ないことから，信頼できる卵巣予備能のマーカーとして注目されてきた．

産婦人科における AMH の測定意義

　一般産婦人科において，無月経あるいは月経異常は主な主訴である．特に若年の月経異常は多い．通常，消退出血を起こさせるなどのホルモン治療が主体になるが，月経異常が単に一時的なホルモン異常なのか，早発卵巣不全の予兆なのか，多嚢胞性卵巣症候群（PCOS）による月経異常なのかは通常のホルモン検査では

わからない．症状の改善だけでなく，現在 AMH には保険適応はないが，原因究明のために AMH 検査が有効であると考える．

一般不妊治療における AMH の測定意義

一般不妊治療においても，早発卵巣不全や PCOS などの診断には AMH は重要な検査となる．タイミング，排卵誘発，人工授精などステップアップの判断にも年齢とともに AMH による判断は欠かせない．高年齢で AMH が低ければ，もちろん早めのステップアップが検討される．

生殖補助医療における AMH の測定意義

AMH は生殖補助医療においてより重要な検査である．以前は FSH の基礎値を中心に卵巣予備能を考慮していたが，実際の調節卵巣刺激において FSH の基礎値はそれほど有用ではなかった．AMH は，調節卵巣刺激において体外受精で採れる卵子の数とよく相関し，どのような刺激を個々の患者で実施していくかの非常に重要な目安となる[2,3]．

当院では，年齢と AMH の値で調節卵巣刺激に対する大まかな方針を決めている．AMH が約 2 ng/mL 以上あれば，どの年代の患者においても基本的にはアンタゴニスト法でスタートする．アンタゴニスト法を選択する理由は，hCG トリガーではなく，GnRH アゴニストトリガーで hCG を使わずに採卵できるというメリットにある．hCG を使わなければ卵巣過剰刺激症候群はほとんど発症せず，非常に安全に多くの成熟卵を採取することができる．

AMH が約 1.0 ng/mL 以下の場合は，連日調節卵巣刺激で注射を打っても，約半年前から育ち始めている卵子が途中で増えるわけではないので，卵子の獲得数は結果的に非常に少ない．注射と時間をかけるわりには十分な数の卵子が得られず，注射費用が無駄になりコストパフォーマンスも悪い．そのため AMH が 1.0 ng/mL 以下の場合は，原則クロミフェン採卵あるいはクロミフェン＋hMG 採卵という卵巣簡易刺激の方針を採っている．

アンタゴニスト法の症例と簡易刺激症例のその狭間である AMH が 1.0〜2.0 ng/mL の症例においては，クロミフェン採卵で 1〜2 個，あるいは 2〜3 個採卵するという結果では物足りず，もう少し多くの採卵をしたいという症例がある．そういう症例には GnRH アゴニストのフレアアップを利用したショート法の選択を残している．ショート法では，初期にフレアアップにより FSH，LH が高値

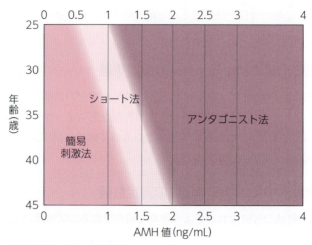

図1 調節卵巣刺激選択の目安

になり，より卵巣刺激が強くなる．もともと予備能のやや低い症例なので卵子の数は多くなく，OHSS の心配なく hCG 投与で採卵ができる．

よって当院での調節卵巣刺激は，一般的なアンタゴニスト法，卵巣予備能の低い人の簡易卵巣刺激，そしてその中間で少しでも多くの採卵をしたいという意味でのショート法という3つの選択肢となっている．

調節卵巣刺激に対する反応，採れる卵の数は，卵巣予備能だけではなく年齢にも依存する．そのため AMH だけでなく年齢の要因も，図1では考慮している．また，AMH は毎回必ず同じ値を示すわけではなく，1つの目安である．そのため，境界の値は必ずしも明瞭でなく．図1ではぼかして表現している．年齢，AMH 以外に今までの刺激の結果などがあれば，それらも考慮し症例ごとに判断する．

AMH が異常に高い場合の調節卵巣刺激

AMH が異常に高い場合，多くは PCOS であり多くの卵子が刺激により育ち始める．PCOS では通常の漸減法でなく，どちらかといえば漸増法の選択をする．年齢が若く AMH が2桁以上あり，反応がよさそうな人であれば rFSH あるいは hMG 150 単位からスタートする．

当院の卵巣刺激の特徴に，LH 値の重視がある[4]．LH は刺激を始めて E_2 が上

昇するに伴い，ほとんどの場合次第に低値を示す．LH は卵子の成熟に非常に重要であり，より多くの LH 活性が必要と思われる時は，LH の代わりに hCG の低用量を追加する．AMH は原始卵胞の発育に作用するとともに，FSH を介して最終的な卵の成熟を妨げると言われている．確かに PCOS の患者においてはコースティングという考え方もあり，コースティングでなくても実際少し成熟するのを時間的に待つ方が結果的に成熟率のよい卵子を多数獲得することができる．

当院では，2012 年から全胚凍結（freeze-all）を実施しているが，以前新鮮胚移植を行っていた頃は，P_4 が上がらない段階で採卵しなければ妊娠率が悪くなるため，PCOS でもやむを得ず早めの採卵となっていた．その結果 PCOS の人の卵子は悪いと評価されてきた．現在，それは主に卵子が悪いのではなく，黄体ホルモンによる内膜の着床能の変化であることがわかってきた．全胚凍結を実践すると新鮮胚移植における着床条件を考慮することなく，卵子にとって最適な成熟のタイミングで採卵の時期を設定できる．

PCOS においては適切に少ない成熟卵を採ることは非常に難しく，全体が未熟でありそれが一斉に成熟してくるという特性がある．そのため少ない成熟卵を採るのではなく，1 つ 1 つの卵胞に対して成熟卵を採ろうとすると，当然自然に数は多くなる．アンタゴニスト製剤が出現する前までは，卵巣過剰刺激症候群に悩まされ，腹水を抜くなどの治療を繰り返した過去もあるが，現在では GnRH アゴニストをトリガーとして，アンタゴニスト法で非常に安全に，かつ多数の卵子を採取することが可能となった．

One and done

当院では現在，調節卵巣刺激の理想を one and done という発想で考えている．一生に一度の採卵で複数回移植できる卵子を確保し全凍結する．1 回の採卵で 2 人目や 3 人目も可能になる．凍結した時点で卵子の老化は時間的には止まる．凍結受精胚がなければ，第二子の治療は第一子より通常 2〜3 年は遅くなり，その分老化した卵子を使うことになる．第一子の時に受精胚の凍結保存があれば，第一子と同じ年齢で老化の止まった卵子を使うことになり，より高い確率で 2 人目，3 人目を得ることができるという戦略である[5]．

日本の生殖補助医療の課題

現在の日本は，ICMART のデータからみられるように採卵当たりの出生率が

世界で一番低いという不名誉な結果に終わっている[6]．これは，体外受精の基本的な考え方である卵巣予備能を適切に評価し，正しい調節卵巣刺激でできるだけ採卵の回数を少なくして妊娠という結果を得るということに反する卵巣刺激，採卵が我が国において多く実施されていることを物語っている．採卵の回数が多いわりには胚移植もされず，何度も何度も採卵を繰り返すということが実際に行われている．体外受精における刺激の選択においては，年齢の評価に加え，卵巣予備能の適切な評価が非常に大切であり，どんな患者においても同じ治療を繰り返すような治療でなく，個々の症例を正しく把握し，個別に治療戦略を検討することが強調されるようになってほしい．

☞文献

1) La Marca A, Sighinolfi G, Radi D, et al. Anti-Mullerian hormone（AMH）as a predictive marker in assisted reproductive technology（ART）. Hum Reprod Update. 2010; 16: 113-30.
2) 立木　都，福永憲隆，永井利佳，他. Anti-Müllerian hormone による調節卵巣刺激法選択の有用性の検討. 日本受精着床学会雑誌. 2010; 27: 125-8.
3) 浅田義正. 卵巣予備能と生殖医療. 産婦人科の実際. 2012; 61: 1075-9.
4) 浅田義正，島田昌之. 不妊治療―卵巣刺激における hCG/LH の重要性. 産科と婦人科. 2016; 83: 1469-74.
5) Vaughan DA, Leung A, Resetkova N, et al. How many oocytes are optimal to achieve multiple live births with one stimulation cycle? The one-and-done approach. Fertil Steril. 2017; 107: 397-404.e3.
6) Dyer S, Chambers GM, de Mouzon J, et al. International Committee for Monitoring Assisted Reproductive Technologies world report: Assisted Reproductive Technology 2008, 2009 and 2010. Hum Reprod. 2016; 31: 1588-609.

2 検査

6 AMH

d 卵巣刺激法: 卵巣予備能を基に高年齢低卵巣予備能患者からいかに成熟卵を得るか

浅田義正

ここがポイント

1. 高年齢患者においても AMH は治療法の選択に有用である.
2. 高年齢低卵巣予備能患者において，FSH 基礎値がすでに上昇していても，エストロゲンのフィードバックを利用して，FSH，LH を適切なレベルにコントロールすることによって採卵が可能になる.
3. 高年齢低卵巣予備能患者と早発卵巣不全では治療の限界や終焉は異なる.

高年齢患者の卵巣刺激

　高年齢患者の多くは卵巣予備能が低下している. 40 歳以上になると AMH が 1.0 ng/mL 以下の人が多く，体外受精の調節卵巣刺激ができず，その多くはクロミフェンの内服を中心とした簡易の卵巣刺激になる. 当院では，AMH の値で卵巣刺激の治療方針を決めており，高年齢患者であっても AMH が約 2.5 ng/mL 以上であればアンタゴニスト法でスタートし，約 1.5 以下であれば簡易刺激が基本となる. その間の症例においては，フレアアップ作用を利用したショート法を選択している. 高年齢患者においては AMH の値だけでなく年齢の要因がより大きく作用するため，若年者に比べて AMH 値のわりには採れる卵子数は少ない[1].

高年齢低卵巣予備能患者の治療

　調節卵巣刺激あるいは簡易刺激ができる患者はよいが，すでに AMH がほぼ 0 で FSH，LH が上昇している，あるいは初診時にすでに FSH，LH が更年期レベ

ルに達している場合が問題である．従来であれば，こういう患者にはKaufmann療法を行い月経周期3日目にFSHを再検，高ければ再度Kaufmann療法を行う，ということを繰り返していた．それでもFSHの基礎値が下がらなければ不妊治療が無理な症例ということになっていた．当院では，こういったFSH，LHが高い症例において，ホルモン値をいかにコントロールして成熟卵を採取するか，という長年の課題に取り組み，試行錯誤し現在に至っている．

高年齢低卵巣予備能症例におけるホルモン値の考え方

女性は，生まれる前に500万〜700万，生まれる時点で200万個の卵子を持って生まれてくると言われており，その数は年齢とともに低下しやがては0に近づく．一方，閉経になっても，卵子の傷み具合はひどいと思われるが，1,000個余りの卵子が残っているというデータもある[2,3]．卵子がある程度少なくなり，エストラジオールが低くなった時点でFSH，LHは上昇してくる．完全に卵子がなくなる前に，卵子が少しあるにもかかわらずエストラジオールが低下し，そのフィードバックでFSH，LHが高くなり，卵子が十分発育できないフェーズがあると考えられる．そこで，当院では基本的にエストラジオールを投与し，そのフィードバックでFSH，LHをコントロールしている．その際血中のE_2値を確実に把握するため，エストロンが多いプレマリン®ではなく，17βエストラジオールのジュリナ®，あるいは貼付剤であるエストラーナ®を使用し血中濃度をモニターしている．

高年齢低卵巣予備能症例のエストロゲン療法

Kaufmann療法を行うとFSH，LHは一時的に低下するが，次の月経を待つとFSHは短期間に異常高値になる．そのため，消退出血を起こさせるためのエストロゲン，プロゲステロンの投与終了時の月経前からエストラジオールを投与し，FSH，LHが上昇することなく月経になり，FSH，LHをコントロールしやすくする．

ホルモン値のバランスがよければ，1〜2カ月ホルモンのよい状態を保って卵胞の発育を待つ．途中FSH，LHが上がってしまった場合は，いったん消退出血を起こし，再度FSHが低いところからやり直す．気の長い治療になるが，これが当院における卵子採取の最終手段である．この方法で大切なことは，E_2，FSH，LHを確実にモニターすることである．モニターがないと卵胞がある程度育ったにもかかわらず次の受診では萎んでいた，いつの間にか排卵していたということ

もある．そのような場合は，LH の動きが影響していることが多い．

高年齢低卵巣予備能症例の FSH・LH 調整

　FSH, LH の上昇傾向が非常に強い場合はエストロゲン以外何も投与しないが，基本的にはクロミフェンを毎日，隔日あるいは 3 日に 1 回等投与し，FSH を 10～30, LH をできれば 10 以下に保ち，残っている卵子が育つのをじっと待つ．FSHを下げておけば簡単に卵子が育つわけではない．若年者に比べ，高年齢者ではFSH 値もある程度高めでなければ，実際卵胞は育ちにくい．ただし FSH に伴いLH も 10～20 に上昇してくる場合は，卵子が順調に育たず萎んでいくことがある．そのため LH のコントロールは非常に重要である．クロミフェンは LH サージを抑え，勝手に排卵する率は低くなり，採卵の時期のコントロールがしやすい．

　アロマターゼ阻害薬のレトロゾールを高年齢患者で使うことは少ない．レトロゾールは基本的に乳がん患者の採卵以外にはほとんど使用していない．レトロゾールは，クロミフェンと異なり排卵を抑える効果はなく，卵胞径が小さくても排卵してしまうことがあり，採卵の時期を逃すことがある．その時々のホルモン値により，一時的に hMG や GnRH アンタゴニストを使用することもある．ホルモン状態がよければ，40～60 日くらい経過観察することもある．2 カ月くらい経過しホルモン状態がよいにもかかわらず卵胞の発育がまったく見られない場合には，やむを得ず一度消退出血を起こさせて再スタートとする[4]．

高年齢低卵巣予備能症例の治療における採卵のタイミング

　通常，教科書的には E_2 値が 250～300 pg/mL ぐらいで卵子は成熟し排卵すると言われている．高年齢低卵巣予備能症例においては，エストラジオール値が高い値にならなければ成熟卵として採取できないと考える．たとえば，卵胞 1 個あたり 600 や 800, 1,000 ということも十分ありうる．逆に，卵胞径が 14 mm しかないにもかかわらず E_2 値が 1,000 であれば，それは採卵の対象となる[5]．

　更年期障害の患者がたまたま調子が悪いという時に E_2 を測ってみると，非常に高値となっていることがある．更年期の人でも，稀に自力で排卵することがあるが，その際には E_2 が高くなっていると考える．たまたま育った更年期患者の卵胞液中の E_2 値は高値になっている．逆にかろうじて生き残った卵子は強い刺激にしか反応できないと考える．

　当院では，このような治療に際し受精卵を凍結保存しておき，移植周期はまっ

たく別の周期で考えている．採卵目的ではホルモンをコントロールし，子宮内膜の状態は通常考慮せず，新鮮胚移植も行っていない．

いつまで治療するか

　原始卵胞から成熟卵胞に成長するのには約半年，あるいはそれ以上かかると言われているが，その後半の 3 周期あまり，卵胞はホルモン依存により育つと言われている．そのため，短期的にホルモンの状態をよくして 3 カ月程度で育つ卵胞があれば，育つものと考えられる．一方，約半年かけてホルモン状態をよくしたにもかかわらず 1 個も卵胞が育たなければ，もう育つべき原始卵胞が卵巣にほとんどないと判断し，患者に説明したうえで治療の終焉を考える．

いつまで出産可能か

　高年齢の患者あるいは低卵巣予備能の患者に対しいつまで治療を続けるかということは，答えのない永遠の悩みである．不妊治療を続けていく上でこれほど悩ましいことはない．当院の高年齢出産は，2004～2017 年の間に 46 歳で 10 人，47 歳で 4 人だった．もちろん 47 歳以上の妊娠例もあったが，出産に至っていない．47 歳のうち 2 人は 46 歳の時の卵子だった．不妊治療は高年齢出産を目指しているわけではないが，患者の希望により当院の最高出産年齢は 45，46，47 と更新されてきた．高年齢患者では年齢条件が治療終焉の主な判断材料となる．一方，若年の早発卵巣不全では半年以上卵子の発育がみられず，長期の観察の後たまたま発育をみた卵胞から採取した卵子で奇跡とも言える出産を 2 例経験している．30 歳代であれば半年以上卵胞の発育が見られなくても，しばらく続けることに意味がある例外的な症例も存在する．

文献

1) 佐野美保, 羽柴良樹, 浅田義正, 他. AMH（アンチミューラリアンホルモン）低値症例における卵巣予備能の検討. 東海産科婦人科学会雑誌. 2009; 46: 101-5.
2) Baker TG. A quantitative and cytological study of germ cells in human ovaries. Proc R Soc Lond B Biol Sci. 1963; 158: 417-33.
3) Wallace WH, Kelsey TW. Human ovarian reserve from conception to the menopause. PLoS One. 2010; 5: e8772.
4) 浅田義正. 卵巣予備能の違いに応じた個別治療. 臨床婦人科産科. 2012; 66: 526-31.
5) 浅田義正. 卵巣予備能と生殖医療. 産婦人科の実際. 2012; 61: 1075-9.

2 検査

7 内視鏡

a 生殖内視鏡―経腟腹腔鏡の ピットフォールと対処法

鈴木達也

ここがポイント

1. 経腟腹腔鏡という検査を理解する.
2. 経腟腹腔鏡所見を理解する.
3. 経腟腹腔鏡の合併症と対処法を理解する.

腹腔鏡検査は卵管・腹膜性不妊症の診断法として重要な役割を果たしてきた. しかしながら，経腹的腹腔鏡は全身麻酔を含む全身管理が必要であること，また腸管損傷や血管損傷などの合併症のリスクが存在することから，検査として行うには侵襲性が大きすぎるのではないかという指摘があった.

このような現状に対し，卵管・腹膜因子の検査をできる限り侵襲を少なくし，しかも直視下に行うことを可能にする方法として，1998 年に Gordts ら[1]により経腟的アプローチによる低侵襲の経腟的腹腔鏡（transvaginal hydrolaparoscopy: THL）（transvaginal endoscopy: TVE や transvaginal laparoscopy: TVL などの略称もある）が開発され，多くの国に普及するに至った. その後の展開により，現在手術的 THL までその応用が進んでいる.

特徴

骨盤腔内に生理食塩水を注入し骨盤低位にすると，腸管が上腹部側に浮遊して子宮後面・付属器および骨盤腹膜を観察できる. その結果，癒着性病変の診断，卵管通過性の確認が容易になる. 発生部位によっては子宮内膜症の診断も可能であるが，Douglas 窩のスコープ刺入部周辺，および膀胱子宮窩に存在する子宮内膜症を確認することは，現状では不可能である.

THL の特徴を従来からの経腹的腹腔鏡と比較して表 1 に示す[2].

表1	THLと経腟的腹腔鏡（経腹法）の特徴の比較	
	THL	経腹法
① 腹部切開	不要	小切開を複数
② 麻酔法	局所	全身
③ 侵襲性	小	診断目的には大
④ 入院日数	外来でも可	短期入院
⑤ 腹腔鏡下手術	難	可能
⑥ 観察	液相（より鮮明）	気相

適応

当科での適応を表2に示す[2].

しかしながらこれらの適応に該当しても，表3に示す症例に対してはTHLの適応外とし，経腹的腹腔鏡を選択している．

表2	診断的THLの適応
① HSGによる異常所見: 卵管通過障害，卵管周囲癒着の疑い	
② 血中クラミジア抗体陽性	
③ 原因不明不妊症	
④ その他: 初期子宮内膜症	

表3	THLの適応外症例
① 子宮後屈	
② 骨盤内腫瘤性病変の存在	
③ 骨盤内手術既往	
④ 急性炎症の存在	

手技

THLの機器を図1に，手順を図2に示す[2-5]．まず砕石位をとり，外陰部と腟内を十分に消毒した後，子宮腔内に通色素検査用のヒスキャス（住友ベークライト）を留置する．頸管鉗子で後唇を把持，挙上し，後腟円蓋の中心部（刺入部）に浸潤麻酔を行う．次いでトロカールシースにディレーションシースとパンクチャーニードルを挿入した状態で，まず後腟円蓋からパンクチャーニードルをDouglas窩に穿刺する（図2a）．次にディレーションシースをパンクチャーニードルに沿って十分に進め，トロカールシースを挿入する（図2b）．ここでパンクチャーニードルとディレーションシースを抜去しトロカールシースより温生理食塩水を注入する（図2c）．100 mL程度注入した後，検査用外管にテレスコープを接続した状態でトロカールシースに挿入する．光源とCCDカメラに接続し，温生理食塩水を注入しながら骨盤腔を観察する（図2d）．インジゴカルミン希釈

2●検査

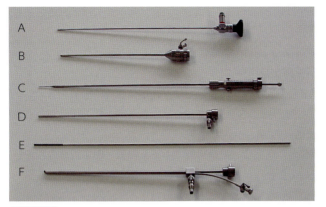

図1 THL 機器
A: HOPKINS テレスコープ（telescope），B: トロカールシース（trocar sheath），C: パンクチャーニードル（puncture needle）とディレーションシース（dilation sheath），D: 検査用外管（diagnostic sheath），E: エクスチェンジマンドリン（guide mandrin），F: 手術用外管（operating sheath）

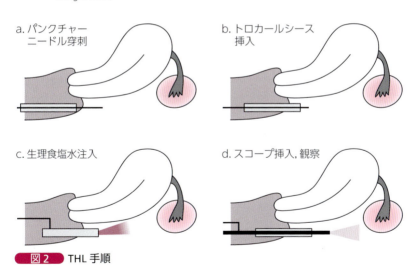

図2 THL 手順

液を子宮腔内に留置したヒスキャスから注入，卵管采からの色素流出を確認する．症例によっては卵管采から卵管膨大部まで容易にスコープが挿入でき，卵管腔内の状況も観察できる．この操作を両側に行う．観察終了後，生理食塩水を回収する．

THL 所見

① 正常所見（図3~6）
② クラミジア感染症（図7）
　クラミジア感染既往のある患者では，高率に腹腔内癒着を認める．膜様癒着を特徴とし，付属器周囲に半透明，レースのカーテン状の癒着がみられる．
③ 子宮内膜症（図8）
　子宮内膜症の初期病変も観察可能である．卵管・卵巣周囲の微細病変や，検査前には診断しえなかった内膜症病変の発見がみられる．

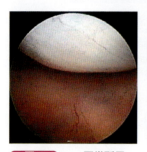

図3 THL 正常所見: 子宮後面
上方に子宮後面，下方に後腹膜をみる．

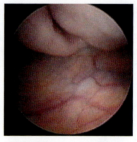

図4 THL 正常所見: 後腹膜
上方に小腸をみる．後腹膜の血管走行が確認できる．

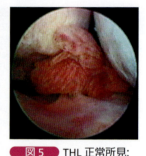

図5 THL 正常所見: 付属器
中央に右卵管采，左上方に右卵巣，右に子宮がみられる．

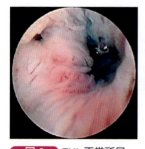

図6 THL 正常所見: 卵管采開口部
細かい襞や毛細血管を確認できる．インジゴカルミンの流出をみる．

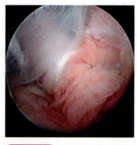

図7 クラミジア感染
卵管采周囲に取り巻く膜様癒着をみる．

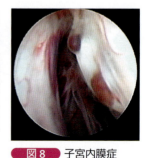

図8 子宮内膜症
卵巣表面の blue berry spot. 卵巣と骨盤壁の間に索状癒着がみられる．

手術的 THL

周辺機器の応用により，付属器領域の簡単な癒着剥離や多嚢胞性卵巣症候群 (polycystic ovary syndrome: PCOS) に対する卵巣焼灼術が可能となっている[4,5]（図9）．

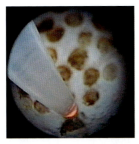

図9 PCOS に対する THL 下 ovarian drilling
Nd:YAG レーザーを用い，卵巣表面に drilling を施行．

合併症

THL は腹腔内への穿刺アプローチが経腹的腹腔鏡とは異なるため，解剖学的に経腹的腹腔鏡で認められる大血管損傷は少ない．しかし，経腟的穿刺のため腸管損傷，特に直腸穿刺は THL 特有の合併症として注意が必要である．ただし，そのほとんどは腹腔外の直腸損傷であり，穿刺径も小さいため保存的経過観察で問題ないことが多い．

Gordts らは 18 カ国，39 人の婦人科内視鏡医から THL 症例を集積した[6]．その結果 3,667 例中 24 例（0.65％）に腸管損傷が発生し，THL 手技を 50 例以上経験することにより腸管損傷発生率は 1.35％から 0.25％に低下した．損傷部位は腹膜外直腸 21 例および直腸-S 状結腸 3 例であり，全例 THL 施行中に診断可能であった．さらに 22 例（92％）は抗菌薬による保存的治療で軽快したと報告している．

我々の経験では診断的 THL 168 例および PCOS に対する手術的 THL 9 例，計 177 例中 2 例（1.1％）に腸管損傷が発生し，2 例とも保存的治療により軽快した[7]．我々の経験に加え，上記 Gordts らの報告およびその他 9 編の論文をレビューしたところ，4,232 例中 26 例（0.61％）に腸管損傷が発生，1 例（0.02％）に後屈子宮への穿刺が発生した．

Ma らは穿刺合併症の頻度を低減する工夫を報告している[8]．まず子宮鏡を先

行し，経腹超音波ガイド下にDouglas窩の液体貯留を確認する．Douglas窩に貯留がなければTHLを施行せず，貯留があれば経腹超音波ガイド下に後腟円蓋部から穿刺を行う．この工夫により腸管損傷などの穿刺合併症が1例も発生しなかった．

腸管損傷を回避するためには，内診，経腟超音波検査などで適応患者の選択を正しく行うことが重要である．そして，後腟円蓋部腟壁穿刺を数回施行しても穿刺困難の場合，癒着などの存在により腸管損傷のリスクが高いと判断し，潔く検査を中止する勇気が必要と考えている．また，Maらが報告した工夫を参考にしてもよいであろう．

THLのマイナートラブルとしては腟壁出血や感染がある．診断的THLでは出血することは稀であるが，手術的THLでは外径が太いため発生しやすい．圧迫止血が困難であれば吸収糸を用いて縫合止血をする．止血困難な大出血や持続出血，あるいは術後血腫に進展した例はないものの注意が必要である．また，感染に対しては術前の腟内細菌やクラミジアの検出，処置直前の腟内消毒，術後の予防的抗菌薬投与で対応している．

☞文献

1) Gordts S, Campo R, Rombauts L, et al. Transvaginal hydrolaparoscopy as an outpatient procedure for infertility investigation. Hum Reprod. 1998; 13: 99-103.

2) 柴原浩章，高見澤　聡，藤原寛行，他．経腟的腹腔鏡（THL）クリニカルポイント．In: 佐藤郁夫，監修，柴原浩章，編．産婦人科の実際 52巻別冊．東京: 金原出版; 2003. p.1-93.

3) Suzuki T, Shibahara H, Hirano Y, et al. Feasibility and clinical significance of endoluminal assessment by transvaginal salpingoscopy under transvaginal hydrolaparoscopy in infertile women. J Minim Invasive Gynecol. 2005; 12: 420-5.

4) Shibahara H, Hirano Y, Kikuchi K, et al. Postoperative endocrine alterations and clinical outcome of infertile women with polycystic ovary syndrome after transvaginal hydrolaparoscopic ovarian drilling. Fertil Steril. 2006; 85: 244-6.

5) Shibahara H, Suzuki T, Suzuki M. Diagnostic and therapeutic transvaginal hydrolaparoscopy. In: Darwish A, editor. Advanced Gynecologic Endoscopy. Rijeka: InTech; 2011. p.139-46.

6) Gordts S, Watrelot A, Campo R, et al. Risk and outcome of bowel injury during transvaginal pelvic endoscopy. Fertil Steril. 2001; 76: 1238-41.

2 ● 検査

7) Shibahara H, Shimada K, Kikuchi K, et al. Major complication and outcome of diagnostic and operative transvaginal hydrolaparoscopy. J Obstet Gynaecol Res. 2007; 33: 705-9.

8) Ma C, Wang Y, Li TC, et al. Trans-abdominal ultrasound guided transvaginal hydrolaparoscopy is associated with reduced complication rate. Eur J Obstet Gynecol Reprod Biol. 2012; 160: 166-9.

3 治療

1 排卵誘発・OHSS

ⓐ 単一排卵を経て妊娠をめざす排卵誘発法と黄体期管理

安藤寿夫

ここがポイント

1. 若年の無排卵症，希発排卵症は排卵誘発法により一般不妊治療で妊娠しやすいが，過排卵となり多胎が生じやすい．
2. リコンビナント FSH 自己注射法を工夫すると単一排卵が達成できる．
3. 性交渉の機会は頻繁にとり，黄体期管理を適切に行う．

　実地臨床における無排卵症や希発排卵症のほとんどは，重度の視床下部機能低下性排卵障害と多嚢胞性卵巣症候群（PCOS）であり，排卵誘発法の適応となる．

　多胎と卵巣過剰刺激症候群（OHSS）は排卵誘発法によって生じやすい有害事象であり，排卵誘発法に習熟することは，産婦人科プライマリケア/オフィスギネコロジーの基本的素養である．ライフスタイルの変化により肥満・痩せ・睡眠不足・心理的ストレスが生じて，昔よりも明らかに排卵障害の程度が重症化する傾向が生じており，性交渉頻度が激減していて希発排卵症女性が自然妊娠することも少なくなっている．

　筆者の考えとしては，上記疾患でおおむね 33 歳以上で 2 人以上の挙児を希望する場合には，ファミリープラニングの考え方（V章 3 参照）に従って，肥満や痩せの改善など生活習慣の改善により妊娠・分娩に適した体づくりを実践しつつ採卵・胚凍結を行う方向で ART を行う選択肢を積極的に提示している．それ以外の無排卵症や希発排卵症に対しては，本稿で述べる方法で多数の単胎生児を得ている．

3 ● 治療

視床下部性卵巣機能低下症診断における LH-RH テストの重要性と，黄体期管理にも役立つ知識と関連処方

　排卵障害を正しく診断することが重要であり，稀な病態に関する記載は割愛するが，視床下部機能低下性排卵障害の診断には LH-RH テスト（GnRH テスト）は効果的な方法であり[1]，保険適用もある．その実用的な方法について述べる．

　LH-RH テストは，FSH 依存性の卵胞発育がスタートしたばかりでおおむね卵胞径が 10 mm 以下のタイミング，多くの場合月経周期 2〜5 日目に行う．消退出血を起こして実施する場合は，必ずプロゲスチンのみで消退出血を起こす．ピルや Kaufmann 療法などエストロゲン製剤を含む処方による消退出血では下垂体前葉のゴナドトロピン分泌が比較的長い日数抑制され低下するため，下垂体性卵巣機能低下症という間違った診断になってしまうので注意したい．もし，プロゲスチンのみでは消退出血が生じない第 2 度無月経では，さらに日数をあけてからエコーで卵胞がおおむね 10 mm 未満であることを確認してから行う．

　月経が患者本人の予想通り来なくて，LH-RH テストのための予約日の変更の電話がかかってきて苦労するという悩みをよく耳にする．視床下部機能が低下して不安定となり，卵胞期の長さだけでなく黄体期の LH 分泌不全が生じて黄体期の短縮が不規則に起こることもまた，さまざまなストレス（心理的なものだけでなく痩せ，温度変化や睡眠不足など自律神経系に影響を与えるあらゆるもの）に曝される現代女性を反映している．筆者は理論的経験的に，消退出血を起こすなら，妊娠の可能性がない場合はノルエチステロン，否定できない周期の排卵後にはクロルマジノン酢酸エステル錠をいずれも 12 日間処方するとおおむね 14〜15 日目に消退出血となるので，それをもとにして検査スケジュールを立てるようにアドバイスしている．

　なぜ 12 日間でなければならないかというと，内膜日付診で示される分泌期の脱落膜化プロセス[2] は，プロゲスチンの作用により時系列に起こり病的影響をきわめて受けにくいが，プロゲスチンの作用が 11 日以下の場合には，個人差によりスムーズに消退出血を起こすために十分な脱落膜化が時間的空間的に進行していないために，中止後の消退出血までの日数を絞り込むのが困難になる．連休など休診日の関係などで消退出血までの日数を長くしたい時は，内服日数を長くすればよいが，異所性妊娠となった場合の発見が遅れないように原則 19 日程度までにとどめ，患者説明を十分に行う．なお，これらのホルモン剤はエストラジ

オール値やプロゲステロン値に影響を与えないので，内服中でも黄体機能を評価することができるし，妊娠成立の補助的診断としても有用である．

さて，LH-RH テストは，排卵障害の鑑別診断を目的としつつ保険診療上の収益性に配慮すれば，LH-RH テスト液注射前と注射 30 分後の FSH・LH 2 項目ずつの採血だけで十分である．LH は FSH に比べて半減期が短いので視床下部レベルの抑制は，下垂体レベルでは LH 値の著しい低下として表れる．この状態でテスト液の LH-RH（GnRH）が作用するとゴナドトロピン分泌活動は一気に盛んになるため，LH 値は著しく上昇する．テスト液注射 30 分後の LH 値が注射前の4 倍以上となるケースでは治療的サポートが必要な何らかの視床下部性卵巣機能低下が存在し，6 倍以上では無排卵症や希発排卵症を呈していることが多い．LH-RH テストは PCOS の補助的診断としても有用である．PCOS のみならず，視床下部性卵巣機能低下症のほとんどが AMH 高値である．

排卵誘発剤使用のための重要な前提

排卵させれば妊娠しやすい症例か，妊娠しても周産期管理上問題ない症例かについて，適切に評価しておくことが必要である．後者については文献3，4を参照されたい．

一般的に若年であれば，排卵誘発剤使用により比較的容易に妊娠に至ることが多い．重度乏精子症はじめ最初から ART 適応になるような不妊因子が存在するカップルや，進行期の子宮内膜症や卵管閉塞が存在するようなケースに排卵誘発を繰り返すことは避けたい．

肥満や痩せは，体質改善のための食事や運動の見直しを行っている途中で自然排卵に至ることも多い．妊娠中も含めて改善が見込める若年であれば排卵誘発剤を含めた若干の介入を行うことは許容範囲内として，単純性肥満や内科的に何ら問題のない低体重に対して，原因療法である体質改善・体重の是正に取り組まない女性に対しては，カウンセリングケアは重要だが，安易な排卵誘発剤の使用は生まれてくる子どもの安全のために断じて行ってはならない．筆者は BMI 30.0以上と 17.5 未満の女性に対しては，内科的な異常を精査し，生殖医療的な介入は行わない．

クロミフェンクエン酸塩錠による排卵誘発の注意点

クロミフェンクエン酸塩錠（CC）による排卵誘発法は排卵障害に対してまず

3 ● 治療

行ってみるべき方法として位置づけられている．1錠（50 mg）を1日1回5日間使用して単一卵胞発育が得られるのであればよいが，不応の場合に1日2錠に増やし数周期治療を繰り返すとCCが体内に蓄積し，子宮内膜への抑制的な影響により数カ月間悪影響が続く．また，過排卵による多胎は，ARTによる多胎が単胚移植により大幅に減少した後も大きな問題として続いている．

　筆者は，前医でCCによる治療歴がある無排卵症・希発排卵症に対してはCCによる治療はスキップする．治療歴がない場合でも1錠（50 mg）を1日1回5日間使用して卵胞発育が得られない，あるいは過排卵傾向であり，体格指数（BMI）が次周期に25.0 kg/m^{2}以下，または17.5 kg/m^{2}以上になる見込みがあれば，リコンビナントFSH（rFSH）自己注射製剤[5]のオリジナル法を患者に提案する．

工夫を施したリコンビナントFSH製剤自己注射による新しい単一排卵誘発法

　この方法は質量充填で正確なdoseが投与可能なFSHリコンビナント製剤である本剤ゴナールエフ皮下注用ペンが我が国で発売されたのち，筆者が1回注射量の目盛りを細分化してほしいとグローバル本社副社長に要望を出した後に実現した．この方法の最大の特徴は，25 IUの少量を朝・夕1日2回自己注射するところからスタートすることである（表1）．保険診療の範囲内でエコーとホルモン採血を行って反応性と安全性に配慮して1週あたり1〜3回外来診察しながらステージを上げていき，単一排卵が実現できると判断すれば，その後は自由に量や回数を設定してもよい．子宮内膜厚7.5 mm以上，最大断面の直交する2方向の平均卵胞径が16 mm以上となる卵胞が1つのみ存在すると推測できる日に

表1 単一排卵を実現するためのリコンビナントFSH自己注射法

	自己注射間隔	1回量	1日量	日数
第1ステージ	朝・夕1回ずつ1日2回	25 IU	50 IU	6〜9日間
第2ステージ	朝または夕のみ1日1回	50 IU	50 IU	2〜7日間
第3ステージ	朝・夕1回ずつ1日2回	37.5 IU	75 IU	2〜7日間
第4ステージ	朝または夕のみ1日1回	75 IU	75 IU	2〜7日間
第5ステージ	朝・夕1回ずつ1日2回	50 IU	100 IU	2〜4日間
第6ステージ	朝または夕のみ1日1回	100 IU	100 IU	2〜4日間

hCG注射を行う. 性交渉は自由に積極的に行うよう指導するが, 過排卵リスクが予想される場合には受精可能な十分数の運動精子が卵管内でおおむね3~5日程度は生存可能であることを考慮して, 早期よりコンドームによる避妊を指示する. モニタリング段階で単一排卵不可能と判断すれば中止してプラノバール配合錠などを処方し, 避妊を徹底させる. グラーフ卵胞の消失と黄体化をエコーで確認するプロセスは原則必須とする.

　最終的な挙児数(単胎分娩回数)1または2で35歳未満の適応症例に対して, 筆者はこの方法で周期あたり95%の単一卵胞発育ならびに90%の排卵, 症例あたり15%の生児獲得を達成している. 自己注射なのだから, 1日2回注射してもよいではないかという発想でスタートしたオリジナル法である. 現状では, 排卵誘発法は単一排卵に必ずしもこだわらなくてもよいのが標準治療であるが, 一般不妊治療での多胎が周産期医療では大きな問題となっており, 過排卵による多胎を少なくしたいという考えで2014年から継続して実施している. なお, ときに2個排卵の可能性が生じた場合は, 自然排卵でもあり得る現象だが多胎(一卵性双胎が合併して三胎になるケースもあることも必ず説明)リスク上昇はインフォームドコンセントで示している.

おわりに

　かつて不妊症は20歳代後半の挙児希望女性のカップルが治療対象だった. ところが近年, 晩産化により35歳以上の初回挙児希望女性が増加したことでARTの周期数が増加した. その一方で, 年齢別人口構成の変化や医療や社会のさまざまな取り組みにより, 近い将来, 不妊カップルの年齢層が再び下がる可能性もある. 排卵障害のある不妊症女性が社会活躍しながら自己注射も使用して適切な回数の通院で安全に妊娠出産をめざせるようになった時に, 筆者のオリジナル法が本書の助けも借りて伝承されていることを強く望む.

☞文献

1) Aono T, Minagawa J, Kinugasa T, et al. The diagnostic significance of LH-releasing hormone test in patients with amenorrhea. Am J Obstet Gynecol. 1974; 119: 740-8.

2) Noyes RW, Hertig AT, Rock J. Dating the endometrial biopsy. Am J Obstet Gynecol. 1975; 122: 262-3.

3) 安藤寿夫. 高年齢不妊女性の治療. In: 柴原浩章, 編. 図説よくわかる臨床不妊症

学—不妊症治療 up to date. 東京: 中外医学社; 2012. p.2-15.
4) 久具宏司, 安藤寿夫, 北島道夫, 他. 日本産科婦人科学会生殖・内分泌委員会. 周産期医療を視野に入れた生殖医療カウンセリング. 日本産科婦人科学会誌. 2019; 71: 1051-94.
5) 安藤寿夫. Gn 製剤の特徴. In: 柴原浩章, 他編. 図説よくわかる臨床不妊症学—生殖補助医療編. 3版. 東京: 中外医学社; 2018. p.78-90.

3 治療

1 排卵誘発・OHSS

b 排卵障害と排卵誘発

白藤 文　折坂 誠

ここがポイント

1. WHO の排卵障害のクラス分類をよく理解し，病態に応じた排卵誘発法を模索する．
2. 排卵誘発の目的は単一卵胞の発育と単胎妊娠の成立であり，16mm 径以上の卵胞が 4 個以上発育した場合は，治療周期をキャンセルすべきである．
3. 排卵誘発は低侵襲・簡便・安価な刺激法からスタートし，卵巣の反応性をみながらアレンジを加えていく．

　無月経・希発月経・無排卵周期症といった慢性的な排卵障害は，不妊原因の 15〜25％を占める．排卵障害のため月経周期が 36 日以上に延長すると，排卵の機会が減少し妊娠率が低下する[1]．排卵誘発のゴールは，排卵障害を有する不妊女性に，クロミフェンやゴナドトロピン製剤を用いて卵巣刺激することで，単一排卵さらには単胎妊娠の成立を目指すことにある．なお，本稿で解説する排卵誘発のコンセプトが，生殖補助医療（ART）周期で多数の卵胞発育を目指す調節卵巣刺激（controlled ovarian stimulation）と異なることに，御注意頂きたい．

排卵障害の診断

　排卵障害の主な原因は，① 視床下部性排卵障害，② 多嚢胞性卵巣症候群（PCOS），③ 早発卵巣不全（POF），④ 高プロラクチン血症・甲状腺機能障害である．このうち ①〜③ は，WHO のクラス分類（World Health Organization classification of anovulation）を参考にすると，理解しやすい[2]．

① WHO クラス 1（E_2 低値・FSH 低値〜正常）

視床下部の GnRH 分泌不全に起因し，排卵障害の 10〜15％を占める．極端なダイエットや摂食障害，過度なスポーツ，精神的ストレスを契機に無排卵に陥るケースが多い．低 FSH（<4 mIU/mL）・低 LH（<2 mIU/mL）と低 E_2（<20〜30 pg/mL）が特徴である．

② WHO クラス 2（E_2 正常・FSH 正常・LH 正常〜高値）

排卵障害の 70〜80％を占め，そのほとんどが多嚢胞性卵巣症候群（PCOS）である．我が国における PCOS の診断基準は，（1）無月経・希発月経・無排卵周期症などの月経異常，（2）超音波検査で両側卵巣に多数の小卵胞（多嚢胞卵巣: PCO），（3）血中男性ホルモン高値または LH 高値（$\geqq 7$ mIU/mL）かつ FSH 正常，の 3 条件をすべて満たす必要がある[3]．

③ WHO クラス 3（E_2 低値・FSH 高値）

卵巣機能不全に起因し，排卵障害の 5〜10％を占める．40 歳未満で続発性無月経が 6 カ月以上続き，FSH 高値（>40 mIU/mL），E_2 低値（<20 pg/mL）の場合，早発卵巣不全（POF）と診断する．早発卵巣不全の大半は原因不明だが，卵巣手術，がん化学療法，放射線治療の既往に注意する．

④ 高プロラクチン血症・甲状腺機能障害

両者は WHO のクラス分類に該当しないが，排卵障害の 5〜10％を占めることから，排卵誘発前に必ず検索しておく必要がある．

排卵誘発の原則

排卵誘発の目標は，単一卵胞の発育→単胎妊娠の成立→健常児の出生である．まずは低侵襲・簡便・安価な排卵誘発法からスタートし，卵巣の反応性をみながら刺激法をアレンジする[1]．多胎妊娠と卵巣過剰刺激症候群（OHSS）のリスクを最小限にするため，16 mm 径以上の卵胞が 4 個以上発育した場合は，治療周期をキャンセルすべきである．

排卵誘発剤

① クロミフェン

選択的エストロゲン受容体モジュレーター（SERM）であるクロミフェンは，組織選択的にエストロゲン作用を抑制する．クロミフェンは，E_2 による中枢への negative feedback を阻害することで，視床下部の GnRH 分泌と下垂体の FSH

分泌を促進し、卵胞発育を誘導する。

月経5日目からクロミフェン50 mg/日を5日間投与するのが一般的だが、成熟卵胞を得るためにヒト閉経ゴナドトロピン製剤（hMG）を追加投与することもある。クロミフェン周期では、内因性のLHサージが発来せず、黄体化未破裂卵胞（LUF）に終わることがあり、ヒト絨毛性ゴナドトロピン製剤（hCG）投与で最終的に排卵を惹起する。

クロミフェンは排卵誘発の第一選択として広く用いられ、排卵率は80％に達するが、累計妊娠率は50％に留まる[1]。この排卵率と妊娠率のギャップについて、クロミフェンの抗エストロゲン作用に伴う頸管粘液の減少や子宮内膜の菲薄化が、妊娠成立を妨げる可能性が推測されている。排卵誘発周期における子宮内膜の厚さと妊娠率の関連は明らかでないが、内膜厚<7 mmで妊娠率が低下する可能性が報告されている。

② レトロゾール

アロマターゼ阻害薬であるレトロゾールは、アンドロゲンからエストロゲンへの転換を阻害する。レトロゾールは、卵巣局所のアンドロゲンが前胞状卵胞→小胞状卵胞の発育を誘導するとともに、クロミフェンと同様のメカニズムでFSH分泌が促進し卵胞発育を誘導する[1]。

レトロゾールは、頸管粘液や子宮内膜に悪影響もなく、クロミフェンより高い生産率が報告されている[1]。しかしながら、レトロゾールを排卵誘発に用いることは適応外使用であり、本邦では医療保険も適用されないことから、投与時に十分な説明と同意が必要である。

③ ゴナドトロピン製剤

ゴナドトロピン製剤のうち、卵胞発育を誘導するFSH製剤には、（1）尿由来でFSHとLHの両成分を含むhMG製剤、（2）より純度の高い尿由来FSH製剤（uFSH）、（3）最も純粋で自己注射も可能な遺伝子組換えFSH製剤（recombinant FSH: rFSH）の3種類がある。成熟卵胞の排卵を最終的に惹起するLHサージは、hCG投与で代用している。

ゴナドトロピンを用いた排卵誘発の目的は、クロミフェンと同様に、単一卵胞の発育である。視床下部性排卵障害（WHOクラス1）はゴナドトロピン療法が第一選択である。PCOS（WHOクラス2）で、減量やクロミフェン（レトロゾール）に反応しない場合も、ゴナドトロピン療法の適応になる。

3種類のFSH製剤（hMG, uFSH, rFSH）について、妊娠率や生産率は同等

とされる[1]. ただし, PCOSにはLH成分を含まないrFSHを, 高年齢女性やゴナドトロピン不応症(poor ovarian response)には, アンドロゲンの卵胞発育効果を期待してLH成分を含むhMGを, など使い分けを試みることは合理的と思われる.

FSH製剤150単位を連日筋注する従来のプロトコールは, 多胎妊娠36%, OHSS 14%など, 深刻な合併症を高頻度に発症する. これらの合併症を避ける目的で, FSH製剤の隔日投与や, 低用量FSH漸増療法が試みられている. ちなみに低用量FSH漸増療法は, rFSHあるいはuFSHを1日75単位から投与開始し, 5~7日ごとに卵胞発育モニタリングを繰り返しながら, 主席卵胞の発育状況に応じて37.5単位ずつ増量していく(最大225単位/日まで)のが一般的である.

排卵誘発の実際

① WHOクラス1(視床下部性排卵障害)

体重減少(エネルギー不足)が改善しないまま妊娠が成立すると, 母児の周産期リスクが高まるため, (BMI≧19を目標に)増量を確認してから, 排卵誘発をスタートするのが望ましい[2]. WHOクラス1の排卵障害は低エストロゲン状態にあり, 抗エストロゲン作用を介したクロミフェンの卵胞発育作用は期待しづらいが, クロミフェンを1コース投与し卵巣の反応性を確認してみる価値はある. クロミフェン抵抗性の場合は, FSHとLHの両成分を含むhMGが適応であり, その排卵率・妊娠率は高い. 一方で, 複数の卵胞が発育し過排卵となるリスクも高いため, 前述の低用量FSH漸増法やFSH隔日投与法を用いて, できるだけ緩徐な卵巣刺激を心がける[1].

② WHOクラス2(PCOS)

肥満例(BMI≧25)は, 卵巣のFSH感受性が低いだけでなく, もしそのまま妊娠が成立すると妊娠合併症のリスクがきわめて高い. そこで, 排卵誘発の前に, まず生活習慣の改善と5~10%の減量を推奨し, 卵巣反応性の改善をはかるのが望ましい. PCOSの排卵誘発はクロミフェン療法が第一選択であり, クロミフェン抵抗性の場合は前述の低用量FSH漸増療法や腹腔鏡下卵巣多孔術が選択肢となる. 海外ではレトロゾール(アロマターゼ阻害薬)や, クロミフェン+メトホルミン(インスリン抵抗性改善薬)併用療法の有用性が多く報告されている[1]. しかしながら, 本邦ではレトロゾールやメトホルミンは適応外使用であり, 医療

保険も適用されないことから，投与時に十分な説明と同意が必要である．

③ WHO クラス 3（早発卵巣不全）

早発卵巣不全は，卵巣内ですでに卵胞が減少・枯渇しており，排卵誘発に反応できないことが多い．したがって，海外で早発卵巣不全は卵子提供の適応となるが，我が国で卵子提供は容認されていない．一方，早発卵巣不全の 4〜8％で排卵が発来し，4〜6％で自然妊娠が成立することも報告されている[2]．根本的な治療は存在しないが，周期的な Kaufmann 療法が第一選択であり，エストロゲン補充による negative feedback 作用で FSH レベルの低下をはかり，自然排卵あるいは hMG に対する反応性回復を期待することになる．

■ 卵胞発育モニタリング

卵巣刺激中の卵胞発育モニタリングは，経腟超音波検査による卵胞径の計測と尿中 LH 測定，血中 E_2 測定などを用いて行う．卵胞径は，卵胞の最大径 x とそれに直交する径 y の 2 方向を測定し，その平均値 $(x+y) \div 2$ とする[4]．一般的に卵巣刺激周期では，卵胞径が 1 日あたり 1.5〜2 mm のペースで増大する．主席卵胞径がクロミフェン周期で 22〜25 mm，ゴナドトロピン周期で 18〜20 mm に達したタイミングで hCG を投与し，排卵を惹起する．血中 E_2 測定は必ずしも必要でないが，血中 E_2 レベルが 100〜200 pg/dL に達すると卵胞成熟とみなされる[4]．hCG 投与から 34〜36 時間後が排卵の目安になるため，hCG 投与日に性交を指導したり人工授精を計画するとよい．

☞文献

1) Fauser BC. Overview of ovulation induction. UpToDate 2018.
2) Cohen B, Santbrink EV, Laven J, editors. Ovulation induction. Boca Raton: Taylor & Francis; 2017.
3) 生殖・内分泌委員会．本邦における多嚢胞性卵巣症候群の新しい診断基準の設定に関する小委員会（平成 17 年度〜平成 18 年度）検討結果報告．日産婦誌．2007; 59: 868-86.
4) Stadtmauer LA, Tur-Kaspa I, editors. Ultrasound Imaging in Reproductive Medicine. New York: Springer; 2014. p.49-62, p.231-83.

3 治療

1 排卵誘発・OHSS

c 卵巣過剰刺激症候群の予防・治療

髙井 泰

ここがポイント

1. 卵巣過剰刺激症候群（OHSS）は排卵誘発剤により発症する医原性疾患である．
2. 卵巣腫大，腹水および胸水の貯留，血液濃縮などを呈し，血栓塞栓症や多臓器不全などにより危機的状態に陥る可能性もある．
3. 排卵誘発にあたっては，OHSS のリスク因子に注意し，必要に応じて種々の予防策を講じることが必要である．
4. OHSS を完全に予防することは困難であるため，発症した OHSS が重症化しないように，診断・管理・治療を適切に行うことが重要である．

病態

　卵巣過剰刺激症候群（OHSS）は排卵誘発剤により発症する医原性疾患であり，卵巣腫大，腹水および胸水の貯留，血液濃縮などを呈し，血栓塞栓症や多臓器不全などにより危機的状態に陥る可能性もある．OHSS の本態は，血管透過性の亢進に伴う血管内から third space への体液の移動である．今日では，血管新生サイトカインである vascular endothelial growth factor（VEGF）による血管透過性の亢進が OHSS の病態生理と最も密接に関係していると考えられており，hCG の投与により顆粒膜細胞における VEGF の発現が増大し，血中 VEGF 濃度が上昇することが報告されている[1]．

診断

1 ▶ 早期発症型と晩期発症型

早期発症型 OHSS は hCG 製剤の投与後数日以内に発症するもので，晩期発症型 OHSS は hCG 製剤投与後 10 日以上経ってから発症するものである[2]．前者はゴナドトロピン製剤に対する過剰反応に関連しており，後者は主として妊娠絨毛から分泌される hCG に起因するが，前者に妊娠が成立して後者が重複すると，OHSS は重症化・長期化する．

2 ▶ 主な症状と合併症

OHSS の病態と症状を図1に示す．注意すべき合併症として，腫大した卵巣の茎捻転や卵巣出血，血栓塞栓症がある．血栓症は静脈，動脈いずれにも発症するが，動脈血栓症や頭頸部上肢の静脈血栓症の頻度が高いことが特徴的で，前者は hCG 投与後 2 週間以内に発症することが多いのに対し，後者は OHSS が改善傾向を示す遅い時期（hCG 投与後 5〜6 週）に発症する[3,4]．OHSS 症例が血栓症を併発する場合，血栓性素因が発症や重症化に関与するとの報告があり，我が国

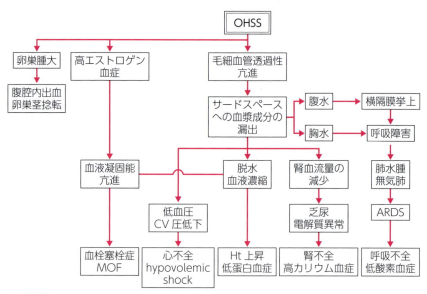

図1 OHSS の病態と症状（文献 25，26 より改変）

3 ● 治療

表1 OHSS の重症度分類（文献4より改変）

	軽症	中等症	重症
自覚症状	腹部膨満感	嘔気・嘔吐	腹痛，呼吸困難
胸腹水	小骨盤腔内の腹水	上腹部に及ぶ腹水	腹部緊満を伴う腹部全体の腹水，あるいは胸水
卵巣腫大*	≧6 cm	≧8 cm	≧12 cm
血液所見	血算・生化学検査がすべて正常	血算・生化学検査が増悪傾向	Ht≧45% WBC≧15,000/mm^3 TP＜6.0 g/dL または Alb＜3.5 g/dL

*左右いずれかの卵巣の最大径
1つでも該当する所見があれば，より重症な方に分類する

においては，プロテイン S 比活性，プロテイン C，AT Ⅲ，抗リン脂質抗体については検索をしておいた方が望ましい[4]．

3 ▶ OHSS の重症度分類と頻度

OHSS の重症度分類を表1に示す[4]．日本産科婦人科学会が行った assisted reproductive technology（ART）登録施設を対象とした調査[5]によると，排卵誘発周期あたりの OHSS の発生頻度は重症が 0.8～1.5％，危機的な最重症型が10万あたり 0.6～1.2 である．しかしながら，軽症 OHSS が急速に重症に進展することもあることを念頭に置くことが重要である．

予防

OHSS の対処法として，まず予防にまさる管理はないことを念頭に置き，可能な限り予防策を講じるべきである．また，OHSS を回避するために排卵誘発を中止する場合があることに関して事前にインフォームドコンセントをとっておくことが必須であり，OHSS の初発症状について患者にわかりやすく説明しておくことが大切である．多嚢胞性卵巣症候群（PCOS）は代表的な OHSS のリスク因子だが，卵巣の多嚢胞所見があれば内分泌学的に PCOS ではなくても OHSS のリスクが高まるとの報告もある[6]．日産婦ガイドラインでは，リスク因子の有無にかかわらず，一般不妊治療における排卵誘発中に 16 mm 以上の卵胞が4個以上存在した場合，その周期の hCG 投与を中止することを推奨している[7]．

表2 OHSS の発症予防法（文献 4, 24, 25 より改変）		
非 ART 周期	・hMG/FSH の投与量・投与法の工夫，特に FSH 低用量漸増投与法 ・FSH-GnRH パルス療法 ・hCG 投与時期を早める ・hCG 投与の中止 ・LH surge のための GnRH agonist 使用 ・選択的卵胞減数術（ETFA）	
ART 周期	〔卵巣刺激前〕 ・GnRH antagonist 法またはクロミフェンを用いた低卵巣刺激法（minimal stimulation）による排卵誘発	
	〔卵巣刺激中〕 ・hCG 投与量の延期（coasting） ・hCG 投与量の減量（10,000→5,000 単位） ・LH surge のための GnRH agonist 使用 ・hCG 投与の中止	
	〔採卵後〕 ・採卵時の予防的アルブミン製剤投与 ・採卵後のカベルゴリン内服 ・全胚凍結保存法 ・新鮮胚移植時のプロゲステロン製剤単独による黄体機能補充	

　表2に，主な OHSS の発症予防法をまとめた．非 ART 周期における排卵誘発では，FSH 低用量漸増法[8]が有効であり，recFSH 製剤の在宅自己注射が広く普及している今日では，最も利用しやすく有用な予防法といえる．一方，ART 周期の卵巣刺激前に OHSS のリスクが高いと判断したら，GnRH アンタゴニストを用いたプロトコル[9,10]やクロミフェンを用いた低卵巣刺激法[10,11]が推奨される．また，メトホルミンの併用が OHSS 発症率を有意に下げるとする報告がある[10,12]．卵巣刺激中に血清エストラジオール（E_2）の著しい高値や発育卵胞数が著しく多い場合は，OHSS を発症するリスクが高いと判断し，hCG 投与を血清 E_2 値が 2,500 pg/mL 未満になるまで延期する（coasting 法）[10,13]か，hCG を 5,000 IU 以下に減量するか[14]，hCG 投与を中止して採卵をキャンセルする．GnRH アゴニストによる内因性 LH サージを利用して排卵誘発する方法は，GnRH アンタゴニスト法や低卵巣刺激法などで推奨される[10,15]．採卵後に OHSS のリスクが高いと判断したら，妊娠すると内因性 hCG により重症化して遷延しやすい[2]ため，妊娠が成立しないよう胚移植をキャンセルし全胚凍結することが望ましい[10,16]．採卵時のアルブミン製剤投与も OHSS の発症予防に有効だが[10,17]，近年高プロラクチン血症治療薬として知られるカベルゴリンの OHSS 予

3 ● 治療

防効果が立証された[10,18]．いずれも保険適用はないが，カベルゴリンはアルブミン製剤より有効で，経済的負担が少ないとされている[19]．新鮮胚移植を行った場合は，ルテアルサポートに hCG を用いずプロゲステロンのみを投与することが推奨される[10,20]．

IA
女性不妊症

治療

OHSS の発症を完全に予防することは困難である．したがって，発症した OHSS が重症化しないように，可能な限り早期に診断し，その後の管理・治療を適切に行い，重篤な合併症や不可逆的な臓器障害を回避することが重要である．OHSS の管理・治療指針のフローチャートを図 2 に示す．

1 ▶ 外来通院による管理

OHSS を発症した場合，まず表 1 に従って重症度を把握することが大切である．日産婦では，中等症以上で妊娠反応陽性の場合は高次医療機関への紹介を，重症例では入院管理を考慮することを推奨している[4]．ただし，その後の重症化が予想される PCOS 症例や OHSS 既往症例などでは，より早期の入院管理を考慮する．

外来管理の場合にも，hCG 投与を避け，3～4 日ごとの通院を指示する．血液の濃縮を予防しつつ腹水の増悪を避けるために 1 日 1,000 mL 程度の水分摂取を指導し，体重，尿量，身体症状などを自己チェックし，異常時には速やかに受診するよう指示する．腫大した卵巣の茎捻転を避けるため過度の運動を控える一方，血栓を誘発しないよう過度の安静も慎むべきである．

2 ▶ 入院管理

入院管理を要する OHSS 患者では，脱水と血液濃縮に陥っている場合が多い．このため，初期治療として 500～1,000 mL 程度の細胞外液輸液を行って脱水を補正する．改善不良の場合は，血漿膠質浸透圧を上昇させるために，デキストラン製剤あるいは 6％ヒドロキシエチルデンプン製剤 500 mL を緩徐に点滴静注する．副作用としての ARDS や腎機能障害の可能性を考慮し，5 日間以内の投与が望ましい[4]．

上記の初期輸液により所見の改善が認められない場合は，25％アルブミン製剤 25～50 g を 3～5 時間以上かけて緩徐に投与する．血液濃縮改善前の利尿薬フロ

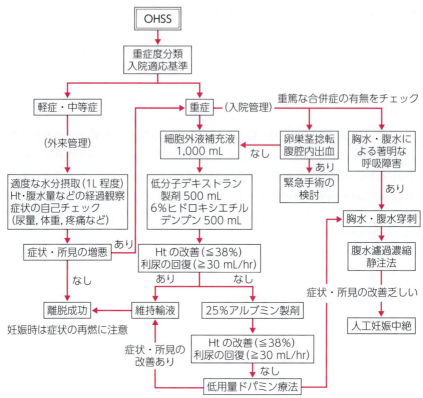

図2 OHSS の管理・治療指針のフローチャート（文献 4, 25-27 より改変）
血栓塞栓症を予防するための抗凝固療法も併用する場合が多い．それぞれの治療内容については本文参照．

セミドの投与は血液濃縮を悪化させて血栓症のリスクを高め，低血圧を引き起こすため，原則禁忌である．以上の方法によっても利尿が得られない場合や高度乏尿（300 mL/日以下）の場合は，低用量ドパミン療法を施行する．塩酸ドパミンは低用量（1～5 μg/kg/min）では心拍出量に影響を与えずに腎血流量のみを増加させる[21]．

3 ▶ 腹腔穿刺と腹水再還流法

以上の薬物療法に抵抗性を示す場合や高度の腹水により強い腹痛や呼吸器症状を示す場合には，腹腔穿刺を行い，吸引した腹水を濾過・濃縮して再静注する腹

水濾過濃縮再静注法（CART: cell-free and concentrated ascites reinfusion therapy）[22]が保険適用となっている.

4 ▶ 血栓塞栓症の予防・治療・管理

　血栓塞栓症はOHSSの最も注意すべき合併症であるため，患者の血栓性素因を評価し，可能な限り予防策を講じることが望ましい．低用量アスピリンの内服の他，弾性ストッキングや間欠的空気圧迫法が頻用される．血液濃縮の遷延など過凝固状態を示す場合や血栓性素因を有する場合には，ヘパリンや低分子ヘパリンの皮下注などによる静脈血栓症の予防が推奨されている[23]．ただし，退院後のOHSS回復期に静脈血栓症を発症することがあり[3,4]，完全な予防は不可能であることを念頭に置いて患者への説明や診療にあたるべきであろう．血栓塞栓症を発症した場合には，用量調節ヘパリン療法や，t-PA（tissue plasminogen activator）製剤や選択的Xa阻害薬の投与などをただちに検討する．母体の生命に関わる重篤な状態に進行した場合，人工妊娠中絶を施行せざるを得ない場合がある．

☞文献

1) Chen SU, Chou CH, Lin CW, et al. Signal mechanisms of vascular endothelial growth factor and interleukin-8 in ovarian hyperstimulation syndrome: dopamine targets their common pathways. Hum Reprod. 2010; 25: 757-67.
2) Mathur RS, Akande AV, Keay SD, et al. Distinction between early and late ovarian hyperstimulation syndrome. Fertil Steril. 2000; 73: 901-7.
3) Delvigne A, Rozenberg S. Review of clinical course and treatment of ovarian hyperstimulation syndrome（OHSS）. Hum Reprod Update. 2003; 9: 77-96.
4) 生殖・内分泌委員会報告. 卵巣過剰刺激症候群の管理方針と防止のための留意事項. 日産婦誌. 2009; 61: 1138-45.
5) 生殖・内分泌委員会報告. 卵巣過剰刺激症候群（OHSS）の診断基準ならびに予防法・治療指針の設定に関する小委員会. 日産婦誌. 2002; 54: 860-8.
6) 日本生殖医学会. 卵巣過剰刺激症候群の予防・治療. In: 日本生殖医学会, 編. 生殖医療の必修知識 2017. 東京: 杏林舎; 2017. p.378-86.
7) 高井　泰. 卵巣過剰刺激症候群（OHSS）の発症や重症化の予防は？　In: 日本産科婦人科学会/日本産婦人科医会, 編集・監修. 産婦人科診療ガイドライン 婦人科外来編 2017. 東京: 日本産科婦人科学会; 2017. p.205-8.
8) 松崎利也. 排卵誘発時の副作用防止. ゴナドトロピン療法の副作用防止. 産婦人科の実際. 2002; 51: 2213-21.
9) Wang R, Lin S, Wang Y, et al. Comparisons of GnRH antagonist protocol versus GnRH agonist long protocol in patients with normal ovarian reserve: A

systematic review and meta–analysis. PLoS One. 2017; 12: e0175985.

10) Mourad S, Brown J, Farguhar C. Interventions for the prevention of OHSS in ART cycles: an overview of Cochrane reviews. Cochrane Database Syst Rev. 2017; 1: CD012103.

11) Zhang JJ, Merhi Z, Yang M, et al. Minimal stimulation IVF vs conventional IVF: a randomized controlled trial. Am J Obstet Gynecol. 2016; 214: 96. e1–8.

12) Tso LO, Costello MF, Albuguergue LE, et al. Metformin treatment before and during IVF or ICSI in women with polycystic ovary syndrome. Cochrane Database Syst Rev. 2014; 11: CD006105.

13) D'Angelo A, Amso NN, Hassan R. Coasting (withholding gonadotrophins) for preventing ovarian hyperstimulation syndrome. Cochrane Database Syst Rev. 2017; 5: CD002811.

14) Gunnala V, Melnick A, Irani M, et al. Sliding scale HCG trigger yields equivalent pregnancy outcomes and reduces ovarian hyperstimulation syndrome: Analysis of 10,427 IVF–ICSI cycles. PLoS One. 2017; 12: e0176019.

15) Youssef MA, Van der Veen F, Al–Inany HG, et al. Gonadotropin–releasing hormone agonist versus HCG for oocyte triggering in antagonist–assisted reproductive technology. Cochrane Database Syst Rev. 2014; CD008046.

16) D'Angelo A, Asmo NN. Embryo freezing for preventing ovarian hyperstimulation syndrome. Cochrane Database Syst Rev. 2007; 3: CD002806.

17) Youssef MA, Meurad S. Volume expanders for the prevention of ovarian hyperstimulation syndrome. Cochrane Database Syst Rev. 2016; 8: CD001302.

18) Tang H, Mourad S, Zhai SD, et al. Dopamine agonists for preventing ovarian hyperstimulation syndrome. Cochrane Database Syst Rev. 2016; 11: CD008605.

19) Leitao VM, Moroni RM, Seko LM, et al. Cabergoline for the prevention of ovarian hyperstimulation syndrome: systematic review and meta–analysis of randomized controlled trials. Fertil Steril. 2014; 101: 664–75.

20) van der Linden M, Buckingham K, Farguhar C, et al. Luteal phase support for assisted reproduction cycles. Cochrane Database Syst Rev. 2011; 10: CD009154.

21) Ferraretti AP, Gianaroli L, Diotallevi L, et al. Dopamine treatment for severe ovarian hyperstimulation syndrome. Hum Reprod. 1992; 7: 180–3.

22) Fukaya T, Chiba S, Terada Y, et al. Treatment of severe ovarian hyperstimulation syndrome by ultrafiltration and reinfusion of ascitic fluid. Fertil Steril. 1994; 61: 561–4.

23) Wormer KC, Jangda AA, El Sayed FA, et al. Is thromboprophylaxis cost effective in ovarian hyperstimulation syndrome: A systematic review and cost analysis. Eur J Obstet Gynecol Reprod Biol. 2018; 224: 117–24.

24) The Practice Committee of the American Society for Reproductive Medicine.

Ovarian hyperstimulation syndrome. Fertil Steril. 2008; 90: S188-93.
25) 高井　泰. 治療OHSSの予防と対策. 産婦人科の実際. 2009; 58: 1753-60.
26) 福井淳史, 藤井俊策, 水沼栄樹. 不妊治療とOHSS（卵巣過剰刺激症候群）. 産婦人科治療. 2003; 87: 36-42.
27) 柴原浩章, 平野由紀, 町田静生, 他. 卵巣過剰刺激症候群. 産婦人科治療. 2003; 86: 667-74.

3 治療

2 タイミング療法

a タイミング療法の考え方

千石一雄

ここがポイント

1. 年齢，不妊期間，妊娠既往の有無から妊娠予後を推定し，タイミング指導を第一選択とする症例を慎重に決定する．
2. 頸管粘液の観察，超音波断層法による卵胞モニタリング，または，市販キットによる尿中ホルモンのモニタリングにより fertile window，排卵日を推定し，タイミング指導を行う．
3. 30歳以下で不妊期間が3年未満の原因不明不妊の場合は原則6カ月，30歳以上または不妊期間3年以上の場合は3〜4カ月を目安とする．

　不妊症例は妊孕能の低下は認められるものの自然妊娠が期待できる症例と，現時点では特定できない何らかの不妊原因を有しており，積極的に治療しなければ妊娠が成立しない症例とに分けられる．しかし，両者を正確に区別することは実際には困難である．したがって，あらかじめ妊娠予後を推定・評価することが重要であり，自然妊娠が期待できる症例に対してはタイミング療法を第一選択とする．

妊娠予後の推定

　一般に自然妊娠率は最初の周期が20〜25％と最も高く，1年間の累積妊娠率は80％以上となる．不妊期間は妊娠予後に影響し，妊娠しない期間に応じ月ごとの妊孕能の分布は時間の経過とともに左側に偏在を示し，不妊期間が長い症例では，妊孕能低下を示すポピュレーションが増加する（図1）[1]．また，女性の年齢は妊娠予後に大きく影響し，年齢に相関して年間の妊娠率は減少する．特に35

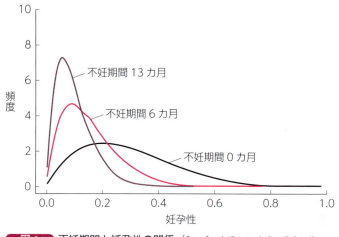

図1 不妊期間と妊孕性の関係 (Stanford JB, et al. Fertil Steril. 2010; 93: 2175-81[1])より改変)

歳以上で妊娠率の低下は顕著となる[2]．

したがって，どの症例がタイミング療法で妊娠可能かなど，患者の妊娠予後を予測することが重要となる．van der Steegら[3]は年齢，不妊期間，妊娠既往の有無，精子運動率，性交後試験の指標から1年以内の自然妊娠を予測するモデルを作成し，待機療法で妊娠成立が可能な症例をあらかじめ選別することが可能であると報告している．

この予測値はウェブサイト（http://www.freya.nl/probability.php）で利用可能であり，妊娠予後を推定することによりタイミング療法の適応となる症例を選択する．

Fertile window の推定

月経周期で妊娠が成立する期間は限定されており，その期間をfertile windowと称する．Wilcoxら[4]はfertile windowは排卵日の5日前より排卵日当日までの6日間であり，排卵日および排卵前2日までの性交により高い妊娠率が得られるとしている．また，Dunsonら[5]は2つのコホート研究から排卵2日前の性交により妊娠率が最も高率となり，排卵日の性交よりも，排卵日の1～2日前の性交により高い妊娠率が期待されるとしている．

したがって，タイミング指導の至適な時期を決定するためには約6日間の fertile window を正確に推測することが重要となる．実臨床では超音波による卵胞モニタリング，尿中ホルモンのモニタリング，および，頸管粘液の観察により排卵日を予測することが一般的である．頸管粘液は血中エストロゲンの増加により排卵5〜6日前より粘液量が増加し，排卵2〜3日以内にピークを示す．また，エストロゲン産生がピークとなると粘液の性状も変化し，透明性が高く，粘稠度が低下することより排卵日をある程度の確率で推定可能である．

超音波による卵胞モニタリングは排卵日の推定法として確実な方法であり，自然周期では卵胞期後期で1日に卵胞径は1.3〜1.5 mm 増加し，卵胞径が20 mm を超えると1〜2日以内に排卵が起こる．しかし，ピンポイントで排卵日を推定するには複数回の通院が必要であり，患者の負担は大きい．

通院せず排卵日を予測する方法として，尿中の LH サージ，または，エストロゲンの代謝産物である estrone 3-glucuronide と LH サージの両者を検出する方法があり，各種のキットが市販されている（表1）．各々のキットは高精度に LH サージの検出が可能であるが，偽陽性率，偽陰性率ともに5〜10％程度認められることへの留意が必要である．

LH サージが検出された場合，2日以内に排卵が起こると推定されることより，タイミングの至適時期を LH サージ当日と，翌日に規定しているキットが多い．しかし，実際には fertile window の中で最も妊娠率の高いのは排卵前日および2日前であることから，多少のずれが生じる可能性があることを説明する必要がある．また，月経周期が不規則な場合は（月経周期が21日より短い，逆に42日

表1　市販されている主な尿中 LH 測定キット
クリアプラン クリアビュー EASY LH
ゴールドサイン LH
チェックワン LH・II チェックワンデジタル
エルチェック CA・N エルチェック FT
ドゥーテスト LH
シェアーステップ LH

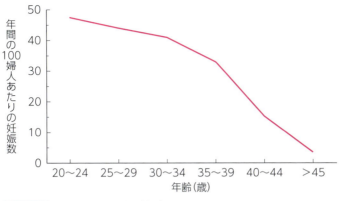

図2 女性の年齢と妊孕性 (Helffner LJ. N Engl J Med. 2004; 351: 1927-9[2])より改変)

以上)LHサージ検出キットの正診率が低くなり勧められない.

タイミング療法の実際

　タイミング療法を行う際には,まず,不妊のスクリーニング検査を行い,明らかな不妊原因がなく積極的治療がただちに必要ではないと判断した症例で,基礎体温からある程度排卵日を予測し,超音波断層法により卵胞径をモニタリングすることによりタイミング指導を行うことが基本となる.具体的には,卵胞径18 mmを超えた時点がタイミング指導を指示する目安となり,当日または翌日,さらに可能であれば1日おいて再度性交を指示する.通院が困難な患者には,市販のキットによる尿中ホルモンのモニタリングによるタイミング指導,また,自然妊娠が高率に期待され,かつ頻回の通院が困難な場合には,腟分泌物の性状と排卵日の関係を十分に説明しタイミングを指導する.

　しかし,最近のCochrane reviewでは尿中ホルモン,頸管粘液,超音波により排卵日を推定し性交のタイミングを図ることにより妊娠率は向上するものの,エビデンスレベルは低いとしている(RR 1.35, 95%CI 1.06-1.71)[6].また,排卵日を推定し,機械的に性交日を指導することは患者のストレスにつながり,逆に妊娠率が低下することも指摘されている.

　タイミング療法を行う期間に関しては一定の見解は示されていない.著者らは年齢,不妊期間を重視して自然妊娠予測率を考慮し,30歳以下で不妊期間が3年

未満の原因不明不妊の場合は原則6カ月，30歳以上または不妊期間3年以上の場合は3〜4カ月を目安としている．特に35歳以上ではタイミング指導を選択するか否か，また，施行する周期数に関して十分話し合いながら決定している．

☞文献

1) Stanford JB, Mikolajczyk RT. Cumulative pregnancy probabilities among couples with subfertility: effects of varying treatments. Fertil Steril. 2010; 93: 2175-81.

2) Helffner LJ. Advanced maternal age—How old is too old? N Engl J Med. 2004; 351: 1927-9.

3) van der Steeg JW, Steures P Ejikemans MJC, et al. Pregnancy is predictable: a large-scale prospective external validation of the prediction of spontaneous pregnancy in subfertile couples. Hum Reprod. 2007; 22: 536-42.

4) Wilcox AJ, Weubberg CR, Baird DD. Timing of sexual intercourse in relation to ovulation: Effects on the probability of conception, survival of the pregnancy, and sex of baby. N Engl J Med. 1995; 333: 1517-21.

5) Dunson DB, Baird DD, Wilcox AJ, et al. Day-specific probabilities of clinical pregnancy based on two studies with imperfect measures of oivulation. Hum Reprod. 1999; 14: 1835-9.

6) Manders M, McLindon L, Schulze B, et al. Timed intercourse for couples trying to conceive. Cochrane Database Syst Rev. 2015; (3): CD011345.

3　治療

3　AIH

a　人工授精

太田邦明

> **ここがポイント**
>
> 1. AIH の適応は男性因子あるいは頸管因子である.
> 2. 適切な卵巣刺激を行う.
> 3. 排卵のタイミングを狙う.
> 4. 年齢に合わせた実施回数を選択する.

配偶者間人工授精 (artificial insemination with husband's semen: AIH) の歴史は古く, 1799 年に英国の John Hunter が尿道下裂の夫の精液を, その妻の腟内に注入することによって, 人類で初めて AIH に成功したことを報告している (Siegler. Fertility in Women. Philadelphia: LB Lippioncott; 1944. p.403).

最近, 1 年間妊娠を目指し妊娠に至っていない原因不明不妊あるいは軽度男性不妊の 602 組を対象に行われた多施設共同ランダム化比較試験によると, ① 刺激周期による体外受精後での単一胚移植, ② 自然周期による体外受精での単一胚移植, ③ 刺激周期 (クロミフェンクエン酸塩あるいは FSH 製剤 75 単位連日投与) による AIH の 1 年後追跡調査から, すべて同等の妊娠率であったために, 刺激周期による AIH が原因不明不妊には第一選択として推奨するべきであるとの報告[1]や, 英国における費用対効果の研究では 1 人当たりの生産率を考慮すると, 最初から体外受精をするよりも, まずは AIH を試みた方が 53 万円も医療費を削減できるといった報告があった[2].

ART 全盛時代において, AIH はやや古いと考えている医師や患者が多いが, 今改めて見直される時期が来ている.

人工授精の定義

　人工授精は配偶子を用いる AIH（夫精子による人工授精）と第三者からの提供精子を用いる AID（artificial insemination with donor's semen: ドナー精子による人工授精）に分類される．さらに AID は夫が無精子症だった場合が適応となり，その提供者が血縁関係にある場合には AIB（artificial insemination with semen from husband's brother: 夫の兄弟の精子による人工授精），AIF（artificial insemination with semen from husband's father: 夫の父親の精子による人工授精）と狭義に分類される．また精子を注入する部位によっても分類されている IUI（intrauterine insemination: 子宮内人工授精），ICI（intracervical insemination: 子宮頸管内人工授精），FSP（fallopian tube sperm perfusion: 卵管内人工授精），DIPI（direct intraperitoneal insemination: 腹腔内人工授精）に分類される．現在，一般的に施行されている AIH は IUI である．

AIH の適応

　最も多い適応は男性因子であり，WHO の定めた正常精子所見（表1）に示す基準値を少なくとも 2 回以上満たさない軽度乏精子症や精子無力症は AIH を検討する．AIH が有効な総運動精子数は 10×10^6 個以上とされ，これより少ない場合は顕微授精による不妊治療を検討する必要がある[3]．次に多いのは頸管因子であり，ヒューナーテストで頸管粘液内に運動精子が少ない場合，クロミフェンクエン酸塩使用や子宮頸管円錐切除後で頸管粘液分泌不全を呈する場合は積極的な AIH 適応となる．そのほか，性交障害，抗精子抗体陽性例の場合なども AIH の適応として考慮するべきである．

表1 WHO（2010 年）の精液検査の基準値

精液量	1.5 mL 以上
精液濃度	1,500 万/mL 以上
運動率	40%以上
総精子数	3,900 万以上
正常形態率	4%以上

3 ● 治療

AIH 成績を上げるための EBM 診療

1 ▶ 適切な卵巣刺激法を行う

　AIH と卵巣刺激を併用することで妊娠率の向上が得られることは知られている．最近，1 年間妊娠に至らなかった原因不明不妊症で AIH を実施した 8,583 人 14,519 周期を対象に，① クロミフェン 50～100 mg/日を月経 3 日目（D3）から 5 日間，② レトロゾール 2.5～5 mg/日を D3 から 5 日間，③ hMG 75 単位/日を D3 から卵胞発育に応じて投与，④ 投薬なしの 4 群の妊娠成績を後方視的に検討したところ，臨床妊娠率と出産率ともに投薬なしより何らかの薬剤使用が良好であったが，薬剤の中でレトロゾールが最も多胎妊娠率が低いことから多胎妊娠を避けつつ AIH の妊娠率を向上させる卵巣刺激としてレトロゾールを推奨する報告があった（表 2）[4]．さらに，原因不明不妊女性 900 人（年齢: 18～40 歳）を対象に，卵巣刺激法として ① クロミフェン群（300 人），② レトロゾール群（299 人），③ hMG 群（301 人）をランダムに 3 群に分け AIH を行い，刺激法別の妊娠成績を前方視的に最大 4 周期まで検討したところ，hMG 群が臨床妊娠・出産率に関しては有意に高かったが，多胎率も高いことから，安全性を考慮すると AIH に併用する卵巣刺激はクロミフェンあるいはレトロゾールを推奨している（表 3）[5]．本邦ではレトロゾールは自費診療になることから，クロミフェンが選択されることが多いが，AIH を施行する際には卵巣刺激が有効である．

2 ▶ AIH を行うタイミング

　排卵前日，前々日が排卵日よりも妊娠率が 4 倍高いため[6]，AIH は排卵前に行うことが重要である．さらに排卵のトリガー（hCG あるいは GnRH アナログ）を使用した 36 時間後に AIH を行うことが妊娠率の向上に寄与することが明らか

表 2　AIH と各種の卵巣刺激による臨床成績①

	クロミフェン	レトロゾール	hMG
臨床妊娠率	28.3%　(85/300)	22.4%　(67/299)*	35.5%　(107/301)*
出産率	23.3%　(70/300)	18.7%　(56/299)	32.2%　(97/301)
多胎妊娠率	9.4%　(8/85)	13.4%　(9/67)*	31.8%　(34/107)*
品胎	0　(0/8)	0　(0/9)	29.4%　(10/34)

*P<0.001（対応する 2 群間に有意差あり）

| 表3 | AIH と各種の卵巣刺激による臨床成績② |

	クロミフェン	レトロゾール	hMG	自然
臨床妊娠率	1.6 個	1.3 個	1.4 個	1.0 個
主席卵胞数	11.7% (374/3,205)	13.0% (336/2,579)	11.9% (236/1,989)	8.1% (546/6,746)
出産率	8.9% (286/3,205)	9.4% (186/1,989)	9.5% (246/2,579)	6.2% (420/6,746)
多胎妊娠率	4.6% (17/374)	1.3% (3/236)	3.9% (13/336)	0.7% (4/546)
子宮外妊娠率	4.2% (14/336)	2.7% (10/374)	2.5% (6/236)	2.7% (15/546)
流産率	15.2% (57/374)	15.3% (36/236)	16.4% (55/336)	16.7% (91/546)
累積出産率*	25.7%	26.2%	23.7%	18.4%

*累積出産率は 3 周期の合計

になった[7].

3 ▶ AIH から IVF へのステップアップの条件

　AIH は自然に近い不妊治療であり，1 周期当たりの妊娠率は 5〜10%と高くない[6,8]. 一般的には AIH の累積妊娠率は 5〜6 回で頭打ちになることが知られているが，現在の不妊症診療は患者平均年齢が高くなって生きているため，患者個人に合わせて AIH を何回行うべきかの判断は非常に難しい. そんな疑問に対して，Harris らは，38 歳以上での AIH の妊娠率・生産率について検討したところ，38〜39 歳では 2 回まで，40 歳以上では 1 回の AIH で生産率が頭打ちになると報告している[9]. これらを考慮すると AIH の回数を年齢に合わせて行うべきである.

▎一歩上の EBM 診療をめざして

　欧州では 2009 年に年間 162,843 件の AIH と 135,621 件の体外受精が行われ，妊娠率は，AIH 12.4%，体外受精 28.9%と他国と比べても AIH の件数や妊娠率が高い[7]. その理由として多くの工夫が施行されていることが知られているが，世界保健機関（WHO）が発信する診療ガイドラインにおいて，AIH に対して成績向上のために推奨される方法についての報告があった（表4）[10]. また最

3●治療

表4 ● WHO による AIH の診療ガイドライン

CQ	推奨	エビデンスレベル
AIH の適応	原因不明，医学的介入なしで，12〜18 カ月妊娠していない方	高
	原因不明，総運動精子数 1,000 万以上の場合，12 カ月妊娠していない方	高
卵巣刺激の必要性	原因不明，総運動精子数 1,000 万以上の場合	中
精子の最低ライン	明らかな精子の最低ラインはない（調整前，調整後ともに）	低〜中
ベストタイミング	トリガーに hCG を使う場合，トリガーから 24〜40 時間で実施する	中
	卵巣刺激やトリガーを使わない場合，LH サージの翌日に実施する	中
卵管内 AIH	卵管内 AIH のメリットを示す証拠はない（子宮内 AIH でよい）	高
ダブル IUI	AIH を同一周期で 2 回行うメリットはない（1 回の AIH でよい）	中
AIH の回数	少なくとも 3 回は実施する 最大の実施回数に関する十分なデータはない	中 中
精子調整方法	どの方法が最も優れているとは言えない	低
費用対効果	原因不明，総運動精子数 1,000 万以上の方で，卵巣刺激で 3 回実施	高
院内感染防止対策	感染症スクリーニング検査を実施する	低
多胎妊娠防止策	トリガー日に 16 mm 以上の卵胞 2 個か 11 mm 以上の卵胞 5 個までなら実施，それ以上はキャンセル	中
	hMG 製剤使用は 75 単位以下を使用する	高
	クロミッドは hMG 製剤より低リスク，低コスト，低出産率（推奨）	中
	ロング法やショート法は妊娠率増加せず，多胎率増加，高コスト（推奨せず）	中
	トリガー日に過剰な卵胞を吸引するのも一法である	低

近，1 年間妊娠を目指し妊娠に至っていない原因不明不妊あるいは軽度男性不妊の 1,896 組を対象に，ランダムに 2 群（排卵誘発剤使用の AIH 群 1,096 組と経過観察群 800 組）に分け妊娠成績を前方視的に比較検討したところ，排卵誘発剤使用の AIH 群では，経過観察群に比べて約 2 倍の妊娠率を認めた[11]．エビデンスレベルから考察すると，原因不明不妊症で，ある程度の精子濃度がある場合に

は，積極的に AIH へステップアップすることが必要と考えられる．ただし，前述したように患者年齢を加味した実施回数が必要である．

☞文献

1) Bensdorp AJ, Tjon-Kon-Fat RI, Bossuyt PM, et al. Prevention of multiple pregnancies in couples with unexplained or mild male subfertility: randomised controlled trial of in vitro fertilisation with single embryo transfer or in vitro fertilisation in modified natural cycle compared with intrauterine insemination with controlled ovarian hyperstimulation. BMJ. 2015; 350: g7771.

2) Bahadur G, Homburg R, Muneer A, et al. First line fertility treatment strategies regarding IUI and IVF require clinical evidence. Hum Reprod. 2016; 31: 1141-6.

3) Van Voorhis BJ, Barnett M, Sparks AE, et al. Effect of the total motile sperm count on the efficacy and cost-effectiveness of intrauterine insemination and in vitro fertilization. Fertil Steril. 2001; 75: 661-8.

4) Huang S, Wang R, Li R, et al. Ovarian stimulation in infertile women treated with the use of intrauterine insemination: a cohort study from China. Fertil Steril. 2018; 109: 872-8.

5) Diamond MP, Legro RS, Coutifaris C, et al. Letrozole, gonadotropin, or clomiphene for unexplained infertility. N Engl J Med. 2015; 373: 1230-40.

6) Wilcox AJ, Weinberg CR, Baird DD. Post-ovulatory ageing of the human oocyte and embryo failure. Hum Reprod. 1998; 13: 394-7.

7) Dinelli L, Courbiere B, Achard V, et al. Prognosis factors of pregnancy after intrauterine insemination with the husband's sperm: conclusions of an analysis of 2,019 cycles. Fertil Steril. 2014; 101: 994-1000.

8) Duran HE, Morshedi M, Kruger T, et al. Intrauterine insemination: a systematic review on determinants of success. Hum Reprod Update. 2002; 8: 373-84.

9) Harris ID, Missmer SA, Hornstein MD. Poor success of gonadotropin-induced controlled ovarian hyperstimulation and intrauterine insemination for older women. Fertil Steril. 2010; 94: 144-8.

10) Cohlen B, Bijkerk A, Van der Poel S, et al. IUI: review and systematic assessment of the evidence that supports global recommendations. Hum Reprod Update. 2018; 24: 300-19.

11) van Eekelen R, van Geloven N, van Wely M, et al. Is IUI with ovarian stimulation effective in couples with unexplained subfertility? Hum Reprod. 2019; 34: 84-91.

4 疾患と治療

1 原因不明不妊症

a スクリーニング検査で不妊原因がはっきりしない場合の治療は

池田真妃　熊谷 仁

ここがポイント

1. 30歳未満・不妊期間2年以内の症例は経過観察のみで累積妊娠率は60％以上期待できる.
2. 慢性子宮内膜炎に対して，抗菌薬投与により治癒した症例での妊娠率は非治癒群と比較し上昇する.
3. 高年齢不妊症例が増加しており，加齢に伴う卵巣機能低下に起因する不妊も，現状，原因不明不妊に含む.

　不妊症は全夫婦の約10～15％程度といわれており，原因不明不妊はその中で15～25％と報告されている[1]. しかし，各施設によって不妊症スクリーニングの検査項目や診断基準が異なるため，何をもって「原因不明」とするかは施設間でばらつきがある. 不妊は女性年齢と密接に関係し，年齢の上昇に伴い卵子の数の減少や質の低下，染色体異常をもつ卵子の増加により不妊の頻度が増えてくる（図1）[1]. 昨今，高年齢不妊症例が増加しており，加齢に伴う卵巣機能低下に起因する不妊の取り扱いは一定しておらず，原因不明に分類されることが多い.

治療

　スクリーニング検査の結果から原因不明不妊と診断された場合，① 女性年齢，② 不妊期間を考慮して治療法を選択するとともに，原因検索を引き続き念頭に置き治療を行う. 身体的負担が少なく，効率のよい治療法から開始することが望ましいが，不妊期間が長い症例や高年齢女性に対しては一般治療を経ずIVFを選択することも考慮する.

　当科における原因不明不妊の治療フローチャートを図2に示す. 若年齢でも不

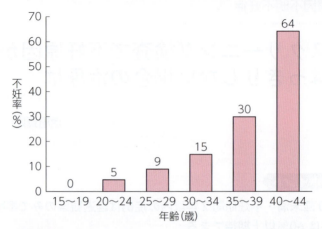

図1 年齢別不妊割合（熊谷　仁. In: 生殖医療の必修知識 2017. 2017. p.212-7[1]）

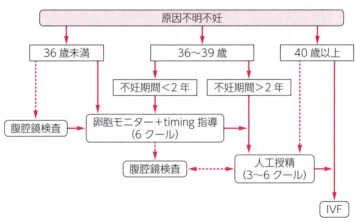

図2 当院における原因不明不妊患者の治療フローチャート

妊期間が長い症例ではIVFを先行させる場合がある．

1 ▶ 卵胞モニター・タイミング療法

　無治療で経過観察した場合，周期あたり5～6％，3年間で30～80％の累積妊娠率と報告されており[2,3]（図3），累積妊娠率には不妊期間が影響している．不妊期間が短く，女性年齢が低いほど妊娠率は高くなる傾向にあり，30歳未満・不妊

4 ● 疾患と治療

IA 女性不妊症

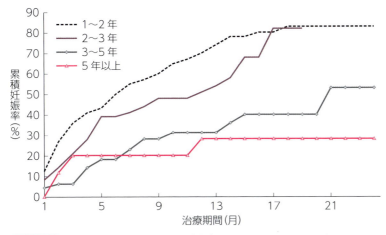

図3 治療期間と累積妊娠率の関係 (Hull MG, et al. Br Med J. 1985; 291: 1693-7[3])

表1 原因不明不妊における治療法別効果 (Hughes E, et al. Cochrane Database Syst Rev. 2010; 20: CD000057[4])

	オッズ比	95%CI
妊娠（対人） 　1. タイミング指導 　2. hCG＋タイミング指導 　3. AIH	 0.99 1.66 2.40	 0.61-1.60 0.58-4.80 0.70-8.19
流産（対人）	0.71	0.28-1.79
多胎妊娠	0.75	0.14-7.12

期間2年以内の症例では経過観察のみで累積妊娠率は60%以上となる．一方，36歳以上・不妊期間2年以上の症例では累積妊娠率は30%程度と低迷する[3]．よって，36歳以上・不妊期間2年以上の症例では積極的に治療を行うべきである．また，累積妊娠率をみると，経過観察12カ月で約50%の妊娠率，24カ月で60%であり[2]，それ以降は横ばいとなるため，同一治療は1年間を目安とし妊娠しない場合，ステップアップをすすめる．

2 ▶ 人工授精 (artificial insemination with husband's semen: AIH)

原因不明不妊において，AIH単独に比べ排卵誘発併用AIHにおいて有意に妊

娠率が高くなり，また排卵誘発周期ではタイミング法よりもAIHを併用することで妊娠率が高くなることが示されている[4]（表1）．このことは原因不明不妊に対して，排卵誘発を併用したAIHが有効な治療方法であることを示している．同様に，その周期あたりの妊娠率は15～18％，対象症例あたりの累積妊娠率は約30％と良好な成績が得られている[5,6]．原因不明の症例の排卵誘発にクロミフェンクエン酸塩を用いることが多いと思うが，クロミフェンクエン酸塩による頸管粘液の減少による頸管因子の発生がAIHによりカバーされることが妊娠率に寄与していると考える．留意点としては，過排卵刺激による多胎妊娠と卵巣過剰刺激症候群である．3個以上16 mm以上の卵胞を認められる場合にはhCG投与やAIHをキャンセルする．また，AIH施行5回以降で累積妊娠率が横ばいとなることから，6回を目途に妊娠しない場合には次のステップアップを考慮する．

3 ▶ 腹腔鏡手術

　腹腔鏡手術は診断的意義と治療的意義の両方を持ち合わせている．診断的意義に関する報告では，原因不明不妊600症例に対して行われた診断的腹腔鏡検査の骨盤内所見で約20％に骨盤内癒着を認め，約15％に子宮内膜症を認めた，とされている[7]．この結果は原因不明不妊の約2割に腹腔鏡検査で判明する不妊原因が内在することを示唆している．

　不妊治療に先行して腹腔鏡検査を施行した群と腹腔鏡検査を行わずIVFを施行した群の比較では，腹腔鏡施行群では6カ月以内の自然妊娠率は31.4％，それ以降にはIVFを併用し累積妊娠率は76.5％であった，と報告されている[8]．一方，IVF群では累積妊娠率82.9％，うち自然妊娠が4.9％であり，累積妊娠率に差はなかった．腹腔鏡群では自然妊娠率が高く，自然妊娠を望む若年女性に対しては腹腔鏡手術が勧められる（図4）．

4 ▶ 慢性子宮内膜炎（chronic endometritis: CE）

　CEは，子宮内膜機能層よりも内側に位置する基底層まで感染が波及している状態で，月経時に基底層が剥がれ落ちないために，感染が慢性化してしまう病態をいい，通常無症状である．CEの診断は子宮内膜のCD138免疫染色（形質細胞）が有力視されている．近年，CEは着床障害を惹起し，また反復流産との関連性も示唆されている．体外受精反復不成功の方の30.3％に慢性子宮内膜炎が認められたとする報告がある[9]．CEに対し，抗菌薬の治療後半年以内に体外受精を

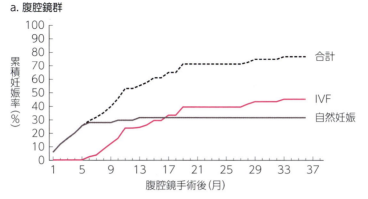

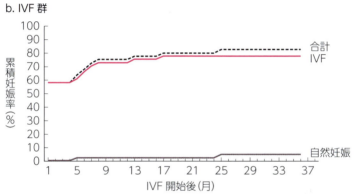

図4 腹腔鏡検査施行群と未施行群（IVF治療群）における累積妊娠率
(Shimizu Y, et al. Obstet Gynecol Res. 2011; 37: 412-5[8])

実施したところ，慢性子宮内膜炎治癒群は存続群と比べ，妊娠率（65.2% vs 33.0%）も出産率（60.8% vs 13.3%）とも有意に高まったとする報告もある[10]．CEは子宮鏡検査では，見つからない場合も多く，IVF反復不成功例で着床障害を疑った際には子宮内膜組織診でCD138の免疫染色も考慮する．

留意点

原因不明不妊の中で一般治療を行っている間は指摘できない受精障害や着床障害などの不妊原因があることを念頭に置き，継続的に原因探索を行い，いたずらに長期間1つの治療法に固執せず，患者との同意のもと一定期間で治療のステッ

プアップを行うことが重要である.

注意を要する病態として黄体化未破裂卵胞（luteinized unruptured follicle syndrome: LUF）と受精障害が挙げられる.

LUFは卵胞成熟が認められるが排卵せずに黄体化してしまう病態であり, 基礎体温は二相性で高温相が一定期間存在するため, 排卵があったと判断されることが多いが, 排卵していないため妊娠しない. LUFは子宮内膜症による腹腔内癒着症や卵巣局所での免疫関連細胞や炎症物質の異常に起因すると考えられている[11]. LUFに対する治療法は, クロミフェンやhMGによる排卵誘発が有効であり, 卵胞発育にあわせた積極的なhCG投与で, 確実な排卵を期待できるとされる. LUFを診断するためには, 排卵前後で卵胞モニターをする必要があり, 排卵誘発を施行してもLUFを繰り返す症例では外科的治療またはIVFを考慮する.

Conventional-IVFにおいて受精率は一般に7割ほどと考えられるが, 著しく受精率の悪い症例を認めることがあり受精障害と診断される. アクロシンなどの先体酵素の異常と考えられ顕微授精の適応となるが, AIHまでの治療では判明しない不妊原因である.

おわりに

初婚年齢の高年齢化傾向は続いており, 不妊症例は増加すると予想される. スクリーニング検査を十分行い, 原因不明不妊と診断された場合は, さらなる原因検索を行いながら治療を進め, 速やかに治療法のステップアップを行うことが肝要と考える.

☞文献

1) 熊谷 仁. 原因不明不妊症の治療法. In: 一般社団法人日本生殖医学会, 編. 生殖医療の必修知識 2017. 2017. p.212-7.
2) Brandes M, Hamilton CJ, van der Steen JO, et al. Unexplained infertility: overall ongoing pregnancy rate and mode of conception. Hum Reprod. 2011; 26: 360-8.
3) Hull MG, Glazener CM, Kelly NJ. Population study of causes, treatment, and outcome of inferility. Br Med J. 1985; 291: 1693-7.
4) Hughes E, Brown J, Collins J, et al. Clomiphene citrate for unexplained subfertility in women. Cochrane Database Syst Rev. 2010; 20: CD000057.
5) Verhulst SM, Cohlen BJ, Hughes E, et al. Intra-uterine insemination for unexplained subfertility. Cochrane Database Syst Rev. 2006; 18: CD001838.

4●疾患と治療

6) Goverde AJ, McDonnell J, Vermeiden JP, et al. Intrauterine insemination or in-vitro fertilisation in idiopathic subfertility and male subfertility: a randomised trial and cost-effectiveness analysis. Lancet. 2000; 355: 13-8.

7) Göçmen A, Atak T. Diagnostic laparoscopy findings in unexplained infertility cases. Clin Exp Obstet Gynecol. 2012; 39: 452-3.

8) Shimizu Y, Yamaguchi W, Takashima A, et al. Long-term cumulative pregnancy rate in women with unexplained infertility after laparoscopic surgery followed by in vitro fetrilization or in vitro fertilization alone. Obstet Gynecol Res. 2011; 37: 412-5.

9) Cicinelli E, Matteo M, Tinelli R, et al. Prevalence of chronic endometritis in repeated unexplained implantation failure and the IVF success rate after antibiotic therapy. Hum Reprod. 2015; 30: 323-30.

10) Park HJ, Kim YS, Yoon TK, et al. Chronic endometritis and infertility. Clin Exp Reprod Med. 2016; 43: 185-92.

11) Qublan H, Amarin Z, Nawasreh M, et al. Luteinized unruptured follicle syndrome: incidence and recurrence rate in infertile women with unexplained infertility undergoing intrauterine insemination. Human Reprod. 2006; 21: 2110-3.

ⅠA

女性不妊症

4 疾患と治療

2 卵胞発育・加齢

ⓐ 卵胞発育の基礎知識

上林大岳　　折坂 誠

> **ここがポイント**
>
> 1. 卵胞発育は，卵胞内の卵子〜顆粒膜細胞〜莢膜細胞間のクロストークと，下垂体性ゴナドトロピンの FSH や LH が協調することで，精緻に制御されている．
> 2. 原始卵胞〜前胞状卵胞の発育は，ゴナドトロピンに依存せず，卵巣局所のパラクライン・オートクライン因子で制御されている．
> 3. 胞状卵胞の発育は，小胞状卵胞から卵胞選択までの前半プロセスを FSH が，選択された主席卵胞が成熟し排卵に至る後半プロセスを LH が主導する．

　卵胞は，生殖細胞である卵子と，卵子を取り囲む 2 種類の体細胞（顆粒膜細胞と莢膜細胞）で構成されており，卵巣の根幹をなすユニットである．ヒトの卵胞発育は，原始卵胞が活性化し，一次卵胞→二次卵胞→前胞状卵胞→胞状卵胞を経て，単一の主席卵胞が選択され排卵するまでの，一連のプロセスをいう（図 1）．卵胞発育〜排卵の過程は，卵胞内の卵子〜顆粒膜細胞〜莢膜細胞間のクロストークと，下垂体性ゴナドトロピンである卵胞刺激ホルモン（FSH）および黄体化ホルモン（LH）が協調することで，精緻に制御されている[1]．

卵胞の発育ステージ

　卵胞の発育ステージは，下垂体性ゴナドトロピンへの反応性に応じて，① 原始卵胞〜一次卵胞〜二次卵胞がゴナドトロピンと無関係に発育する<u>ゴナドトロピン非依存期</u>，② 前胞状卵胞が FSH 依存性を獲得する<u>ゴナドトロピン感受期</u>，③ 胞

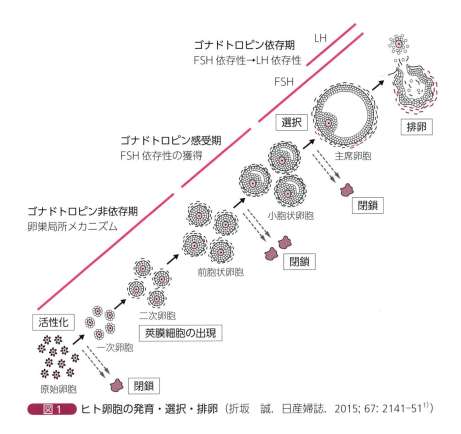

図1 ヒト卵胞の発育・選択・排卵（折坂 誠. 日産婦誌. 2015; 67: 2141-51[1]）

状卵胞がFSH・LHに依存して発育・成熟するゴナドトロピン依存期，の3つに分類される（図1）[1].

原始卵胞の活性化（ゴナドトロピン非依存期）

女性は，卵巣に約200万の原始卵胞をストックした状態で出生する．生後，原始卵胞は卵巣内で永く休眠しているが，やがてある一群が一次卵胞へ発育し始める（原始卵胞の活性化）．原始卵胞の活性化機構はまだ明らかでないが，卵巣局所に何らかの活性化抑制システムが存在しており，この抑制が解除されることで，一部の原始卵胞が発育を開始する可能性が推測されている．現時点で，原始卵胞の活性化抑制システムの候補に挙げられているのが，① PI3k-Akt 経路を抑制的に制御する酵素 phosphatase and tensin homolog deleted from chromosome 10（PTEN）と，②抗ミューラー管ホルモン（anti-Müllerian hormone: AMH）である[2]．

前胞状卵胞の FSH 依存性獲得（ゴナドトロピン感受期）

原始卵胞～一次卵胞～二次卵胞の発育プロセスは，ゴナドトロピンに依存せず，卵巣内のパラクライン・オートクライン因子によって制御されている．前胞状卵胞から胞状卵胞の移行期に，卵胞がFSHへの依存性を獲得することで，発育制御機構が卵巣局所からFSHに切り替わる．FSH依存性の獲得は，卵胞のその後の運命（発育 vs 閉鎖）を決定づけるきわめて重要なイベントである．

二次卵胞～前胞状卵胞になると，FSHに対する特異的な受容体（FSH受容体）が，顆粒膜細胞で発現し始める．FSHβサブユニットやFSH受容体のノックアウトマウスは，原始卵胞～二次卵胞の発育が保たれるものの，前胞状卵胞で発育停止し，卵胞腔を形成できないことから，FSHは前胞状卵胞が胞状卵胞へ発育するために必須といえる[2]．

前胞状卵胞がFSH依存性を獲得するプロセスで中心的な役割を担うのは，アンドロゲン，インスリン様成長因子（insulin-like growth factors: IGF）システム，アクチビン，そして growth differentiation factor 9（GDF9）や bone morphogenetic protein 15（BMP15）など卵子由来の成長因子である[2]．

卵胞がFSH依存性を獲得する最初のステップの1つが，二次卵胞における莢膜細胞の出現である（図1）．卵胞周囲に莢膜細胞の層が出現すると，卵胞に血流が供給され，ゴナドトロピンへの感受性を獲得するようになる．卵巣の間質組織には莢膜細胞のもとになる莢膜前駆細胞（莢膜幹細胞）が存在し，この莢膜幹細胞に顆粒膜細胞由来の Kit Ligand や IGF1，卵子由来の GDF9 が作用すると，莢膜細胞へ機能分化する[1,3]．

卵胞発育が前胞状卵胞に達すると，顆粒膜細胞にFSH受容体，莢膜細胞にLH受容体が発現し，いわゆる 2-cell 2-gonadotropin theory の原型が形成される．莢膜細胞で産生・分泌されるアンドロゲンは，顆粒膜細胞のアンドロゲン受容体に結合することで，初期卵胞の発育を促進し，前胞状卵胞～胞状卵胞におけるFSH受容体の発現を誘導する．

胞状卵胞の発育・成熟と主席卵胞の選択（ゴナドトロピン依存期）

ヒトでは胞状卵胞が直径 2～5 mm に達すると，周期的なゴナドトロピン分泌

4 ● 疾患と治療

の発育制御を受けるようになる[1]．毎月 10 個前後の小胞状卵胞が，FSH 依存性に発育をスタートするが，最終的に選択され排卵できるのは単一の主席卵胞のみである（図 1）[1]．ゴナドトロピンのサポートを受け，胞状卵胞が発育・成熟するに伴って，卵胞内の卵子も発育・成熟し，受精能を獲得できるようになる．

FSH は顆粒膜細胞の FSH 受容体に結合し，cAMP-PKA 経路や MAPK-ERK 経路，PI3K-Akt 経路など，複数の細胞内シグナル伝達経路を活性化することで，顆粒膜細胞の増殖と機能分化を促進するとともに，顆粒膜細胞アポトーシスを抑制している[4]．

胞状卵胞が主席卵胞として選択され，その後の成熟→排卵プロセスへ進むためには，FSH が顆粒膜細胞で誘導する ① アロマターゼの発現（＝エストロゲン産生能の亢進），② IGF システムの活性化，③ LH 受容体の発現（＝LH 依存性の獲得），④ アポトーシスを抑制，の 4 条件をすべて満たす必要がある[5]．

ヒトの胞状卵胞では，顆粒膜細胞における FSH 受容体の発現レベルは，2~5 mm 径の小胞状卵胞がピークであり，主席卵胞が選択される直前（7~9 mm 径）にはその発現が著しく抑制される．一方で，卵胞選択を境に，顆粒膜細胞で LH 受容体の発現が強力に誘導される[6]．このように，胞状卵胞の発育は，小胞状卵胞から卵胞選択までの前半プロセスを FSH が，選択された主席卵胞が成熟し排卵に至る後半プロセスを LH が，それぞれ主導すると推測されている（図 1）[5]．

これまで主席卵胞の選択メカニズムは，インヒビンと FSH 受容体を中心に説明されてきた．すなわち，胞状卵胞の発育に伴い，顆粒膜細胞で産生されるインヒビンが，下垂体からの FSH 産生・分泌を抑制する[1]．その結果，FSH に対する感受性が最も高い卵胞（顆粒膜細胞で FSH 受容体が最も多く発現する卵胞）だけが生存し，主席卵胞として発育し続ける．一方で，主席卵胞以外の，FSH 感受性が低い卵胞（FSH 受容体の発現量が低い卵胞）は，FSH のアポトーシス抑制効果を享受できず，卵胞閉鎖に陥るとされる[7]．

近年，卵胞選択のもう 1 つのメカニズムとして注目されているのが，胞状卵胞における LH 依存性の獲得である．LH は，莢膜細胞からのパラクライン作用を介して，顆粒膜細胞における ① アロマターゼ発現，② IGF システム活性化，③ LH 受容体発現，④ アポトーシス抑制に寄与し，卵胞の選択・成熟→排卵のプロセスで重要な役割を担うと推測されている[5]．

IA

女性不妊症

おわりに

卵胞発育の基礎メカニズムを理解すると，排卵障害の病態究明や，適切な卵胞刺激法の選択，採卵時期の決定など，不妊治療のさまざまな場面で，奥行きのある臨床を行うベースになる．多嚢胞性卵巣症候群（PCOS）やゴナドトロピン不応症（poor ovarian response）といった難治性の排卵障害に遭遇した場合，いま FSH〜顆粒膜細胞系と LH〜莢膜細胞系で一体何が起こっているのか，思いを巡らすことで，解決の糸口が見つかるかもしれない．

☞文献

1) 折坂　誠. 卵胞発育における卵子〜顆粒膜細胞〜莢膜細胞間のクロストーク. 日産婦誌. 2015; 67: 2141-51.
2) Pangas SA, Rajkovic A. Follicular Development: Mouse, Sheep, and Human Models. In: Plant TM, Zeleznik AJ, editors. Knobil and Neill's Physiology of Reproduction. 4th ed. London: Academic Press; 2014. p.947-95.
3) 森　崇英. 卵胞発育におけるアンドロゲンの意義―FSH/アンドロゲン主軸論. In: 内分泌・免疫複合系による卵巣機能の調節. 京都: 知人社; 2014. p.41-51.
4) Hunzicker-Dunn M, Mayo K. Gonadotropin Signaling in the Ovary. In: Plant TM, Zeleznik AJ, editors. Knobil and Neill's Physiology of Reproduction. 4th ed. London: Academic Press; 2014. p.895-945.
5) Hattori K, Orisaka M, Fukuda S, et al. Luteinizing hormone facilitates antral follicular maturation and survival via thecal paracrine signaling in cattle. Endocrinology. 2018; 159: 2337-47.
6) Jeppesen JV, Kristensen SG, Nielsen ME, et al. LH-receptor gene expression in human granulosa and cumulus cells from antral and preovulatory follicles. J Clin Endocrinol Metab. 2012; 97: E1524-31.
7) Zeleznik AJ, Plant TM. Control of the Menstrual Cycle. In: Plant TM, Zeleznik AJ, editors. Knobil and Neill's Physiology of Reproduction. 4th ed. London: Academic Press; 2014. p.1307-61.

4 疾患と治療

2 卵胞発育・加齢

b 卵子老化と生殖医療

髙井 泰

> **ここがポイント**
> 1. 卵巣中の卵子は加齢とともに量と質が低下していくと考えられており，質の低下が「卵子老化」と言われている.
> 2. 卵子老化の原因としてミトコンドリアの量・質の低下やDNA修復能の低下が推測されているが，現状では治療法や予防法は確立していない.
> 3. 卵子老化に対する生殖医療では，DHEAの併用，若年での未受精卵子凍結，若年女性からの卵子提供などが試みられている.

卵子老化とは

　生殖補助医療（ART）では，女性の年齢が35歳以上になると妊娠率の低下と流産率の増加が認められる．これは加齢による卵子の染色体異常や胚発育の悪化が原因と考えられており，近年「卵子老化」としてメディアなどで取り上げられる機会が増えてきた.

　卵巣中の卵子（原始卵胞）は胎児期（妊娠5カ月頃）をピークに減少し，閉経に至るまで増加することはないとされる．そして，胎児期から排卵まで何年もの間，第1減数分裂前期の途中で細胞周期が停止しているため，卵子は女性の加齢とともに質が低下していくと考えられている．この卵子の質の低下が一般に「卵子老化」と言われている.

卵子老化とミトコンドリア機能

　卵子の老化の原因として，加齢に伴うミトコンドリアDNAの不安定性によっ

て卵細胞中に変異ミトコンドリアDNAが蓄積すること，加齢に伴い卵細胞における適切な生合成が行われなくなることが推測されている．また，加齢は顆粒膜細胞におけるミトコンドリア生合成にも影響することが示唆されている[1].

　最近，高年齢マウスを用いた実験で，カロリー摂取制限が排卵誘発刺激に対する卵子獲得数の回復のみならず，卵子の染色体異常率の低下をもたらすことが報告された[2]. これは，カロリー摂取制限によって，加齢に伴う卵細胞内の紡錘体・染色体の整列の乱れやミトコンドリアの凝集が防止されたことによると考えられている．逆に，高脂肪食を投与されたマウスでは，卵細胞内ミトコンドリア機能が障害され，卵胞で卵子を取り巻く顆粒膜細胞のアポトーシスが増加し，顆粒膜細胞における小胞体ストレス応答遺伝子AT4の発現が高脂肪食投与マウスや肥満不妊患者で増加することも報告された[3]. このように，卵子の老化に伴う生化学的変化は代謝異常による変化と類似しており，原始卵胞を活性化する哺乳類ラパマイシン標的タンパク（mTOR）が栄養状態の影響を受けることによると考えられている[4].

　一方，若年ドナーの卵子から得られた少量の卵細胞質を反復不成功例の卵子に注入することにより，ARTの成功率が著しく改善したとの報告が1990年代になされ，ミトコンドリアの機能改善によると考えられた．しかしながら，他者からの卵細胞質移植は他者のミトコンドリアDNAを子孫に伝えることに繋がるという理由により，米国食品衛生局によりただちに禁止された．このため，現在では他者のミトコンドリアによらないミトコンドリアの機能改善が試みられている．たとえば，生体の脂質代謝に関与するビタミン様物質であるL-カルニチンを培養液に添加すると，マウス未成熟・未受精卵子における不良な紡錘体形成やミトコンドリアの凝集が抑制され，凍結・体外成熟・受精後の胚発育が改善した[5]. また，ミトコンドリアにおける電子伝達系の必須因子であるコエンザイムQ10（CoQ10）を高年齢マウスに投与すると排卵が改善し，卵におけるミトコンドリア数やATP産生が改善したという報告もある[6]. さらに，赤ワインなどに多く含まれる植物化学物質のポリフェノールの1種であるレスベラトロールは，ミトコンドリアに局在するsirtuin 3（Sirt3）タンパクの発現増加を介して，ミトコンドリアの生合成を活性化することが期待され[7]，Sir3 mRNAをマウス卵子に注入するとミトコンドリア生合成と卵子の発育能が改善した[8]. しかしながら，いずれの試みもヒトでの効果は確立していないのが現状である．

4 ● 疾患と治療

卵子老化と DNA 修復能

　近年の研究では，原始卵胞内の卵子には放射線，抗がん剤，内分泌攪乱物質，フリーラジカルなどによる DNA 二重鎖切断（double-strand breaks: DSBs）を修復する機能があり，この DNA 修復能が加齢とともに低下していくことが知られている[9]．ヒト原始卵胞内の卵子は 50 年にもわたって第 1 減数分裂前期で停止しているが，高年齢女性の原始卵胞内卵子では若年女性に比べて DNA DSBs が有意に多かった[10]．また，ART の際に得られたヒト GV（germinal vesicle）期卵子では，DNA 修復に関わる *BRCA1*，*MRE11*，*RAD51*，*ATM* の mRNA の発現が加齢とともに低下した[10]．

　また，22 の全ゲノム連鎖解析（GWAS）によるメタアナリシスでは，自然閉経年齢と関連する遺伝子として *MCM8* や *DMC1* など複数の DNA 修復遺伝子が抽出されている[11]．また，*MCM8*[12]などさまざまな DNA DSBs 修復因子の遺伝子変異によって早発卵巣不全を発症することも報告されている．これらの変異は DNA 減数分裂時に生じた DSBs を修復できないために生下時の原始卵胞数の低下をもたらすだけでなく，出生後の原始卵胞内卵子に生じた DNA DSBs も修復できないためにアポトーシスによる卵子の喪失をもたらしたり，細胞死の活性化により卵子の質の低下をもたらし，卵巣・卵子の老化に寄与すると考えられている．

　近年の研究では，DNA 修復能の改善によって卵子老化を予防できる可能性が示唆されている．加齢マウスから採取した卵子に RAD51 タンパクを注入することによって，自然発生する DNA DSBs が減少し，アポトーシスが抑制され，受精卵の発育能が改善したことが報告されている[13]．また，未修復 DNA を持つ卵子の除去に関与するチェックポイントキナーゼである CHK2 を欠損したマウスでは放射線照射による原始卵胞の減少が抑制されるが，CHK2 阻害薬を投与することによっても同様の効果が得られ，健常な子孫も得られた[14]．全身の細胞の DNA 修復能を高めることはがん治療の効果を損なう可能性があるため，加齢やがん治療に対して妊孕性を温存する目的では，卵子の DNA 修復能を選択的に改善する薬剤の開発が望まれる．

DHEA 併用 ART の有効性

　デヒドロエピアンドロステロン（DHEA）は主として副腎皮質で産生される

が，卵巣や末梢組織でも産生される弱いアンドロゲンの一種である．20歳代以降，加齢とともに血中濃度が減少することが知られており，老化現象との関連が注目されている．卵巣予備能低下（poor ovarian reserve: POR）症例を対象としたARTで，DHEA併用が排卵誘発に対する卵巣の反応を改善する可能性が最初に報告されたのは2000年であり[15]，その後もDHEAの有効性を示唆する複数の報告がなされた．ヒツジ卵巣を用いた動物実験でもDHEAが原始卵胞や前胞状卵胞の発育を促し，顆粒膜細胞におけるAMH発現を増加させた[16]．また，DHEAを投与された高年齢女性に対するART施行時に採取した顆粒膜細胞では，老化マーカーとして広く用いられている老化関連酸性β-ガラクトシダーゼの発現が低下した[17]．

　これまでの21論文を対象としたメタアナリシスでは，DEHA併用ARTでは臨床的妊娠率，生産率，着床率，胞状卵胞数（AFC），流産率，採卵数，血中AMH濃度の有意な改善がみられた[18]．また，140人のPOR症例を対象としたランダム化比較試験では，ART前にDHEA 75 mg/日を12週間投与することによって，採卵数，受精率，臨床的妊娠率，継続妊娠率の有意な改善が得られた[19]．さらに，151人のPOR症例を対象とした後方視的検討では生産率の有意な改善が得られるとともに，DHEA投与症例（90 mg/日，3カ月間）の中でも特に血中DHEA-S濃度が低下（<180 μg/dL）している症例で採卵数の有意な改善が得られた[20]．一方，52人を対象とした小規模な二重盲検試験では採卵数や生産率の有意な改善はみられなかった[21]．これまでの報告ではDHEA併用がART成績を改善させることが示唆されるが，適応症例の選択を含めて明確なコンセンサスが得られるにはさらなる知見の蓄積が必要である．

卵子凍結

　海外では卵子バンキングなどに関連した卵子凍結が行われ，すでに数千人以上の出産例があると推定されている[22]．米国生殖医学会（American Society of Reproductive Medicine: ASRM）は卵子凍結に関する論文を検討した結果，ガラス化凍結法により凍結融解した卵子の受精率・妊娠率が新鮮卵子と同等であること，凍結融解卵子を用いたARTで生まれた児に染色体異常・先天異常・発育障害が増大することはないため，もはや卵子凍結保存は臨床研究ではなく，有効かつ安全な臨床技術であるとするガイドラインを発表した[23]．また，英国国立医療技術評価機構（National Institute for Health and Clinical Excellence:

NICE）も卵子凍結を有用な生殖医療技術であるとする新しいガイドラインを公開している[24]．

　一方，我が国では超急速凍結法（ガラス化凍結法）が世界に先駆けて普及し，偶発的な卵子凍結保存による妊娠・出産例は稀ではない．さらに，将来の妊娠を望む女性が，若いうちに自らの未受精卵子を凍結保存しておく医療サービスが我が国でも始まっている．しかしながら，このような予防的卵子凍結保存の安全性，臨床成績，費用対効果，心理的影響などに関する報告は乏しい．過剰な期待を与えたり，いたずらに挙児を遅らせることを助長しないよう，年齢や施設ごとの成績について十分な説明を受けることが重要である[25]．日本生殖医学会では「社会的適応による未受精卵子あるいは卵巣組織の凍結・保存のガイドライン」を発表し[26]，その中で採卵時の年齢は 40 歳以上は推奨できないこと，凍結卵子の使用時の年齢は 45 歳以上は推奨できないことなどを示した．また，施設・設備，人員配置，診療体制，登録と報告の体制などに関する実施施設の要件についても定めた[27]．

　ガラス化凍結卵子から生まれた新生児 200 人の検討でも，新鮮卵子と比べて出生児体重や先天異常に差異を認めなかった[29]．しかしながら，多数例の検討では，胚凍結が出生児体重を増加させるという報告が我が国を含めて相次いでいるため[30]，卵子凍結が出生児に及ぼす影響についても十分な検証が不可欠である．

卵子提供

　最近の不妊症患者に対する意識調査[31]では，早発閉経患者の約 8 割，その他の不妊症患者の 4 割程度が卵子提供に肯定的だった．日本生殖医学会では 2009 年に第三者の卵子を用いた体外受精を認める報告書をまとめた．国内の 25 施設からなる日本生殖補助医療標準化機関（JISART）では独自のガイドラインを策定し，出産例を報告している．

　卵子提供妊娠では母体年齢に関係なく妊娠高血圧症候群のリスクが高いと報告されているが，多胎ではさらに高率となり[32]，我が国の周産期施設にとって負担となっていることが問題である．遺伝医療が身近となり，出生児が出自を知る権利が尊重される今日では，親が子に卵子提供の事実を告知することが望ましい．一方，出生児に対して提供者の個人情報をどこまで開示することができるかに関しては，提供者やその家族のプライバシーにも配慮する必要があることから，一定の結論は得られていない．我が国では卵子提供に関する法整備が遅れており，

生殖医療法案の策定が待たれている.

☞文献

1) May-Panloup P, Boucret L, Chao de la Barca JM, et al. Ovarian ageing: the role of mitochondria in oocytes and follicles. Hum Reprod Update. 2016; 22: 725-43.

2) Selesniemi K, Lee HJ, Muhlhauser A, et al. Prevention of maternal aging-associated oocyte aneuploidy and meiotic spindle defects in mice by dietary and genetic strategies. Proc Natl Acad Sci U S A. 2011; 108: 12319-24.

3) Wu LL, Dunning KR, Yang X, et al. High-fat diet causes lipotoxicity responses in cumulus-oocyte complexes and decreased fertilization rates. Endocrinology. 2010; 151: 5438-45.

4) Nelson SM, Telfer EE, Anderson RA. The ageing ovary and uterus: new biological insights. Hum Reprod Update. 2013; 19: 67-83.

5) Moawad AR, Xu B, Tan SL, et al. l-carnitine supplementation during vitrification of mouse germinal vesicle stage-oocytes and their subsequent in vitro maturation improves meiotic spindle configuration and mitochondrial distribution in metaphase II oocytes. Hum Reprod. 2014; 29: 2256-68.

6) Bentov Y, Casper RF. The aging oocyte—can mitochondrial function be improved? Fertil Steril. 2013; 99: 18-22.

7) Pacella-Ince L, Zander-Fox DL, Lan M. Mitochondrial SIRT3 and its target glutamate dehydrogenase are altered in follicular cells of women with reduced ovarian reserve or advanced maternal age. Hum Reprod. 2014; 29: 1490-9.

8) Zhao HC, Ding T, Ren Y, et al. Role of Sirt3 in mitochondrial biogenesis and developmental competence of human in vitro matured oocytes. Hum Reprod. 2016; 31: 607-22.

9) Winship AL, Stringer JM, Liew SH, et al. The importance of DNA repair for maintaining oocyte quality in response to anti-cancer treatments, environmental toxins and maternal ageing. Hum Reprod Update. 2018 Jan 25. [Epub ahead of print]

10) Titus S, Li F, Stobezki R, et al. Impairment of BRCA1-related DNA double-strand break repair leads to ovarian aging in mice and humans. Sci Transl Med. 2013; 5: 172ra21.

11) Stolk L, Perry JR, Chasman DI, et al. Meta-analyses identify 13 loci associated with age at menopause and highlight DNA repair and immune pathways. Nat Genet. 2012; 44: 260-8.

12) AlAsiri S, Basit S, Wood-Trageser MA, et al. Exome sequencing reveals MCM8 mutation underlies ovarian failure and chromosomal instability. J Clin Invest. 2015; 125: 258-62.

13) Kujjo LL, Laine T, Pereira RJ, et al. Enhancing survival of mouse oocytes following chemotherapy or aging by targeting Bax and Rad51. PLoS One. 2010; 5: e9204.

14) Rinaldi VD, Hsieh K, Munroe R, et al. Pharmacological inhibition of the DNA damage checkpoint prevents radiation–induced oocyte death. Genetics. 2017; 206: 1823-8.

15) Casson PR, Lindsay MS, Pisarska MD, et al. Dehydroepiandrosterone supplementation augments ovarian stimulation in poor responders: a case series. Hum Reprod. 2000; 15: 2129-32.

16) Narkwichean A, Jayaprakasan K, Maalouf WE, et al. Effects of dehydroepiandrosterone on in vivo ovine follicular development. Hum Reprod. 2014; 29: 146-54.

17) Lin LT, Cheng JT, Wang PH, et al. Dehydroepiandrosterone as a potential agent to slow down ovarian aging. J Obstet Gynaecol Res. 2017; 43: 1855-62.

18) Zhang M, Niu W, Wang Y, et al. Dehydroepiandrosterone treatment in women with poor ovarian response undergoing IVF or ICSI: a systematic review and meta–analysis. J Assist Reprod Genet. 2016; 33: 981-91.

19) Kotb MM, Hassan AM, AwadAllah Am. Does dehydroepiandrosterone improve pregnancy rate in women undergoing IVF/ICSI with expected poor ovarian response according to the Bologna criteria? A randomized controlled trial. Eur J Obstet Gynecol Reprod Biol. 2016; 200: 11-5.

20) Chern CU, Tsui KH, Vitale SG, et al. Dehydroepiandrosterone (DHEA) supplementation improves in vitro fertilization outcomes of poor ovarian responders, especially in women with low serum concentration of DHEA–S: a retrospective cohort study. Reprod Biol Endocrinol. 2018; 16: 90.

21) Narkwichean A, Maalouf W, Baumgarten M, et al. Efficacy of dehydroepiandrosterone (DHEA) to overcome the effect of ovarian ageing (DITTO): A proof of principle double blinded randomized placebo controlled trial. Eur J Obstet Gynecol Reprod Biol. 2017; 218: 39-48.

22) Kuwayama M, Leibo S. Cryopreservation of human embryos and oocytes. J Mamm Ova Res. 2010; 27: 79-86.

23) The Practice Committees of the American Society for Reproductive Medicine and the Society for Assisted Reproductive Technology. Mature oocyte cryopreservation: a guideline. Fertil Steril. 2013; 99: 37-43.

24) National Institute for Health and Clinical Excellence: Fertility–assessment and treatment for people with fertility problems. 2013. http://www.nice.org.uk/nicemedia/live/14078/62769/62769.pdf.

25) Practice Committee of Society for Assisted Reproductive Technology; Practice Committee of American Society for Reproductive Medicine. Essential elements of informed consent for elective oocyte cryopreservation: a Practice Committee opinion. Fertil Steril. 2008; 90: S134-5.

26) 日本生殖医学会. 倫理委員会報告「未受精卵子および卵巣組織の凍結・保存に関するガイドライン」. 2013. http://www.jsrm.or.jp/guideline-statem/guideline_2013_02.pdf.

27) 日本生殖医学会. 未受精卵子および卵巣組織の凍結・保存を行う施設の要件について. 2013: http://www.jsrm.or.jp/guideline-statem/guideline_2013_03.pdf.

28) Noyes N, Porcu E, Borini A. Over 900 oocyte cryopreservation babies born with no apparent increase in congenital anomalies. Reprod Biomed Online. 2009; 18: 769-76.

29) Chian RC, Huang JY, Tan SL, et al. Obstetric and perinatal outcome in 200 infants conceived from vitrified oocytes. Reprod Biomed Online. 2008; 16: 608-10.

30) Nakashima A, Araki R, Tani H, et al. Implications of assisted reproductive technologies on term singleton birth weight: an analysis of 25,777 children in the national assisted reproduction registry of Japan. Fertil Steril. 2013; 99: 450-5.

31) 生殖テクノロジーとヘルスケアを考える研究会. 卵子提供に関する不妊当事者の意識調査. 2013. http://saisentan.w3.kanazawa-u.ac.jp/image/Report_Ovumoffer20130830.pdf.

32) Wiggins DA, Main E. Outcomes of pregnancies achieved by donor egg in vitro fertilization—a comparison with standard in vitro fertilization pregnancies. Am J Obstet Gynecol. 2005; 192: 2002-6; discussion 2006-8.

4 疾患と治療

3 内分泌

a-1 多嚢胞性卵巣症候群（PCOS）において クロミフェン療法が無効だったら

福原理恵

ここがポイント

1. クロミフェン抵抗性PCOSでは，肥満，耐糖能異常，インスリン抵抗性のいずれかを認める場合，メトホルミン療法が有効なことがある．
2. クロミフェン療法が無効な際には，2nd lineの治療法としてゴナドトロピン療法と腹腔鏡下卵巣多孔術があり，その治療成績は同等であるが，各々の治療法の特性を鑑みながら症例に応じて選択する．
3. アロマターゼ阻害薬がBMI 30 kg/m²以上の高度肥満症例では有用である可能性がある．
4. メトホルミンとアロマターゼ阻害薬は保険適応がないため，患者への十分なインフォームドコンセントのもとで使用することが重要である．

多嚢胞性卵巣症候群（polycystic ovary syndrome: PCOS）は，生殖年齢女性の5～10%に発症し，排卵障害による不妊症を呈する．治療は2009年に日本産科婦人科学会生殖・内分泌委員会が示した治療指針（図1)[1]をもとに，排卵誘発を起こすことを目的として行う．肥満例（BMI≧25 kg/m²）では，まずは減量と体重減少の指導が重要となる．

クロミフェン療法の有効性と限界

PCOSでの排卵誘発薬の第一選択はクロミフェンクエン酸塩（CC）である．月経あるいは消退出血の5日目から50 mg/日，5日間の内服から開始し，無効

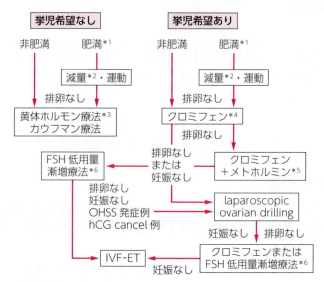

図1 多嚢胞性卵巣症候群の治療指針（日産婦誌. 2009; 61: 902-12[1]）

*[1] BMI>25
*[2] BMI>25 の場合, 5～10%の減量と2～6カ月のダイエット期間を目標とする
*[3] 低用量経口避妊薬を用いる場合もある
*[4] 高PRL血症にはドパミンアゴニスト, 副腎高アンドロゲン血症にはグルココルチコイドを併用
*[5] 肥満, 耐糖能異常またはインスリン抵抗性をもつ症例
*[6] 主席卵胞18 mm以上でhCG投与, ただし16 mm以上の卵胞が4個以上の場合はhCG投与を中止

な場合には次周期から100 mg/日まで増量する．排卵率は60～85%とされているが，CC療法で卵胞発育および排卵を認めない場合には後述する治療法を選択する．また，周期あたりの妊娠率は6周期を超えると低下するため，CC療法を6周期行っても妊娠が成立しない場合には治療のステップアップが必要である．CCは，抗エストロゲン作用による子宮内膜の菲薄化や頸管粘液の減少をきたし妊娠の可能性をかえって低下させてしまうこともあり，また多胎率が約5～8%と高率であることから，漫然と投与するのではなく，外来で慎重な管理をしながら治療することが重要である．

4 ● 疾患と治療

クロミフェン療法が無効な場合の治療法

1 ▶ インスリン抵抗性改善薬（メトホルミン療法）

PCOS の病態にはインスリン抵抗性が関与しており，インスリン抵抗性の改善は PCOS の病態を改善する．現在，インスリン抵抗性改善薬として，主にメトホルミンが使用されているが，PCOS 患者で CC 療法が無効であり，肥満・耐糖能障害を有する，もしくはインスリン抵抗性を有する場合には，CC に加えて選択する治療法の 1 つである．投与方法としては妊娠するまでの連日投与であり，本邦では 500〜750 mg/日で使用していることが多い．CC 抵抗性の症例に対して，CC とメトホルミンの併用投与と CC 単独投与を比較したメタ解析があり，排卵率 76.4% vs 26.4%[2]，妊娠率 27.4% vs 3.8%，生産率 15.4% vs 1.8%[3]とメトホルミン併用投与が有用であることが証明されている．

重篤な副作用として，頻度は低いものの（10 万人あたり年間 3〜4 人），乳酸アシドーシスがあり，肝・腎機能低下症例に発症する．投与前にはあらかじめ肝機能・腎機能のチェックは必須である．また，ヨード造影剤使用前後は各々 48時間の休薬が必要なことに留意する．また，メトホルミンは排卵誘発としての保険適応がないため，PCOS 患者に用いる際には十分なインフォームドコンセントが必要である．

2 ▶ ゴナドトロピン療法

CC 抵抗性の場合に選択する 2nd line の治療法の 1 つである．排卵率や妊娠率は高く有用な治療法である一方で，多数の卵胞が発育することが多く，OHSS や多胎妊娠のリスクがある．このリスクを低減するべく，投与方法としては低用量漸増法が推奨される．この方法では単一卵胞発育が 69% に得られ，従来のゴナドトロピン療法と比べ，OHSS や多胎妊娠のリスクは低い[4]．低用量漸増法は消退出血または月経の 5 日目前後から FSH 製剤を 50〜75 IU ずつ連日投与する．投与開始 5〜7 日目から経腟超音波検査で卵胞径を計測し，投与開始 7 あるいは 14日後に最初の増量判定を行い，卵胞径が 10 mm 未満の場合には初期投与量の半量ずつ増量する．卵胞径が 10〜12 mm を超えた時点で FSH の投与量を一定に維持する．最長 4〜5 週間に 2〜3 回の増量をし，卵胞発育が見られない場合には治療周期を終了とする．主席卵胞径が 18 mm になった時点で hCG 5,000〜10,000 単位を投与する．16 mm 以上の卵胞が 4 個以上発育した場合には，その

IA
女性不妊症

JCOPY 498-16000

141

周期はキャンセルし，注意深いモニタリングを行うことが重要である．

3 ▶ 腹腔鏡下卵巣多孔術（laparoscopic ovarian drilling: LOD）

ゴナドトロピン療法と同様に，CC 抵抗性の場合に選択する 2nd line の治療法の 1 つである．LOD は腹腔鏡下に卵巣表面の小卵胞に小孔をあける術式であり，術後の自然排卵率は 30〜90%（平均 83%）でクロミフェン感受性はほぼ全例で回復することが報告されている[5]．ゴナドトロピン療法と同等の排卵率と妊娠率でありながら，OHSS と多胎妊娠のリスクが低く，腹腔内の病変の診断や治療を同時に行えるというメリットがある．卵胞モニタリングのための外来受診が困難な症例や PCOS 以外の理由で腹腔鏡手術が適応となる場合には，よい LOD の適応である．ただし，低侵襲ではあるものの，手術という侵襲的な治療が必要なこと，また術後の卵巣周囲癒着のリスクがあるということがデメリットである．また肥満症例においては，術中術後のリスクも高く，また術後の排卵率も低いという報告もあり，積極的な適応とはしがたい．

4 ▶ IVF-ET

上述した排卵誘発などの治療によっても妊娠に至らない場合，もしくは適正な卵胞発育のコントロールが困難な症例では IVF-ET を選択する．もちろん，卵管因子や男性因子など IVF-ET の適応となる他の不妊原因を有する場合には最初から IVF-ET を選択する．PCOS での IVF-ET において，特に留意する点は，卵巣刺激での OHSS の発症リスクが非常に高いことである．詳細は別項にゆずるが，卵巣刺激に際しては OHSS のリスクをいかに低減させるかが重要である．

5 ▶ アロマターゼ阻害薬

アロマターゼ阻害薬であるレトロゾールは，閉経後乳がんの治療薬として開発された薬剤であるが，CC 抵抗性の PCOS に対する排卵誘発効果が報告され，注目されている．投与方法は月経 3 日目から 2.5 mg/日を 5 日間投与し，排卵が認められない場合には最高 7.5 mg/日まで増量する．CC に比べ排卵率，生産率が高いことが報告されており，多胎率が低い傾向にある．日産婦の治療指針には記載されていないが，欧米では 1st line の治療薬としての位置付けとなっている[6]．ただし，BMI 30 kg/m² 以下の PCOS 患者では，CC 群とレトロゾール群で有意差がないという報告[7]もあり，本邦の PCOS 患者の多くが BMI 30 kg/m² 以下で

4●疾患と治療

あることから，本邦においてはレトロゾールを 1st line の治療薬として考えることはできないと思われる．現段階では，CC 抵抗性の PCOS 患者で，特に BMI 30 kg/m^{2}以上の高度肥満症例がよい適応かもしれない．レトロゾールは保険適用がないため，使用にあたっては十分なインフォームドコンセントが必要である．

■ エビデンス

挙児を希望している PCOS の治療において，肥満，耐糖能異常，インスリン抵抗性のいずれかを認め，かつクロミフェン単独で卵胞発育を認めなければ，メトホルミンを併用する（推奨レベル C）と記載がある．また，クロミフェン抵抗性の場合には，ゴナドトロピン療法または LOD を行う（推奨レベル B），ゴナドトロピン療法を行う際には，低用量で緩徐に刺激する（推奨レベル B）と記載されている[8]．

☞ 文献

1) 生殖・内分泌委員会報告．本邦における多嚢胞性卵巣症候群の治療法に関する治療指針作成のための小委員会報告．日産婦誌．2009; 61: 902-12.

2) Sibert TI, Kruger TF, Steyn DW, et al. Is the addition of metformin efficacious in the treatment of clomiphene citrate-resistant patients with polycystic ovary syndrome? A structured literature review. Fertil Steril. 2006; 86: 1432-7.

3) Moll E, van der Veen F, van Wely M. The role of metformine in polycystic ovary syndrome: a systematic review. Hum Reprod Update. 2007; 13: 527-37.

4) Homburg R, Howles CM. Low-dose FSH therapy for anovulatory infertility associated with polycystic ovary syndrome: rationale, results, reflections and refinements. Hum Reprod Update. 1999; 5: 493-9.

5) Abu Hashim H, Al-Inany H, De Vos M, et al. Three decades after Gjonnaess's laparoscopic ovarian drilling for treatment of PCOS; what do we know? An evidence-based approach. Arch Gynecol Obstet. 2013; 288: 409-22.

6) Teede HJ, Misso ML, Costello MF, et al. Recommendations from the international evidence-based guideline for the assessment and management of polycystic ovary syndrome. Fertil Steril. 2018; 110: 364-79.

7) Legro RS, Brzyski RG, Diamond MP, et al. Letrozole versus clomiphene for infertility in the polycystic ovary syndrome. N Engl J Med. 2014; 371: 119-29.

8) 日本産科婦人科学会/日本産婦人科医会，編集・監修．産婦人科診療ガイドライン婦人科外来編 2017．東京: 日本産科婦人科学会; 2017．p.201-4.

4 疾患と治療

3 内分泌

a-2 高アンドロゲン血症を伴う不妊症患者への対応

河野康志　楢原久司

> **ここがポイント**
>
> 1. 月経歴，臨床症状の発現時期や程度に関する詳細な問診を心がける．
> 2. 男性化を引き起こす疾患を想定し検査を進める．
> 3. 腫瘍性疾患の有無も並行して検査する．

女性のアンドロゲン産生源は副腎と卵巣であり，いずれも視床下部・下垂体系を介してアンドロゲンを産生分泌する．両器官よりそれぞれ分泌されるテストステロンの量はほぼ同じとされている．分泌されたテストステロンは30%がアルブミンと結合し，残りは性ホルモン結合蛋白と結合しており，非結合型の遊離テストステロンは約1%しか存在しない．血中テストステロンは主に卵巣由来のアンドロゲン産生の指標として，血中DHEA-Sは副腎性アンドロゲン産生の指標として認識されている．本稿では，性染色体異常を除いたアンドロゲン産生異常を伴う月経異常もしくは不妊症について概説する．

病態

アンドロゲンの過剰は月経異常に加えて程度に応じて体型や生殖器の男性化を引き起こす．

アンドロゲンの分泌過剰をきたす病態で，最も頻度の高いのが多嚢胞性卵巣症候群である．一方，アンドロゲンを産生する卵巣腫瘍は稀であり，その頻度は卵巣原発の実質性腫瘍の1%以下である（表1）．高アンドロゲン血症を伴う非腫瘍性の卵巣腫大疾患は多嚢胞性卵巣症候群と間質性莢膜細胞過形成（hyperthecosis）であり，前者は間質に黄体化した莢膜細胞様細胞は認めず，後者は卵巣間質

4 ● 疾患と治療

アンドロゲン 分泌過剰卵巣	多嚢胞性卵巣症候群 間質性莢膜細胞過形成（特発性多毛症）
アンドロゲン 産生卵巣腫瘍	ライディッヒ細胞腫 セルトリ・ライディッヒ細胞腫 莢膜細胞腫 ステロイド産生腫瘍（良性/悪性）など

表 1 卵巣由来のアンドロゲン産生過剰

IA

女性不妊症

に莢膜細胞様細胞増殖を示し，病因論的に異なる別個の疾患であると考えられている[1]．

　副腎性器症候群（adrenogenital syndrome: AGS）の中でも，古典型 AGS は臨床症状の特徴や酵素欠損の程度により塩喪失型と単純男性型に分けられる（図1）[2]．塩喪失型の AGS は酵素の残存活性は 1%以下であり，アルドステロンだけでなくコルチゾールの産生も低下する．単純男性型では 1~2%の酵素活性しか残らないためコルチゾールの産生は低下するが，アルドステロンが産生されるのには十分量確保されているため，電解質代謝は維持され塩喪失を防ぐことができる．酵素活性が 20~50%残っていれば，アルドステロンやコルチゾール合成は正常となるが，軽度のアンドロゲン過剰を呈し，このような病態は非古典型 AGSと呼称される．軽度のアンドロゲン過剰は新生児期より軽度の陰核肥大を呈したり，思春期の早期発来，痤瘡，成長の促進や骨格の発育促進となる．副腎からのアンドロゲン前駆物質の産生は正常値を超えており，このような状態が妊孕性を低下させる[3]．一方で，成人になって不妊症検査により診断される症例も存在する．

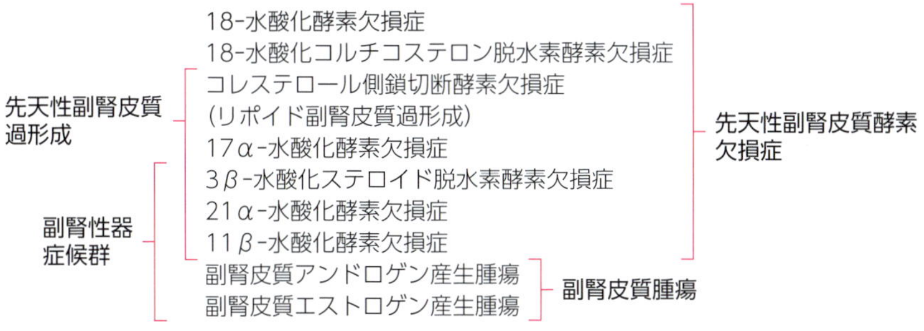

図 1 先天性副腎皮質酵素欠損症，先天性副腎皮質過形成，副腎性器症候群の疾患概念の相互関係（文献 2 より引用）

JCOPY 498-16000

145

問診のコツ

1 ▶ 一般的な問診

第二次性徴初来の状況，初経年齢およびその後の月経異常の有無，多毛をはじめとする全身状態の変化や薬剤服用の有無などを確認する．

2 ▶ 疾患を想定した診察所見

① 多囊胞性卵巣症候群

月経異常の有無や超音波断層法で小囊胞の有無を確認する．

② 副腎性器症候群

全身の多毛の状態や外性器の形態を確認する．

③ 卵巣腫瘍

月経異常の有無や超音波断層法で卵巣の腫大の有無を確認する．

④ Hyperthecosis

多毛の状態や超音波断層法で卵巣の小囊胞を認めないことを確認する．

⑤ 薬剤性

これまでにもしくは現在，服用中の薬物を確認する．

検査項目

FSH 値，LH 値，テストステロン値，エストラジオール値などを測定する．外性器に男性化がみられ高アンドロゲン状態を疑う場合には，ACTH，DHEA 値，DHEA-S 値，アンドロステンジオン値，尿中 17-KS 値を測定する．必要に応じて，腹部 CT scan もしくは MRI 撮像を行う．また，血糖値やインスリン値も参考になる場合がある．

診察のポイント

身体所見として高アンドロゲン血症に随伴する男性化徴候の有無を確認する．Ferriman & Gallwey スコアを用いて多毛の状況を評価し，8 点以上を多毛症とする．経腟的超音波断層法では子宮内膜の厚さ，卵巣の観察，大きさ，多囊胞性卵巣症候群を示唆する所見ならびに腫瘍性病変の有無を確認する．また，hyperthecosis は高インスリン血症を呈するとされている[1]．

エビデンス

「原発無月経患者に行う初期検査」として、二次性徴の有無、内外性器形態を診察する（推奨レベル A）、内分泌学的検査をする（推奨レベル A）、と記載がある[4]。「無排卵性の月経周期異常の管理」として、問診、身体所見、内分泌学的検査などから月経周期異常の原因を検索する（推奨レベル B）[5]と記載がある。

当該診療における次のステップ

多囊胞性卵巣症候群の診断に至れば治療アルゴリズムに沿って不妊治療を行う。卵巣のアンドロゲン産生腫瘍が考えられれば患側の付属器摘出術などを行い病理組織検査結果を確認する。副腎性器症候群は適切な治療により妊娠が可能とされる。月経周期が破綻した場合にはグルココルチコイドの増量や長時間作用型の投与により正常な排卵周期を得ることができる。これで十分でない場合は酢酸クロミフェン療法が有用である。一方、極端な症例では最大量のグルココルチコイドを投与しても妊孕性が回復しない場合もある[5]。非古典型患者を対象にした報告によれば、グルココルチコイド加療を受けずに妊娠した症例群では、同加療を受け妊娠した症例群に比較して中絶・流産率が高いことが報告されており、グルココルチコイドの補充は妊娠率の向上のみならず、流産予防の観点からも重要である[6]。

☞文献

1) 永井公洋, 大重智広, 坂田師隣, 他. Hyperthecosis 症例とその内分泌学的検討. 日産婦誌. 1990; 42: 365-8.
2) 河野康志, 溝口千春, 楢原久司. 特集「いま, 性分化とその異常を考える」副腎の酵素異常―副腎性器症候群・副腎皮質過形成―. 産婦実際. 2015; 64: 1261-6.
3) Falhammar H, Nordenstrom A. Nonclassic congenital adrenal hyperplasia due to 21-hydroxylase deficiency: clinical presentation, diagnosis, treatment, and outcome. Endocrine. 2015; 50: 32-50.
4) 日本産科婦人科学会/日本産婦人科医会, 編集・監修. 産婦人科診療ガイドライン 婦人科外来編 2017. 東京: 日本産科婦人科学会; 2017. p.135-7.
5) 日本産科婦人科学会/日本産婦人科医会, 編集・監修. 産婦人科診療ガイドライン 婦人科外来編 2017. 東京: 日本産科婦人科学会; 2017. p.140-2.
6) 柳瀬敏彦, 田邉真紀人. 内科医が遭遇する副腎性器症候群・性腺疾患. 日内会誌. 2014; 103: 901-7.

4 疾患と治療

3 内分泌

a-3 多囊胞性卵巣症候群: インスリン抵抗性と一般不妊治療のポイント

中島 章　佐久本哲郎　齊藤英和

ここがポイント

1. 肥満に限らず，やせ型でもインスリン過剰分泌や遅延分泌する患者が存在する．
2. ビグアナイド系薬剤やチアゾリジン系薬剤の使用について整理する．
3. 普段の食事内容を問診し，生活指導することも重要である．

　排卵障害を伴う不妊症患者において，多囊胞性卵巣症候群（PCOS）の患者はその多くを占めることが知られている．PCOS とインスリン抵抗性の関連性が報告されて以来，インスリン抵抗性改善薬を併用した排卵誘発方法について，多くの研究が行われてきた．しかし，欧米においては Stein-Leventhal 症候群に代表されるような，高度肥満を伴う症例が多く報告されている一方，本邦においては痩せ型の PCOS 患者が主体である．また欧米型の高アンドロゲン血症を主体とした PCOS の病態と本邦における高 LH を主体とした病態との相違があり，インスリン抵抗性を考えた排卵誘発方法を同一に考えてよいかという疑問が生じる．また，PCOS 患者では，妊娠後も高い流産率や妊娠糖尿病などのリスクを含め，周産期担当者へいかにつなげていくのかを考える上で，不妊症・不育症の診療に携わる者が妊娠前から生活指導していくことも非常に重要である．

インスリン抵抗性と PCOS

　PCOS の診断基準については他稿を参照にしていただき，本稿では主に治療に関する実践について述べる．婦人科診療ガイドラインにおいても，インスリン抵抗性が重視されていることは周知の通りであるが，高インスリン血症は insulin like growth factor（IGF）を増加することで卵巣莢膜細胞におけるアンドロゲン産生を増加させる[1]. この結果，卵胞は閉鎖に進む. またインスリンは LH 作用を増強し，FSH 作用を抑制することから卵胞発育が抑制されるとも考えられている. 着床環境においても，PCOS 患者においてメトホルミンが glycodelin の増加を促進することなどが報告され，インスリン抵抗性との関わりが大きいことが示唆されている[2].

インスリン抵抗性の評価

検査方法として，主に用いられているものが homeostasis model assessment insulin resistance（HOMA-IR）であり，以下の式により算出される.

HOMA-IR 値＝空腹時血糖値（mg/dL）×空腹時インスリン濃度（μU/mL）÷405

一般に HOMA-IR 値が 1.6 を超えるとインスリン抵抗性が強いと判断されるが，高インスリン状態の判断には，75gOGTT によるインスリン値の推移が重要であるとする考え方がある. また，インスリン抵抗性を決定する因子として，脂肪細胞から分泌されるアディポサイトカイン，特にインスリン感受性物質である高分子量アディポネクチン（APN）が注目されている. APN は骨格筋や肝臓の AdipoR へ結合し，AMPK 経路や PPARα 経路を活性化し，骨格筋における糖の取り込み促進や脂肪の燃焼を促し，糖新生を抑制する働きを持ち，インスリン抵抗性を改善する重要な因子である. 小型の脂肪細胞が脂肪蓄積により大型化することで，APN 分泌能が低下することがわかっている. 一方痩せによる脂肪細胞の萎縮も APN 分泌能を低下することが知られている.

表 1 に，当院における PCOS を伴う不妊患者の 75gOGTT と APN の結果を示す. BMI＞30 が 8.8%，25〜30 が 21.9%と肥満および高度肥満にある患者は合計 30.4%を占めた. 一方，BMI＜20 のやや痩せ傾向にある患者が 25.3%であった. 空腹時血糖および HOMA-IR は BMI とともに上昇するが，APN 値は BMI 上昇により低下する. BMI≧30 では，インスリン基礎分泌量の異常高値，100 μU/mL 以上の過剰分泌，120 分値＞60 分値の分泌遅延・持続分泌パターンを示す患者が有意に増加する. しかし，痩せ型の患者にもインスリン値は 120 分後に上昇してくるインスリン遅延・持続分泌型の患者が半数に認められ，これは標準体重や軽度肥満患者とほぼ同等である. このことから，痩せ型であっても食事摂取状況によっては，高インスリン状態が持続している患者も少なくないと考

表1 BMI 別にみた 75gOGTT および高分子量アディポネクチン（未発表データ）

	BMI			
	30≦	25≦, <30	20≦, <25	<20
n	16	39	78	48
負荷前血糖（mg/dL）	86.3	85.8	82.3	80.7
HOMA-IR	3.24	1.71	1.09	0.96
負荷前 IRI>10 μIU/mL（%）	81.3	23.1	5.13	2.1
ピーク IRI>100 μIU/mL（%）	100.0	41.0	15.4	14.6
IRI 120 分>60 分（%）	31.3	46.2	46.2	50.0
高分子量アディポネクチン（μg/mL）	2.39	2.82	4.06	4.87
アディポネクチン<2 μg/mL（%）	50.0	28.2	16.7	8.3

えられる．また APN 値が<2 μg/mL と低値を示す患者は，痩せ型であっても8.3％存在している．さらに黄木らは，non-PCOS の患者においても，排卵障害がある場合にインスリン基礎分泌量が多いことを示して，排卵障害と PCOS の診断基準の境界域が非常に曖昧なものであることを示唆しており，患者個人の病態をどう捉えて治療に当たるのかを見極める必要がある[3]．

食事療法

これらの患者において，将来に GDM および 2 型 DM へ進行する可能性があり，食事内容を確認することは非常に重要と考えられる．高インスリンを伴う痩せ型の女性の中には，食後に低血糖傾向を示すものも少なくないため，砂糖を含んだ菓子類を常時口にするものも多い．食事療法として，食物繊維を多く含む食物から食べ，穀物などの血糖上昇しやすい食物を最後に摂取するなどの食習慣や，血糖値が急上昇しにくい低 glycemic index 値の食品を意識した献立を取り入れることなどでインスリン分泌量を抑えていくことも重要である．肥満を伴う患者においては，体重の減少により体脂肪を小型化することにより，APN 分泌量を増加し，インスリン抵抗性を改善する必要がある．ただし，この際に筋肉量を落としすぎないようタンパク質の摂取量を減らしすぎないことも重要である．

インスリン抵抗性改善薬

メトホルミンはビグアナイド系のインスリン感受性改善薬であり，古くから糖尿病の初期における治療薬として使用されてきた．その作用は AMPK の活性化

であり，腸管からの糖吸収の抑制，骨格筋への糖の取り込み促進や肝臓での糖新生抑制などが知られている．この使用により食後に必要なインスリン絶対量が低下することで，卵胞発育環境が改善し，自然排卵またはクロミフェンなどの排卵誘発剤への反応性が回復する．また，PAI-1 などのアディポサイトカインが低下することにより，妊娠後の胎盤循環環境において血栓を予防し，妊娠継続率を上昇することも知られている[4]．

　PPARγ のアゴニストであるチアゾリジン系薬剤（ピオグリタゾン）もインスリン抵抗性のある PCOS 患者に使用されてきた[5]．この薬剤は，脂肪細胞に働き，脂肪細胞の小型化，肥大脂肪細胞のアポトーシス，APN の産生に促進的に作用し，インスリン抵抗性を改善する．

　当院ではインスリン抵抗性のある PCOS 患者に対し，肥満症例では第一選択にメトホルミン 500～750 mg/日を使用している．効果の乏しい場合や，肥満のない APN 低分泌症例（<4 μg/mL）ではピオグリタゾン 7.5～15 mg/日を投与している．インスリン抵抗性のない場合，排卵誘発剤への反応が乏しい症例で APN 低分泌が認められる症例ではピオグリタゾン 7.5 mg/日を使用している[6]．

　メトホルミンにおいては 1 日量を 500 mg から開始し，750 mg までを上限に使用しているが，海外では 1 回 500 mg で 1 日 1,500 mg まで使用する報告が多く見られる．日本人の PCOS 患者との体型の相違もあると思われるが，肥満度に応じて用量を調整する必要がある一方，下痢や，稀ではあるが乳酸アシドーシスの副作用報告があり，注意が必要である．

　ピオグリタゾンにおいては，食欲増進作用があり，仕様開始時の体重増加，浮腫の副作用が報告される．15 mg 内服においては稀に手足の浮腫が強く出現し，軽度の心不全兆候が出現するリスクがあるため，7.5 g に分割して 1 日 1 回昼食後に内服することを勧めている．食事内容に注意しながら使用し，これらの用法用量で使用している状況では，重症な副作用が出現する頻度はかなり稀である．

　これらの薬剤の安全性について，メトホルミンに関しては，妊娠後の流産率低下や妊娠糖尿病発症抑制のメリットから妊娠後も継続使用するとした多くの報告がある．一方ピオグリタゾンに関してはまだ十分なデータがない．本邦ではこれらの薬剤は妊娠中禁忌とされているため，患者へもそれらの薬剤に対する実情を説明しておくことも必要と考える．いずれにせよ，これらの薬剤使用においては，そのメリットおよび副作用についても十分な説明を行い，患者の選択を尊重する必要があり，また妊娠成立後には周産期施設との連携が必要である．

☞文献

1) 日本産科婦人科学会/日本産婦人科医会, 編集・監修. 産婦人科診療ガイドライン 婦人科外来編 2017. 東京: 日本産科婦人科学会; 2017. p.201-4.

2) Jakubowicz DJ, Seppälä M, Jakubowicz S, et al. Insulin reduction with metformin increases luteal phase serum glycodelin and insulin-like growth factor-binding protein 1 concentrations and enhances uterine vascularity and blood flow in the polycystic ovary syndrome. J Clin Endocrinol Metab. 2001; 86: 1126-33.

3) Ohgi S, Nakagawa K, Saito H, et al. Insulin resistance in oligomenorrheic infertile women with non-polycystic ovary syndrome. Fertil Steril. 2008; 90: 373-7.

4) Ota H, Goto T, Yoshioka T, et al. Successful pregnancies treated with pioglitazone in infertile patients with polycystic ovary syndrome. Fertil Steril. 2008; 90: 709-13.

5) Glueck CJ, Phillips H, Cameron D, et al. Continuing metformin throughout pregnancy in women with polycystic ovary syndrome appears to safely reduce first-trimester SAB: a pilot study. Fertil Steril. 2001; 75: 46-52.

6) Sakumoto T, Tokunaga Y, Tanaka H, et al. Insulin resistance/hyperinsulinemia and reproductive disorders in infertile women. Reprod Med Biol. 2010; 9: 185-90.

4 疾患と治療

3 内分泌

a-4 多嚢胞性卵巣症候群治療における リスクの低減

大須賀智子　岩瀬 明

ここがポイント

1. PCOS の不妊治療施行時のリスクについて理解する.
2. PCOS における妊娠成立後のリスクについて知る.
3. PCOS では長期的な健康リスクを考慮した対策が重要.

　多嚢胞性卵巣症候群（PCOS）は，排卵障害による不妊症だけでなく，糖質・脂質代謝異常などもきたし，妊娠成立後や中高年期まで，長期間にわたり女性の健康に影響を及ぼしうる疾患である．PCOS は性成熟期女性の 10% 程度に認められるありふれた疾患であり，そのリスクを低減することは，女性の活躍する現代において，肝要であると言える.

　本稿では，この観点から，PCOS 患者における「不妊治療におけるリスクの低減」「妊娠成立後におけるリスクの低減」「長期的な健康リスクの低減」について述べる.

不妊治療におけるリスクの低減

　本邦において PCOS の治療は，日本産科婦人科学会生殖・内分泌委員会において作成された治療指針に従って行われる[1]．肥満症例では，減量がライフスタイルの改善にもつながり推奨される．PCOS では多胎妊娠と卵巣過剰刺激症候群のリスクが高いため，排卵誘発時の卵胞発育のモニタリングは必須であるとともに，ゴナドトロピン療法では，リコンビナント FSH 製剤もしくはピュア FSH 製剤を用いた低用量漸増法が推奨される．インスリン抵抗性がある症例などでは，メトホルミンの併用も検討される（詳細は他項を参照）．手術療法では，以前の卵巣楔状切除よりも低侵襲に行うことが可能であるため，卵巣開孔術（laparoscopic ovarian drilling: LOD）が広く行われるようになっている．治療後の生産率は24～44%[2]，効果持続期間については6～12カ月と考えられている．

妊娠成立後におけるリスクの低減

PCOSと周産期合併症の関連については，複数の報告があり，特に，妊娠高血圧症候群，妊娠高血圧腎症，妊娠糖尿病が増加するとされる（表1）[3]．2013年のメタアナリシスでは，妊娠中のメトホルミン継続投与によりこれらの合併症の減少が期待できると報告されている[4]が，本邦の添付文書では妊娠中の投与は禁忌とされており，妊娠中の投与については慎重な検討が必要である．PCOSにおける肥満やインスリン抵抗性，高アンドロゲン血症や不妊治療自体も，周産期合併症の増加に関与すると考えられているが，その詳細は明らかにはなっていない．PCOSは第I度無月経をきたす疾患であり，子宮内膜のプロゲステロン感受性の低下が関与しているという仮説も提唱されており[5]，今後エビデンスの集積が期待される．以上のように，PCOS患者では妊娠成立後にもリスクがあり，患者への説明および慎重な管理が必要であるといえる．

表1 PCOS患者における周産期合併症のリスク（オッズ比［95%CI］）

	Boomsma 2006	Kjirerulff 2011	Qin 2013
妊娠糖尿病	2.94［1.70, 5.08］	2.82［1.94, 4.11］	2.81［1.99, 3.98］
妊娠高血圧症候群	3.67［1.98, 6.81］	4.07［2.75, 6.02］	3.07［1.82, 5.18］
妊娠高血圧腎症	3.47［1.95, 6.17］	4.23［2.77, 6.46］	3.28［2.06, 5.22］
早産	1.75［1.16, 2.62］	2.20［1.59, 3.04］	1.34［0.56, 3.23］

長期的な健康リスクの低減

PCOSは長期的な健康リスクと関連する．PCOSの健康リスクは，耐糖能異常，脂質代謝異常，心血管障害などのメタボリックシンドローム関連疾患や，子宮内膜がんに代表される悪性腫瘍がある．PCOS患者の健康リスクに対する長期的管理法は確立されていないが，特に前者に対しては，減量を含めたライフスタイルの改善が基本であるといえる．PCOSでは，排卵障害による無月経を呈する一方で，基礎エストロゲン分泌は保たれるため（unopposed estrogen），子宮内膜増殖症および子宮体がんのリスクファクターになることが知られている．

4 ● 疾患と治療

IA
女性不妊症

| 表2 | PCOS 患者のがん罹患リスクと年齢による違い |

（オッズ比［95％CI］）

	全年齢	54 歳未満
子宮内膜がん	2.79 ［1.31, 5.95］	4.05 ［2.42, 6.76］
卵巣がん	1.41 ［0.93, 2.15］	2.52 ［1.08, 5.89］
乳がん	0.95 ［0.64, 1.39］	0.78 ［0.46, 1.32］

PCOS における発がんのリスクについて表 2 に示す[6]．子宮内膜がんについては全年齢で PCOS 患者での有意な増加があることが示されている．Kaufmann 療法や Holmström 療法による定期的な消退出血は，子宮内膜がんのリスクを低減すると考えられる．経口避妊薬（OC）や低用量エストロゲン・プロゲスチン配合薬（LEP）が用いられる場合もあるが，40 歳以上の高年齢や肥満症例では，血栓症のリスクが高くなる．肥満でない PCOS では，OC や LEP により深部静脈血栓症のリスクが上昇するというエビデンスは乏しい[7]．

おわりに

PCOS は不妊症のみならず，さまざまなヘルスリスクと関連する．特に肥満症例では減量を中心としたライフスタイルマネジメントがこれらリスクの低減につながる（表 3）[8]．非挙児希望時には，消退出血を起こすことが，周産期合併症や将来の発がんのリスクを下げる可能性がある．妊娠成立後や分娩後に加え，非挙児希望症例においても，PCOS のヘルスリスクを認識し，適切な管理を行うことが，PCOS 女性の長期的なヘルスケアにおいて肝要であるといえる．

| 表3 | PCOS 患者におけるライフスタイルマネジメント |

- ・すべての PCOS 女性に対し，減量もしくは体重増加予防のためライフスタイルマネジメント（食事療法，運動，生活習慣への介入のいずれかもしくは複数）が推奨される
- ・ライフスタイルの改善のために必要な場合，心理的ケアも検討する
- ・肥満 PCOS 患者に排卵誘発が必要な場合は，排卵誘発前に 3〜6 カ月間に 5〜7％の体重減少を目指す
- ・BMI＞40 kg/m² の場合には排卵誘発薬の使用を控える

☞ 文献

1) 日本産科婦人科学会生殖・内分泌委員会報告．日産婦誌．2007; 12: 145.
2) Farquhar C, Vandekerckhove P, Lilford R. Laparoscopic "drilling" by dia-

thermy or laser for ovulation induction in anovulatory polycystic ovary syndrome. Cochrane Database Syst Rev. 2001; (4): CD001122.

3) Palomba S, De Wilde MA, Falbo A, et al. Pregnancy complications in women with polycystic ovary syndrome. Hum Reprod Update. 2015; 21: 575-92.

4) Zheng J, Shan PF, Gu W. The efficacy of metformin in pregnant women with polycystic ovary syndrome: A meta-analysis of clinical trials. J Endocrinol Invest. 2013; 36: 797-802.

5) Brosens I, Benagiano G. Menstrual preconditioning for the prevention of major obstetrical syndromes in polycystic ovary syndrome. Am J Obstet Gynecol. 2015; 213: 488-93.

6) Barry JA, Azizia MM, Hardiman PJ. Risk of endometrial, ovarian and breast cancer in women with polycystic ovary syndrome: A systematic review and meta-analysis. Hum Reprod Update. 2014; 20: 748-58.

7) Barberi RL, Ehrmann DA. Clinical manifestations of polycystic ovary syndrome in adults. UpToDate. 2014; i: 1-17.

8) Balen AH, Morley LC, Misso M, et al. The management of anovulatory infertility in women with polycystic ovary syndrome: An analysis of the evidence to support the development of global WHO guidance. Hum Reprod Update. 2016; 22: 687-708.

4 疾患と治療

3 内分泌

b 高プロラクチン血症

髙橋俊文

ここがポイント

1. 高 PRL 血症は，月経異常や排卵障害による不妊症患者に認められる頻度の高い病態である．
2. PRL 値の生理的な変動を念頭に置き，その上昇が病的変化なのか見極めることが重要である．
3. 高 PRL 血症は原因疾患を鑑別し適切に治療を行えば高い治療効果が得られる．

　高プロラクチン血症とは，血液中のプロラクチン（PRL）の値が正常範囲を超えて高値を示す場合をいう．女性では血中 PRL 値の上昇により，乳汁漏出，ゴナドトロピン分泌低下，排卵障害，黄体機能不全などが起こり，その結果不妊症となる．

病因・病態

　PRL は下垂体前葉の PRL 分泌細胞（lactotroph）から産生・分泌される．PRL の分泌は，視床下部からの PRL 放出抑制因子（PIF）と PRL 放出因子（PRF）により調節されている．生理的条件では，PRL 分泌は PIF により抑制されている．ドパミンは PIF の代表的物質であり，lactotroph のドパミン受容体（D2 受容体）と結合し作用を示す．PIF と PRF のバランスの破綻や lactotroph の腫瘍性増殖などにより PRL 分泌が亢進する．

　PRL 値は，妊娠，哺乳刺激，月経周期，日内変動，運動，食事，ストレスなどの生理的因子で上昇する．高 PRL 血症を呈する疾患を表 1[1)] に示す．

JCOPY 498-16000

157

表 1 高 PRL 血症の原因疾患 (日本内分泌学会. プロラクチン分泌過剰症の診断と治療の手引き. 平成 22 年改定. 2011[1] より改変)

1. 薬剤服用 (代表的薬剤を挙げる)
   1) 抗潰瘍薬・制吐薬 (メトクロプラミド, スルピリド, シメチジン, ファモチジン)
   2) 降圧薬 (レセルピン, α-メチルドパ, ベラパミル)
   3) 向精神薬 (クロルプロマジン, ハロペリドール, イミプラミン)
   4) エストロゲン製剤 (ピル)
2. 原発性甲状腺機能低下症
3. 視床下部・下垂体茎病変
   1) 機能性 (Chiari-Frommel 症候群, Argonz-del Castillo 症候群)
   2) 器質性
      (1) 腫瘍 (頭蓋咽頭腫, 胚細胞腫, 非機能性腫瘍など)
      (2) 炎症, 肉芽腫 (下垂体炎, サルコイドーシス, Langerhans 細胞組織球症など)
      (3) 血管障害 (出血, 梗塞)
      (4) 外傷
4. 下垂体病変
   1) PRL 産生腺腫 (プロラクチノーマ)
   2) その他のホルモン産生腺腫
5. 他の原因
   1) マクロプロラクチン血症
   2) 慢性腎不全
   3) 胸壁疾患 (外傷, 火傷, 湿疹など)
   4) 異所性 PRL 産生腫瘍

臨床症状

　高 PRL 血症で起きる症状は, 女性では月経異常, 不妊, 乳汁漏出, 頭痛, 視力視野障害であり, 男性では性欲低下, 陰萎, 頭痛, 視力視野障害である.

1 ▶ 月経異常・不妊

　高 PRL 血症の女性では, 希発月経や無月経など月経周期の異常が認められる. 血中 PRL 値が 50〜100 ng/mL では希発月経, 100 ng/mL 以上では無月経を呈することが多く, 月経周期の異常の程度は血中 PRL 値と相関する. 一方, 無月経患者の 10〜20％に高 PRL 血症が認められる[2]. 高 PRL 血症はゴナドトロピン分泌を抑制し排卵を障害する. 軽度の高 PRL 血症 (50 ng/mL 以下) は月経周期に異常を認めない場合が多いが, 黄体機能不全の原因となり不妊となる.

2 ▶ 乳汁漏出

　高 PRL 血症の女性で乳汁漏出を自覚する割合は 20〜30％程度である[2]. 乳汁

漏出を認める女性の半数は血中 PRL 値が正常である[4]．血中 PRL 値が正常で乳汁漏出を認める場合は，TRH 負荷検査による PRL 値測定は不要である．

問診のコツ

高 PRL 血症に関する問診では，一般的な問診に加えて薬剤服用歴を詳細に聴取することが重要である．

（1）月経異常の有無

（2）妊娠・分娩歴

（3）薬剤服用の有無

（4）乳汁漏出の有無

（5）脳神経症状（視力低下・視野狭窄・頭痛の有無）

（6）胸壁の創傷または湿疹の有無

（7）腎疾患の既往

検査項目

1 ▶ 内分泌・生化学検査

① PRL 測定

閉経前女性の血中 PRL 値の平均値は 5 ng/mL 前後である．PRL 値が 20 ng/mL（測定法により 30 ng/mL）以上で高 PRL 血症と診断する．診断には生理的因子を考慮する必要がある．TRH 負荷試験による PRL 測定は診断的意義に乏しく実施しない[3]．

② マクロプロラクチン血症

マクロプロラクチン（分子量 100 kDa 以上）は PRL（分子量 23 kDa）と IgG の複合体であり，PRL としての生物活性は低い．ポリエチレングリコール処理後に PRL 測定を再度行い PRL 値が正常である場合は，マクロプロラクチン血症と診断する．マクロプロラクチン血症は臨床症状に乏しく，多くは治療が不要である[3]．

③ その他

原発性甲状腺機能低下症は高 PRL 血症の原因として重要である．甲状腺機能検査として，free T_3，free T_4，TSH を測定する．腎機能不全は高 PRL 血症の原因となるため，腎疾患の既往のある場合は腎機能検査を行う．

2 ▶ 画像診断

MRI 検査は視床下部・下垂体における高 PRL 血症の原因となる占拠性病変の検出に有用である．軽度の高 PRL 血症であっても，薬剤の服用や腎機能不全など明らかな高 PRL 血症の原因がない場合は，視床下部・下垂体の MRI 検査を行うべきである．PRL 値が 50 ng/mL 以上の場合，プロラクチノーマの可能性が高い．

鑑別診断

高 PRL 血症を呈する疾患は多岐にわたるため，その鑑別診断が重要である．系

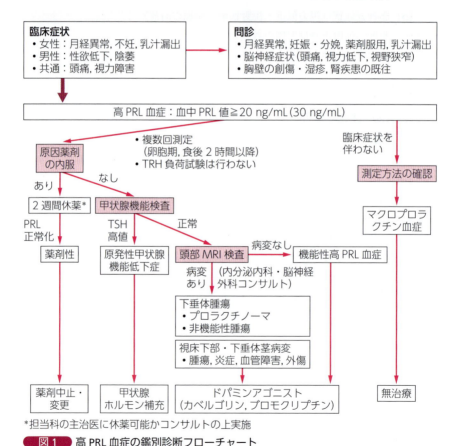

図 1 高 PRL 血症の鑑別診断フローチャート

*担当科の主治医に休薬可能かコンサルトの上実施

4 ● 疾患と治療

統的検査により原因を正確に診断することが，適切な治療方針の決定につながる．鑑別診断のフローチャートを図 1 に示す．

治療の実際

IA

女性不妊症

高 PRL 血症の鑑別診断のフローチャート（図 1）に従い，個々の疾患に対する治療を行う．薬剤性と甲状腺機能低下症を除き治療の原則はドパミンアゴニスト療法である．薬剤性が疑われる場合は，原因となる薬剤（表 1）の変更あるいは中止が可能かどうか担当科の医師と相談する．薬剤性が疑われる場合，2 週間休薬し血中 PRL 値を再検する[1]．プロラクチノーマの診療にあたっては，内分泌内科または脳神経外科の専門医に適宜コンサルトする．ドパミンアゴニスト投与中に妊娠した場合，ドパミンアゴニストの催奇形性は否定されているが，妊娠が確認された場合は原則薬剤の投与を中止する．

【具体的な処方例】

(1) カベルゴリン

カバサール® (0.25 mg) 週 1 回，就寝前服用．効果をみながら少なくとも 2 週間以上の間隔で 1 回量 0.25 mg ずつ増量する．1 回量の上限は 1 mg とする．

(2) ブロモクリプチン

パーロデル® (2.5 mg) 1 日 1 回，夕食直後服用．効果をみながら 1 日 5.0〜7.5 mg まで漸増（分 2〜3）する．

☞文献

1) 日本内分泌学会．プロラクチン（PRL）分泌過剰症の診断と治療の手引き．平成 22 年改定．2011.
2) Snyder PJ. Clinical manifestations and evaluation of hyperprolactinemia. UpToDate. 2018.
3) Melmed S, Casanueva FF, Hoffman AR, et al. Diagnosis and treatment of hyperprolactinemia: an Endocrine Society clinical practice guideline. J Clin Endocrinol Metab. 2011; 96: 273-88.

4 疾患と治療

3 内分泌

c 卵巣機能不全の診断と治療

河村和弘　河村七美

ここがポイント

1. 卵巣機能不全の原因，病態を理解する．
2. 早期診断により自己の卵子での妊娠の可能性が高まることを念頭に診断を進める．
3. 現時点での挙児希望がなくても妊孕性温存の希望の有無を確認する．

　昨今の社会構造の変化などにより女性の晩婚化が進んでいる．その結果，高年齢不妊患者が急増している．その原因は卵巣機能不全と卵子の老化が考えられている．加齢以外にも種々の要因によって卵巣機能は低下する．卵巣機能低下は女性において生殖能の低下，内分泌能の低下をきたし，著しく QOL を低下させる．初発症状は月経不順であることが多く，多くの女性が軽視しがちな症状である．そのため，受診が遅れ重症化した状態となり，特に不妊治療には非常に苦慮する．したがって，本疾患の啓発も非常に重要な課題である．

疾患の定義

　卵巣の機能は，生殖機能すなわち卵胞を発育させ卵子を排卵する機能である．また同時に，発育卵胞からはエストロゲンをはじめ，さまざまなホルモン，成長因子，サイトカインなどが分泌される．そのため，卵巣は内分泌臓器としても機能し，これらのホルモンは生殖機能の調節に加え，全身の臓器に作用し，ホメオスタシスや生理機能に重要な働きを示す．

　卵巣機能不全は卵巣内の卵胞数が減少し，生殖能，内分泌能が低下した状態と定義される．卵巣機能不全は不可逆的に進行し重症化する．最終的には生殖能，

内分泌能は廃絶し，閉経を迎える．

病態

　卵巣機能不全は加齢により起こる生理的なものと卵巣内の卵胞数が同年齢の女性に比べ異常に低下する病的なものに大別される（表1）．

　卵子の源である原始卵胞は胎生期に形成されるが，出生後は再形成されることなく，加齢とともに減少する．原始卵胞は卵巣内では休眠原始卵胞として保存されており，性周期ごとに数百個の休眠原始卵胞が選択されて活性化し，発育卵胞となる．卵巣内の残存休眠原始卵胞数は，50歳頃になると1,000個以下まで減少する．卵胞数が1,000個以下となると，休眠原始卵胞の活性化が起こらなくなり，発育卵胞のリクルートが停止して，エストロゲンなどのホルモンを産生する胞状卵胞がなくなり，閉経に至る．

　病的な卵胞減少の原因として，染色体・遺伝子異常，自己免疫疾患，医原性などが知られている（表1）．染色体・遺伝子異常では，Turner症候群やFOXL2遺伝子変異によるblepharophimosis-ptosis-epicanthus inversus syndrome（BPES）type 1，FMR1遺伝子の異常などが知られている[1]．卵巣機能不全の最重症型である早発卵巣不全（premature ovarian insufficiency: POI）患者の10～20%が自己免疫疾患（Addison病，重症筋無力症，甲状腺機能異常など）を合併している[2]．甲状腺機能異常は最もPOIと関連のある自己免疫疾患であり，25～50%のPOI患者に合併している．自己免疫異常による卵胞減少のメカニズムに関してはいまだ不明な点が多いが，自己抗体の卵胞細胞への攻撃による卵胞

表1　卵巣機能不全の原因

	原因	代表的な原因・疾患
生理学的な卵巣機能不全	加齢	
病的な卵巣機能不全	染色体異常	Turner症候群（45XO）
	遺伝子異常	FOXL2遺伝子変異 (blepharophimosis-ptosis-epicanthus inversus syndrome〔BPES〕type 1)，FMR1遺伝子変異（5' 非翻訳領域に存在するCGG繰り返し配列の前変異）
	自己免疫疾患	Addison病，重症筋無力症，甲状腺機能異常
	医原性	卵巣手術，化学療法（アルキル化剤，多量のシクロホスファミドを含むレジメ），放射線療法（全身放射線照射）

の変性，細胞死などが考えられている．医原性では，卵巣への手術が原因となる．卵巣嚢腫核出術などでは正常卵巣組織へのダメージを最小限にするようさまざまな工夫がされるが，たとえ十分な正常卵巣組織が残せても，術前の卵巣予備能によっては術後の血流不全や癒着などにより卵巣機能が損なわれることがある．また，全脳放射線照射など，中枢性の無月経の原因となるものを除き，化学療法や放射線療法は卵巣内の卵子・卵胞に対して直接毒性を示し，卵巣内の残存卵胞が急激に減少するため，卵巣機能不全の原因となる．

診断・検査

　卵巣機能不全の初発症状は月経不順やエストロゲン欠乏症状である．エストロゲン欠乏症状としては，ホットフラッシュを呈する場合が多い．また，過去の卵巣手術やがん治療歴（化学療法，放射線療法）の問診も診断に有用である．すべての薬剤，治療プロトコールが強力な生殖毒性を示すわけではないため，high risk である，アルキル化剤，多量のシクロホスファミドを含むレジメや全身放射線照射などに注意する．POI は 40 歳未満で高ゴナドトロピン性低エストロゲン血症を示す卵巣性無月経として診断される．無月経期間は 4 カ月以上とされる場合が多い．

　卵巣機能不全の検査としては，ホルモン検査，経腟超音波検査が有用である．ホルモン検査としては，血中ゴナドトロピン（FSH, LH）値，エストロゲン値，抗ミュラー管ホルモン値の測定が推奨される．卵巣機能不全では，FSH・LH の異常高値，エストロゲン，抗ミュラー管ホルモンの異常低値が認められる．POIの場合は，1 カ月以上の間隔で 2 回以上の測定で血中 FSH 値が 40 mIU/mL 以上，エストロゲン値が 20 pg/mL 以下とされる場合が多いが，特に定まった基準はない．血中ゴナドトロピン（FSH, LH）値，エストロゲン値は，月経周期によって変動するが，抗ミュラー管ホルモン値ほとんど変動しないため，随時検査が実施できるため便利である．ホルモン検査が実施困難な場合は，経腟超音波による卵巣内の胞状卵胞数カウントが有用である．正常な卵巣機能では，卵巣 1 個あたり 5〜10 個の胞状卵胞が認められるが，卵巣機能不全患者では胞状卵胞が少なく，数個以下の胞状卵胞しか認めない．

　卵巣機能不全の原因検索としては，染色体異常は，染色体検査（G-バンド法）で診断可能であり，スクリーニング検査として重要である．また，自己免疫疾患の有無の確認も必要である．

4 ● 疾患と治療

治療法

卵巣機能不全は進行性であり，卵胞を再生する方法は確立されておらず，挙児希望の有無により，治療法は異なる．

挙児希望がない患者は，エストロゲン欠落症状(ホットフラッシュ，骨粗鬆症，性器萎縮など)に対してエストロゲン補充を行い，女性の一般的な閉経年齢である 50 歳頃まで実施する．

現時点では挙児希望がないが，将来の妊娠を希望する患者については，比較的軽症の患者は胚・卵子・卵巣皮質組織の凍結保存が可能であり，妊孕性を温存して将来の妊娠に備えることも可能である．未受精卵子は，受精卵の凍結保存に比べ生産率は約 1/2 へと低下する[3]．したがって，老化による卵子の質の低下がない女性では，10 個以上の未受精卵子が凍結できれば理論的には 1 人の児の妊娠分娩が期待できる．

挙児希望がある患者は，卵巣機能不全は進行性なので早急な不妊治療が必要である．しかし，月経不順を呈している患者がどの程度の期間で閉経するかについての予測は困難であり，卵巣機能不全の原因と出生時の卵巣内の卵胞数によって変化すると考えられる．患者がまだ無月経とはなっておらず，比較的早期に診断されれば，種々の不妊治療に反応し自己の卵子での妊娠は可能である．エストロゲン補充や GnRH アゴニストなどを使用して血中ゴナドトロピン値を正常化して卵胞の卵巣刺激に反応性を高め，かつ早期黄体化を防止し，FSH 製剤や精製hMG 製剤を用いた調節卵巣刺激により卵胞を発育させる治療が有効である．しかし，POI では，自己の卵子での妊娠は難しく，確立された有効な治療は提供卵子による体外受精・胚移植のみである．最近は，卵胞活性化療法[4]や iPS 細胞[5]，幹細胞からの卵子の再生が試みられている．

文献

1) Fortuño C, Labarta E. Genetics of primary ovarian insufficiency: a review. J Assist Reprod Genet. 2014; 31: 1573-85.
2) Komorowska B. Autoimmune premature ovarian failure. Menopause Rev. 2016; 15: 210-4.
3) 齊藤英和，石原　理，久具宏司，他．平成 23 年度倫理委員会　登録・調査小委員会報告（2010 年分の体外受精・胚移植等の臨床実施成績および 2012 年 7 月における登録施設名）．日産婦誌．2012; 64: 2110-40.

4) Kawamura K, Cheng Y, Suzuki N, et al. Hippo signaling disruption and Akt stimulation of ovarian follicles for infertility treatment. Proc Natl Acad Sci U S A. 2013; 110: 17474-9.

5) Hikabe O, Hamazaki N, Nagamatsu G, et al. Reconstitution in vitro of the entire cycle of the mouse female germ line. Nature. 2016; 539: 299-303.

4 疾患と治療

3 内分泌

d 黄体機能不全: 不妊患者における 黄体機能評価と管理

田村博史

ここがポイント

1. 不妊症や不育症の原因と考えられるが，診断基準（基礎体温，血中プロゲステロン値，子宮内膜日付診）は必ずしも統一されていない．
2. 黄体機能不全は単一の病態ではなく，多くの病態や病因が含まれるので，治療法も病態に応じて選択されるべきである．
3. 自然周期における黄体賦活療法や黄体ホルモン補充の有効性は示されていないが，生殖補助医療の調節卵巣刺激では黄体補充は必須である．

　黄体機能不全は不妊症，反復流産，習慣性流産の原因となり，その頻度は不妊患者においては10～30%，反復流産患者においては25～60%と報告されている[1]．したがって，不妊症や不育症のスクリーニング検査として施行し，異常を認める場合は適切な治療を必要とする．一方で，正常月経周期を有する女性においても約25%に黄体機能不全を認め[2]，さらに定義や診断基準が必ずしも統一されていないため，不妊症スクリーニング検査としての有用性を疑問視する声もある．治療を行う上での注意点は，黄体機能不全は単一の病因による疾患ではなく，多くの病態や病因を含むため，治療法は一律でなく，病態によって選択する必要がある．

定義

　黄体機能不全とは，黄体からのプロゲステロンとエストロゲンの分泌不全により，子宮内膜の分泌性変化が完全に起こらないものと定義されている．黄体機能不全の英語表記である luteal insufficiency あるいは luteal phase defect が表

すように，黄体からのエストロゲンとプロゲステロンの分泌不全に伴う着床障害，または分泌期子宮内膜自体の異常によって引き起こされる着床障害と考えられる．しかし，定義自体があいまいな上，診断基準も必ずしも統一されていない現状がある．黄体からのホルモン分泌に異常がある狭義の黄体機能不全と，黄体からのホルモン分泌には異常を認めないものの子宮内膜自体に異常がある子宮内膜機能不全（広義）も含まれる．

病態

黄体からのホルモン分泌に異常がある狭義の黄体機能不全では，視床下部からの GnRH パルス分泌異常に伴う LH パルス異常や LH 分泌不全が原因と考えられ，高プロラクチン血症や甲状腺機能異常の結果として起こる可能性もある．黄体からのプロゲステロン分泌には黄体形成と成熟が不可欠であり，それには血管内皮細胞増殖因子（vascular endothelial growth factor: VEGF）などによる血管新生と黄体血管網の構築および黄体血管の成熟が重要である．血流障害などで黄体血管新生や成熟が障害されるとプロゲステロン分泌が低下する原因となる．

子宮内膜自体に異常がある子宮内膜機能不全では，プロゲステロンによる子宮内膜の分化（分泌期内膜）異常や脱落膜化不全といった病態が背景にあるものと推察する．子宮内膜ではインテグリンなどの接着因子，サイトカインやケモカイン，種々の増殖因子，活性酸素消去系酵素，プロスタグランジンなどさまざまな生理活性物質が産生され着床に関与していることが知られている．子宮内膜機能不全において，どのような原因で，どの生理活性物質が関与して着床不全となるのか，今後の研究の課題である．

問診のコツ

① 高プロラクチン血症や甲状腺機能異常の結果として黄体機能不全が起こる場合があり，月経不順や乳汁漏出などの症状の有無を確認する．
② 不育症の原因となるため，産科歴（妊娠回数，流産回数など）を確認する．

検査

1 ▶ 基礎体温

正常排卵周期を有する女性では，基礎体温は二相性のパターンを示し，低温相と高温相の温度差は 0.3℃以上である．高温相が 10 日以内（12 日未満としても

4 ● 疾患と治療

よい).

2 ▶ 血中プロゲステロン値

黄体期の血中プロゲステロン濃度が 10 ng/mL 未満の場合,複数ポイントでの測定が望ましいが,1 回測定(黄体期中期 6〜8 日目)でも,おおむね妥当な信頼度で黄体機能不全の症例を抽出できると報告されている[3].血中プロゲステロン濃度が 10 ng/mL 未満の場合,次の周期も黄体機能不全となる頻度は 80%前後と高率であることが報告されており[4],黄体機能不全と診断されれば,以後,適切な治療が必要である.

3 ▶ 子宮内膜日付診

黄体期中期に子宮内膜を採取し,Noyes により確立された基準に従い,内膜腺上皮と間質を組織学的に排卵後何日目の子宮内膜組織像かを判定する.そして,実際の排卵からの日数との間に 2 日以上のずれがある場合に異常(out of phase)とみなす.

■ 診察のポイント

黄体機能不全の診断は,基礎体温,黄体期中期血中プロゲステロン値,子宮内膜日付診で行うが,子宮内膜日付診は黄体機能との関係に否定的な報告や,検査方法や判定基準に客観性が欠けるなどの問題から黄体機能不全のスクリーニングに用いることは疑問視されている.American Society for Reproductive Medicine(ASRM)から 2015 年に出された見解では,不妊症スクリーニング検査として黄体機能不全を診断する有効な検査法はないとされ,子宮内膜日付診のみならず,基礎体温,血中プロゲステロン値についても,これらを用いた診断・治療は推奨されていない[5].

しかし,図 1 に示すように,高プロラクチン血症や卵胞発育不良のためにプロゲステロン分泌が低下している不妊症症例も存在する.このような場合は,高プロラクチン血症の治療や排卵誘発といった病因・病態に応じた治療法の選択が必要である.また,原因不明のプロゲステロン分泌不全や子宮内膜日付診異常に対しては,hCG による黄体賦活療法や黄体ホルモン補充療法が適応となる.これに対しても ASRM からは,自然周期における luteal support の有用性は示されていないとしており,黄体ホルモン補充の意義に否定的である[5].さらに妊娠が成

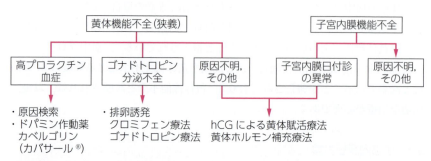

図1 黄体機能不全の管理指針

立した場合の，luteal support に対しても有用性は示されないとしている[5]．

一方で，生殖補助医療の調節卵巣刺激では GnRH アゴニスト/アンタゴニストによる LH 分泌不全のため黄体形成や黄体機能は障害される．採卵に引き続いて新鮮胚移植を行う場合は，黄体補充は必須である[6]．

☞文献

1) 杉野法広，田村　功．ホルモン療法実践マニュアル　生殖内分泌分野　黄体機能不全．産科と婦人科．2013; 80 Suppl: 193-7.
2) Schliep KC, Mumford SL, Hammoud AO, et al. Luteal phase deficiency in regularly menstruating women: prevalence and overlap in identification based on clinical and biochemical diagnostic criteria. J Clin Endocrinol Metab. 2014; 99: E1007-14.
3) Jordan J, Craig K, Clifton DK, et al. Luteal phase defect: the sensitivity and specificity of diagnostic methods in common clinical use. Fertil Steril. 1994; 62: 54-62.
4) Hinney B, Henze C, Kuhn W, et al. The corpus luteum insufficiency: a multifactorial disease. J Clin Endocrinol Metab. 1996; 81: 565-70.
5) Practice Committee of the American Society for Reproductive Medicine. Current clinical irrelevance of luteal phase deficiency: a committee opinion. Fertil Steril. 2015; 103: e27-32.
6) van der Linden M, Buckingham K, Farquhar C, et al. Luteal phase support for assisted reproduction cycles. Cochrane Database Syst Rev. 2015; (7): CD009154.

4 疾患と治療

3 内分泌

e 甲状腺: 甲状腺機能異常合併不妊症の管理

田村博史

> **ここがポイント**
>
> 1. 甲状腺機能亢進症（Basedow 病）や機能低下（橋本病）では，内科などの専門医と連携して甲状腺機能の正常化を図り，厳重な管理を行う．
> 2. 妊娠に伴い甲状腺ホルモンの必要量が増加する．甲状腺ホルモンは胎児発育にも不可欠であり，その不足は流産や妊娠予後不良の原因となる．
> 3. 潜在性甲状腺機能低下症では，妊娠前から十分な甲状腺機能維持が重要であり，適切な甲状腺ホルモン補充を考える．

　甲状腺機能異常は，視床下部-下垂体-卵巣の内分泌系に影響し，月経不順や無月経などの生殖機能異常をきたし，不妊症の原因となる．甲状腺機能異常は，Basedow 病を代表とする甲状腺機能亢進症と慢性甲状腺炎（橋本病）などの甲状腺機能低下症がある．これらの甲状腺疾患合併不妊症患者に対しては，不妊治療に先行して抗甲状腺薬や甲状腺ホルモン補充によって甲状腺機能の正常化を図ることが重要であり，内科などの専門医と連携して厳重に管理をすることになる．

　一方で，臨床症状に乏しい潜在性の甲状腺機能異常症では，内科による確定診断がないまま不妊外来を受診し不妊治療を受けることになる．近年注目されている，潜在性甲状腺機能低下症と不妊症の関連について解説する．

定義

　潜在性甲状腺機能低下症は血清 TSH 値が高値を示し，かつ甲状腺ホルモン（血清 fT_4 値）は正常値を示す状態と定義され，顕性甲状腺機能低下症の前段階と捉

えられている．不妊女性における正確な有病率は不明であるが，数～10%程度と考えられる．甲状腺機能低下症では高プロラクチン血症やGnRH律動分泌異常によって不妊症の原因となるのみならず，流産，早産，子宮内胎児発育不全なども増加する[1]．潜在性甲状腺機能低下症においても流産率や妊娠合併症の頻度が上昇する[2]．レボチロキシン（LT4）の投与によって流産率や妊娠合併症の低下が期待されるため[3]，不妊症や不育症のスクリーニング検査として甲状腺機能検査を施行し，潜在性甲状腺機能低下症と診断された場合は，適切な管理が必要である．

病態

妊娠すると甲状腺ホルモン（サイロキシン: T_4）の必要量が増加（20～50%）するが，これは胎盤で甲状腺ホルモンが分解されることや，母体の甲状腺ホルモンの一部が胎児へ移行するためと考えられる．この妊娠に伴う母体のT_4の増加には，甲状腺ホルモン結合グロブリン（TBG）とヒト絨毛性ゴナドトロピン（hCG）が寄与している．妊娠に伴う高エストラジオール血症は肝臓のTBG合成を促進するが，血中TBG値が上昇すると，fT_4を維持するためにT_4産生が増加する必要がある．hCGはTSHとαサブユニットは共通かつβサブユニットにも相同性を認めるため甲状腺刺激作用をもち，hCG増加に伴い血中fT_4値も上昇する．妊娠初期のhCGピークに一致して甲状腺ホルモンが一過性に過剰になる妊娠甲状腺機能亢進症（gestational transit hyperthyroidism: GTH）では甲状腺ホルモンの上昇が妊娠15週頃まで続く．このように妊娠に伴う甲状腺ホルモンの上昇は，甲状腺ホルモンの必要量の増加に対応するための生理的な機構であると考えられる．

甲状腺ホルモンが低下している顕在性甲状腺機能亢進症では，甲状腺ホルモン補充が重要である．甲状腺ホルモン（fT_4値）は正常であるが血清TSH値が高値を示す潜在性甲状腺機能低下症では甲状腺ホルモン分泌予備能が低下しているため，妊娠成立後に胎児に十分な甲状腺ホルモンが供給されない可能性がある．特に，橋本病のような抗甲状腺抗体陽性（抗甲状腺ペルオキシダーゼ抗体: 抗TPO抗体，抗サイログロブリン抗体: 抗TG抗体）では甲状腺組織の破壊のため妊娠後の甲状腺ホルモン分泌増加に対応できない可能性が高い．

甲状腺ホルモンは胎児脳神経系の発達に重要であり，胎児甲状腺が機能していない妊娠初期は母体由来のT_4が胎盤を通過して胎児に移行する．特に，妊娠初

期の母体甲状腺ホルモンは胎児の発育，特に精神・神経・知能の発達に不可欠であり，母体の潜在性甲状腺機能低下症と児の学童期の IQ 低下に関する報告が散見される[4]．したがって，妊娠前から十分な甲状腺機能維持が重要であり，適切な甲状腺ホルモン補充を考えなくてはならない．

問診のコツ

① 多くは無症状だが，むくみ，倦怠感，皮膚乾燥，抑うつなどの症状を呈することもある．
② 不育症の原因となるため，産科歴（妊娠回数，流産回数など）を確認する．

検査

血清 TSH，fT_3，fT_4，および必要に応じて抗甲状腺抗体（抗 TPO 抗体，抗 TG 抗体）を測定する．甲状腺ホルモン（血清 fT_4 値）が正常，かつ TSH 値が高値であれば潜在性甲状腺機能低下症とする．血清 TSH の基準値は施設や測定系によって異なり，その上限は 4.0〜5.0 μIU/mL の範囲で設定されている．fT_4 値が正常で TSH 値が基準値上限以上であれば潜在性甲状腺機能低下症と診断されるが，妊娠前の TSH 値 2.5 μIU/mL 以下を推奨するガイドラインが多く，TSH 値が 2.5〜基準値上限（4.0〜5.0 μIU/mL）の管理が問題であり，ここでは広義の潜在性甲状腺機能低下症とする．

診察のポイント

米国甲状腺学会ガイドライン[5]では，表 1 に示すように，TSH 値が基準値上限を超えた潜在性甲状腺機能亢進症では，TSH 値 2.5 μIU/mL 以下を目標としたレボチロキシン（LT4）治療を不妊治療に先行して推奨している．しかし，TSH 値が基準値内の場合は，体外受精・胚移植などの高度生殖補助医療（ART）で，抗甲状腺抗体（抗 TPO 抗体）陽性に限り，LT4 治療を推奨する．抗 TPO 抗体が陰性の場合，あるいは一般不妊治療では抗 TPO 抗体の陽陰性にかかわらず LT4 治療を推奨していない．

しかし，ART による妊娠では LT4 治療が必要であり，一般不妊治療による妊娠では LT4 治療は必要ないという矛盾が生じており，妊娠を前提とした甲状腺機能管理は不妊治療方法にかかわらず統一されるべきだと思われる．また，抗甲状腺抗体の意義についても，日本国内の甲状腺学会専門医を対象としたアンケート

表 1 米国甲状腺学会ガイドライン 2017
（潜在性甲状腺機能低下症合併不妊症の取り扱い）

TSH（μIU/mL）	診断	管理指針
～基準値上限		一般不妊患者または抗 TOP 抗体陰性 ART 患者には LT4 治療は推奨しない ART 患者かつ抗 TOP 抗体陽性では LT4 治療を推奨
基準値上限～	潜在性甲状腺機能低下症	TSH＜2.5μIU/mL を目的とした LT4 治療を推奨

表 2 潜在性甲状腺機能低下症合併不妊症の管理指針案

TSH（μIU/mL）	診断	管理指針
0.5～2.5		そのまま不妊治療へ
2.5～基準値上限 （4.0～5.0）	（広義）潜在性甲状腺機能低下症	一般不妊，ART 患者いずれも抗 TOP 抗体の有無にかかわらず，LT4 治療を推奨し，TSH＜2.5μIU/mL 後に不妊治療を施行する
基準値上限～ （4.0～5.0）	潜在性甲状腺機能低下症	LT4 治療を推奨し，TSH＜2.5μIU/mL 後に不妊治療を施行する

では，妊娠を希望する潜在性甲状腺機能低下女性に対しては，抗甲状腺抗体の有無にかかわらず TSH 値 2.5μIU/mL 以下を目標とした管理をする施設が多いことが示され，海外でも同様の報告が散見される[6]．抗 TPO 抗体陰性の妊婦を対象とした研究では，妊娠初期の TSH 値 2.5～5.0μIU/L の流産率が TSH 値 2.5μIU/L 以下に比較して有意な増加を認めている[7]．また，ART を行う潜在性甲状腺機能低下症を対象とした RCT では，TSH 値＜2.5μIU/mL を目標とした LT4 治療施行群では，施行しなかった群に比較して妊娠率向上，流産率の低下が確認されている[2]．したがって表 2 に示すように，TSH 値 2.5μIU/L～基準値上限の（広義）潜在性甲状腺機能低下症に対しても，ART および一般不妊治療いずれの場合も，抗甲状腺抗体の有無にかかわらず LT4 治療を推奨し，TSH 値＜2.5μIU/mL 後に不妊治療を施行するべきだと考える．

☞**文献**

1) Saki F, Dabbaghmanesh MH, Ghaemi SZ, et al. Thyroid function in pregnancy and its influences on maternal and fetal outcomes. Int J Endocrinol Metab. 2014; 12: e19378.

2) Maraka S, Ospina NM, O'Keeffe DT, et al. Subclinical hypothyroidism in pregnancy: a systematic review and meta-analysis. Thyroid. 2016; 26: 580–90.

3) Rao M, Zeng Z, Zhao S, et al. Effect of levothyroxine supplementation on pregnancy outcomes in women with subclinical hypothyroidism and thyroid autoimmuneity undergoing in vitro fertilization/intracytoplasmic sperm injection: an updated meta-analysis of randomized controlled trials. Reprod Biol Endocrinol. 2018; 16: 92.

4) Haddow JE, Palomaki GE, Allan WC, et al. Maternal thyroid deficiency during pregnancy and subsequent neuropsychological development of the child. N Engl J Med. 1999, 341: 549–55.

5) Alexander EK, Pearce EN, Brent GA, et al. 2017 Guidelines of the American Thyroid Association for the Diagnosis and Management of Thyroid Disease During Pregnancy and the Postpartum. Thyroid. 2017; 27: 315–89.

6) Negro R, Attanasio R, Papini E, et al. A 2018 Italian and Romanian Survey on Subclinical Hypothyroidism in Pregnancy. Eur Thyroid J. 2018; 7: 294–301.

7) Negro R, Schwartz A, Gismondi R, et al. Increased pregnancy loss rate in thyroid antibody negative women with TSH levels between 2.5 and 5.0 in the first trimester of pregnancy. J Clin Endocrinol Metab. 2010; 95: E44–8.

4 疾患と治療

3 内分泌

f 体重減少性: 挙児希望のある 体重減少性無月経患者の取り扱い

田村博史

> **ここがポイント**
>
> 1. 体重減少の原因（誘引）を見極める．単純体重減少性無月経か神経性食欲不振症（神経性やせ症）か．
> 2. 体重の増加を第一に考える．体重減少が高度の場合，ホルモン療法や排卵誘発は貧血の進行，低栄養状態の悪化，体力の消耗を助長する．
> 3. 産婦人科医のみでの診断・管理が困難な場合は，心療内科・内科・精神科などとの連携が望ましい．

　体重減少性無月経は，急激な体重減少が誘因となって視床下部−下垂体−卵巣系の機能低下により発生する無月経であり，10〜20代の若年女性に多い．通常，3〜6カ月の間に15〜20%以上の体重減少を伴い，ダイエット，スポーツ，体重低下を伴う疾患，環境変化，心身ストレスなど病態も多岐にわたる．日本産科婦人科学会生殖内分泌委員会の調査では，思春期女性の無月経の誘因としては，減食（43.6%）によるものが最も多いとされる[1]．しかし，体重減少性無月経の中には神経性食欲不振症を代表とする摂食障害が含まれていることに注意が必要であり，単純体重減少性無月経か神経性食欲不振症かの鑑別が重要である（図1）．

定義/診断

　単純体重減少性無月経は，心因的背景はなく，体重減少の程度は軽度で標準体重の15〜18%程度が多い．スリムな体型になりたいという動機から減食・節食を始め，体重減少の後に続発性無月経となる．病識があり，痩せていることに対する認知機能も正常のため，無月経の原因が体重減少であることを説明すると，

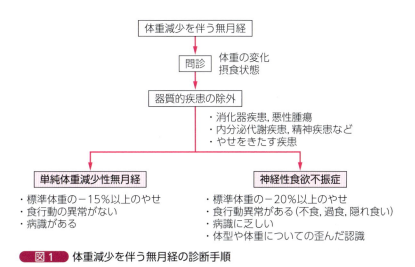

図1 体重減少を伴う無月経の診断手順

食生活を変える努力をしてくれる場合が多い．

　神経性食欲不振症（神経性やせ症）は，摂食障害の1つの病型で，体重や体型への顕著なこだわりと肥満への強い恐怖のために食行動に異常をきたす疾患で近年増加傾向にある．極端なやせ，食行動の異常があり，病識に乏しく，体重や体型へのゆがんだ認識をもつ場合は神経性食欲不振症と診断される．米国精神医学会の精神疾患診断・治療マニュアル（DSM-5）の改定に伴い「神経性食欲不振症」とされていた日本語名を，単純に食欲の問題ではないという疾患の特徴を考慮して「神経性やせ症」へと変更されている[2]．神経性食欲不振症（神経性やせ症）の診断基準を表1に示す．

病態

　病因は明らかにはされていないが，著しい体重の減少は，視床下部における神経伝達物質の変調をきたし，ゴナドトロピン放出ホルモン（GnRH）のパルス状分泌が低下または消失する．このため下垂体からのゴナドトロピン（LH，FSH）の律動分泌が消失し無排卵となり，多くは第2度無月経である．神経性食欲不振症（神経性やせ症）では病前性格，遺伝的要因に加え，思春期特有の親子関係，友人関係，恋愛，学校などの心理的・社会的ストレスが関与する．

表1 神経性食欲不振症/神経性やせ症の診断基準

神経性食欲不振症の診断基準（厚生労働省特定疾患神経性食欲不振症調査研究班）
1. 標準体重の−20％以上のやせ
2. 食行動の異常（不食，大食，隠れ食いなど）
3. 体重や体型について歪んだ認識（体重増加に対する極端な恐怖など）
4. 発症年齢: 30歳以下
5. （女性ならば）無月経
6. やせの原因と考えられる器質性疾患がない

神経性やせ症/神経性無食欲症の診断基準（米国精神医学会 DSM-5）[*]
A. 必要量と比べてカロリー摂取を制限し，年齢，性別，成長曲線，身体的健康状態に対する有意に低い体重に至る．有意に低い体重とは，正常の下限を下回る体重で，子どもまたは青年の場合は，期待される最低体重を下回ると定義される．
B. 有意に低い体重であるにもかかわらず，体重増加または肥満になることに対する強い恐怖，または体重増加を妨げる持続した行動がある．
C. 自分の体重または体型の体験の仕方における障害，自己評価に対する体重や体型の不相応な影響，または現在の低体重の深刻さに対する認識の持続的欠如

コードするときの注: 神経性やせ症はICD-9-CMでは病型にかかわらず**307.1**にコードされる．ICD-10-CMコードは下位分類（下記参照）による．

▶**いずれかを特定せよ**
　（F50.01）摂取制限型: 過去3カ月間，過食または排出行動（つまり，自己誘発性嘔吐，または緩下剤・利尿薬，または浣腸の乱用）の反復的なエピソードがないこと．この下位分類では，主にダイエット，断食，および/または過剰な運動によってもたらされる体重減少についての病態を記載している．
　（F50.02）過食・排出型: 過去3カ月間，過食または排出行動（つまり，自己誘発性嘔吐，または緩下剤・利尿薬，または浣腸の乱用）の反復的なエピソードがあること

▶**該当すれば特定せよ**
　部分寛解: かつて神経性やせ症の診断基準をすべて満たしたことがあり，現在は，基準A（低体重）については一定期間満たしていないが，基準B（体重増加または肥満になることへの強い恐怖，または体重増加を回避する行動）と基準C（体重および体型に関する自己認識の障害）のいずれかは満たしている．
　完全寛解: かつて神経性やせ症の診断基準をすべて満たしていたが，現在は一定期間診断基準を満たしていない．

▶**現在の重症度を特定せよ**
　重症度の最低限の値は，成人の場合，現在の体格指数（BMI: Body Mass Index）（下記参照）に，子どもおよび青年の場合，BMIパーセント値に基づいている．下に示した各範囲は，世界保健機関の成人のやせの分類による．子どもと青年については，それぞれに対応したBMIパーセント値を使用するべきである．重症度は，臨床症状，能力低下の程度，および管理の必要性によって上がることもある．
　　軽度: 　BMI≧17 kg/m²
　　中等度: BMI 16〜16.99 kg/m²
　　重度: 　BMI 15〜15.99 kg/m²
　　最重度: BMI＜15 kg/m²

[*]日本精神神経学会（日本語版用語監修），髙橋 三郎，大野 裕（監訳）．DSM-5 精神疾患の診断・統計マニュアル．東京: 医学書院; 2014. p.332-3.

4 ● 疾患と治療

問診のコツ

① 体重減少の程度, 原因: 体重の増減, 期間, 原因などのほか, 食事内容も確認する. スポーツ選手には, 競技内容や練習量なども確認する.
② 月経: 月経の有無, 月経障害・無月経の期間など確認する.
③ 心因性要素: 病前性格, 遺伝的要因に加え, 夫婦関係, 親子関係, 嫁姑関係, 友人関係, 会社などの心理的・社会的ストレスが関与する.
④ 摂食障害: 摂食障害が疑われる場合は, 心療内科, 内科, 精神科などの摂食障害の専門医療機関へ早期に紹介することが望ましい.

検査

内分泌検査 (LH 値, FSH 値, E_2 値, PRL 値の測定) が無月経の診断に有用である. 甲状腺機能検査として TSH 値, $freeT_3$ 値, $freeT_4$ 値を測定する.

体重減少が高度になると, 身体症状, 合併症としては, 徐脈・不整脈, 低体温 (36℃以下), 低血圧 (収縮期圧≦90 mmHg), 骨量減少・骨粗鬆症, 貧血・白血球減少・血小板減少, 電解質異常 (低 Na 血症, 低 K 血症), 肝機能障害 (AST・ALT 上昇), 低血糖などさまざまな症状を呈し, 低栄養状態が進むと脱毛, 浮腫, 思考・記憶力の低下, 意識障害なども認める. 神経性やせ症の死亡率は 6～20% と高く[4], 不整脈などの内科的合併症, 飢餓, 自殺が主な死因となり, 生命に関わる疾患であることを認識すべきである.

診察のポイント

1 ▶ 体重の評価

体格指数 (body mass index: BMI) ＝体重 (kg)/身長 $(m)^2$ は身長に対する体重を評価する有用な尺度である. 世界保健機関 (WHO) の基準では, BMI 18.5 kg/m^2 が正常体重の下限であり, DSM-5 の神経性やせ症の診断基準では, BMI 17 kg/m^2 未満を有意な低体重とする.

厚生労働省の神経性食欲不振症のガイドライン[4]では, 標準体重を指標としており, 15 歳以上では, 身長により算出する平田法で, 15 歳以下では実測値 (学校保健統計調査報告など) により求める. 平田法では以下のように標準体重を計算する.

身長 160 cm 以上 　　（身長 cm－100）×0.9

身長 150〜160 cm 　　（身長 cm－150）×0.4＋50

身長 150 cm 以下 　　（身長 cm－100）

2 ▶ 挙児希望（無月経）の管理

　月経の回復には，体重の増加が必要であり，標準体重の90％を目標にする．体重が増加しても，すぐに月経再開しない場合も多く，6カ月以上の期間が必要とされる[5]．不妊治療としての排卵誘発は標準体重の85％以上の症例を対象とする．

① 標準体重の70％以下: 貧血，低栄養状態の悪化や体力の消耗を考慮して，消退出血を起こすホルモン療法は行わない．

② 標準体重の70〜85％: エストロゲンと黄体ホルモンの周期的投与によるKaufmann 療法を行い，体重の増加を期待する．

③ 標準体重の85％以上: 第一度無月経では，クロミフェン療法あるいはFSH（hMG）-hCG 療法などによる排卵誘発を行う．第2度無月経では，FSH（hMG）-hCG 療法などによる排卵誘発を行う．

☞文献

1) 中村幸雄，宮川勇生，石丸忠之，他. 思春期における続発性無月経に関するアンケート調査. 日産婦誌. 1999; 51: 755-61.

2) American Psychiatric Association. Diagnostic and Statistical Manual of Mental Disorders. 5th ed. Washington D. C.: American Psychiatric Press; 2013. （髙橋三郎，大野　裕，監訳. DSM-5 精神疾患の診断・統計マニュアル. 東京: 医学書院; 2014）

3) Hotta M, Horikawa R, Mabe H, et al. Epidemiology of anorexia nervosa in Japanese adolescents. Biopsychosoc Med. 2015; 9: 17.

4) 2007 年厚生労働省難治性疾患克服研究事業「中枢性摂食異常症に関する調査研究班」. 神経性食欲不振症のプライマリケアのためのガイドライン. 2007.

5) Golden NH, Jacobson MS, Schebendach J. Resumption of menses in anorexia nervosa. Arch Pediatr Adolesc Med. 1997; 151: 16-21.

4 疾患と治療

4 免疫性不妊症

a-1 女性側の抗精子抗体: 精子不動化抗体の検出法

脇本 裕　柴原浩章

> **ここがポイント**
>
> 1. 精子不動化抗体を検出するには，精子不動化試験（sperm immobilization test: SIT）を実施する．その抗体価は SI_{50} 値（sperm immobilization titer）を測定する．
> 2. 精子不動化値（sperm immobilization value: SIV）と SI_{50} 値の測定法は異なる．
> 3. 精子不動化抗体価である SI_{50} 値は自然変動する．したがって，不妊治療中は定期的に測定して治療方針を決定する．
> 4. 抗精子抗体を検出するために，女性では SIT が，男性ではイムノビーズテスト（immunobead test: IBT）が用いられる．

　精子は女性にとって非自己抗原を含むため，性交渉などで体内に入った精子に対して稀に精子を不動化する抗体を産生する場合がある[1]．精子不動化抗体による主な不妊機序は，補体存在下における精子運動障害および性器管内の精子輸送障害[2]と補体非存在下でも生じうる受精障害[3]である．

　精子抗原には多様性があり，それに対する抗体も多様である．抗精子抗体検出法として間接蛍光抗体法，混合抗グロブリン反応，酵素結合抗体法などを用いて，種々の検出法が考案されてきた．現在一般の検査機関で測定されているのは精子不動化抗体である．Isojima らは不妊女性患者血清中の抗体を検出する精子不動化試験（sperm immobilization test: SIT），および精子不動化抗体価を定量的に測定する SI_{50} 値（sperm immobilization titer）の測定法を開発し，不妊症の発症と関連することを明らかにした[1,4]．SI_{50} 値を計測することで抗体陽性不妊女性の診療指針が決定できるが[5]，他稿を参照されたい．本稿では，女性側の抗精

子抗体である精子不動化抗体の検出方法について概説する．

精子不動化試験（SIT）による精子不動化値（sperm immobilization value: SIV）の測定法

SITによるSIVの測定法を図1に示すとともに，以下にその手順を記す．

① 被検者の末梢血を遠心分離し，得られた血清を56℃の温浴槽で30分間かけて非働化する．

② 精液所見が正常の新鮮射出精液から，swim up法などにより運動性良好な精子浮遊液を精子濃度 $40×10^6$/mL に調整する．

③ 補体源としては，凍結乾燥した標準モルモット補体を入手する．なお，対照に30分間56℃の温浴槽で不活化した補体を準備する．あらかじめ，補体力価（$C'H_{50}>200$）の確認と，ヒト精子に対する毒性試験を行う．

④ 被検血清10 μL，精子浮遊液1 μL，および補体2 μLをTerasaki plate（Greiner Bio-one, Frickenhausen, Germany）の各ウェル内で反応させ，32℃の条件下に1，2および3時間後に顕微鏡下に精子運動率を測定する．

⑤ 活性を有する補体の存在下での精子運動率をT%，不活化した補体の存在下での精子運動率をC%とし，その比（C/T）をSIV値として算出する．

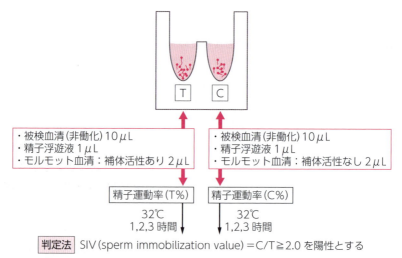

図1 精子不動化試験（sperm immobilization test: SIT）の手順

⑥ 2時間の測定中にSIV値が2.0以上を示した場合，SIT陽性と判定する．陽性の血清は，次にSI₅₀値の測定を行う．

上述したように精子不動化試験は抗体と補体によって精子運動性が低下する現象をもとに，抗体の存在を検出する定性試験である．すなわち，患者血清中の精子運動率が対照と比較して50%（1/2）に低下した場合を抗体陽性（SIV=2）と判定する．ただし，患者血清中の精子運動率が0%の場合にはSIV=∞になり，抗体量が不正確である．また，抗体陽性不妊女性の診療指針が決定するため，定性試験で抗体陽性と判定した場合には抗体量を表現するために，下記に示す定量的SITによるSI₅₀値を測定する（定量試験）．

定量的SITによるSI₅₀値の測定法

定量的SITによるSI₅₀値の測定法を図2に示すとともに，以下にその手順を記す．

① SIT陽性の被検血清および精子不動化抗体陰性の女性（対照）の末梢血を遠心分離し，得られた血清を30分間56℃の温浴槽で非働化する．
② SIT陽性の被検血清を，精子不動化抗体陰性の血清で順次2倍希釈する．
③ 各希釈血清10 μL，精子浮遊液1 μL，および補体2 μL，をTerasaki plateの各ウェル内で反応させ，32℃の条件下に1時間後に顕微鏡下に各ウェル内

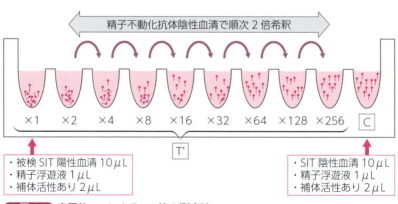

図2 定量的SITによるSI₅₀値の測定法
1時間反応させ精子運動率を測定し，50%に回復する希釈倍数をSI₅₀値とする．
精子不動化活性 $(Y) = \dfrac{C-T'}{C} \times 100$ (%)

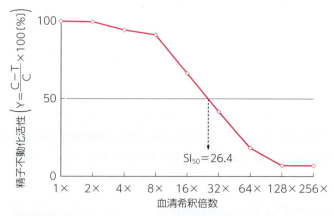

図3 SI₅₀値の求め方 (Wakimoto Y, et al. Am J Reprod Immunol. 2018; 79[6])
精子不動化活性が50%と交差する血清希釈倍数がSI₅₀値と定義される.

の精子運動率を測定する.
④ 各ウェル内の精子運動率から精子不動化活性(Y)を $Y=(C-T')/C\times 100$ を求め, 図3のように精子不動化活性が50%と交差する血清希釈倍率 T', すなわち精子運動性が50%回復する血清希釈倍率 T' を SI₅₀値と定義する.

SITによるSIVの新規測定法と, 定量的SITによるSI₅₀値の新規測定法

上記の検査法の手順にあるように, SITおよび定量的SITは, 目視による精子運動率から算出される. したがって, 一般の精液検査と同様に測定者により誤差が生じうる. 我々は上記の従来法と精子自動分析装置であるCASA (computer-aided sperm analysis) を用いた新規測定法で, 両者の間に相関関係があることを示した[6]. CASAは精子運動をコンピューターで自動解析し顕微鏡から画像を撮影する装置である. したがって, 新規測定法はより客観的で, 精子の目視に慣れない検者でも実施可能である.

文献

1) Isojima S, Li TS, Ashitaka Y. Immunologic analysis of sperm-immobilizing factor found in sera of women with unexplained sterility. Am J Obstet

4 ● 疾患と治療

Gynecol. 1968; 101: 677-83.

2) Shibahara H, Shiraishi Y, Hirano Y, et al. Relationship between level of serum sperm immobilizing antibody and its inhibitory effect on sperm migration through cervical mucus in immunologically infertile women. Am J Reprod Immunol. 2007; 57: 142-6.

3) Taneichi A, Shibahara H, Hirano Y, et al. Sperm immobilizing antibodies in the sera of infertile women cause low fertilization rates and poor embryo quality in vitro. Am J Reprod Immunol. 2002; 47: 46-51.

4) Koyama K, Kubota K, Ikuma K, et al. Application of the quantitative sperm immobilization test for follow-up study of sperm-immobilizing antibody in the sera of sterile women. Int J Fertil. 1988; 33: 201-6.

5) Kobayashi S, Bessho T, Shigeta M, et al. Correlation between quantitative antibody titers of sperm immobilizing antibodies and pregnancy rates by treatments. Fertil Steril. 1990; 54: 1107-13.

6) Wakimoto Y, Fukui A, Kojima T, et al. Application of computer-aided sperm analysis（CASA）for detecting sperm immobilizing antibody. Am J Reprod Immunol. 2018; 79: e12814.

4 疾患と治療

4 免疫性不妊症

a-2 女性側の抗精子抗体: 精子不動化抗体保有不妊女性の治療方針

小林眞一郎

ここがポイント

1. 精子不動化抗体は頻度は低いものの，不妊の原因として重要な要因であり，一次スクリーニングとして実施するべき検査である．
2. 精子不動化抗体は，精子に女性性器管内の移動を妨げることと，受精阻害作用により不妊症を引き起こしている．
3. 精子不動化抗体の抗体価は一定のものではなく，変動している．しかしながら，患者によって高抗体価群，中抗体価群，低抗体価群に分けることができる．
4. 低抗体価群に対しては，人工授精（AIH）が有効な場合もあるが，中～高抗体価群に対しては，体外受精-胚移植（IVF-ET）が必要である．
5. 精子不動化抗体保有女性に対する IVF-ET の成績は良好であり，男性因子を合併していない場合は特に ICSI を必要としない．

不妊症の一次スクリーニング検査として，排卵の有無や頻度（排卵因子），卵管の疎通性（卵管因子），男性の精液所見（男性因子），各種ホルモン検査などが挙げられる．それらの一次スクリーニング検査では異常がみつからない，いわゆる原因不明不妊患者のうち約15%において，血中に精子不動化抗体が検出される．精子不動化抗体による不妊症発生機序は後述するが，頻度は低いものの明らかに不妊の原因として重要な要因であり，一次スクリーニングとして実施されるべき検査であると考えられる．

最近の晩婚化の影響で，不妊外来を受診する患者の平均年齢は高年齢化してき

ている．それに伴い不妊治療のステップアップのスピードアップも求められており，その意味でも血中精子不動化抗体を検出する精子不動化試験も一次スクリーニングとして加えられるべきであろう．

精子不動化抗体による不妊症発生機序

　精子不動化抗体は，頸管粘液，子宮，卵管分泌液中に存在し，精子の女性性器管内での移行と，その受精能が障害され不妊になるものと考えられている（図1）．血中に精子不動化抗体を保有している患者の大部分（22/28〔78.6％〕）に頸管粘液中にも抗体が検出され[1]，また血中に抗体を保有している患者では，腹腔鏡検査の際に調べたすべて（27/27〔100％〕）の患者のダグラス窩貯留液および卵胞液中に抗体が検出された[2]．精子不動化抗体の大部分が補体依存性のIgG1であることが判明しており[3]，この分子サイズの小さなIgG1であれば，血中から頸管粘液，子宮・卵管分泌液中に抗体が移行しうることが推測される．補体依存性精子不動化抗体（IgG1）の影響で，精子の頸管通過性が障害され，さらに子宮から卵管膨大部への移行にも障害が生じているものと考えられる．実際に，精子不動化抗体保有不妊患者に腹腔鏡検査を行う数時間前に夫精子を子宮腔内に注入しておき，腹腔鏡検査時にダグラス窩貯留液ならびに卵管膨大部洗浄液を採取し，運動精子の存在の有無を検査したところ，精子不動化抗体保有患者では3/27（11.1％）にのみ運動精子が検出された．それに対し，対照群である抗

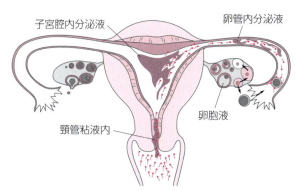

図1 精子不動化抗体は頸管粘液内，子宮腔内，卵管内分泌液中に存在する．また卵胞液中にも存在し，精子の女性性器管内の移行および受精を阻害する

体非保有の不妊患者での運動精子回収率は 73/212（34.4%）であり，抗体保有群の患者において運動精子回収率は有意に低率であった[2]．さらに，この運動精子回収率は，精子不動化抗体価（SI_{50}）と相関性を示し，SI_{50}が高ければ精子が回収されにくく，SI_{50}が低ければ運動精子が回収されることもあった．

これらのことから，精子不動化抗体は明らかに子宮から卵管膨大部への精子の移行に障害を及ぼしているものと思われる．また，受精の段階においては，精子不動化抗体が，精子の透明帯への結合ならび貫通障害作用を有していることが証明されている[4]．

精子不動化抗体価の自然変動

精子不動化試験陽性の患者血液を毎月一度採血し，SI_{50}値を follow up すると，その値は一定のものではなく，自然に変動していた[5]．自己免疫疾患の抗体と同様に緩解・増悪を繰り返しており，また SI_{50}値の高低つまり抗体量は，かなり個人差があった．変動はあるものの常に SI_{50}値が 10 以上を示す高抗体価群を A 群とし，SI_{50}値が 10 前後を変動する中抗体価群を B 群とし，また，SI_{50}値が常に10 未満の低抗体価群を C 群とすると，図 2 に示すような変動が認められた[6]．C群においては，時として抗体価が陰性化することもあり，その時期に自然妊娠が

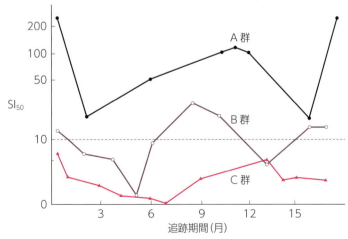

図2　精子不動化抗体価の変動
A 群: SI_{50}値が常に 10 以上，B 群: SI_{50}値が 10 前後，C 群: SI_{50}値が常に 10 未満

4 ● 疾患と治療

成立することもあった.

精子不動化抗体保有患者に対する治療

　1960 年代,精子凝集抗体保有婦人に対して夫の精液との接触を断つためにコンドーム療法が行われた[7]が,抗体価の低下は認められず,自然の抗体価の変動と変わらなかった.ステロイド療法も考慮されたが,予想される副作用を勘案して実施されることはなかった.そのため,人工授精(AIH),体外受精–胚移植(IVF-ET)が免疫性不妊症に対する治療の主流となっていった.

　AIH の場合,頸管内あるいは子宮腔内に分泌される抗体の影響は避けられるが,卵管内あるいは卵子の周囲に付着した卵胞液中の抗体の影響を受けることになる.したがって,抗体価の低い症例に対しては,AIH が有効となる場合がある.しかも,通常の AIH より反復 AIH の方がより効果的である.反復 AIH とは,同日に 2 回精子を子宮内に注入する方法であり,最初に注入した精子および精漿成分に対して抗体が結合し,抗体量の減少を図り,その数時間後に再度,精子を注入することにより,後から注入した精子による受精を期待するものである.

　前述の低抗体価の C 群では,AIH および反復 AIH での妊娠例が得られ,中抗体価の B 群でも C 群よりは低率であるが,AIH,反復 AIH による妊娠例が得られた.ただし,高抗体価の A 群では,AIH,反復 AIH による妊娠例はなかった.しかしながら,A 群においても IVF-ET を施行した場合は妊娠が成立した[6].以上のことから,B 群や C 群に対しては,AIH および反復 AIH を数周期試してみて,不成功なら IVF-ET にステップアップする.A 群のような高抗体価症例に対しては,最初から IVF-ET を施行することが妥当であると考えられる.最近の不妊治療においては,患者の高年齢化が妊娠率に及ぼす影響が大きく,37〜38 歳以上の症例に対しては,B,C 群のように比較的低抗体価であっても,最初からIVF-ET を施行する方針は認められてもよいと思われる.

　IVF 用の培養液に精子不動化抗体陽性患者の血清を使用すると,受精率がきわめて低率で,代用としてアルブミンを使用すると受精率は正常化する[8].最近ではIVF の培養液に患者血清を使用することはほとんどないが,少なくとも採卵の際に得られた卵子,卵丘細胞を十分に培養液で洗浄することには注意を払うべきである.抗体保有患者の卵胞液中には血中と同程度の抗体が存在しており,洗浄が不十分な場合,抗体の受精障害作用により受精率が低下することがあるからである.

表1	SIT陽性症例におけるIVF, ICSIの成績	
	IVF	ICSI
採卵周期数（周期）	42	17
成熟卵子数（個）	309	150
平均採卵個数（個）	7.36	8.82
受精卵数（個）	224	104
受精率（%）	72.5	69.3

　当クリニックにおける精子不動化抗体保有患者に対するARTの成績を示す. 30症例（初回採卵時平均年齢33.1歳），59周期において採卵を施行した. 男性因子も有する症例が17採卵周期あったので，42周期においてIVF，17周期においてICSIを行った. 受精率はIVFで72.5%，ICSIで69.3%であり，IVFとICSI間に有意差はなかった（表1）. 採卵の際に十分な洗浄を行えば，conventional IVFで受精率は他の適応によるIVFと同等となり，あえてICSIを必要とすることはなかった. 新鮮胚移植を60周期，凍結融解胚移植を43周期行った結果，各々18周期，22周期で妊娠が成立し，妊娠率は30.0%，51.2%であり，全体では38.8%であった. 調査期間中に，対象の30症例中23症例で，延べ33分娩が得られた. 症例あたりの生産率は23/30（76.7%）となり，精子不動化抗体保有患者に対するARTの有効性が示された.

☞文献

1) Isojima S, Koyama K. Technique for sperm immobilization test（review）. Arch Androl. 1989; 23: 185-99.

2) Shibahara H, Shigeta M, Toji H, et al. Sperm immobilizing antibodies interfere with sperm migration from the uterine cavity through the fallopian tubes. Am J Reprod Immunol. 1995; 34: 120-4.

3) Tsuji Y, Tatsumi T, Kameda K, et al. Determination of immunoglobulin classes and subclasses of sperm immobilizing antibodies in infertile women and the inhibitory effect of IgG4 subclass on the sperm immobilizing antibody activity. J Reprod Immunol. 1993; 24: 223-33.

4) Shibahara H, Burkman LJ, Isojima S, et al. Effects of sperm–immobilizing antibodies on sperm–zona tight binding. Fertil Steril. 1993; 60: 533-9.

5) Koyama K, Kubota K, Ikuma K, et al. Application of the quantitative sperm immobilization test for follow–up study of sperm immobilizing antibody in the sera of sterile women. Int J Fertil. 1988; 33: 201-6.

4●疾患と治療

6)　Kobayashi S, Bessho T, Shigeta M, et al. Correlation between quantitative antibody titers of sperm immobilizing antibodies and pregnancy rates by treatments. Fertil Steril. 1990; 54: 1107-13.

7)　Franklin RR, Dukes CD. Further studies on sperm-agglutinating antibody and unexplained infertility. JAMA. 1964; 190: 682-3.

8)　Taneichi A, Shibahara H, Hirano Y, et al. Sperm immobilizing antibodies in the sera of infertile women cause low fertilization rates and poor embryo quality in vitro. Am J Reprod Immunol. 2002; 47: 46-51.

4 疾患と治療

4 免疫性不妊症

b-1 抗透明帯抗体による免疫性不妊症：抗透明帯抗体の検出法

長谷川昭子

> **ここがポイント**
> 1. 自己の透明帯に対しなぜ抗体が産生されるのかを理解する．
> 2. 抗透明帯抗体により妊孕性阻害が起こる機序を理解する．
> 3. 抗透明帯抗体の検出における問題点を理解する．

　透明帯は，発育期の卵母細胞の周囲に形成されるマトリックスで，成熟卵子，着床前初期胚にも存在する．原始卵胞には存在しないが，卵胞発育に伴って主に卵母細胞によって合成され細胞外で重合し，排卵期に最も厚みが増す（図1）．進

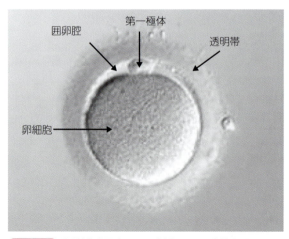

図1 生殖補助医療により採卵された成熟卵子
透明帯は卵子を取り囲む構造物である．写真では透明帯と卵細胞の間に囲卵腔と第一極体の放出が確認できる．

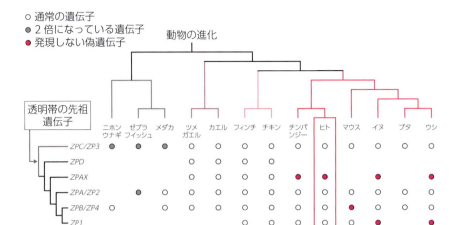

図2 透明帯の進化（http://onlinelibrary.wiley.com/doi/10.1111/mec.13283/full#mec13283-fig-0001 より改変）

魚類から哺乳類に至る脊椎動物の進化において，透明帯遺伝子は複製と変異を繰り返し現在に至った．2種類の表記があるもの（ZPC/ZP3，ZPA/ZP2，ZPB/ZP4）は，動物によって命名は異なっているが共通の遺伝子に基づくことを示す．ヒトの透明帯遺伝子はZP1，ZP2，ZP3，ZP4の4種である．ZPDは存在せず，ZPAXは偽遺伝子である．

化の過程で多様な変化を受けた痕跡が見られるが（図2），多くの動物種に保存されている．ヒトの場合4種類（ZP1，ZP2，ZP3，ZP4）の糖タンパクにより構成される[1]．

思春期に排卵周期が確立すると，透明帯に新たな抗原性が発現する．これが非自己抗原と認識され，自己抗体が産生する可能性がある．ちなみに透明帯以外にも同様な理由で，卵巣内のステロイドホルモン産生細胞や性腺刺激ホルモンレセプターなどに対し，自己抗体が産生される症例が報告されている．

抗透明帯抗体による生殖機能の障害作用

抗透明帯抗体と不妊との関係が注目されたのは，1977年Shiversらが原因不明不妊女性の血中に透明帯に反応する抗体が検出されることを報告したことに始まる[2]．以来長年にわたり多くの研究者や臨床家の研究対象となってきたが，いまだその真偽については議論の余地がある[3]．

自己抗透明帯抗体は，血液から卵胞液や生殖器官の組織液に分泌され，透明帯に結合してさまざまな部位で障害作用を及ぼす可能性が考えられる．以下に，抗

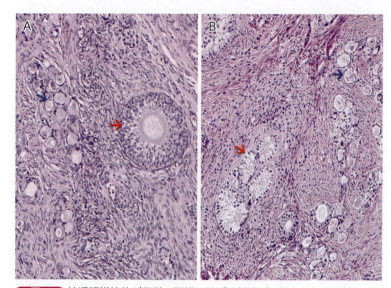

図3 抗透明帯抗体が卵巣の形態に及ぼす影響（イヌ in vivo 実験）
A: 対照．正常な原始卵胞（青矢印）と発育卵胞（赤矢印）が認められる．
B: 透明帯タンパクで免疫．透明帯が発現していない原始卵胞は，対照と同様多数認められる（青矢印）が，透明帯発現以降にあたる発育卵胞では，基底層が厚く卵母細胞が存在しない（赤矢印）．

透明帯抗体が不妊の原因となる機序について，① 卵胞発育障害，② 受精障害，③ 孵化（ハッチング）障害の視点から解説する．

① 抗透明帯抗体が卵胞液に存在した場合，卵母細胞の発育を障害する可能性がある．すなわち卵胞発育において，卵母細胞を取り囲む顆粒膜細胞の微絨毛は，透明帯を貫通して卵母細胞とギャップジャンクションを形成し物質の交換をしているので，透明帯に抗体が結合するとこの機能が損なわれ，卵胞発育が障害される．実際，早発卵巣機能不全において，高頻度に血中に抗透明帯抗体が検出されることが報告されている[4]．

実験的にイヌに透明帯組み換えタンパクを免疫すると，抗透明帯抗体が卵胞発育障害を起こすことが明らかになっている．図3に示すように免疫した動物の卵巣において，卵母細胞を含まない変性卵胞が多数認められる．これはヒトにおける初期の早発卵巣機能不全の所見と類似している．

② 卵管に抗透明帯抗体が存在すると，受精が阻害される可能性がある．通常，

4 ● 疾患と治療

卵管に到達した精子は先体反応を起こした後，透明帯に進入し卵子と受精するが，透明帯に抗透明帯抗体が結合していると，精子の透明帯への接着や進入が阻害される可能性がある．多くの動物実験により in vitro で受精が阻害されることが検証されているが，抗体濃度や抗体の種類によって障害の程度はさまざまであるので，不妊治療において必ずしも体外受精や顕微授精が必要であるとは限らない．また，受精において 1 つの精子が卵子細胞膜と融合すると，卵子は表層顆粒を崩壊して酵素などを分泌し余剰の精子の進入を拒絶する．この多精子受精防御の場は透明帯であるので，抗透明帯抗体が結合していると，この機能が障害され多精子侵入が起こり，正常な受精が妨げられる場合がある．

③ 子宮に抗透明帯抗体が存在すると，孵化（ハッチング）障害が起こる場合がある．ハッチングとは，胚が胚盤胞にまで発育すると自身の収縮運動や酵素の作用で透明帯から脱出することである．着床前初期胚の透明帯は，胚が子宮に着床するまでの間，母体の物理的・免疫的攻撃から保護する機能を持つ（ハードニング）．しかし，抗透明帯抗体が結合していると，透明帯ハードニングが過剰に起こり，ハッチング障害につながる．高年齢者の胚や凍結保存後の胚でも，ハードニングが過剰となりハッチング障害が起こると考えられる．透明帯は卵母細胞から卵子，着床前初期胚に至る過程で，異なる役割を担っているのである．

抗透明帯抗体の検出法

女性の血中の抗透明帯抗体を検出する方法としては，これまでに以下に解説するような方法が考案された．

① ヒトの透明帯をブタの透明帯で代用する方法

ヒト透明帯は，倫理問題や入手量の問題から，十分な量を検査に使うことはできない．そこでブタとヒトの透明帯の共通抗原性を利用した検査法が開発された．しかしそれぞれの動物種の透明帯に固有の抗原が含まれ，またヒト血中には異種抗原であるブタ透明帯に対する自然抗体があり，ブタの透明帯を用いて真の抗ヒト透明帯抗体を検出することは困難であった．

② 受精が成立しなかったヒト透明帯を用いる方法

異常な受精や受精の失敗により廃棄の対象となるヒト透明帯を用いる方法である．量の問題を解決するため感度の高い方法が開発された．ラジオアイソトープを用いる方法[5]，間接蛍光抗体法[6]，感作血球凝集法[7]，hemi-zona assay[8]，microdot assay[9]などがある．

我々の開発した microdot assay は，酵素抗体法（enzyme-linked immuno-sorbent assay: ELISA）の一種であるが，一般のマイクロプレートウェルの表面に抗原を固定化する方法と異なり，ニトロセルロース（NC）膜に抗原をしみこませて吸着させる．よって，抗原のほとんど全量を膜に固定化することができ，使用抗原量に制限のある場合に特に有効である．たとえば10個のヒト透明帯を用いる場合，$50 \mu L$ の容量で75℃，30分処理して可溶化し，$0.2 \mu L$ を NC 膜にドットすると，250検体分のアッセイが可能である．手順は，抗原を固定化した NC 膜をブロッキングした後，検体血清⇒洗浄⇒HRP-抗ヒトγグロブリン抗体⇒洗浄⇒発色⇒濃度測定の順に処理する．検査ごとに陰性血清が示すバックグラウンドの発色を差し引く．本法の特長は微量の抗原で実施できること，透明帯全体を用いるので抗体の検出漏れがないことである．一方，false positive を避けるため，ICSI 適応の不受精卵子の透明帯を用いることが推奨される．

③ 遺伝子組み換えタンパクを用いる方法

　現在市販されている抗透明帯抗体検出キットは，ZP3 の組み換え体タンパクを用いる ELISA 法である．ヒト透明帯は前述したように4種類の糖タンパクからなるため（図2），不妊の原因となる抗透明帯抗体は，必ずしも ZP3 のタンパク抗原に反応するとは限らず，他の糖タンパクや ZP3 の糖鎖部分あるいは立体構造も抗原となっている可能性がある．よって本測定法でどの程度の抗透明帯抗体がカバーできるのか，今後精査しなければならない．

おわりに

　現在，抗透明帯抗体が原因の受精障害は，体外受精・顕微授精により，またハッチング障害はアシスティドハッチング法により解決されたといえるかもしれない．しかし，卵巣内での卵胞発育に対する機能障害については未解決である．また最近報告されているように，生殖補助医療の採卵時における過剰な卵胞の穿刺によって，抗透明帯抗体が誘導される可能性[10]や，透明帯の脆弱性，卵子を含まない卵胞（empty follicle）[11,12]の原因として，抗透明帯抗体が関与している可能性も否定できない．

☞文献

1) Shu L, Suter MJ, Räsänen K. Evolution of egg coats: linking molecular biology and ecology. Mol Ecol. 2015; 24: 4052-73.

2) Shivers CA, Dunbar BS. Autoantibodies to zona pellucida: a possible cause for infertility in women. Science. 1977; 197: 1082–4.

3) Hasegawa A, Tanaka H, Shibahara H. The current perspectives on the mammalian zona pellucida. Reprod Med Biol. 2014; 13: 1–9.

4) Koyama K, Hasegawa A, Mochida N, et al. Follicular dysfunction induced by autoimmunity to zona pellucida. Reprod Biol. 2005; 5: 269–78.

5) Dietl J, Knop G, Mettler L. The frequency of serological antizona pellucida activity in males, females and children. J Reprod Immunol. 1982; 4: 123–31.

6) Mikulíková L, Veselský L, Cerný V, et al. Immunofluorescence detection of porcine anti-zona pellucida antibodies in sera of infertile women. Acta Univ Carol Med (Praha). 1989; 35: 63–8.

7) Kamada T, Maegawa M, Daitoh T, et al. Sperm–zona pellucida interaction and immunological infertility. Reprod Med Biol. 2006; 5: 95–104.

8) Burkman LJ, Coddington CC, Franken DR, et al. The hemizona assay (HZA): development of a diagnostic test for the binding of human spermatozoa to the human hemizona pellucida to predict fertilization potential. Fertil Steril. 1988; 49: 688–97.

9) Takamizawa S, Shibahara H, Shibayama T, et al. Detection of antizona pellucida antibodies in the sera from premature ovarian failure patients by a highly specific test. Fertil Steril. 2007; 88: 925–32.

10) Ulcová-Gallová Z, Mardesic T. Does in vitro fertilization (IVF) influence the levels of sperm and zona pellucida (ZP) antibodies in infertile women? Am Reprod Immunol. 1996; 36: 216–9.

11) Kim JH, Jee BC. Empty follicle syndrome. Clin Exp Reprod Med. 2012; 9: 132–7.

12) Yuan P, Li R, Li D, et al. Novel mutation in the ZP1 gene and clinical implications. J Assist Reprod Genet. 2019; 36: 741–7.

4 疾患と治療

4 免疫性不妊症

b-2 抗透明帯抗体による免疫性不妊症: 抗透明帯抗体保有不妊女性の治療方針

柴原浩章

ここがポイント

1. 抗透明帯抗体は，透明帯の機能である卵巣内における卵母細胞の発育促進，受精における精子の認識，ならびに透明帯からの胚盤胞の hatching に影響を与えうる.
2. したがって，調節卵巣刺激に対して低反応を示す患者，IVF で受精障害や低受精率を示す患者，反復良好胚移植不成功を示す患者などにおいて，他に明らかな原因が存在しない場合には，抗透明帯抗体の存在を想定して診療にあたる.
3. 上記の病態に対して，各々調節卵巣刺激法（iCOS）の見直し，ICSI あるいは assisted hatching の適応につき検討する.

　卵子の透明帯は卵細胞の周囲に存在する細胞外マトリックスで，ヒトの成熟卵子の直径は約 130 μm，透明帯の厚さは約 10～31 μm である. ヒトの透明帯は ZP（zona pellucida）1, ZP2, ZP3, ZP4 という 4 種類の糖タンパク質で構成される[1].

　透明帯の機能には，卵巣内における卵母細胞の発育促進のほか，図 1 に示すように受精における精子の認識と先体反応の誘起，多精子受精の阻止，受精後の分割胚の保護などがあり，胚盤胞は透明帯から孵化(hatching)のあと着床に至る.

　一方，透明帯は免疫学的に特異的な抗原性を持つため，動物実験で自己抗体を誘導することができる. たとえば比較的大量に入手可能なブタ透明帯を用い，種々の動物（ウサギ，イヌ，ウマ，サル，ハムスター）に能動免疫を行うと，免疫動物のほとんどが不妊になる[2]. そこで不妊症の発症に抗透明帯抗体の産生が関係するか興味が持たれた.

病態

　能動免疫を行った動物では，抗透明帯抗体の産生と同時に，卵巣は形態学的には著明に萎縮し，内分泌学的には性周期の乱れが観察される．組織学的には原始卵胞も含めほとんどの卵胞が消失し，房状の顆粒膜細胞を認めるのみとなる[3]．

　その他に抗透明帯抗体は，図1に示した透明帯のさまざまな機能を障害する．すなわち抗透明帯抗体が透明帯に結合し，精子侵入を阻害して受精障害を発生したり，透明帯からの胚盤胞のhatching障害をきたすことが報告されている[4]．

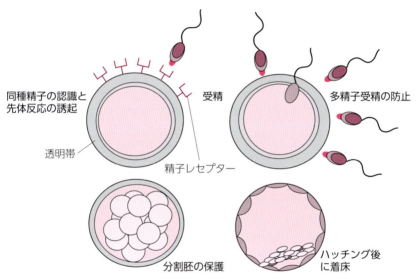

図1 透明帯の機能 （郡山純子．J Mamm Ova Res．2010; 27: S10[6]）

診療のコツ

　郡山らは次章に示すように，可溶化したヒト卵透明帯を材料とするmicrodot法[5]を用い，不妊症およびART患者を対象として抗透明帯抗体の検出を行った[6]．その結果，一般不妊症患者56人における抗透明帯抗体保有者は5人であり，その陽性率は8.9％であった．またART患者において，コントロール（採卵数10個以上でIVF受精率90％以上）での抗透明帯抗体陽性率が6.7％であったのに対して，IVFで低受精率（67％未満）を示した患者の24.0％，4個以上の反

復良好胚移植不成功を示した患者の37.0%，調節卵巣刺激に対する低反応症例の18.2%で，抗透明帯抗体を検出したことを報告している．

検査法

ヒトにおいても，透明帯に対する自己抗体が不妊症の原因になりうる可能性が指摘された．しかしながら現在のようにARTが盛んに行われるまでは，抗透明抗体の検出に必要なヒト卵透明帯の入手は極めて困難であった．そこでヒト卵透明帯と共通する抗原性を有するブタ卵透明帯を材料とし，抗透明帯抗体と不妊症の関係に関する研究が進んだ．その結果，原因不明不妊女性において，抗透明帯抗体の検出率が高いという興味深い報告もある一方で，対照女性や健康男性における非特異的反応を指摘する追試報告もあったことから，ブタ卵透明帯を材料とする抗透明帯抗体検出法の結果を根拠として，不妊症との関連性に関する明確な結論を得るには至らなかった[4]．

そこで我々は微量のヒト卵透明帯を用い，特異性の高い抗透明帯抗体検出法であるmicrodot assayを開発した[5]．この方法は，可溶化したヒト卵透明帯を材料として，ニトロセルロース膜上でmicrodotを作成し，対象となる患者血清を一次抗体として抗透明帯抗体の存在を判定する免疫染色である．検査材料としては，インフォームドコンセントのもとART不受精卵の提供を受けた．具体的な検査法は「抗透明帯抗体による免疫不妊症: 抗透明帯抗体の検出法」（192頁）に譲る．

診察のポイント

不妊症患者に対する一次スクリーニング検査法として，あるいは原因不明不妊症患者を対象として，microdot assayによる抗透明帯抗体の検出を行えば，診療上は非常に有用である．図2に抗透明帯抗体保有不妊女性の治療戦略を示す[6]．抗透明帯抗体が陽性であれば，受精障害，卵巣予備能低下，ハッチング障害などが存在する可能性を予測し，二次検査としてたとえばhemizona assay（HZA）のような精子-透明帯結合阻害試験の結果が不良であればICSIを提案する．もしAMHが低値であれば，iCOS（individualized controlled ovarian stimulation）を見直す．Hatching障害への対応としては，assisted hatchingを実施するなど，クライアントに早期から重要な情報を提供できる．

以上のように日常の不妊診療，あるいはラボラトリーワークにおいて，通常の

4 ● 疾患と治療

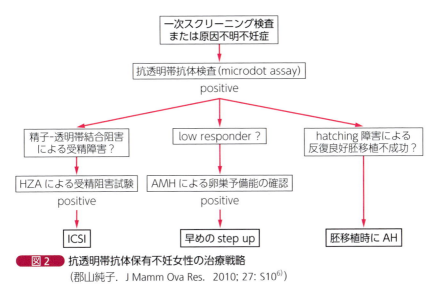

図2 抗透明帯抗体保有不妊女性の治療戦略
(郡山純子. J Mamm Ova Res. 2010; 27: S10[6])
HZA: hemizona assay, ICSI: intracytoplasmic sperm injection, AH: assisted hatching

　経験や知識では理解できない現象が発生した場合，このような配偶子に対する免疫による影響が潜んでいる可能性を少しでも念頭に置き，適切に対処することが重要と言える．

エビデンス

　抗透明帯抗体の対応抗原を同定し，分子生物学的手法により遺伝子組み換えタンパクを作製し，これを免疫学的避妊ワクチンの開発に応用する研究が進められてきた．現時点ではブタの透明帯を抗原として，ウマ，シカやゾウなどの野生動物において避妊効果が観察されていることから，透明帯に対する免疫現象が妊孕性低下に関連することに疑いはない[4]．

　一方で臨床的には，抗透明帯抗体の検出法は現在十分に普及している状況ではない．市販のkitも入手可能な状況にあるが[7]，抗原として利用する材料によっては，各々のkitによる判定結果の再現性や信頼性という問題が生じる可能性もある．したがって今後統一された抗透明帯抗体の検出法を普及させることにより，エビデンスを構築していく必要性がある．

☞文献

1) Gupta SK. The human egg's zona pellucida. Cur Topics Develop Biol. 2018; 130: 379-411.
2) 児島輝仁, 柴原浩章. 受精と免疫. In: 日本卵子学会, 編. 生殖補助医療（ART）胚培養の理論と実際. 2017. p.118-22.
3) Koyama K, Hasegawa A, Mochida N, et al. Follicular dysfunction induced by autoimmunity to zona pellucida. Reprod Biol. 2005; 5: 269-78.
4) Hasegawa A, Tanaka H, Shibahara H. Infertility and immunocontraception based on zona pellucida. Reprod Med Biol. 2014; 13: 1-9.
5) Takamizawa S, Shibahara H, Shibayama T, et al. Detection of antizona pellucida antibodies in the sera from premature ovarian failure patients by a highly specific test. Fertil Steril. 2007; 88: 925-32.
6) 郡山純子. 抗透明帯抗体による妊孕性低下とその治療. 第51回日本哺乳動物卵子学会シンポジウム抄録. J Mamm Ova Res. 2010; 27: S10.
7) Qiu Z, Wang M, She M, et al. Efficient production of human zona pellucida-3 in a prokaryotic expression system. World J Microbiol Biotechnol. 2018; 34: 159.

4 疾患と治療

4 免疫性不妊症

c Th1/Th2 や NK 細胞の異常による 着床不全

太田邦明

> **ここがポイント**
>
> 1. 着床には同種異家移植片である胚を受け入れる免疫学的許容メカニズムが必要である.
> 2. 各種免疫担当細胞をターゲットとした個別化治療が必要である.
> 3. 免疫性不妊症に対する免疫治療のエビデンスは確立されていない.

　ART において着床が成立する要因としては移植胚の発生能と子宮内膜の胚を受け入れる受容能が重要である. 前者は個が有するポテンシャルに依存する部分が多いが, 後者に関しては, 異物である胚を受け入れる免疫学的許容メカニズムを基盤に子宮内膜調整のためのホルモン剤や移植操作による刺激で起こる子宮収縮などの人工的な因子が相加される. そのため, 免疫学的な不均衡を是正することが内膜の許容能力を向上させる可能性があるため, しばしば ART においては免疫学的な治療が行われている. しかし, 免疫学的なアプローチを目的とした薬には, 古くはアスピリンやステロイドがあり, いくつかのエビデンスがあるが, 分子標的治療薬や免疫抑制薬などの最近免疫学的不妊の治療に使用されているものには, よくデザインされた RCT でのエビデンスがないため, 使用する際はしっかりとした情報を得て, 使用するべきである.

　本稿では免疫性不妊症に対して行われてきた治療法について紹介する.

着床と免疫機構のメカニズム

　着床とは同種異家移植片である胚が子宮内膜表面に接着して, 子宮内膜上皮細胞に分け入るように内部へ侵入して, 子宮内膜間質内のより深層に侵入して埋め

込まれる現象である。この胚の着床および子宮内腔への侵入のメカニズムに対して，多くの免疫学者が挑んできたが，古くは1960年にノーベル生理学・医学賞を受賞したイギリスの科学者ピーター・メダワー卿（Peter Brian Medawar，1915〜1987）は，① 母体の免疫系が妊娠中は強く抑制される，② 胎児や胎盤は免疫学的に未熟で，母体免疫系に認識されない，③ 子宮内は免疫学的に特異な場所である，④ 胎児・胎盤は母体と完全に隔離されている，という4つの可能性を示した（メダワーの仮説，1953）[1]．しかし，いずれの可能性も現在では否定的では，あるが，それに換わる新説はない．しかし，免疫学的に胚を受容するマスターレギュレータこそ，謎のままだが，いくつかのメカニズムは解明されている．T細胞は周囲のサイトカイン環境に応じて，ナイーブT細胞から細胞性免疫をつかさどるヘルパー1型T細胞（Th1）と液性免疫を誘導するヘルパー2型T細胞（Th2）とに機能分化が生じ，妊娠中はTh2優位なサイトカイン環境が子宮のみならず，全身的にも誘導されて妊娠維持に寄与している．一方で，妊娠中はTh1系サイトカインの働きが抑制されている[2]．つまり着床にはTh1/Th2のバランスが重要である．さらにT細胞サブセットが次々と同定されることにより新たなT細胞の働きもわかってきた．特に制御性T細胞（Treg）はIL-10やTGFβを産生することで妊娠維持に関与し[2]，IL-17産生細胞のヘルパー17型T細胞（Th17）機能が抑制されることで妊娠維持に寄与していることがわかってきており，Th1/Th2のバランスとともに，Treg/Th17のバランスも重要であると報告されている[3]．着床不全はT細胞のサブセットバランス異常が関与しており，治療に際してのターゲットとして考えられる．

　またNK細胞は妊娠維持に関与することが知られている．そのNK細胞には2種類の分画があり，末梢血に存在する$CD16^+CD56^{dim}$ NK細胞（末梢血NK細胞）は強力な細胞障害性を有し，腫瘍細胞や感染細胞を攻撃する．一方，子宮（主に脱落膜）に存在する$CD16^-CD56^{bright}$ NK細胞（子宮NK細胞）は細胞障害性が低く，多くのサイトカインや成長因子を豊富に産生し[4]，着床部位のらせん動脈の構築に寄与していることが報告されている[5]．また，最近のメタ解析で，不育症群の末梢血NK細胞の活性が対照群に比し，有意に高いと報告されたように，末梢血NK細胞が妊娠維持に関与している可能性が明らかとなった[6]．つまり末梢血NK細胞を抑制し，子宮NK細胞を賦活化することがNK細胞をターゲットとした理想的な治療法といえる．

4●疾患と治療

免疫からみた着床不全への治療

1 ▶ T細胞をターゲットとした治療: タクロリムス

　タクロリムスはTh1からのIL-2, IFNγなどのサイトカイン産生を阻害することで, 相対的にTh1/Th2バランスをTh2優位にする作用がある. 実際の治療効果としては, Th1優位な着床不全例に対してタクロリムス1～3 mg/日を胚移植2日前から妊娠反応検出日まで服用することで, 60%の生児獲得率が報告されている[7]. しかし, アメリカ生殖医学会(American Society for Reproductive Medicine: ASRM)のARTにおける免疫学的治療に関するガイドラインではエビデンスレベルが低いランクに位置づけされた[8]. 一方で, 最近, 厚生労働省からタクロリムスの妊娠中の使用禁忌が解除されたため, 今後のRCTなどによるエビデンスの確立が期待される.

2 ▶ NK細胞をターゲットとした治療: イントラリピッド

　イントラリピッドの有効成分は精製ダイズ油であり, 添加物として精製卵黄レシチン(乳化剤)が加えられている. 一般的なイントラリピッドの適応は術前・術後, 消耗性疾患などの栄養補給目的ではあるが, イントラリピッドの免疫制御作用が知られている. 特にNK細胞活性を抑制する作用があり, NK活性が高い反復着床不全患者に対してイントラリピッドを投与すると, 妊娠継続率や生産率が有意に高値であるという報告が相次いだ[9,10]. さらには原因不明の不育症に対しては, 同様にNK細胞活性の抑制作用を有する免疫グロブリンと同等の妊娠継続率であると報告されている[11,12]. しかし, ASRMの免疫学的治療に関するガイドラインでは有効である可能性はあるが, 論文自体がエビデンスレベルが低いため, イントラリピッドによる妊娠の改善効果は根拠不十分としている[8].

3 ▶ 炎症性サイトカインをターゲットとした治療: 抗TNF-α抗体

　炎症性サイトカインであるTNF-αは炎症・感染防御・抗腫瘍効果を有する. TNF-αはTh1, NK細胞より産生されるため, 抗TNF-α抗体によりTh1/Th2バランスをTh2優位にし, NK細胞活性も間接的に抑制することが可能である. 本来はCrohn病, 潰瘍性大腸炎, 慢性関節リウマチなどで使用されるが, 免疫異常を有する生殖異常に対する抗TNF-α抗体療法の有用性が報告されている. 免疫異常を有する習慣流産患者に対して抗TNF-α抗体製剤(アダリムマブ)あ

るいは TNF-α 受容体製剤（エタネルセプト）を使用した場合，生産率が 71% であり，使用しなかった場合の 19% に比べて有意に高かったと報告している[13]．さらに Th1 優位の反復着床不全患者にアダリムマブを使用した場合，50% の生産率を得ることができたと報告されている[14]．しかし，ASRM の免疫学的治療に関するガイドラインではアダリムマブによる妊娠率の改善効果は根拠不十分としている[8]．

エビデンス

　最近，発表された ART における免疫学的治療に関する ASRM のガイドラインによると，反復着床不全に対して実施されているものは，そのほとんどが現在のところ根拠不十分であると記されている[8]．しかし，現在もエビデンスを積み上げている時期であるため，免疫性不妊症に対して個別化することで，症例を慎重に選択して免疫学的治療を選択することは必要である．

文献

1) UNSOLVED problem of biology. Med J Aust. 1953; 1: 854-5.
2) Tsuda S, Nakashima A, Shima T, et al. New paradigm in the role of regulatory T cells during pregnancy. Front Immunol. 2019; 10: 573.
3) Saito S, Nakashima A, Shima T, et al. Th1/Th2/Th17 and regulatory T-cell paradigm in pregnancy. Am J Reprod Immunol. 2010; 63: 601-10.
4) Saito S, Nishikawa K, Morii T, et al. Cytokine production by CD16-CD56bright natural killer cells in the human early pregnancy decidua. Int Immunol. 1993; 5: 559-63.
5) Hanna J, Goldman-Wohl D, Hamani Y, et al. Decidual NK cells regulate key developmental processes at the human fetal-maternal interface. Nat Med. 2006; 12: 1065-74.
6) Seshadri S, Sunkara SK. Natural killer cells in female infertility and recurrent miscarriage: a systematic review and meta-analysis. Hum Reprod Update. 2014; 20: 429-38.
7) Nakagawa K, Kwak-Kim J, Ota K, et al. Immunosuppression with tacrolimus improved reproductive outcome of women with repeated implantation failure and elevated peripheral blood TH1/TH2 cell ratios. Am J Reprod Immunol. 2015; 73: 353-61.
8) Practice Committee of the American Society for Reproductive Medicine. The role of immunotherapy in in vitro fertilization: a guideline. Fertil Steril. 2018; 110: 387-400.
9) Dakhly DM, Bayoumi YA, Sharkawy M, et al. Intralipid supplementation in

women with recurrent spontaneous abortion and elevated levels of natural killer cells. Int J Gynaecol Obstet. 2016; 135: 324–7.

10) Hviid MM, Macklon N. Immune modulation treatments–where is the evidence? Fertil Steril. 2017; 107: 1284–93.

11) Meng L, Lin J, Chen L, et al. Effectiveness and potential mechanisms of intralipid in treating unexplained recurrent spontaneous abortion. Arch Gynecol Obstet. 2016; 294: 29–39.

12) Coulam CB, Acacio B. Does immunotherapy for treatment of reproductive failure enhance live births? Am J Reprod Immunol. 2012; 67: 296–304.

13) Winger EE, Reed JL. Treatment with tumor necrosis factor inhibitors and intravenous immunoglobulin improves live birth rates in women with recurrent spontaneous abortion. Am J Reprod Immunol. 2008; 60: 8–16.

14) Winger EE, Reed JL, Ashoush S, et al. Treatment with adalimumab(Humira) and intravenous immunoglobulin improves pregnancy rates in women undergoing IVF. Am J Reprod Immunol. 2009; 61: 113–20.

4 疾患と治療

5 卵管性不妊症

a-1 卵管鏡手術: いかに成功させるか —その細かなテクニック

中島 章　佐久本哲郎　齊藤英和

ここがポイント

1. 子宮鏡やX線透視装置を併用することで，より確実に治療を行える.
2. 手術の完遂度を造影で確かめておくことは，術後治療方針を決める上で重要である.

卵管鏡下卵管形成術（falloposcopic tuboplasty: FT）は卵管近位部閉塞の不妊症患者にとって有効な手段であるが[1-4]，その手技の導入がやや困難であること，その手技が他の方法に比較し有効であるかの情報が乏しいことが，その普及を妨げている.

これに対し，我々は子宮鏡と透視装置を補助的に用いて卵管鏡手術を実施することで，手術の導入を容易にし，疎通性の確認を十分に行う方法を確立することができた.

そこでこの治療のコツおよび，その治療中のトラブルシューティングや不成功症例を提示し，後に不妊治療を行った際の臨床成績について示すことで，多くの若手医師の参考になるよう解説する.

▌FTカテーテル操作のトレーニング

カテーテルの操作原理について知っておく必要がある. FTカテーテルを利用した手術手技はまだ世界中へ普及しているとは言い難い. 詳細な使用方法についてはテルモ株式会社のHPに動画として解説されている（http://ft.terumo.co.jp/medical/movie.html）.

これらを参考に，指導医の施術後などに，まずはカテーテルを直に触り，操作

に慣れるために，しっかりと体外でトレーニングする必要がある．これにより実際のバルーンの圧とファイバーの進む感覚を直接視認しながら，卵管内を通るイメージを持つことができるようになると思われる．

FT カテーテル手術の準備

FT カテーテルおよびファイバーを準備するにあたり，バルーンの伸展後にバルーン圧のダクトよりシリンジで注水し，air を抜いておくことがスムーズな操作を行う上で重要である．また，ファイバーをセットしたのちに水圧を 4 気圧に設定し，内筒を押して 6〜10 cm までスムーズにバルーンが伸張していくことを確認しておき，ファイバーとカテーテルの相性，および操作感覚を確認しておく．バルーンの伸展が問題なく行えることを確認し，数回使用したファイバーの場合，若干の抵抗感覚が出てくる可能性があるため，実操作において注意が必要である．

FT を実施する時期

FT を行う際には，当院では卵胞期またはジエノゲストなどを使用した内膜調整周期に実施している．福井らの報告（次項参照）に準じ，子宮鏡を併用して手術操作を行う際には，内膜が肥厚した状態では子宮内腔の視野を悪くし，卵管口が不明瞭となる場合がある．

FT 手技の改良点

当院では手術手技を麻酔医による麻酔管理下に実施している．ミダゾラムを前投薬とし，プロポフォールによる静脈麻酔が基本であるが，NSAIDs 坐剤と 1％キシロカイン® を頸管ブロックに使用しておくことで，大部分の疼痛管理ができる．カテーテル操作において，先端を確実に卵管口に固定するために，子宮鏡を併用して実施している．これにより複雑な子宮形態を有する子宮や頸管屈曲が強い症例でも確実に卵管口への手術手技を

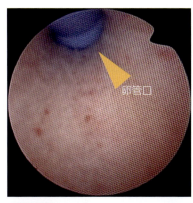

図1 子宮鏡による卵管口の確認

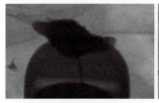 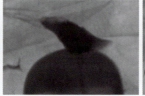 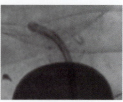

子宮形態の確認　　　　　FT カテ挿入　　　　　卵管口へ固定

図2 X線透視下のカテーテル固定法

行うことが可能となる（図1）．

　また，Cアーム型のX線透視装置を手術に用いることが可能であれば，子宮内に油性造影剤（リピオドール®）などを注入して子宮形態を描出し，同時にFTカテーテルを挿入して卵管口の位置に固定することも可能である（図2）．

FTの細かなテクニック

　FTの適応は，そのほとんどが間質部閉塞である．よってカテーテル固定後の最初のバルーン操作がその後の疎通率に影響するといっても過言ではない．2気圧から4気圧で剝離操作を開始するが，ファイバーの進みが悪く抵抗を感じる場合には2気圧に戻して，正しく卵管内を進んでいるか，ファイバーでレトログレードに位置を確認する必要がある．バルーンのたわみ（バンチング）を起こしていないかを確認するためにも一度この操作を行っておくことで，その後の操作を行いやすくなる．また，いったんファイバーを外筒に戻し，外筒を1〜3 mmほど引いて固定し直し，バルーン操作を再開することでより正確な位置に操作を行える可能性もある．バルーンの進入操作においては，4〜8気圧に上げて操作を行う際に，バルーン内に進入できる空隙が視認できている状態であれば，無理なく内筒を進めることが可能である．空隙のない状態では，時間をかけてゆっくりと剝離操作を行う必要がある．内筒を無理に進めると粘膜を穿通して浮腫状になった粘膜下組織および広間膜内，卵管穿孔へと繋がる．しかし腹腔鏡を併用した際にしばしば見られるが，卵管峡部が炎症性に硬くなっている症例や瘢痕状に細くなっている症例も存在するため，このような症例では疎通性を回復することはきわめて難しい可能性がある．一度穿通するとそれ以上の操作を続けることは困難となる．

　多くの間質部閉塞症例であれば，3 cm程度進入できれば疎通性が回復してい

4 ● 疾患と治療

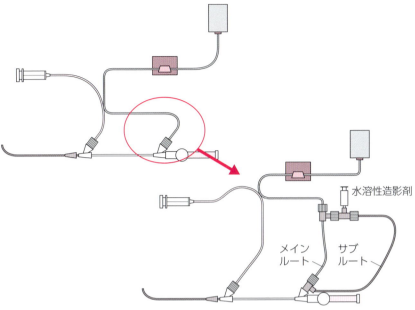

図3 X線透視下FTのためのルートセッティング

る可能性がある．これを同時に確認しながら操作を実施するために，当院では図3のように灌流液ルートを2本に分け，サブルートに水溶性造影剤（イソビスト®）を充填しておき，疎通性を確認したい際には，操作手技の途中でサブルートに灌

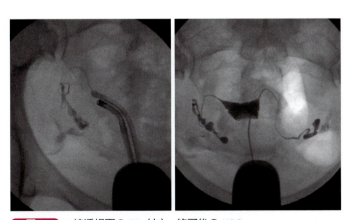

図4 X線透視下のFT（左），終了後のHSG

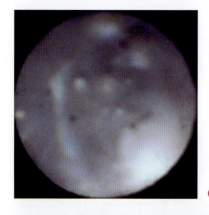

図5 卵管鏡の卵管粘膜下への侵入所見

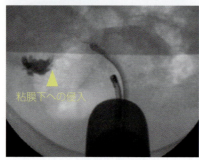
術中水溶性造影剤での確認

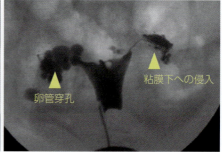
術後油性造影剤での確認

図6 FT不成功症例のX線透視画像

流を変更してFTのバルーン先端からイソビストを注入して図4左のように疎通性を確認することが可能である．疎通が確認されれば，可能な範囲でバルーンを進入し，レトログレードに卵管内の観察を行い終了する．最後にリピオドール®でHSGを行うと図4右のように疎通性を確認できる．

FTで卵管粘膜下組織に穿通した場合，ファイバーの視野では図5のように間質が蜘蛛の巣状の視野となり，イソビスト®を注入すると図6左のようにカテーテル先端から間質部に滲出する状態が確認される．また腹腔内へ完全に卵管穿孔した場合，図6右の右卵管のように造影剤のダイレクトな腹腔内流入が確認される．しかし，重要な閉塞部分の疎通性が回復されていれば，それより遠位で卵管粘膜下に穿通した場合でも卵管疎通性の回復している場合がある．

4 ● 疾患と治療

当院の FT の臨床成績

当院では 2014 年 3 月から 2018 年 10 月までに，間質部閉塞，峡部閉塞症例の 153 件に FT を実施した．腹腔鏡を併用した膨大部閉塞症例や単なる卵管狭窄症例は上記対象件数から除外している．これにより卵管あたりでは 85.0% に疎通性が回復している．穿孔して腹腔内へ直接造影剤流入が見られた症例は 2 卵管（1%）であった．それ以外の不成功例はすべて卵管粘膜組織下へ進入した症例または，まったくバルーンが卵管癒着部位より先に進めなかった症例であった．術後通院を継続した 42 歳以下の 96 症例中では，疎通性回復症例あたり，タイミング法や人工授精で 44.8% に妊娠が確認できている．また，これらの妊娠者の 75% が半年以内の妊娠であったことから，卵管因子以外に問題のない夫婦であるなら積極的に考慮すべき手術手技であることは言うまでもないと考えられる．一方術後妊娠のうち，7% は卵管妊娠であり，妊娠初期には十分な注意が必要である．また疎通が確認できなかった片側閉塞症例では，その後のタイミング，人工授精での妊娠はまったく得られていない．これらの症例では無理せず ART への切り替えが望ましいと考えられる．

☞文献

1) 末岡　浩，渡辺広是，村越行高，他．新卵管鏡下卵管形成カテーテルシステムの新たな操作法．日産婦内視鏡会誌．2007; 23: 86-9.
2) Tanaka Y, Tajima H, Sakuraba S, et al. Renaissance of surgical recanalization for proximal fallopian tubal occlusion: falloposcopic tuboplasty as a promising therapeutic option in tubal infertility. J Minim Invasive Gynecol. 2011; 18: 651-9.
3) Tanaka Y, Tajima H. Falloposcopic tuboplasty as an option for tubal infertility: an alternative to in vitro fertilization. Fertil Steril. 2011; 95: 441-3.
4) Sueoka K, Asada H, Tsuchiya S, et al. Falloposcopic tuboplasty for bilateral tubal occlusion. A novel infertility treatment as an alternative for in-vitro fertilization? Hum Reprod. 1998; 13: 71-4.

IA

女性不妊症

4 疾患と治療

5 卵管性不妊症

a-2 卵管鏡手術: 子宮鏡併用による, より安全・確実な卵管鏡下卵管形成術

福井淳史

ここがポイント

1. 卵管鏡手術では, 卵管口を探すのは容易ではないが, 子宮鏡を併用することにより非常に簡便, 安全, 確実に卵管内でカテーテルを挿入することが可能となる.

　近位卵管閉塞あるいは卵管狭窄と診断された時, できることであれば, 通常の性交により挙児を得たいと願うものも少なくはない. このような方たちの妊娠を可能とするのが卵管鏡下卵管形成術 (falloposcopic tuboplasty: FT) である. FT の適応は卵管間質部から卵管峡部までの近位卵管に閉塞や狭窄があり自然妊娠を希望するものであり, 卵管膨大部から卵管采部の閉塞に対しては腹腔鏡手術が行われる. FT を行う際には, 0.6 mm, 6,000 画素という非常に細い卵管鏡を用いて卵管口を探し出し, その中に FT カテーテルを挿入していかなければならない. しかしその卵管鏡の細さ故, 卵管口を探すのは容易ではなく, ひとたび卵管口を見誤ってしまうと, 手技が完遂できないばかりか, 子宮穿孔を起こしてしまう可能性もあり, 卵管口を探すことは FT を成功させるための鍵であると考えられる. 卵管鏡手術における卵管口確認操作をより簡便・安全・確実に行おうというのが子宮鏡補助下卵管鏡下卵管形成術 (hysteroscopically assisted falloposcopic tuboplasty: HA-FT) である.

卵管鏡下卵管形成術の現状

　卵管鏡下卵管形成 (FT) システムは, 主として近位卵管閉塞や狭窄など近位卵管病変に対して行われる病的卵管に対する再疎通あるいは拡張手術である. 一般に卵管閉塞や卵管狭窄など卵管性不妊と診断された場合, その後の治療法として

体外受精・胚移植（IVF-ET）が選択される機会が多いものと推定される．現在，FTの普及度は高いとは言えず，FTカテーテルの出荷先から類推するに全国でFTを施行可能な施設数は不妊クリニックを中心に100施設ほどであり，年間3,700件程度のFTが行われている．なおFT施行施設のうち1/3が関東，1/4が関西であるが，施行件数は関西が約50%を占めている．なおFTは保険が適応（片側46,410点，両側の場合は92,820点）されているため，IVF-ETと比較しても，患者の費用負担が抑えられるといえる．またFTは静脈麻酔下に行われることが多いが，無麻酔や傍頸管ブロックなどの局所麻酔でも行うことができ，外来手術，および日帰りないし短期入院で行われることが多いため，入院施設を持たない不妊クリニックでも施行可能なことから不妊クリニックで広く普及しているものと思われる．

卵管鏡下卵管形成術

FTシステム（図1）は卵管鏡（0.6 mm径，6,000画素，焦点距離0.5 mm），卵管再疎通を行うFTカテーテル（6 cm，10 cm），FT灌流ポンプ，カメラヘッドと卵管鏡をつなぐアイピースアダプタ，光源装置，ビデオシステムからなる．FTカテーテルを卵管内に挿入するためには卵管口を同定し，卵管口にFTカテー

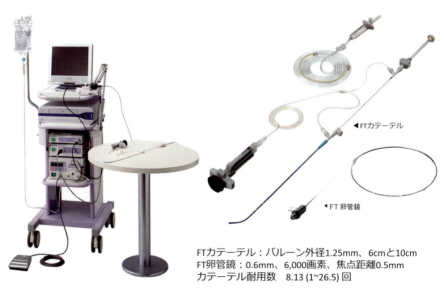

FTカテーテル：バルーン外径1.25mm、6cmと10cm
FT卵管鏡：0.6mm、6,000画素、焦点距離0.5mm
カテーテル耐用数　8.13 (1~26.5) 回

図1　FTシステム（テルモ株式会社提供）

テルをウェッジさせ，そこから FT カテーテルを押し出しながら卵管内に挿入していく必要があるが，卵管鏡は 6,000 画素と決して画素数が高いわけではないため，卵管口は確認しづらいことも多いが，子宮鏡を併用することによりこの問題は完全に解決される．

子宮鏡補助下卵管鏡下卵管形成術（hysteroscopically assisted falloposcopic tuboplasty: HA-FT）

卵管口への FT カテーテルを挿入する際に行われる FT カテーテルのウェッジ（FT カテーテルの先端を卵管口のところに持っていく操作）をより解像度の高い子宮鏡を用いて行うものである（図 2）．卵管鏡のみの画像では卵管口を同定することが難しいことはよく経験することである．さらには子宮腔が変形している場合，子宮底部が平坦ではない場合，子宮後屈の場合など，FT カテーテルのウェッジが困難な場合でも子宮鏡下に FT カテーテルを卵管口に誘導することにより，安心してその後の開通操作を行うことができる．

1 ▶ 卵管口へのウェッジ操作が容易にできる

卵管鏡の画像は卵管鏡の画素数が 6,000 画素と決して高いとは言えず，焦点距離も 0.5 mm と非常に近いため，卵管口を探すことは容易ではない．また卵管鏡で子宮腔を観察してみると，卵管口と類似した部分が見えることがあり，卵管口を卵管口として認識することは非常に難しく，まるで地図のない大海原で宝物を

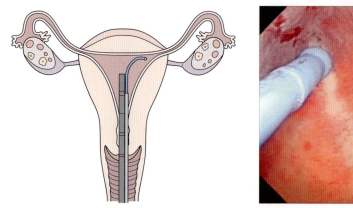

図2 HA-FA の模式図（左）と卵管口にウェッジされた FT カテーテル（右）

探すようなものである．しかし子宮鏡を挿入することにより容易に卵管口を探し出すことができ，子宮形態に問題がなければ，きわめて容易に，そして確実に卵管口にカテーテルをウェッジさせることができる．卵管口へのウェッジが確実であるので，卵管穿孔が起こる確率は激減する．しかし，卵管閉塞の程度が強い場合には，FTカテーテルはより抵抗の少ない方向に進むため閉塞部位を通過せず，子宮穿孔や卵管穿孔を起こしてしまう可能性がある．しかし，これはFTの限界であり，このような場合には，体外受精・胚移植を選択するなど他の方法で妊娠成立を目指すことが望ましい．FTが成功した際には自然妊娠を期待することができるし，穿孔の際には体外受精・胚移植を選択するというようにHA-FTを行うことにより，その後の治療方針も明確になる．

2 ▶ FTカテーテルが押し戻されていないかがわかる

卵管の閉塞が高度な場合，通常はFTカテーテルを進めようとしてもカテーテルを進めることができないというのが通常であるが，時にウェッジした卵管口からカテーテルが押し戻されてくることがある（図3）．この時，子宮鏡で観察していない場合，カテーテルが押し戻されていることに気付かず，挿入操作が進んでいるものと誤認してしまう可能性がある．しかし子宮鏡で観察していれば，カテーテルが押し戻されていることを容易に知ることができる．この時はカテーテル

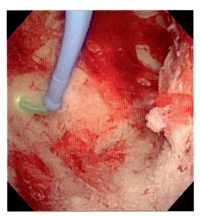

図3 卵管閉塞により閉塞部から押し戻されているFTカテーテル

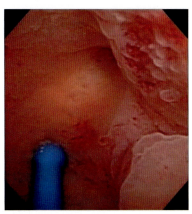

図4 子宮底部のうねりにより誤った位置にウェッジされたFTカテーテル

を卵管口に押しつけるようにしながら挿入を行うと閉塞を解除できることが多い.

3 ► 子宮形態異常があっても対応できる

　子宮形態異常がある場合, 特に子宮底部の平滑さを欠き, 子宮底部にうねりが存在する場合, FTカテーテルをウェッジさせようとした時に, FTカテーテルがうねりの部分にはまってしまい, 卵管口へのウェッジができなくなってしまう場合がある (図4). このようなケースの場合, 子宮鏡の補助がないと, うねりの部分にはまってしまった状態でFTカテーテルを進めると, 本来卵管ではない部分でカテーテルを進めてしまうことになるので, 子宮穿孔を起こしてしまう可能性がある. しかし子宮鏡で観察していれば, FTカテーテルの位置を容易に知ることができ, 安全・確実に卵管口へカテーテルをウェッジさせることができる.

子宮鏡下FTのコツとトラブルシューティング

1 ► 麻酔法

　FTは無麻酔や静脈麻酔で施行可能であるが, 子宮鏡下FTの場合は, 子宮鏡と卵管鏡を同時に挿入し, 時に頸管拡張も必要となることがあるため, 静脈麻酔あるいは全身麻酔で行うことが望ましい.

2 ► 頸管拡張

　FTを行う場合には頸管拡張は不要であるが, 子宮鏡下FTの場合は, もし子宮鏡と卵管鏡を同時に挿入することが困難である場合には, Hegar 8番くらいまで頸管を拡張すると双方をスムースに挿入することが可能である.

3 ► 子宮収縮

　FTカテーテルを挿入することが卵管口への刺激となり, 片側のFTが終了した後に子宮収縮が起こることがある. 子宮が収縮してしまうと卵管口の確認が困難となることが多いので, 対側卵管への操作に移る際は, 可能な限り速やかに対側に移る必要がある. よって片側終了前に対側卵管口を子宮鏡で観察しておき, 片側終了後に速やかに対側卵管口にウェッジさせるようにする. また子宮収縮が起こってしまった場合には, 子宮が弛緩するまで数分間待つか, 子宮腔内の灌流圧を上げることにより子宮腔の拡張を得る.

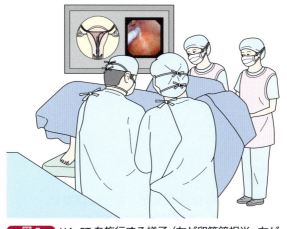

図5 HA-FTを施行する様子（左が卵管鏡担当，右が子宮鏡担当）

4 ▶ 人員

HA-FTの際は子宮鏡担当と卵管鏡担当の2人で手技を行う必要がある（図5）．

FTの成功率と術後妊娠率

我々が施行した通常のFT症例（73例119卵管）と子宮鏡補助下FT症例（28例52卵管）を比較したところ，両群の患者背景に差はなかったが，成功率は通常FT群が86.3%に対し，HA-FT群では100%であった（P<0.05）．

またFT後の自然妊娠率は，約25〜40%程度[1-3]であり，術後妊娠は術後1年以内に成立することが多い．卵管閉塞例では自然妊娠がまったく望めないわけであり，このうち3割が自然妊娠できることから考えると，FTを行う意義は大いにあると考えられる．

文献

1) 福井淳史．子宮鏡と卵管鏡の使い方．日本生殖医学会雑誌．2014; 59: 187.
2) Tanaka Y, Tajima H, Sakuraba S, et al. Renaissance of surgical recanalization for proximal fallopian tubal occlusion: falloposcopic tuboplasty as a promising therapeutic option in tubal infertility. J Minim Invasive Gynecol. 2011; 18: 651-9.
3) Tanaka Y, Tajima H. Falloposcopic tuboplasty as an option for tubal infertility: an alternative to in vitro fertilization. Fertil Steril. 2011; 95: 441-3.

4 疾患と治療

5 卵管性不妊症

b 大量通水療法

伊藤理廣

ここがポイント

1. 不妊の診断に HSG は必須だが，完全ではない．
2. 患者の経過をみて，腹腔鏡検査を計画する．
3. 腹腔鏡下大量通水で卵管通過性の改善と癒着剥離などの併施で妊娠が期待できる症例が多く存在する．

挙児希望の女性に対する初診時の検査として，卵管通過性の確認は必須であり，通常，通気検査や子宮卵管造影（HSG）が行われる．卵管通過性の評価はその後の治療方針の決定に大きく影響するので必須の検査である．

HSG で正常と判定され，タイミング指導や人工授精などの治療を行っても妊娠成立に至らない場合もある．次の治療ステップとして体外受精が提案されることが多い．このような患者のなかに，卵管周囲癒着や卵管通過障害の方が存在し，腹腔鏡による癒着剥離と大量通水療法の併用で妊娠に至る可能性がある．

適応と要約

不妊が主訴で初診した場合，一般的なスクリーニング検査が施行される．これらのスクリーニング検査で特定の不妊原因が検出されない場合，原因不明不妊に分類される．HSG での卵管通過性の評価は感度が低く，実際には通過性があるのに閉鎖と診断されてしまう場合があり，腹腔鏡下の診断が考慮される．

具体的には，HSG で卵管性不妊症が疑われる場合，原因不明不妊症では，HSG 後半年から 1 年を経て妊娠の成立を見ない場合，卵管留水症の患者の体外受精治療前の卵管切除が必要な場合，多嚢胞性卵巣症候群に対する日本産科婦人科学会の推奨治療法に則り腹腔鏡下開孔術（腹腔鏡下多嚢性卵巣焼灼術）が必要な場合

4 ● 疾患と治療

である.

　その他，子宮筋腫や卵巣囊腫が存在する場合，一般的な不妊治療を開始して半年程度経過しても妊娠に至らない場合は，筋腫核出や卵巣囊腫切除が考慮される．ただし患者が高年齢で治療を急ぐ場合は不妊治療と筋腫核出のどちらを優先すべきかは患者との十分な話し合いで決められるべきである．また，子宮内膜症を併発している症例も多数存在していて，チョコレート囊腫を切除したり，内膜症病巣を焼灼したりする場合もある．これらの手術の詳細は別項に譲る．以上をまとめると次のようになる.

適応　① 原因不明不妊症: 子宮卵管造影（HSG）後半年から 1 年を経たもの
　　　　② 卵管性不妊症が疑われる場合
　　　　③ 体外受精治療前の卵管留水症の切除
　　　　④ 多囊胞性卵巣症候群に対する腹腔鏡下開孔術

要約　① 挙児希望があること
　　　　② 月経中でないこと（終了直後が望ましい）
　　　　③ 妊娠していない
　　　　④ 卵管炎や骨盤腹膜炎の急性期でないこと

術前の準備

　術前には合併症や麻酔リスクも含めて手術に対する十分なインフォームドコンセントを行い，クライアントの自己選択権を尊重する．不妊症の代替治療として生殖補助医療の選択肢を提示する必要がある.

　腹腔鏡手術の特徴として低侵襲手術と考えられているが，空気塞栓などの特有な合併症が存在することや，緊急の開腹術に移行する可能性なども十分に説明し，実際にそれに対応できる十分な準備をする必要がある.

　月経中は通水検査ができないため不適であるが，OC/LEP は術前 1 カ月は使用禁忌であり，月経の移動は 1 カ月前にしておく必要がある.

手術手技

1 ▶ 観察と癒着剥離

　まず子宮や卵巣周囲を観察し，癒着などがあれば，その場で剥離する．卵管周

囲癒着に対しては，腹腔鏡下に癒着剝離を行う．卵管性不妊の多くはクラミジア・トラコマティス感染が原因であり，この感染が骨盤内で起こると，卵巣卵管周囲から骨盤腔に広汎なフィルム様の癒着を形成する場合がある．このフィルム様癒着は血管に乏しく，電気メスや超音波メスで剝離は容易な場合が多い．一方，子宮内膜症では，強固な癒着の場合があり，特に卵巣が骨盤壁に強固に癒着している場合，腹膜の直下を走行する尿管に留意する必要がある．

2 ▶ 大量通水

卵管通過性の正確な診断のためは，大量の生理食塩水で通水を行い，卵管通過性の評価を行う腹腔鏡下卵管通水が望ましい．子宮内に挿入したヒスキャス™を通じて生理食塩水にインジゴを混和したものを卵管に流すものである．子宮マニピュレーターでも施行可能であるが，子宮口から溢流しやすく，長時間使用後に血餅などで穴が塞がり，正しく判断できない場合もあるので注意が必要である．以前は卵管貫通水装置が販売されていて，通水圧の測定も可能であったが，現在は販売されていない．

なお，表1に示すとおり，HSGと腹腔鏡の所見の一致率は100％ではない．すなわち一致率は卵管あたりで83.7％，症例あたりでは75％に過ぎない．そのためHSGで正常と診断されても，その後半年から1年以上妊娠に至らない場合は，積極的に腹腔鏡で卵管通過性の再診断を行うべきである[1,2]（図1）．腹腔鏡施行時に卵管通過性の確認できた症例では，引き続き500 mLの大量通水を行っている．通水開始時には卵管通過圧が高い症例でも，通水を行っていると，通過圧が低下する症例もある．卵管采から流出した液は吸引管で回収可能なので，卵管がクラミジアなどに感染に罹患していても，感染を助長する恐れはない[1-3]．

表1 HSGと腹腔鏡下卵管通水試験の比較

	症例数	比率
HSG所見＝腹腔鏡下通水試験	96/128	75.0％
HSG所見＜腹腔鏡下通水試験	10/128	7.8％
HSG所見＞腹腔鏡下通水試験	22/128	17.2％
卵管あたりの一致	211/252	83.7％

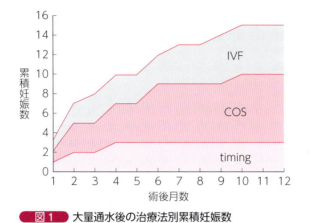

図1 大量通水後の治療法別累積妊娠数

3 ▶ 卵管切除

　卵管留水症の患者に対して体外受精治療前の卵管切除は妊娠率の向上が期待できると言われている．一見正常に見える卵管でも，通水施行すると卵管腫を呈する場合もある．体外受精のための卵巣刺激はエストロゲン濃度の上昇をきたし，卵管内での液体貯留を促し，胚移植の際に貯留した液体が子宮内腔に逆流し，着床環境を阻害するので，これを切除すれば妊娠率の向上が期待できる．ただし，卵管切除の際は卵巣への血流を妨げないように注意が必要である．卵巣周囲の操作でその卵巣の発育卵胞数の減少や採卵数の減少をきたす場合があるからである．また，卵管近位側にクリッピングするだけで逆流防止効果ありとする意見もある[4]．

　術後，不妊治療の観点では，大量通水療法の有効期間は半年から1年と考えられる．これは，大量通水の効果に関しても，開孔術の排卵効果についても同様である．そのため，術後半年（あるいは6周期）から1年経過しても妊娠が成立しない場合は，生殖補助医療などに移行する必要がある．

おわりに

　腹腔鏡による不妊の診断，治療は術後回復の早さ，癒着防止の観点からも好ましく，自然妊娠をもたらしたり，最善の治療法を選択する手段になったりする．適応を見極め，積極的に行われるべきと考えられる．

☞文献

1) 伊藤理廣, 五十嵐茂雄, 岸 祐司, 他. 卵管通過障害の診断・治療. 産と婦. 2007; 74: 1361-5.

2) 伊藤理廣, 五十嵐茂雄, 岸 祐司, 他. 腹腔鏡下大量通水療法の再評価. 群馬県産婦人科医会誌. 2005; 13: 27-31.

3) 伊藤理廣, 峯岸 敬. 不妊症検査の進め方. In: 佐川典正, 小西郁生, 杉野法広, 編. プライマリーケア産婦人科. 京都: 金芳堂; 2007. p.213-21.

4) Xu B, Zhang Q, Zhao J, et al. Pregnancy outcome of in vitro fertilization after Essure and laparoscopic management of hydrosalpinx: a systematic review and meta-analysis. Fertil Steril. 2017; 108: 84-95.

4 疾患と治療

6 良性腫瘍

a 総論: 不妊症治療と腹腔鏡手術, 子宮鏡手術

平池 修

ここがポイント

1. 子宮筋腫, 卵巣嚢胞などが不妊原因になっている症例の場合, 病変を除去する目的で手術介入をする場合, 鏡視下手術はゴールドスタンダードである.
2. 原因不明な機能性不妊症において, 腹腔鏡による腹腔内観察の意義は薄れつつある.
3. 子宮内腔の精査のための子宮鏡は有用である.
4. 近年外来子宮鏡手術が普及しつつある.
5. 着床不全が疑われる症例において子宮鏡検査を行うことは有用と考えられる.

　器質的疾患を有する不妊治療症例においては, その疾患が不妊症の原因に寄与している場合には可能な範囲において鏡視下手術を検討するとよい. 腹腔内病変を除去することが妊孕性の向上につながることが推測される場合には, 安全に手術が施行できる範囲内において, 腹腔鏡下手術を検討したい. 術後の腹腔内癒着発生を予防し卵管機能を温存する観点からも重要である.

　子宮内膜症を除く良性卵巣腫瘍に対する腹腔鏡下手術と開腹手術の比較についてのコクランレビューによると, 発熱・疼痛といった術後の臨床症状, 入院期間, 経済的のすべてにおいて腹腔鏡下手術の方が優れていた. 子宮内膜症性卵巣嚢胞において腹腔鏡手術と開腹手術の手術成績を比較した後方視的検討では, 術後の妊娠率および再発率に関して両群で差はなかったが, 手術時間, 出血量, 術後回復期間においては腹腔鏡手術群の方が優れていた. 腹腔鏡手術は開腹術と比較して拡大視ができることから, 腹腔内の微小子宮内膜症病変の詳細な観察ができる

ことに大きな利点を有する．最近ではダグラス窩深部子宮内膜症に対し，腹腔鏡下癒着剝離およびダグラス窩開放術と深部子宮内膜症病巣除去術が行われるようになってきており，それで術後妊孕性が改善したという報告が出るようになってきた．

　子宮内膜を圧排するような筋層内子宮筋腫や粘膜下子宮筋腫は不妊症の原因になりうる．前者においては腹腔鏡下子宮筋腫核出術，後者においては突出度が50％以上であれば子宮鏡下子宮筋腫核出術が行われることが一般的である．開腹手術と腹腔鏡下子宮筋腫核出術との比較を行った RCT では，開腹手術と腹腔鏡下手術の間では，生児獲得率，術後妊娠率，流産率，帝王切開率，早産率に差はなく，周産期的アウトカムの確保という観点でいうと同等の効果がある．

　上記のような診断がはっきりした不妊症症例に対する鏡視下手術は他稿に譲るが，本稿においては診断が明確になっていない機能性または原因不明不妊症に対する鏡視下アプローチの有用性とその限界，また子宮鏡に関する最近の考え方について概説する．

腹腔鏡による腹腔内精査の意義と限界

　不妊スクリーニング検査において子宮卵管造影（HSG）異常を認める場合には，診断的腹腔鏡検査（以下，腹腔鏡検査）が長らく推奨されてきた．しかし，侵襲性，費用の問題だけでなく，原因不明不妊の場合でかつ腹腔内に所見がなかった場合の腹腔鏡検査の意義がはっきりしないという問題点が指摘されていた．また HSG 自体が偽陽性つまり卵管の攣縮や気泡などにより片側閉塞などの異常所見を頻繁にみることも問題である．両側または片側卵管に HSG 異常が指摘された場合には腹腔鏡検査を推奨する意見は今でも多数あるが，体外受精・胚移植の成績向上が顕著である現状を鑑みて，HSG 所見異常のみならず，クラミジア抗体が陽性の場合，子宮内膜症の存在が疑われる場合，若年齢で，骨盤腹膜炎・異所性妊娠・腹部手術の既往がある場合，慢性的骨盤痛がある場合，多囊胞性卵巣症候群による排卵障害がありクロミフェン抵抗性である，などといった複数の症状・所見をみるものが腹腔鏡検査の対象と考えた方が現状ではよいものと考えられる．全身麻酔が必要であり侵襲性があることから適応の範囲が近年見直されており，少なくとも第一選択の手技ではなくなっている[1]．一方で，体外受精を予定している患者で卵管留水症がある場合には，事前に卵管を摘出した方が体外受精の妊娠成績がよいことは明らかであるため，手術適応と考えられる[2]．

4 ● 疾患と治療

癒着のみが不妊原因と考えられる症例には，腹腔鏡下癒着剥離が最適であると
いう報告がある．また，術中に minimal～mild endometriosis を焼灼すると妊
娠成績が向上するという報告が多数ある[3]．しかし腹膜の子宮内膜症病変を焼灼
しても妊娠成績は向上しないという報告も数多く，議論が分かれている．本来は，
その侵襲性から，いつ腹腔鏡検査を行えばよいかという適切な指針があった方が
望ましい．腹腔鏡検査を，人工授精施行前または複数回人工授精を施行後に行い，
どちらのタイミングがよいかを比較した報告では，50％近くの症例において pel-
vic pathology すなわち子宮内膜症や卵管周囲癒着などの病的状態を認めたもの
の，どちらのタイミングで腹腔鏡検査を行っても，累積妊娠率としては変わらな
かったことが報告されている．原因不明不妊症例に対し，排卵誘発を行う前に腹
腔鏡検査を行う意義があるかどうかを検討したランダム化試験がないことも問題
である．生殖可能年齢を過ぎつつある比較的高年齢な不妊症例や，複数の不妊因
子を有する症例には，診断的腹腔鏡を経由することなく体外受精治療に直接進ん
だ方がよいと近年は考えられているが，患者の希望，地域性なども考慮に入れる
必要がある．最新の日本産科婦人科内視鏡学会ガイドライン 2019 においては，
エビデンスレベル C，推奨度 2 という取り扱いである[4]．

子宮鏡による子宮内腔精査の意義と近年の展開

1980 年代後半に CCD カメラの開発と期を同じくして軟性子宮鏡が開発され，
子宮鏡の操作利便性が向上した．それまでの硬性鏡（D320　ヒステロスコピー
のこと）と比較して，軟性子宮鏡（D322　子宮ファイバースコピー）は，径が
大きかった硬性鏡と比べ事前の頸管拡張が不要であり，検査時疼痛も軽減された
ことから，つい最近までは日本における子宮鏡検査の主流は軟性子宮鏡であっ
て，表 1 のような適応に応じて検査がなされていた．子宮内腔の観察を行うと，
子宮内癒着のない症例では，子宮内腔に到達するとドーム状に展開された子宮内
腔が観察される．子宮内腔の前後壁面，子宮底部，両側卵管口の存在を確認し，
その表面の色調，血管増生の有無，病変が存在する場合にはその位置，形状，数
について記載をし，推定診断を考える．その他には，子宮形態異常の有無，異物
の有無なども観察可能である．体外受精・胚移植治療症例においても，後述する
慢性子宮内膜炎の検査などへの応用がなされているが，スクリーニング検査とし
ては意義がないことが 2 つの RCT から報告されており，適応の範囲などについ
て検討が必要である．

| 表1 | 子宮鏡検査の適応 |

不正出血（産後出血も含む）
原因不明の子宮内膜肥厚
子宮内腔病変が疑われる場合
　　　・悪性疾患（APMA: atypical polypoid adenomyoma なども含む）
　　　・胎盤遺残（RPOC: retained products of conception など）
　　　・良性疾患（粘膜下子宮筋腫，子宮内膜ポリープなど）
子宮内腔癒着またはその疑い
子宮形態異常またはその疑い
子宮内腔の異物残留またはその疑い
子宮頸管・卵管の異常

子宮鏡でわかる疾患

1 ▶ 子宮筋腫

　表面は白色調で平滑である．血管が樹枝状にみられ，易出血性である．子宮鏡手術の事前に観察を行い，病変の性状と突出度をみる．Wamsteker 分類[5]（0: 100%子宮内腔にある，1: 50%以上子宮内腔にある，2: 50%未満子宮内腔にある）がよく用いられる．分類2症例に対する子宮鏡下手術は，難しく，長い手術時間を要することが知られている．

2 ▶ 子宮内膜ポリープ

　形態上は，有茎性，広基性などと多彩であり，個数も，単発性から多発性までさまざまである．子宮鏡で病変を観察すると，病変そのものは境界明瞭で，表面が子宮内膜上皮にて被覆されている．比較的小さい（10 mm 以下）子宮内膜ポリープは自然消失する可能性があることから，生殖可能年齢女性の，子宮内膜細胞診・組織検査が悪性でなく比較的小さい子宮内膜ポリープに関しては，ある程度経過観察も可能であることを提示した方がよい．その一方で45歳以上の症例で，1 cm ないしそれ以上の比較的大きいポリープがある場合は悪性病変の懸念があるため，積極的に病理組織を得るようにした方がよい．

3 ▶ Asherman 症候群

　子宮内腔の癒着が生じる疾患（図1）であり，原因として既往子宮手術などが挙げられる．流産などによる頻回の掻爬が主たる原因と考えられるが，一部または全部の子宮腔内に癒着をみるため無月経，不妊症などを呈する．近年では子宮

Location of the pathology of Asherman's syndrome

1. Intrauterine fibrosis without visible adhesion or obliteration of cavity

2. Cervical canal adhesion (Atretic amenorrhea)

3. Uterine cavity adhesion
   1) Central adhesion without obliteration of cavity
   2) Partial obliterate and constriction of cavity
   3) Complete obliterate of whole uterus cavity

4. Uterine cavity combined with cervical canal adhesion

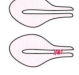

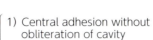

図 1 Asherman 症候群の臨床的所見

(Yu D, et al. Fertil Steril. 2008; 89: 759-79[7])

筋腫切除術（経腹的）や帝王切開，子宮鏡手術の術後に発生した例も報告されている．癒着の程度の評価として ASRM，ESGE 分類などがある．程度の軽い子宮内腔癒着は後で述べる硬性子宮鏡下手術の適応となりうる．

4 ▶ 卵管閉塞

女性不妊因子の中でも卵管因子は高頻度であり，卵管近位閉塞は 10〜25％を占めるといわれている．卵管因子のスクリーニング検査としては子宮卵管造影が行われているが，卵管攣縮や機能的間質部閉鎖のために，卵管疎通性がみられないことがある．子宮鏡下卵管選択通水は，外来で簡便に行うことが可能であり，異物による閉塞や間質部癒着の一部の解除が可能であることから治療効果も期待できる．

5 ▶ 慢性子宮内膜炎

近年，細菌感染などのはっきりしない原因により，子宮内膜に限局した感染症があることがクローズアップされるようになった．本来的には無症状であり，長らく臨床的意義は不明であったが，体外受精・胚移植治療において着床障害をき

たす一群の中に，慢性子宮内膜炎と診断される症例があり，抗菌薬治療を行うことで妊孕性が向上するということが複数グループから報告されるようになり注目されている[6]．子宮鏡においては，浮腫，発赤，微小ポリープの 3 主徴またはその一部を呈することが認められる．間質において CD138 陽性の形質細胞を検出することが診断のスタンダードとなっているが，その正常値も含め議論が絶えない．

硬性子宮鏡による外来手術

1990 年代後半より海外を中心に普及してきた細径硬性子宮鏡は，腺開口部や血管の微細構造なども認識可能な高画質であり，剪刀，把持鉗子，ポリペクトミーループなどの付属物を用いた手術が外来においても可能である．細径であるため事前の頸管拡張，麻酔が不要であることから近年日本においても普及が著しい．慢性子宮内膜炎や子宮内膜細胞診異常に関連した選択的子宮内膜生検ができるが，程度の軽い子宮内膜ポリープ切除術，中隔子宮中隔切除，Asherman 症候群などが可能になってきている．

☞ 文献

1) Bosteels J, Van Herendael B, Weyers S, et al. The position of diagnostic laparoscopy in current fertility practice. Hum Reprod Update. 2007; 13: 477–85.
2) Tsiami A, Chaimani A, Mavridis D, et al. Surgical treatment for hydrosalpinx prior to in-vitro fertilization embryo transfer: a network meta-analysis. Ultrasound Obstet Gynecol. 2016; 48: 434–45.
3) Jacobson TZ, Duffy JM, Barlow D, et al. Laparoscopic surgery for subfertility associated with endometriosis. Cochrane Database Syst Rev. 2010; (1): CD001398.
4) 日本産科婦人科内視鏡学会，編．産婦人科内視鏡手術ガイドライン 2019 年版．東京: 金原出版; 2019.
5) Wamsteker K, Emanuel MH, de Kruif JH. Transcervical hysteroscopic resection of submucous fibroids for abnormal uterine bleeding: results regarding the degree of intramural extension. Obstet Gynecol. 1993; 82: 736–40.
6) Cicinelli E, Matteo M, Trojano G, et al. Chronic endometritis in patients with unexplained infertility: Prevalence and effects of antibiotic treatment on spontaneous conception. Am J Reprod Immunol. 2018; 79.
7) Yu D, Wong YM, Cheong Y, et al. Asherman syndrome—one century later. Fertil Steril 2008; 89: 759–79.

4 疾患と治療

6 良性腫瘍

b-1 子宮内膜ポリープの取り扱い

尾上洋樹　熊谷 仁

ここがポイント

1. タイミング法や人工授精周期においては子宮内膜ポリープを切除することで妊娠率が向上する可能性がある.
2. ART 周期では子宮内膜ポリープは切除せずに治療の継続を優先する.
3. 手術治療は安全性と再発予防の観点から子宮鏡下での切除が推奨される.

"その子宮内膜ポリープは取るべきなのか？" 不妊症診療に従事しているとしばしば遭遇する問題である. 当科に挙児希望で来院したすべての女性に対し初期スクリーニング検査として子宮鏡検査を行ったところ, 18.4％に子宮内膜ポリープを認めた（表1）. 子宮内膜ポリープが妊孕性に与える影響に関しては不明な点が多く, 切除するか否かは判断に迷うところである. 安易に摘出手術を選択して

表 1 不妊症新患症例における子宮鏡所見
（岩手医科大学産婦人科）

子宮鏡所見		症例数	割合
異常所見あり	子宮内膜ポリープ	117	18.4％
	粘膜下筋腫	17	2.7％
	子宮形態異常	3	0.5％
	内腔癒着	3	0.5％
正常		495	78％
Total		635	100％

も妊孕性が改善しなければ，患者に経済的な負担と身体的苦痛を与え妊娠に向けた治療の開始を先延ばしにしただけ，という結果になりかねない．本稿では最近の文献を基に，主に治療周期との関連性に着目して子宮内膜ポリープの取り扱いについて考察する．

子宮内膜ポリープとは

子宮内膜ポリープは，子宮内膜組織が局所的に増殖したものである[1]．大きさは数mm～数cmであり，単発で発生する場合と多発する場合がある．組織学的には表面は上皮細胞に覆われ，内部に腺細胞や間質，血管を含んでいる．症状としては不正出血，過多・過長月経などがあるが，無症状のことも多い．エストロゲン依存性に発生し，リスク因子としてはタモキシフェンの内服，加齢，肥満，高血圧などがある[2,3]．

子宮内膜ポリープと不妊の関係

子宮内膜ポリープと不妊のメカニズムに関してはほとんど解明されていない．ポリープの存在が精子の輸送や受精卵の着床を物理的に障害している，子宮内膜を圧迫することで血流不全が生じ着床を妨げている，あるいは最近注目されている慢性子宮内膜炎を含む子宮内膜の炎症を惹起しているのではないか，などさまざまな説がある．また子宮内膜ポリープを有する症例では精子と透明帯の結合を抑制するglycodelin値が上昇しているという報告もあり，内分泌的な環境に影響を与えているとも言われている[4]．

問診のコツ

月経に関連する問診としては不正出血の有無，過多・過長月経の有無を確認する．既往歴としては子宮内容除去術など子宮内腔を操作するような手術の既往，乳がんの既往（タモキシフェンの内服），高血圧の治療既往などを確認する．

診断とそのポイント

最も簡便な方法は経腟超音波検査である．増殖期が最も観察しやすい．大きなポリープに関しては月経期に局所的に肥厚した内膜を認めることでわかる場合もある．分泌期になると内膜全体が高輝度に描出され不適である．

また子宮腔内に生理食塩水を注入した状態で超音波検査を行うソノヒステログ

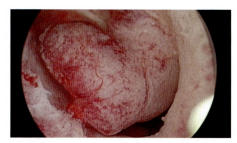

図1 子宮内膜ポリープの子宮鏡所見

ラフィーは通常の経腟超音波断層法よりもポリープの大きさや発生部位がより鮮明にわかるため有用である．

　子宮鏡検査はポリープを直接確認できるため，最も確実な検査と言える．特に軟性鏡であれば頸管拡張の必要もなく比較的簡便に行うことができる．ポリープは図1のごとく表面は平滑で，形状は卵形，色調は白色～ピンク色である．表面に光沢がないことや血管の走行がみられないのが粘膜下筋腫と異なる点である．また子宮鏡検査の直後に超音波検査を行うとソノヒステログラフィーとなるので，我々は積極的に行っている．また後述する文献の他，一般不妊治療においてポリープの存在部位が妊娠率に影響を与える（卵管角に存在するポリープは，他の部位と比較して切除後の妊娠率が高い）という報告もあり[5]，発生部位は特に意識して観察するようにしている．

子宮内膜ポリープの取り扱い

　子宮内膜ポリープの治療に関する大規模な臨床試験は存在せず，明確なエビデンスが乏しいのが現状である．過去の文献を基に一般不妊治療とARTに分けて取り扱いを考えていく．

1 ▶ 一般不妊治療

　ポリープを切除した群の方が子宮内腔に異常がない群よりも妊娠率が高かった（78.3% vs 42.1%）[6]，人工授精周期における無作為試験で子宮鏡下にポリープを切除した群の方が切除しなかった群と比較して妊娠率が高かった（63.4% vs 28.2%）[7]，など，切除することで妊娠率が上昇するという報告が多い．よって一般不妊治療においては，他に不妊原因のない場合は切除することを積極的に考慮

すべきと考える.

2 ► ART

IVF 周期に 2 cm 未満のポリープを認めた際，そのまま胚移植した群と，凍結してポリープ切除後に融解胚移植を行った群では妊娠率に差がなかった[8]，1.5 cm 未満のポリープにおいては ICSI 周期の前にポリープを切除した群とそのまま治療をした群とで妊娠率に差を認めなかった[9]，など妊娠に影響を与えないとする報告が多い．ART 周期においては，少なくとも 2 cm 未満のポリープに関しては存在したまま(採卵や胚移植を遅らせてまで手術を行う必要はなく)治療を行ってもよいと考える．ただし実際の臨床では ART 周期の間にタイミング法や人工授精を挟むこともよくあるので，個々の症例により対応を変えていく必要がある．

▌治療

摘出する方法としては子宮内膜全面掻爬術と TCR（transcervical resection）がある．子宮内膜全面掻爬術は盲目的な処置でありポリープの再発率も高いと言われているので，当科では子宮内膜に愛護的かつ再発の少ない TCR を選択している．

▌エビデンス

前述のように摘出手術の有用性を示す大規模な臨床試験が行われておらず，今後多施設共同前向き試験の実施が待たれるところである．

☞文献

1) Kim KR, Peng R, Ro JY, et al. A diagnostically useful histopathologic feature of endometrial polyp: the long axis of endometrial grands arranged parallel to surface epithelium. Am J Surg Pathol. 2004; 28: 1057–62.

2) Cohen I. Endometrial pathologies associated with postmenopausal tamoxifen treatment. Gynecol Oncol. 2004; 94: 256–66.

3) Onalan R, Onalan G, Tonguc E, et al. Body mass index is an independent risk factor for the development of endometrial polyps in patients undergoing in vitro fertilization. Fertil Steril. 2009; 91: 1056–60.

4) Richlin S, Ramachandran S, Shanti A, et al. Glycodelin levels in uterine flushing and in plasma of patients with leiomyomas and polyps: implications and implantation. Hum Reprod. 2002; 17: 2742–7.

4●疾患と治療

5) Yanaihara A, Yorimitsu T, Motoyama H, et al. Location of endometrial polyp and pregnancy rate in infertility patients. Fertil Steril. 2008; 90: 180-2.

6) Varasteh NN, Neuwirth RS, Levin B, et al. Pregnancy rates after hystero-scopic polypectomy and myomectomy infertile women. Obstet Gynecol. 1999; 94: 168-71.

7) Perez-Medina T, Bajo-Arenas J, Salazar F, et al. Endometrial polyps and their implication in the pregnancy rates of patients undergoing intrauterine insemination: a prospective, randomized study. Hum Reprod. 2005; 20: 1632-5.

8) Lass A, Williams G, Abusheikha N, et al. The effect of endometrial polyps on outcomes of in vitro fertilization (IVF) cycles. J Assist Reprod Genet. 1999; 16: 410-5.

9) Isikoglu M, Bekkanoglu M, Senturk Z, et al. Endometrial polyps smaller than 1.5 cm do not affect ICSI outcome. Reprod Biomed Online. 2006; 12 199-204.

IA

女性不妊症

4 疾患と治療

6 良性腫瘍

b-2 不妊患者の子宮粘膜下筋腫に対する子宮鏡下手術

村上 節　木村文則　辻 俊一郎

ここがポイント

1. 子宮粘膜下筋腫は小さいうちに摘出することを考慮する.
2. 術後はエストロゲンを投与して子宮内膜の再生を図る.
3. 術後早期に子宮鏡を施行して子宮内腔の癒着を防止する.

　実臨床上, 子宮粘膜下筋腫を有しながら妊娠が成立するケースを経験することは稀ではないため, 不妊患者に子宮粘膜下筋腫が存在しても, 小さなものであればすぐに手術を考えず不妊治療を行う場合も少なくないように思われる.

　しかしながら, クオリティの高いエビデンスには乏しいものの子宮粘膜下筋腫により妊孕能は低下すると考えられており, ガイドラインなどでも, 少なくとも他に原因のない子宮粘膜下筋腫を摘出することが勧められている[1,2]. 子宮粘膜下筋腫の摘出術は, 開腹手術から内視鏡下手術に移行しており, その中でも子宮鏡下手術は最も低侵襲なアプローチである. ただし, 大きな子宮粘膜下筋腫の場合には, 手技的にも困難を伴い偶発症や合併症のリスクも高まる. 小さくするために行われる GnRH アゴニストの投与は月単位の期間を要するとともに強出血の恐れもある.

　以上のことを考慮すれば, 不妊診療において子宮粘膜下筋腫は小さいうちに摘出するのがよいと考えられる.

子宮鏡下手術の適応

　不妊患者に限らず, ガイドライン上は下限の設定はなく, 『子宮筋腫径が 3 cm以下, 子宮内腔への突出度が 50 % を超えるものを一応の目安とする』[3]とされている. 熟練者であればそれ以上に大きなものでも子宮鏡下に摘出している[4]が,

大きいほど，また突出度が小さいものほど，一期的に摘出することが困難となり，合併症や偶発症のリスクも高まることを忘れてはならない．

子宮鏡下手術の目標

　妊孕能を温存するために行う子宮鏡下子宮筋腫摘出術において留意すべきことは，できるだけ正常子宮内膜にダメージを与えないことと穿孔させないことの2つである．

子宮鏡下手術の方法

1 ▶ 器具

　電極にはモノポーラーとバイポーラーの2種類がある．前者では灌流液に非電解質液を用いるが，後者は電解質液でよい．モノポーラーでは閉鎖神経反射を惹起する可能性があり，非電解質液を用いるために水中毒（低ナトリウム血症候群）の恐れがあることを考慮すると，総じてバイポーラーの方が安全性は高い．

2 ▶ 準備

　手術の時期は月経直後に合わせることが大切である．子宮内膜の厚みが増す増殖期後期や分泌期では，子宮内膜が容易に剝離し出血しやすいため，視界が不良になりやすい．こうしたことを鑑み，手術日程に合わせてGnRHアゴニストの術前投与やディナゲストの術前投与が行われている．

　また，術前には，ラミナリア杆やヘガールの子宮頸管拡張器を用いて，手術操作に必要十分な子宮頸管の拡張を行う．

子宮鏡下手術の実際

　有茎性の小さなものであれば，茎を切断し，胎盤鉗子などで摘出するだけでよいので，初心者にとっても容易な手技と言える．大きい場合には，摘出する際鉗子で把持しやすくなるように，先に細断しておくのがよい（図1）．

　無茎性の場合には，子宮筋腫を正常筋層から剝離する操作が重要となる．小さいものであれば剝離操作だけで摘出することも可能である．筋腫が大きい場合に筆者らが行っている基本的な戦略イメージを図2〜4に示す．簡単に言えば，子宮内腔に突出する部分を小さくして，埋没する部分を掘り起こすというものである．

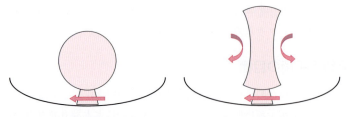

図1 有茎性筋腫の場合
左: 小さいものであれば茎部を切除し，筋腫本体を把持して子宮腔外に摘出する．
右: 大きい場合には，茎部切断の前に，本体を円板状に切除しておくと鉗子で把持しやすい．

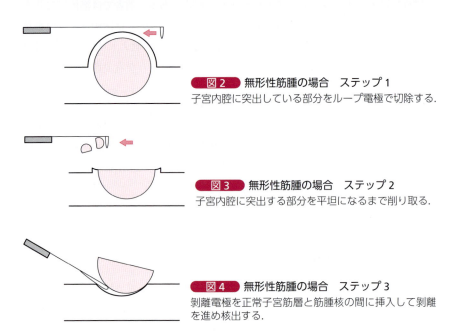

図2 無形性筋腫の場合　ステップ1
子宮内腔に突出している部分をループ電極で切除する．

図3 無形性筋腫の場合　ステップ2
子宮内腔に突出する部分を平坦になるまで削り取る．

図4 無形性筋腫の場合　ステップ3
剥離電極を正常子宮筋層と筋腫核の間に挿入して剥離を進め核出する．

　いずれにせよ，高出力の通電操作を最小限にすることが，子宮内膜や正常筋層の保護につながると言ってよい．

4●疾患と治療

術後管理

　いわゆるAsherman症候群を避けるため，術後はエストロゲンの補充を開始して子宮内膜の再生を図る．特に術前にGnRHアゴニストを投与していた症例や多囊胞性卵巣症候群などエストロゲン欠乏下では，子宮内膜の再生が遅れ癒着を形成しやすい．

　また，術後早期に積極的に子宮鏡での観察を行い，もし癒着を認めれば，子宮鏡本体や鋏鉗子などによる癒着離断を行う．早期であれば，癒着は線維化が進んでおらず柔らかいので，容易に解除できることが多い．

エビデンス

　子宮粘膜下筋腫が不妊の原因となるか否かは議論のあるところであり，質の高いエビデンスとしては証明されていない[5]が，子宮粘膜下筋腫による妊孕能の低下は十分に疑わしい[6]といえる．RCTにより検討することは困難な課題であり，今以上のエビデンスが示されるのは容易ではないと考えられるので，患者には現状を説明し，よく相談した上で治療法を決定することが肝要である．

おわりに

　妊孕性温存を目的とする子宮鏡下手術では，正常子宮内膜を保護し，術後癒着による妊孕性の低下を防ぐことが重要である．その最も確実な方法は手術侵襲を小さくすることにある．子宮粘膜下筋腫が大きくなればなるほど難易度は増す．これは逆に言えば，小さいうちに摘出する方が容易に行えるということである．大きいものをGnRHアゴニストで小さくするには時間もかかり，投与中に強出血の恐れもあることを考えれば，今見つけた小さな筋腫が大きくなるかならないかは誰にもわからないとはいえ，自然に消失するものではない以上，安易に待機するのは避け，時機を失せずに摘出する方が，患者にとって益が大きいと思われる．

☞文献
1) Carranza–Mamane B, Havelock J, Hemmings R; REPRODUCTIVE ENDO-CRINOLOGY AND INFERTILITY COMMITTEE; SPECIAL CONTRIBUTOR. The management of uterine fibroids in women with otherwise unex-

plained infertility. J Obstet Gynaecol Can. 2015; 37: 277-85.

2) Marret H, Fritel X, Ouldamer L, et al. CNGOF（French College of Gynecology and Obstetrics）. Therapeutic management of uterine fibroid tumors: updated French guidelines. Eur J Obstet Gynecol Reprod Biol. 2012; 165: 156-64.

3) 日本産科婦人科学会/日本産婦人科医会，編集・監修. 産婦人科診療ガイドライン 婦人科外来編 2017. 東京: 日本産科婦人科学会; 2017. p.86-7.

4) 林 保良，王 洪欣，吉村拓馬，他. 粘膜下筋腫，子宮内膜ポリープの子宮鏡手術. 産婦実際. 2018; 67: 1504-10.

5) Bosteels J, Kasius J, Weyers S, et al. Hysteroscopy for treating subfertility associated with suspected major uterine cavity abnormalities. Cochrane Database Syst Rev. 2015;（2）: CD009461.

6) Pritts EA, Parker WH, Olive DL. Fibroids and infertility: an updated systematic review of the evidence. Fertil Steril. 2009; 91: 1215-23.

4 疾患と治療

6 良性腫瘍

c-1 子宮筋腫合併不妊症の治療戦略: 手術が先か，採卵が先か

高村将司　大須賀 穣

> **ここがポイント**
>
> 1. 卵巣予備能が保たれており，一般不妊治療による妊娠が期待できる場合は手術を先行する．
> 2. それ以外では原則採卵が先．ただし採卵困難が予測される症例では手術を先行する．
> 3. 術前採卵は3個以上の凍結胚獲得を目標に行う．

　子宮筋腫は生殖年齢女性の約30%が罹患するといわれている．すべての筋腫が不妊症を引き起こすわけではなく，特に内腔の変形を引き起こす筋腫は，臨床妊娠率，着床率，妊娠継続率，生産率の低下を引き起こすといわれている[1]．筋腫が不妊の原因になっているかどうか判断に迷う場合もあるが，このことに関しては次項（c-2．子宮筋腫と不妊症）で詳細に書かれており，御参照いただきたい．

　筋腫の治療法は手術以外にGnRHアゴニスト療法，子宮動脈塞栓術 (UAE) などがあるが，手術療法と異なり，妊孕性改善につながるというエビデンスはない．したがって筋腫が不妊症の原因となっている場合，筋腫核出術が適応となる．治療戦略としては，以下の3つの選択肢がある．

　　① 筋腫核出術を先に行う．術後一般不妊治療を行い，妊娠成立しない場合，体外受精にステップアップする．
　　② 筋腫核出術を先に行い，術後体外受精を行う．
　　③ 先に体外受精を行い，凍結胚が得られた後に筋腫核出術を行う．
　本稿ではそれぞれを選ぶ判断基準を概説していく．

筋腫核出術による影響

残念ながら，採卵時期が妊娠率に与える影響を直接比較した報告はない．
まず治療戦略を立てる上で筋腫核出術が与える影響について触れる．

1 ▶ 手術に伴う待期期間の影響について

筋腫核出術を行う場合，手術前の薬物療法の期間と手術後の避妊期間のため，
不妊治療を中断する期間が必要となる．術前の GnRH アゴニスト療法は，手術中
の出血量の減少，無月経期間の貧血の改善などのメリットがある．通常 3 コース
程度行った後に核出術を行うことが多い．また術後の避妊期間は一定の見解はな
いが，通常 3〜6 カ月程度としている．それらを合わせると半年から最大で 1 年
近く不妊治療が行えない．年齢は体外受精の成功に大きな影響を与えるが，
Lukaszuk らは，血清 AMH 値の低下と高年齢による妊娠率の低下を報告してい
る（表 1)[2]．血清 AMH 値にかかわらず，加齢による成績の低下がみられるが，
特に AMH 値が低い症例でその傾向が顕著であることがわかる．

表 1 年齢と血清 AMH 値による生児獲得率の変化
(Lukaszuk K, et al. Reprod Biol. 2014; 14: 176-81[2])

AMH 値（ng/mL）	≦34 歳	35〜37 歳	38〜39 歳	≧40 歳
<0.6	7.1%	8.3%	0.0%	5.8%
0.6〜1.4	29.3%	12.5%	5.6%	2.7%
>1.4	46.2%	44.7%	32.1%	15.3%

2 ▶ 手術に伴う卵巣予備能の低下

筋腫核出術が卵巣予備能に与える影響に関して調べた報告では，手術直後の
AMH 値は手術直前と比べて低下するが，3 カ月後には元の数値に戻った[3]と報告
されており，卵巣に対する手術と異なり手術そのものの影響は考慮しなくてよい
と考えられる．

一般不妊治療か体外受精かの選択

一般的な選択基準と同様である．卵管因子や高度男性因子などの絶対的な体外
受精適応がある場合を除き，年齢，AMH 値，不妊期間および不妊治療歴を考慮

に入れて，一般不妊治療をスキップするかどうか判断する．

　表1を改めて参照していただきたいが，あくまで1つの目安であるが，35歳以下かつAMH値が2 ng/mL以上の場合には，手術後の一般不妊治療が選択されうる．一方で38歳以上もしくはAMH 1 ng/mL以下の場合には，一般不妊治療をスキップすることも妥当と考える．それ以外の場合はより患者の意向を優先して方針決定する．

手術を先行する場合

　前述のように，手術による不妊治療中断期間は，高年齢や卵巣予備能の低下がみられる女性にとって，体外受精の成功率を下げる要因となりうるため，基本的には，採卵が先行されるべきである．しかし筋腫の位置によっては採卵が困難になる場合がある．安全な採卵ルートが存在しない場合，またそれによる獲得卵子数が減ることが予想される場合は，手術先行を考慮する．なお術後1カ月は血栓症のリスクが高い時期であり，調節卵巣刺激を行うべきではないが，術後1カ月以降であれば，移植は行えなくても採卵・胚凍結は行えるため，避妊期間中の採卵は可能である．

術前採卵する場合の採卵回数の目安

　著者の施設では，術前採卵/凍結をembryo cryopreservation before surgeryの頭文字をとってECBSと略称し，高年齢の筋腫合併不妊症患者に推奨している．ECBSによる妊娠率を解析したところ，平均40.9歳の患者22人に57回の胚移植を行い，14例の臨床妊娠（臨床妊娠率24.6％）を認めた[4]．本報告では，ECBSによる臨床妊娠成立の予測因子として，①凍結胚の数が3個以上，②筋腫の数が5個以下，③最大筋腫の大きさは5 cm以下の3つを挙げている（表2）．この解析では，年齢やAMH値では有意差が出なかったことが興味深い．このような解析結果から，3個以上の凍結胚を得ることを目標に採卵を行うことが理にかなっていると考える．

　以上の考察を踏まえて，図1のような治療戦略が考えられる．数字などはあくまで目安であり，絶対的なものではないことを予め御理解いただきたい．

新薬の登場と治療戦略の変化

　手術の安全性を高めるために，術前のGnRHアゴニスト療法を行うことが多

表2 成功予測因子と継続妊娠率（Takahashi N, et al. J Obstet Gynaecol Res. 2018; 44: 1956-62[4]）

	継続妊娠率/症例数	P値
凍結胚数		
≦2	0/5 (0%)	0.0489
≧3	10/17 (58.8%)	
筋腫個数*		
≦5	9/10 (90%)	0.0037
≧6	1/7 (14.3%)	
最大筋腫の長径*		
≦5 cm	7/8 (87.5%)	0.0364
＞6 cm	3/9 (33.3%)	

*3個以上の凍結胚が得られた症例に限る

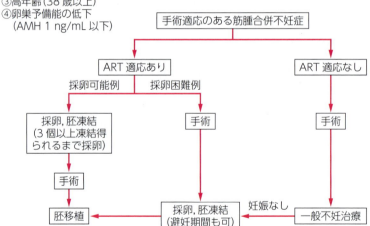

生殖補助医療（ART）適応の有無*
①高度男性不妊
②卵管閉塞
③高年齢（38歳以上）
④卵巣予備能の低下
　（AMH 1 ng/mL以下）

*年齢・大きさの数値などはあくまで一応の目安であり絶対的なものではない

図1 子宮筋腫合併不妊症の治療戦略

い．フレアアップの問題があり，2コース以上用いないと効果が得られないこと，月経の回復が遅れることなどの問題がある．このような点が術前採卵が望ましい要素となっている．2019年3月1日，子宮筋腫に保険適応のあるGnRHアンタゴニスト製剤，レルゴリクス錠が発売となった．リュープロレリンとの二重盲検，

4 ● 疾患と治療

無作為化比較試験では，レルゴリクス群では，投与開始2週間でエストロゲンレベルの低下が確認され，月経血減少が早期に起こり，月経周期の回復が早かった[5]．別のアンタゴニスト製剤ではあるが，セトロタイドを用いた海外の報告では，16日間の術前投与で全例がゴナドトロピンとエストロゲンの値が下がり，2/3の症例で31%の筋腫サイズの縮小を認めたとしている[6]．以上のような特徴から筋腫合併不妊症患者の術前使用に非常に適している．手術待機期間が短い場合，GnRHアンタゴニストの短期間術前使用と術後避妊期間中の採卵という戦略が，ECBS戦略と遜色ない成績が収められる可能性がある．

☞**文献**

1) Somigliana E, Vercellini P, Daguati R, et al. Fibroids and female reproduction: a critical analysis of the evidence. Hum Reprod Update. 2007; 13: 465-76.

2) Lukaszuk K, Liss J, Kunicki M, et al. Anti-Mullerian hormone（AMH）is a strong predictor of live birth in women undergoing assisted reproductive technology. Reprod Biol. 2014; 14: 176-81.

3) Wang HY, Quan S, Zhang RL, et al. Comparison of serum anti-Mullerian hormone levels following hysterectomy and myomectomy for benign gynaecological conditions. Eur J Obstet Gynecol Reprod Biol. 2013; 171: 368-71.

4) Takahashi N, Harada M, Tanabe R, et al. Factors associated with successful pregnancy in women of late reproductive age with uterine fibroids who undergo embryo cryopreservation before surgery. J Obstet Gynaecol Res. 2018; 44: 1956-62.

5) Osuga Y, Enya K, Kudou K, et al. Oral gonadotropin-releasing hormone antagonist relugolix compared with leuprorelin injections for uterine leiomyomas: a randomized controlled trial. Obstet Gynecol. 2019; 133: 423-33.

6) Felberbaum RE, Kupker W, Krapp M, et al. Preoperative reduction of uterine fibroids in only 16 days by administration of a gonadotrophin-releasing hormone antagonist（Cetrotide）. Reprod Biomed Online. 2001; 3: 14-8.

4 疾患と治療

6 良性腫瘍

c-2 子宮筋腫と不妊症

吉野 修　恩田貴志

ここがポイント

1. 粘膜下子宮筋腫の約 7 割，筋層内子宮筋腫の約 2 割の症例は，子宮筋腫が原因で不妊症になっている可能性がメタアナリシスから示唆される．なお，漿膜下子宮筋腫は着床の観点からは，影響を及ぼさないとされている．
2. 子宮筋腫に起因する症状の有無が治療方針決定に大切である．
3. 子宮筋腫核出術を受けない場合および，手術を行った場合の妊娠中のリスクについても患者に情報提供は必要である．

　挙児希望を有する子宮筋腫症例に対し，子宮筋腫と不妊症の関係，すなわち子宮筋腫治療と不妊治療のどちらを先行すべきか苦慮することも多々ある．日本産科婦人科学会・日本産婦人科医会作成のガイドラインを表 1 に示す[1]．それによると過多月経，月経困難症，圧迫症状などの子宮筋腫に起因する症状や不妊など

表 1 CQ216 妊孕性温存の希望・必要がある場合の子宮筋腫の取り扱いは？
（産婦人科診療ガイドライン 婦人科外来編 2017. 東京: 日本産科婦人科学会; 2017. p.92-3[1]）

1. 過多月経，月経困難症，圧迫症状，不妊などの症状を有する場合や長径が 5〜6 cm を超えた場合では，子宮筋腫の部位，大きさ，個数，成長速度，妊娠・分娩の時期も考慮して核出術の要否を決める．
2. 無症状で，長径が 5〜6 cm 以内のものであれば，定期的に経過観察する．ただし，数が多いものでは長径が 5〜6 cm を超えたものと同様に対応することもある．
3. 無症状で，長径が 5〜6 cm 以内のものであっても，他の婦人科手術時に核出術を行うことができる．
4. 前回妊娠分娩時に子宮筋腫による障害があった場合に核出術を行う．

246

4 ● 疾患と治療

の訴えがある場合や，子宮筋腫がある程度の大きさ（長径5～6 cm）を超えた場合では，子宮筋腫の部位，大きさ，個数，成長速度，妊娠・分娩の時期など，諸条件を踏まえつつ手術を考慮することができるとしている．すなわち，子宮筋腫治療をどのように不妊治療に組み込んでいくかは，症例ごとに検討が必要である．

病態

　不妊症の観点からは，子宮筋腫の解剖学的位置，すなわち粘膜下，筋層内，漿膜下のいずれに存在するかにより，その取扱いは異なる．子宮筋腫の位置と体外受精患者の妊娠率に関するメタアナリシス[2]では，体外受精症例，すなわち，卵管因子を除外できる状況において，粘膜下子宮筋腫は正常子宮に比べて3割程度に妊娠率を低下することから，粘膜下子宮筋腫症例の7割は子宮筋腫の存在により不妊症となっている．筋層内筋腫症例の妊娠率は正常の8割に留まっており，体外受精者に限っても，筋層内子宮筋腫患者のうち，2割の症例では子宮筋腫が原因で不妊症になっていると想定される．一方で漿膜下子宮筋腫は妊娠率を低下させないとしている[2]．子宮筋腫による子宮内腔変形と不妊症の関係について，一定の見解が得られるに至っていないが，アメリカ生殖医学会のガイドラインによると，子宮内腔変形をきたす子宮筋腫は不妊症と関連があるとされている[3]．

問診のコツ

　過多月経，月経困難症，圧迫症状などの子宮筋腫に起因する症状を有するか，また不妊期間や子宮筋腫以外の不妊因子の有無が治療方針決定で重要である．

1 ▶ 有症状の子宮筋腫合併不妊症の場合

　子宮筋腫に起因する症状を有する場合，不妊症の観点からのみでなく，子宮筋腫に起因する症状緩和の観点から子宮筋腫核出術が考慮される．

2 ▶ 無症状の子宮筋腫合併不妊症の場合

　基本的には不妊治療を先行するが，子宮筋腫以外に不妊因子がなく，なかなか妊娠が成立しない場合，子宮筋腫の部位にかかわらず，打開策として子宮筋腫核出術を行うことに意義があるということを示唆する報告もある[4,5]．

検査項目

・ヘモグロビン値測定による貧血の評価
・MRI 画像検査: 子宮内腔変形の評価や子宮肉腫との鑑別に有用である.

診察のポイント

1 ▶ 子宮筋腫の大きさと手術適応

上述した日本産科婦人科学会・日本産婦人科医会のガイドラインでは，長径5~6 cm を超える子宮筋腫を有する場合，大きさの観点から手術を考慮することもあると記載されている．この値は，子宮筋腫合併妊娠症例において変性痛や切迫早産を起こすリスクが，直径5 cm を超える子宮筋腫の場合で統計学的に高くなることから算出された数値と思われる．なお，妊娠中における変性痛の発生頻度は5~15%と報告されている[6]．また，子宮筋腫が多発している場合や，子宮筋腫部位に胎盤が付着している場合，子宮筋腫サイズが5 cm 以上では，切迫早産ならびに早産のリスクがわずかに増加する．子宮筋腫に起因する妊娠中のトラブルとして胎位異常も挙げられ，子宮下方に子宮筋腫が存在する場合や直径10 cm 以上の子宮筋腫症例では，その頻度が上昇するという報告がある[7]．これら子宮筋腫を有したまま妊娠した際のリスク，および後述する子宮筋腫核出術に起因するリスクを説明した上で，子宮筋腫のサイズの観点から手術を行うか相談することが大切である.

2 ▶ 子宮筋腫核出術後の妊娠中のリスク

手術を受けた場合に予想されるトラブルについても情報提供は必要である．子宮筋腫核出後の症例において，妊娠中・分娩中に子宮破裂が起こることが知られている．子宮破裂を発症するリスク因子としては，核出時に子宮内腔にまで切開創が到達している場合，術後の経過が不良の場合，また腹腔鏡下核出術などが挙げられている．開腹下での子宮筋腫核出後の妊娠時に子宮破裂の頻度は0.24%と報告されている[8]．腹腔鏡下子宮筋腫核出後の妊娠中の子宮破裂の頻度については症例数が少ないため，正確な数値は不詳であるが，前述した開腹下子宮筋腫核出後の子宮破裂のリスクである0.24%以上はあると思われる.

なお，妊娠率に関して子宮筋腫核出術を開腹下ないし腹腔鏡下に行うべきか検討した系統的レビューでは，両群間に差は見出されていない[9]．ただし，術後の

4●疾患と治療

疼痛などを考えると，腹腔鏡下手術に利があると思われる.

■ エビデンス

　粘膜下子宮筋腫の場合 2 cm 以上の粘膜下子宮筋腫は切除により妊娠率が向上するとされている[10]．一方で randomized study で，特に筋層内子宮筋腫，漿膜下子宮筋腫に対する子宮筋腫核出術が妊娠率向上に寄与したという報告はほとんどなく，同手術の不妊治療に関する意義は確立していないのが現状である．ただし，子宮内腔変形をきたすような子宮筋腫に対する子宮筋腫核出術が妊娠率向上に寄与するという報告[3]や，子宮筋腫の部位にかかわらず，なかなか妊娠が成立しない場合，打開策として子宮筋腫核出術を行うことに意義があるということを示唆する報告もある[4,5]．

当該診療における次のステップ：Ⅰ-A-4-6-g 項を参照.

☞文献

1) CQ216. 妊孕性温存の希望・必要がある場合の子宮筋腫の取り扱いは？　In: 日本産科婦人科学会/日本産婦人科医会，編集・監修．産婦人科診療ガイドライン 婦人科外来編 2017. 東京: 日本産科婦人科学会; 2017. p.92-3.

2) Somigliana E, Vercellini P, Daguati R, et al. Fibroids and female reproduction: a critical analysis of the evidence. Hum Reprod Update. 2007; 13: 465-76.

3) Practice Committee of the American Society for Reproductive Medicine. Removal of myomas in asymptomatic patients to improve fertility and/or reduce miscarriage rate: a guideline. Fertil Steril. 2017; 108: 416-25.

4) Samejima T, Koga K, Nakae H, et al. Identifying patients who can improve fertility with myomectomy. Eur J Obstet Gynecol Reprod Biol. 2015; 185: 28-32.

5) Bulletti C, De Ziegler D, Polli V, et al. The role of leiomyomas in infertility. J Am Assoc Gynecol Laparosc. 1999; 6: 441-5.

6) Exacoustos C, Rosati P. Ultrasound diagnosis of uterine myomas and complications in pregnancy. Obstet Gynecol. 1993; 82: 97-101.

7) Qidwai GI, Caughey AB, Jacoby AF. Obstetric outcomes in women with sonographically identified uterine leiomyomata. Obstet Gynecol. 2006; 107: 376-82.

8) Obed J, Omigbodum A. Rupture of the uterus in patients with previous myomectomy and primary cesarean section scars: a comparison. J Obstet Gynecol. 1996; 16: 16-21.

9) Metwally M, Cheong YC, Horne AW. Surgical treatment of fibroids for subfertility. Cochrane Database Syst Rev. 2012; 11: CD003857.
10) Brady PC, Stanic AK, Styer AK. Uterine fibroids and subfertility: an update on the role of myomectomy. Curr Opin Obstet Gynecol. 2013; 25: 255-9.

4 疾患と治療

6 良性腫瘍

d-1 妊孕性温存を考慮した 子宮腺筋症管理

柿沼敏行　栁田 薫

ここがポイント

1. 子宮腺筋症と不妊症との因果関係は明らかでないが，子宮腺筋症による子宮内腔の変形に伴う着床障害，子宮腺筋症に伴う間質部卵管および卵管性不妊（卵管疎通障害，卵管周囲癒着）などの関連が示唆されている．
2. 子宮腺筋症合併不妊症の診断は，超音波検査，MRI 検査，子宮卵管造影検査など，不妊原因の精査を行う．
3. 妊孕性温存を目的とした子宮腺筋症摘出術については，積極的に行うべきかどうか賛否両論がある．しかし，子宮腺筋症が広範囲かつ月経痛や過多月経などの臨床症状が重症な症例や，子宮内腔への影響がある不妊・不育症症例には有効な治療法である．

　子宮腺筋症は，子宮筋層内に子宮内膜またはその類似組織が侵入し，増殖する疾患である．近年の晩婚・晩産化から子宮腺筋症を伴った不妊症症例が多くなってきている．子宮腺筋症と不妊症との因果関係は明らかになっていないが，

　① 子宮内腔の変形による着床障害
　② 子宮腺筋症に伴う間質部卵管の精子通過障害
　③ 子宮内膜と子宮筋層による junctional zone の血流障害による着床障害
などが不妊症の要因として考えられる．

子宮腺筋症合併不妊症の治療の進め方

　子宮腺筋症合併不妊は，月経痛や過多月経による臨床症状に対応しながら，不

妊治療を行う．治療開始にあたっては，子宮腺筋症合併不妊の診断根拠に基づき一般的な不妊治療，ホルモン療法，手術療法，ART などの治療を行う．

1 ▶ 一般的な不妊治療

原因不明不妊では，一般的な不妊治療（タイミング指導，人工授精など）を行う．患者の年齢を考慮して適宜ステップアップしていく．

2 ▶ ホルモン療法

ホルモン療法と不妊治療は相反する治療法であるが，治療直後に妊娠する症例を経験する．ジエノゲスト，低用量エストロゲン・プロゲスチン配合薬，レボノルゲストレル放出子宮内システムなどのホルモン療法によって，一時的な臨床症状を軽減し，子宮腺筋症の病巣を縮小させてから，一般的な不妊治療や ART を行うことも考慮される．

3 ▶ 手術療法

子宮腺筋症摘出術については，積極的に行うべきかどうか賛否両論あるが，

① 妊孕性温存を希望し，広範囲に広がる子宮腺筋症例で，薬物療法によってもコントロール困難な月経困難症例，過多月経症例

② 不妊治療を繰り返しても妊娠に至らない症例や，子宮腺筋症が不妊・不育症の原因となっている症例（子宮内腔への影響）

③ 採卵が困難になるほどの巨大子宮腺筋症

などの場合，手術療法が考慮される．

子宮筋 3 重フラップ法による子宮腺筋症摘出術

子宮腺筋症病巣除去の術式については，筆者らが不妊治療を行うことを考慮して行っている子宮筋 3 重フラップ法による子宮腺筋症摘出術を紹介する．

子宮腺筋症の病巣が子宮の前壁または後壁に限局している場合（図 1）と，病巣が前後壁（全周性）にある場合（図 2）とで手術方法が異なる[1]．

子宮腺筋症は癒着を認めることが多いため，腹腔鏡下に骨盤内の全体像を把握するとともに，癒着があれば，腹腔鏡下に癒着剥離術を行い，子宮の可動性を得ておくことは重要である．その後，開腹術へ移行し，下腹部横切開（4〜6 cm）を行う．子宮を体外へ引き出した後，病巣を子宮腔に達するまで完全に 2 分割す

4 ● 疾患と治療

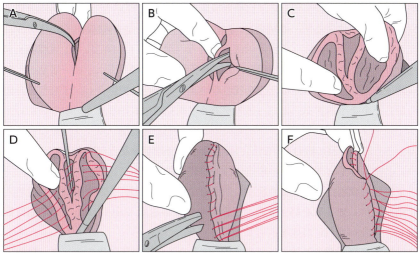

図1 子宮後壁の子宮腺筋症摘出術の模式図（Osada H, et al. Reprod Biomed Online. 2011; 22: 94-9[1]）

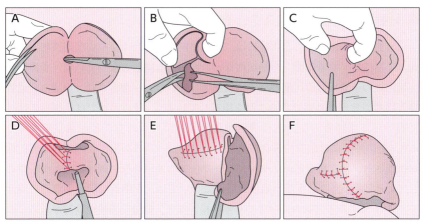

図2 全周性の子宮腺筋症摘出術の模式図（Osada H, et al. Reprod Biomed Online. 2011; 22: 94-9[1]）

る．子宮腔を開放後，子宮腔の大きさと子宮卵管口を確認し（図1A，2A），子宮腔再建に必要な子宮内膜側子宮筋と子宮壁再建に必要な漿膜側子宮筋を残して，病巣を徹底的に摘出する（図1A，B，C，図2A，B，C）．術野を洗浄後，

妊娠に必要な子宮腔を残して子宮壁形成術を行う（図 1D，図 2D: 子宮内膜測子宮筋フラップによる第一層縫合）．子宮内膜側子宮筋と左右漿膜側子宮筋を 3 重に重ねて合わせ，強固な子宮壁形成術を行う（図 1E，F，図 2E，F: 漿膜側子宮筋フラップによる第二層筋層縫合，第三層筋層縫合）．この際に，第一層筋層と漿膜側子宮筋フラップの間に死腔を残さないように単結紮で縫合し，子宮壁縫合部の縫合不全を予防する．また，漿膜があると組織の接着がうまくいかないため，第二筋層フラップの漿膜をメスで剥いでから，第三層筋層フラップを重ね合わせる．さらに，3 層に重ねた子宮筋の縫合は，縫合線が重ならないように 3 本で行うことにより子宮壁縫合部の瘢痕化，菲薄化予防を行っている．

子宮壁形成術終了後，腹腔鏡下に，術野全体を洗浄し，止血を確認後，癒着防止剤を貼付して手術を終了する．子宮壁の修復経過は MRI によって定期的に観察し，術後 6 カ月に妊娠を許可している．

妊娠後は経腟超音波検査，骨盤 MRI による子宮壁の菲薄化チェック，早期入院による周産期管理ならびに選択的帝王切開術を行う．現在までに妊娠に伴う子宮破裂は認めていない．

妊娠時子宮破裂のリスクとその予防対策

子宮腺筋症摘出術後の合併症には，子宮壁創部の縫合不全や周産期管理上の問題（子宮破裂，癒着胎盤，産科出血など）が新たな課題となっている．子宮腺筋症摘出後の子宮破裂の可能性は子宮筋腫より高いことが報告され，慎重な経過観察と周産期管理が必要であることを指摘している[2]．子宮筋腫では開腹術に比べて腹腔鏡下手術後の産科的合併症がより多く認められることが論じられている[3]．その原因には創部の縫合方法や，パワーソースの頻用が要因である可能性が指摘され，創部縫合法の工夫やパワーソースの使用を極力避けることが推奨されている[4]．子宮腺筋症摘出術後の妊娠については，定期的な周産期管理に加えて，MRI による子宮壁の菲薄化の有無の検討など，慎重な周産期管理が求められる．

おわりに

生殖補助医療技術の進歩は子宮腺筋症合併不妊症に光明を与えたが，症例ごとに不妊・不育症の原因を十分に検討したうえで，最も適切な治療法を選択することが重要である．

4●疾患と治療

☞文献

1) Osada H, Silber S, Kakinuma T, et al. Surgical procedure to conserve the uterus for future pregnancy in patients suffering from massive adenomyosis. Reprod Biomed Online. 2011; 22: 94-9.

2) 森松友佳子，松原茂樹，大口昭英，他．子宮腺筋症核出術後の妊娠―子宮破裂の literature review と産科管理について．産科と婦人科．2007; 74: 1047-53.

3) Dubuisson JB, Fauconnier A, Deffarges JV, et al. Pregnancy outcome and deliveries following laparoscopic myomectomy. Hum Reprod. 2000; 15: 869-73.

4) Kumakiri J, Takeuchi H, Itoh S, et al. Prospective evaluation for the feasibility and safety of vaginal birth after laparoscopic myomectomy. J Minim Invasive Gynecol. 2008; 15: 420-4.

IA

女性不妊症

4 疾患と治療

6 良性腫瘍

d-2 子宮腺筋症合併不妊症への対応 —診断および治療

北島道夫

> **ここがポイント**
>
> 1. 経腟超音波検査および MRI での子宮腺筋症の所見を理解する.
> 2. 合併する子宮内膜症あるいは子宮筋腫の有無, 卵巣予備能の評価などその他の不妊因子のスクリーニングを適切に行う.
> 3. 治療周期における経時的な子宮内膜および周囲筋層の変化に留意する.
> 4. 手術療法, 薬物療法あるいは生殖補助医療 (ART) での確立されたエビデンスはなく, 個々の症例でこれらを適切に組み合わせて対応する (ハイブリッド管理).

　晩婚化・晩産化を反映して, 子宮腺筋症を有する挙児希望の女性に遭遇する機会は増加している. 子宮腺筋症における不妊の発生機序はいまだ controversial であるが, 臨床的に明らかに腫大した腺筋症子宮を有する女性における不妊治療は時として難治性である. 子宮腺筋症合併不妊症に対する治療法に確立されたものはなく, 薬物療法, 手術療法, 生殖補助医療 (ART) を適切に組み合わせたアプローチが望ましい. 今後のエビデンスの蓄積には, 非観血的検査における診断基準や病型・重症度分類の確立が重要である.

子宮腺筋症合併不妊症の臨床像

　子宮腺筋症は 30 歳代後半から 40 歳代に好発するエストロゲン依存性の疾患であるが, その病態生理は必ずしも明らかでない. いくつかの異なる発生機転により発症し, それぞれにおいて異なる臨床像を呈することが推察されている[1,2]. MRI での junctional zone (JCZ) を形成する archimetra の微小損傷による子

4 ● 疾患と治療

表1	子宮腺筋症における不妊原因
着床障害	子宮腔の伸展・屈曲 内膜血流異常 内膜そのものの異常（薄い内膜） 子宮筋の異常収縮 子宮内炎症
精子輸送障害	
合併症	子宮内膜症（骨盤腹膜・卵巣・深部） 子宮筋腫
卵巣予備能低下	
周産期合併症の増加	流早産・前期破水・産科出血 異所性妊娠 手術既往例の子宮破裂

宮内膜基底層組織の直接的浸潤に由来するもの，子宮筋層内に迷入したミュラー管遺残組織の化生に由来するもの，あるいは，経卵管的に骨盤内に流入した月経血に由来して形成された子宮漿膜表層病巣が外側から浸潤して病巣を形成するものなどが存在すると考えられている[1]．妊娠・出産や子宮内掻爬術，子宮腔内の炎症などが発症の契機となり，経妊女性に多いとされていたが，昨今の晩婚・晩産化の流れから子宮腺筋症を合併する挙児希望・不妊症女性に遭遇する機会が増加している．子宮腺筋症性不妊には複数の要因が関連し，また，妊娠後の周産期合併症にも考慮する必要がある（表1）．

子宮腺筋症の診断

　もともと子宮腺筋症は病理学的に確定されるもので，多くは摘出された子宮で診断されるものであった．また，摘出子宮で偶発的に認められる腺筋症病巣も多く存在する．一方，挙児希望・不妊女性で子宮腺筋症が疑われる例では，機能温存を前提としない観血的な診断・治療処置を行うことが難しい．このため，そのような例では画像検査が診断の中心になるが，昨今の超音波断層法あるいはMRIの進歩により，非観血的手段による子宮腺筋症の診断精度は向上している．経腟超音波断層法での子宮腺筋症に特徴的な所見は，子宮腫大に伴う内膜直下のエコー輝度の増大と低エコー櫛あるいは簾状の線条（linear striations），不均一な筋層と小嚢胞，ドプラによる筋層血流の増大などである[3]．また，MRIでは，限局性あるいはびまん性の病変が，子宮腫大とJCZの拡張（>12 mm），子宮筋層

表2 経腟超音波断層法あるいは MRI による子宮腺筋症の診断

	経腟超音波断層法	MRI
感度	72%（95%CI, 65%-79%）	77%（95%CI, 67%-85%）
特異度	81%（95%CI, 77%-85%）	89%（95%CI, 84%-92%）
所見	・腫大した子宮 ・非対称性に肥厚した筋層 　→内部は不均一 ・高エコー輝度のスポット ・周囲エコー輝度低下 ・内膜直下のエコー輝度の増大 ・低エコー線条（linear striations） ・筋層内小嚢胞 ・筋層内血流のびまん性増加	・限局性あるいはびまん性の juctional zone（JCZ）の肥厚（>12 mm） ・境界不明瞭な筋層内低信号領域 ・T2 高信号スポット，小嚢胞

中の境界不明瞭な低信号領域の増大とそのなかの T2 高信号スポットとして捉えられる[4]．いずれの検査によっても子宮腺筋症の正診率は比較的高いことが報告されている[4]（表2）．一方，コンセンサスが得られた診断基準や病型分類，重症度分類が確立されていない．このため，これまでの子宮腺筋症に関する臨床研究は統一された診断基準をもとになされたものがきわめて少なく，また，妊孕性に及ぼす影響に関しても報告によりまちまちである．

　貴志らは，MRI 所見から子宮腺筋症を 3 つに分類し，Ⅰ型を intrinsic type として子宮内膜側の JCZ から病巣を形成するもの，Ⅱ型を extrinsic type として子宮漿膜側から病巣を形成し，JCZ は intact に保たれている．多くは子宮内膜症を合併している．Ⅲ型を intramural type として，筋層内に孤発性に病巣を形成する，いわゆる adenomatoid tumor あるいは（cystic）adenomyoma などがこれにあたる病型と考えられる．Ⅳ型は intermediate type として，Ⅰ〜Ⅲ型いずれの定義にもあてはまらないものを指し，全周性のびまん型のような腺筋症もこれにあてはまることになる[2]．これらは，前述の子宮腺筋症の発症機転による異なる病態を部分的に反映しており，重症度の把握や治療方針の決定に有用と考えられる．

子宮腺筋症合併不妊症の治療と問題点

　どの程度の腺筋症がどの程度妊孕性に影響するかはっきりしないので，不妊症の原因が子宮腺筋症に起因するかどうか判然としない症例は多い．明らかに子宮筋層を占拠する子宮腺筋症を合併する不妊症の治療は，類縁疾患である子宮内膜

症合併不妊症に準じたものが適用されるが，その有用性については必ずしも明らかでない．子宮内膜症合併不妊症では，排卵を抑制するような内分泌療法の有効性は認められていないが，子宮腺筋症ではどうであろうか．GnRH agnoist を子宮腺筋症に適用すると使用中は著明な病巣の縮小が得られるが，薬剤中止後の妊孕性の改善が得られるかは必ずしも明らかでない．子宮腺筋症に対して，外科手術を行う場合もあるが，適応や術式が施設により異なるため，手術療法の有効性に関してもコンセンサスは得られていない．子宮腺筋症の占拠する部位や範囲により外科処置による病巣切除術あるいは減量術が適する症例が存在することが考えられ，適応条件に関して今後検討する必要がある．一方，組織学的には境界が不明瞭な病巣を呈するため完全切除は困難で，占拠範囲が大きい例では機能温存とのバランスをとることが重要となる．術後の卵巣機能を抑制する薬物療法は自然妊娠率の向上に有効でないとされるため，その後の不妊治療によるエストロゲン刺激の持続により遺残病巣の再燃の可能性が残る．

ハイブリッド管理

　ART を駆使することにより，重症子宮腺筋症合併不妊症の問題点を部分的に解決できるかもしれない（図1）．ART は子宮腺筋症に対する直接的な治療ではないが，子宮腺筋症合併不妊女性は高年齢が多く，また，合併する子宮内膜症などによる骨盤内癒着や骨盤炎内症，卵巣予備能低下を考慮すると，ART は有効な不妊治療手段である．手術療法を適用する例では，術前後の待機時間が生じるため，ひとまず胚凍結を先行させた方がよいと考えられる．採卵に伴う高エストロゲン環境は，腺筋症病巣の活動性を上昇させ，子宮腔内の炎症性環境を増悪させる可能性がある．調節卵巣刺激に伴い子宮内膜直下の腺筋症病巣における嚢胞所見が顕在化することも経験される．このような場合は採卵周期での新鮮胚移植は回避した方がよいと考えられる．あるいは，ultra long プロトコールを選択して，

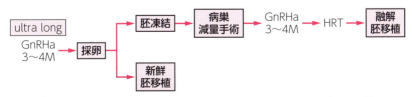

図1 重症子宮腺筋症合併不妊症における ART と手術のハイブリッド管理

子宮腺筋症病巣を縮小させたうえで採卵・胚移植を行うことも有効と考えられる．凍結融解胚移植では，術後 GnRH agonist をしばらく使用したのちにホルモン補充療法（HRT）で胚移植周期の子宮内膜環境を調整できるため，子宮腺筋症合併不妊症には有用と推察される．現在，新たな GnRH antagonist 製剤が開発されており，今後それらの子宮腺筋症合併不妊症における有用性を検討する必要がある．

☞ **文献**

1) García-Solares J, Donnez J, Donnez O, et al. Pathogenesis of uterine adenomyosis: invagination or metaplasia? Fertil Steril. 2018; 109: 371-9.
2) Kishi Y, Suginami H, Kuramori R, et al. Four subtypes of adenomyosis assessed by magnetic resonance imaging and their specification. Am J Obstet Gynecol. 2012; 207: 114. e1-7.
3) Alabiso G, Alio L, Arena S, et al. Adenomyosis: what the patient needs. J Minim Invasive Gynecol. 2016; 23: 476-88.
4) Benagiano G, Habiba M, Brosens I. The pathophysiology of uterine adenomyosis: an update. Fertil Steril. 2012; 98: 572-9.

4 疾患と治療

6 良性腫瘍

e-1 子宮内膜症を合併する不妊症の治療

真壁友子　甲賀かをり

ここがポイント

1. 子宮内膜症は不妊症を高率に合併する.
2. 軽症子宮内膜症においては手術による癒着剝離や病変焼灼に妊孕性改善効果がある.
3. ARTへのステップアップの時期は早めに検討されるべきである.

子宮内膜症とは，本来子宮の内腔を覆う子宮内膜組織が子宮外（卵巣や骨盤腹膜など）で増殖する疾患と定義される．生殖年齢女性の約10％が罹患しており，痛みや不妊症を引き起こし著しくQOLを低下させる．子宮内膜症患者の約半数が不妊症を合併するとも言われている．不妊症の患者が月経痛や骨盤痛，性交痛などの痛みを訴える場合には子宮内膜症の合併を疑う必要があり[1]，子宮内膜症合併不妊の取り扱いについては種々の配慮が求められる.

子宮内膜症における不妊の発症機序

子宮内膜症による物理的な卵管周囲癒着により，卵子のピックアップ障害が起こり妊孕能を下げることはよく知られている.

一方，このような物理的な癒着を伴わない軽症子宮内膜症においても不妊症をしばしば合併する．この機序について近年研究が進んできている.

慢性炎症の結果として亢進した腹腔内貯留液中のPGE_2や$TNF\alpha$，$IL\text{-}1\beta$といったサイトカインが卵に直接的に負の影響を与えることが示唆されている．また，子宮内膜症患者では腹腔内貯留液だけでなく卵胞液中でも酸化ストレスが高いことが報告され，卵の質の低下などに関与している可能性が示唆されている．メタ解析により子宮内膜症性卵巣嚢胞を有する女性においては子宮内膜症性卵巣

囊胞を有さない女性と比して有意に AMH（抗ミュラー管ホルモン）が低いことが示されており[2]，これらの基礎的な知見を反映するものと思われる．

さらに，子宮内膜症患者では骨盤内の慢性炎症が正所性子宮内膜にも及びその機能が障害されている．これにより子宮内膜の増殖ならびに脱落膜化の制御が乱れ，着床・胚発育に負の影響を与える可能性も示唆されている．

子宮内膜症合併不妊における不妊治療

子宮内膜症による疼痛に対する治療として卵巣機能を抑制させる薬物療法（GnRH アゴニスト，プロゲスチン製剤，LEP）の有効性が示されている．しかし，これらの薬剤の子宮内膜症合併不妊における妊孕性改善効果は認められていない[3]．ただし，ART の際にはこれらの薬剤が有用であるとする報告があり，それについては後述する．

子宮内膜症に対する腹腔鏡検査の有用性は高く，確定診断を行う際に必要である．アメリカ生殖医学会（ASRM）が導入した腹腔鏡所見によるスコアリングシステムでは，病巣スコア，癒着スコアおよびダグラス窩閉塞スコアの合計から 4 段階の進行期（Ⅰ～Ⅳ期）に分類され汎用されてきた．しかしこれで分類される病期と妊孕能は必ずしも関連しない．そこで Endometriosis Fertility Index（EFI）が提唱され[4]，その有用性について検討がなされてきている．年齢，不妊期間，妊娠歴と術後の卵管・卵管采および卵巣の状態を評価し，これに ASRM のスコアリングシステムの付属器のスコアと総スコアを加えて算出するものである．

日本産科婦人科学会の子宮内膜症取扱い規約では，子宮内膜症合併不妊に対し腹腔鏡下手術を第一選択としている[5]．特に ASRM Ⅰ～Ⅱ期の軽症子宮内膜症患者においては病変焼灼や癒着剥離による妊孕性改善効果が示されている[6]．一方で卵巣子宮内膜症を有する症例における囊胞の除去は，手術による卵巣機能低下のリスクを有するため年齢や不妊治療の内容などから複合的に適応を検討すべきである．手術療法についての詳細は他項で述べる．

また，子宮内膜症取扱い規約では，子宮内膜症合併不妊に対し，臨床進行期，卵管癒着の程度，年齢に応じて早期の ART へのステップアップが推奨されている[5]．メタ解析により，子宮内膜症合併不妊と卵管性不妊における ART の成績を比較した報告によれば，子宮内膜症患者では有意に妊娠率の低下が見られ（オッズ比 0.56，95％CI 0.44-0.70），重症例は軽症例と比較し有意に妊娠率が低いことが示されている[7]．以上から ART を行ったとしても子宮内膜症患者では妊娠成

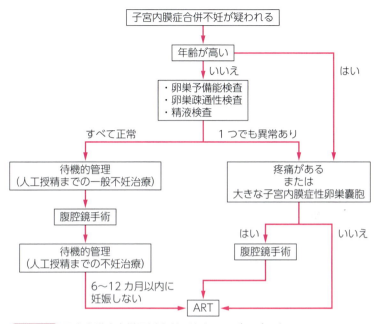

図1 子宮内膜症合併不妊患者の治療アルゴリズム (Zondervan KT, et al. Nat Rev Dis Primers. 2018; 4: 10[1]より改変)

初めに卵巣予備能,卵管通過性,パートナーの精液検査を施行する.すべて正常で,年齢が低ければ自然経過観察,または人工授精までの一般不妊治療を行う.一方,患者が高年齢の場合や,上記の検査で1項目以上の異常がある場合には,手術が必要か検討した後にARTに進む.
自然経過観察,または人工授精までの一般不妊治療を6〜12カ月施行しても妊娠に至らない場合にも手術が必要か検討した後にARTに進む.
子宮内膜症性卵巣囊胞は超音波検査,またはMRI検査で診断・経過観察を行う.疼痛が強い場合,破裂や採卵困難のリスクから囊胞の除去が必要な場合,悪性の可能性があり病理学的診断が必要な場合には腹腔鏡手術が検討されるが,この際には卵巣予備能の低下について留意しなくてはならない.

功率が低い傾向にあり,ARTへのステップアップの時期を逸しないことは重要である.

ASRMやヨーロッパ生殖医学会(ESHRE)のガイドラインをもとに作成された[1]子宮内膜症合併不妊患者の治療方針について図1に示す.

子宮内膜症合併不妊における ART

子宮内膜症性卵巣囊胞を有する場合のAMHの低下,および子宮内膜症性卵巣

囊胞切除術による AMH の低下が指摘されており，子宮内膜症合併不妊における ART では，卵巣予備能低下による排卵誘発への抵抗性が問題となる．ART 施行時の排卵誘発法に関しては，長期の GnRH アゴニスト使用により妊娠率が改善するとする報告があり，3~6 カ月間の GnRH アゴニスト使用により臨床妊娠率が 4 倍増加するとする報告がある[8]．

　近年，ART 施行前の手術による子宮内膜症性卵巣囊胞切除は必ずしも ART 成功率を上げないとされている[9]．また，卵巣囊胞を切除した卵巣からの採卵数低下や，術後の AMH の有意な低下など，子宮内膜症性卵巣囊胞切除による卵巣機能低下を問題視する指摘が多くなされ，子宮内膜症性卵巣囊胞を合併した状態での ART が行われることも多い．しかし子宮内膜症性卵巣囊胞が存在する場合には，採卵や移植などの経腟的操作を契機に骨盤内感染や囊胞破裂をきたすことがあり，抗菌薬の使用などにつき配慮する必要がある[10]．また，頻度は少ないが悪性腫瘍の発生も念頭に置き管理する必要がある．このため，子宮内膜症性卵巣囊胞の大きさや性状について十分に画像検索などを施行した上で方針が決定されるべきであり，手術を施行しない場合には一定期間ごとに卵巣囊胞に変化がないか確認を行った上で ART を継続するべきである．

☞文献

1) Zondervan KT, Becker CM, Koga K, et al. Endometriosis. Net Rev Dis Primers. 2018; 4: 10.
2) Ludovico M, Chiara DT, Mara DF, et al. Antimullerian hormone is reducedin the presence of ovarian endometriosis: a systematic review and meta-analysis. Fertil Steril. 2018; 110: 932-40.
3) Hughes E, Brown J, Collins JJ, et al. Ovulation suppression for endometriosis. Cochrane Database Syst Rev. 2007; (3): CD000155.
4) Adamson GD, Pasta DJ. Endometriosis fertility index: the new, validated endometriosis staging system. Fertil Ateril. 2010; 94: 1609-15.
5) 日本産科婦人科学会，編．子宮内膜症取扱い規約 第 2 部 治療編・診療編．東京: 金原出版; 2004.
6) Jacobson TZ, Duffy JM, Barlow D, et al. Laparoscopic surgery for subfertility associated with endometriosis. Cochrane Database Syst Rev. 2010; (1): CD001398.
7) Barnhart K, Dunsmoor-Su R, Coutifaris C. Effect of endometriosis on in vitro fertilization. Fertil Steril. 2002; 77: 1148-55.
8) Sallam HN, Garcia-Velasco JA, Dias S, et al. Long-term pituitary down-regulation before in vitro fertilization for women with endometriosis.

4●疾患と治療

Cochrane Datebase Syst Rev. 2006; (1): CD004635.

9) Dunselman GAJ, Vermeulen N, Becker C, et al. ESHRE guideline: management of women with endometriosis. Hum Reprod. 2014; 29: 400–12.

10) Edgardo S, Laura B, Alessio P, et al. Risks of conservative management in women with ovarian endometriomas undergoing IVF. Hum Reprod Update. 2015; 21: 486–99.

4 疾患と治療

6 良性腫瘍

e-2 挙児希望を有する女性の子宮内膜症に対する腹腔鏡治療

真壁友子　甲賀かをり

ここがポイント

1. 軽症子宮内膜症に対し腹腔鏡手術による腹腔内洗浄，腹膜病変の焼灼，卵管や卵巣の癒着剥離は妊孕性を向上させる．
2. 子宮内膜症性卵巣囊胞の囊胞摘出術は術後の自然妊娠率は向上させるが卵巣予備能は低下させる．このため手術適応は複合的に判断するべきである．

　腹腔鏡下手術は1990年代から急速に普及してきた治療法であり，開腹手術に比べ手術侵襲が小さく社会復帰に要する時間が少ない，術後癒着が少ないなどの特徴があり，妊孕能保存手術に適した術式である．また，観察能の高さから子宮内膜症や不妊症の診断に非常に有用である．

　子宮内膜症に対する腹腔鏡治療の有用性として，子宮内膜症性疼痛の改善効果が明らかにされており，囊胞摘出術の方が内容吸引・囊胞壁焼灼術に比してより疼痛の改善効果が高いことが示されている[1]．また，悪性転化や破裂のリスクを減少させる効果が明らかにされている．

　子宮内膜症合併不妊に対する腹腔鏡治療は，子宮内膜症組織の除去，癒着を解除し解剖学的異常を是正すること，骨盤内の炎症を改善することを目的とする．腹腔鏡治療による妊孕性改善効果に関しては，術式や子宮内膜症の重症度，不妊治療の方法などにより，治療的介入が有用であるとする報告と妊孕性改善には用いられないとする報告がある．卵巣予備能の低下や，手術により出現する新たな癒着といった負の作用についてもよく検討したうえで手術の適応や方法が選択されるべきであり，不妊症に精通した術者により専門的施設で行われることが望ましいとされている[2]．

4 ● 疾患と治療

軽症子宮内膜症に対する腹腔鏡治療

ASRM Ⅰ～Ⅱ期の軽症子宮内膜症患者においては手術の有用性を示唆する報告がある．診断的腹腔鏡のみの群，腹腔鏡下に子宮内膜症病巣を蒸散・切除した群を比較すると，治療群の妊娠 20 週以降までの妊娠継続率は 30.7％で，無処置群の妊娠継続率 17.7％に比し有意に高く（オッズ比 1.70，95％CI 1.2-2.6）腹腔鏡手術が妊娠率の向上に寄与することを報告した[3]．

軽症子宮内膜症に対する腹腔鏡治療内容としては，腹腔内洗浄，腹膜病変（特に赤色病変）の焼灼・蒸散，卵管や卵巣の癒着剥離を行うことにより妊孕能向上が期待される．

重症子宮内膜症に対する腹腔鏡治療

重症子宮内膜症の多くが子宮内膜症性卵巣嚢胞を有する．子宮内膜症取扱い規約においては，妊孕能の改善，嚢胞の破裂予防，感染リスクの減少，病理学的診断の重要性の観点から，3～4 cm 以上の子宮内膜症性卵巣嚢胞が存在する場合には手術療法を原則とすると記載されている[4]．

妊孕能の向上についてのエビデンスの高い RCT は多くないが，手術療法が妊孕性の向上につながるとすることを示唆する報告が数多くなされており，術後の自然妊娠率は 40～50％に達するとされている．嚢胞摘出術と内容吸引・焼灼術の術後妊娠率の比較では，嚢胞摘出術で術後妊娠率が高いことが報告されている[1]．また，嚢胞摘出後の止血方法としては，卵巣機能の温存・癒着軽減の点において卵巣縫合を用いる方が焼灼止血に比して優れていると報告されている[5]．

一方で，嚢胞摘出により ART の成績は向上しないとする RCT がある．嚢胞摘出を行った場合，無治療と比較して受精率，着床率，妊娠率に有意差はなく，卵巣刺激日数の延長，FSH 総投与量の増加，および成熟卵指数の減少が認められることが示されている[6]．このことから ART の際には 3～4 cm 以上の子宮内膜症性卵巣嚢胞合併を認めた場合にもすぐの手術適応とはならないこともある．

子宮内膜症性卵巣嚢胞摘出術においては嚢胞摘出時に正常な卵巣組織が剥奪される可能性が報告されており，AMH（抗ミュラー管ホルモン）値は嚢胞摘出により有意に低下すると報告されている．手術により，物理的な癒着の解除や腹腔内環境の改善による一時的な妊孕性の向上は期待できるが，卵巣予備能の低下も同時にもたらされる．このため，年齢や術前の卵巣予備能・患者が望む不妊治療

IA

女性不妊症

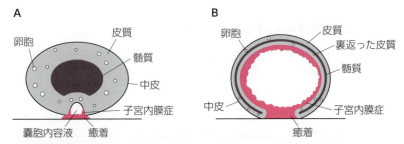

図1 子宮内膜症性卵巣囊胞の発生機序（invagination）
(Scurry J, et al. Int J Gynecol Pathol. 2001; 20: 147-54[7]）より改変）
A：まず腹膜と卵巣表面に子宮内膜症性病変が発生し癒着を形成する．
B：その病変内に出血が溜まっていき正常卵巣を薄くさせながら増大していき，卵巣の表面（皮質）が裏返って囊胞壁の直下を裏打ちする．

の内容・破裂や感染，悪性転化のリスクなどを考慮し複合的に手術適応を検討するべきである．

　子宮内膜症性卵巣囊胞摘出術において卵巣予備能低下を最小限に抑えるためには，囊胞壁と卵巣実質を正しい層で剥離すること，止血操作を適切に行うことが重要である．子宮内膜症性卵巣囊胞は，"invagination"と呼ばれる，腹膜との癒着に発生した子宮内膜症が卵巣皮質側から皮質を押し込んで裏返しにさせるような状態で発育すると言われている（図1)[7]．囊胞壁と正常卵巣（多くの場合皮質）との間には線維化した組織が存在し，それらの境界面が非常にわかりにくいが，なるべく囊胞壁が薄く，卵巣側が厚くなる層で剥離する必要がある．剥離の際に出血を最小限とし，かつ剥離を容易にするために，バソプレシンを囊胞の直下に局注入するという方法を用いると卵巣実質の温存効果が高いとする報告もある．止血に関しては，出血点を見極め，ピンポイントで止血するように心がけることで過剰な凝固による卵巣血流の低下，卵巣予備能の低下を避ける必要がある．

子宮内膜症性卵巣囊胞再発例に対する腹腔鏡治療

　腹腔鏡下卵巣囊胞摘出術後の再発率は10〜30％と報告され，再発リスクには若年者，術中のrASRM高値例が関与するとされている．片側卵巣囊胞摘出術例の健側卵巣には5.2％で子宮内膜症性卵巣囊胞が新生したとする報告がある．再発例においては卵巣予備能の著明な低下が見られることが多く，再手術の適応には症状や年齢などを鑑みて慎重に判断されるべきである．子宮内膜症取扱い規約

では，再発例では第一選択として ART が推奨されるとしている[4]．大前提として手術施行時点で挙児希望のない症例に対する手術の適応は慎重に検討されるべきであり，手術施行後には LEP やジエノゲストによる再発予防のための薬物療法が行われるべきである．

☞**文献**

1) Beretta P, Franchi M, Ghezzi F, et al. Randomized clinical trial of two laparoscopic treatments of endometriomas: cystectomy versus drainage and coagulation. Fertil Steril. 1998; 70: 1176-80.

2) Zondervan KT, Becker CM, Koga K, et al. Endometriosis. Net Rev Dis Primers. 2018; 4: 10.

3) Jacobson TZ, Barlow DH, Koninckx PR, et al. Laparoscopic surgery for subfertility associated with endometriosis. Cochrane Database Syst Rev. 2002; 4: CD001398.

4) 日本産科婦人科学会，編．子宮内膜症取扱い規約 第 2 部 治療編・診療編．東京: 金原出版; 2004.

5) Pellicano M, Bramante S, Guida M, et al. Ovarian endometrioma: postoperative adhesions following bipolar coagulation and suture. Fertil Steril. 2008; 89: 796-9.

6) Dermirol A, Guven S, Baykal C, et al. Effect of endometrioma cystectomy of IVF outcome: a prospective randomized study. Reprod Biomed Online. 2006; 12: 639-43.

7) Scurry J, Whitehead J, Healey M. Classification of ovarian endometriotic cysts. Int J Gynecol Pathol. 2001; 20: 147-54.

4 疾患と治療

6 良性腫瘍

e-3 重症子宮内膜症による難治性不妊の取り扱い

谷口文紀

ここがポイント

1. 重症の子宮内膜症合併不妊患者に対して，画一的な治療方針を示すことは難しい．
2. 病変が卵管機能に影響を与えているかが最も重要である．
3. 年齢とともに卵巣予備能は低下することから，ART への移行時期に配慮する．

　子宮内膜症は，一般に生殖年齢においては進行性で，治療に抵抗して再発・再燃を繰り返す症例も多い．大きな卵巣チョコレート囊胞があり，周囲臓器や骨盤腹膜との癒着が広範で難治性不妊となった場合には，腹腔鏡下手術と生殖補助医療（assisted reproductive technology: ART）を用いた不妊治療のどちらを先行させるかが問題となる．手術を行う場合には，そのタイミングが重要であり，年齢，手術による卵巣予備能低下，その後の不妊治療の予定などを考慮して適否を判断する．子宮内膜症を合併した難治性不妊患者に対して，現時点では十分なエビデンスが蓄積されておらず，画一的な治療方針を示すことは難しい．

診断のポイント

　子宮内膜症の進行期は，一般に米国生殖医学会（American Society for Reproductive Medicine: ASRM）修正分類（R-ASRM スコア）によって決定される（表 1）．本分類は 1985 年に定義されたもので，片側に直径 1~3 cm の卵巣チョコレート囊胞があるだけでもⅢ期（16 点以上）となり，妊孕能への影響を的確に評価できるとはいいがたい．

　新しい評価法として，endometriosis fertility index（EFI）が提唱された[1]．

4 ● 疾患と治療

表1 アメリカ生殖医学会分類改訂版（R-ASRM スコア）

病巣			～1 cm	1～3 cm	3 cm～	点
腹膜		表在性	1	2	4	
		深在性	2	4	6	
卵巣	右	表在性	1	2	4	
		深在性	4	16	20	
	左	表在性	1	2	4	
		深在性	4	16	20	

癒着			～1/3	1/3～2/3	2/3～	点
卵巣	右	フィルム様	1	2	4	
		強固	4	8	16	
	左	フィルム様	1	2	4	
		強固	4	8	16	
卵管	右	フィルム様	1	2	4	
		強固	4*	8*	16	
	左	フィルム様	1	2	4	
		強固	4*	8*	16	
ダグラス窩 閉鎖	一部		4			
	完全		40			

*卵管采が完全閉塞している場合は 16 点とする.
　腹膜病変は赤色，白色および黒色に分けて合計を 100％とする.
　赤色（R）（　）％　白色（W）（　）％　黒色（B）（　）％
表在性病変の所見
　（R）：red, red-pink, flamelike, vesicular blobs, clear vesicles
　（W）：opacifications, peritoneal defects, yellow-brown
　（B）：black, hemosiderin deposits, blue
進行期の評価
　Ⅰ期: 1～5 点，Ⅱ期: 6～15 点，Ⅲ期: 16～40 点，Ⅳ期: 41 点以上

EFI は，年齢や不妊期間，妊娠歴による historical factors と，卵管，卵管采，卵巣および ASRM スコアを評価する surgical factors からなる．自然妊娠の成立には，病変の卵管機能への影響度が重要と考えられ，早期に ART に移行するかどうか，治療方針を決定する際に有用である．Ⅲ～Ⅳ期の場合でも，EFI が良好であれば自然妊娠が期待できることが示されている．重症例においても，卵管癒着スコアが低値の場合には一般不妊治療で妊娠できる可能性があり，卵管の評価は特に重要である．

ガイドラインの解釈

子宮内膜症合併不妊に対する手術療法に関して，2012 年に ASRM が commit-

表2 子宮内膜症性不妊に対する手術療法に関するガイドライン

	ESHRE 2014	ASRM 2012
Ⅰ～Ⅱ期	推奨 A 診断的腹腔鏡よりよい	推奨 効果少ない
Ⅲ～Ⅳ期	推奨 B 自然妊娠のためには待機よりよい	推奨 可能性あり
術後薬物療法	推奨しない A 術前も推奨しない GPP	推奨しない
IVF 前の手術	積極的に推奨しない 3 cm 以上の卵巣チョコレート嚢 　胞を手術しても妊娠率は変わら 　ない A 疼痛や採卵に障害ある時 GPP 　Ⅰ/Ⅱ期考慮してもよい C	推奨しない 卵巣チョコレート嚢胞手術が 妊娠率を上げる証拠がない
再発症例	なし	推奨しない

A: meta-analysis or multiple RTs（of high quality），B: meta-analysis or multiple RTs（of moderate quality），C: single randomized trial, large non-randomized trial（s）or case control/cohort studies（of moderate quality），GPP（good practice point）based on experts' opinion

tee opinion[2]を，2014年に欧州生殖医学会（ESHRE: European Society of Human Reproduction and Embryology）が新ガイドライン[3]を示した（表2）．Ⅲ～Ⅳ期の場合，ESHRE では自然妊娠を得るには待機療法より手術療法の方がよい，ASRM では手術療法は有効である可能性がある，としている．ART 実施前の手術については，手術の効果が明確でないために，積極的には推奨されていない．いずれも再発子宮内膜症に対する手術療法は勧めていない．年齢，不妊期間，嚢胞サイズ，疼痛の程度などを総合的に評価して治療方針を決定することに留意する．

治療のポイント

1 ▶ 手術療法のメリット・デメリット

　手術のメリットは，悪性腫瘍を否定するための卵巣チョコレート嚢胞の病理診断，病巣除去による疼痛軽減，嚢腫の破裂や感染の回避，吸引・アルコール固定術より再発率が低いこと，卵管の評価ができることが挙げられる．採卵に先んじて卵巣を穿刺しやすい位置に戻すことも可能であり，卵管に異常がある場合には，早期に ART に移行する決め手となる．手術のデメリットとしては，正常卵巣組織の摘出や電気焼灼による卵巣予備能の低下，採卵前の手術による妊孕能改

4 ● 疾患と治療

善のエビデンスがないことなどが挙げられる．特に両側の卵巣チョコレート囊胞摘出術後には，著しい卵巣予備能低下が危惧される．囊胞摘出術による患側卵巣からの採卵数の減少は避けることはできないが，片側の卵巣が正常であれば，囊胞摘出術後の妊娠率低下は小さい．また，卵巣への侵襲が少ない囊胞内容吸引・アルコール固定術は有用であるが，術後再発と感染に注意する．

2 ▶ ART への移行

ART の妊娠成績は年齢に依存することから，移行する時期を逸しない配慮が必要である．人工授精を併用した排卵誘発治療も，高年齢である場合や重症例を対象とした場合には妊娠率は低く，さらに 3~4 周期までの治療で妊娠に至らない場合には，その後の妊娠率はきわめて低い．強固な癒着を生じた卵巣チョコレート囊胞を伴う重症例で，卵管機能が障害されている場合，男性不妊が併存する場合，あるいは他の治療により妊娠が成立しない場合には，ART の適応がある．

なお，ART 実施前の GnRH（gonadotropin releasing hormone）アゴニスト療法については有用性が認められている．子宮内膜症患者に対して ART を実施する前に，3~6 カ月間 GnRH アゴニストを投与すると妊娠率が改善したという 3 つのランダム化比較試験（randomized controlled trial: RCT）からなる成績が示された[4]．

3 ▶ 手術療法の位置づけ

重症子宮内膜症患者を対象にして，腹腔鏡下手術が術後妊娠に及ぼす影響を検討した RCT は存在しない．疼痛が強い場合や自然妊娠を強く望む場合には手術療法を考慮するが，卵巣予備能低下が憂慮される．疼痛症状を伴わない場合に腹腔鏡下手術を第一選択とするにはエビデンスが不十分であり，ART の先行も選択肢とすべきである．

また，深部子宮内膜症（deeply infiltrating endometriosis: DIE）を合併する不妊患者に対して，手術が妊孕能を向上させるという十分なエビデンスはない[5]．重度の疼痛を伴う不妊患者では，疼痛改善の目的でダグラス窩深部病巣切除術の適応を検討する．

これらの知見を考慮した，当科での卵巣チョコレート囊胞合併不妊に対する治療方針を図 1 に挙げる．38 歳未満で疼痛が著明でなく，卵管周囲や卵管采の癒

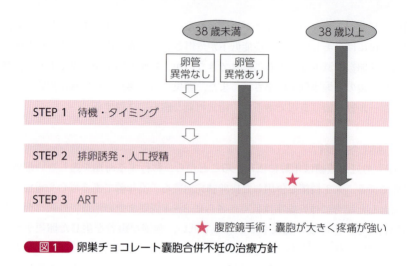

図1　卵巣チョコレート囊胞合併不妊の治療方針

着が強い重症子宮内膜症患者ではARTへの移行を勧めている．

おわりに

重症子宮内膜症合併不妊の治療において，手術療法とARTのどちらを先行させるべきかを現時点で結論づけることはできない．個々の症例に応じて，年齢因子，疼痛の程度，および卵管の状態を把握してARTと手術療法が互いの効果を高め合うような治療法を選択することが重要である．

☞文献

1) Adamson GD, Pasta DJ. Endometriosis fertility index: the new, validated endometriosis staging system. Fertil Steril. 2010; 94: 1609-15.
2) Practice Committee of the American Society for Reproductive Medicine. Endometriosis and infertility: a committee opinion. Fertil Steril. 2012; 98: 591-8.
3) Dunselman GA, Vermeulen N, Becker C, et al. ESHRE guideline: management of women with endometriosis. Hum Reprod. 2014; 29: 400-12.
4) Sallam HN, Garcia-Velasco JA, Dias S, et al. Long-term pituitary down-regulation before in vitro fertilization for women with endometriosis. Cochrane Database Syst Rev. 2006; (1): CD004635.
5) Somigliana E, Garcia Velasco JA. Treatment of infertility associated with deep endometriosis: definition of therapeutic balances. Fertil Steril. 2015; 104: 764-70.

4 疾患と治療

6 良性腫瘍

e-4 子宮内膜症合併不妊の診療
（子宮内膜症の手術をしている立場として）

都築たまみ　前田長正

> **ここがポイント**
>
> 1. 個々の症例の背景に応じて治療方針を決定する.
> 2. 子宮内膜症性囊胞がある場合は，悪性化のリスクも念頭に置く.

　子宮内膜症は月経痛などの疼痛を引き起こすだけではなく，生殖年齢女性の妊孕性を低下させる. 不妊症患者の25～50％は子宮内膜症を合併し，子宮内膜症患者の30～50％は不妊になると言われている. 現在，子宮内膜症の治療は薬物療法と手術療法が主に行われている. 子宮内膜症の手術療法，特に子宮内膜症性囊胞の摘出術は術後に卵巣機能が低下することが知られており，また近年，薬物療法の選択肢が広がりエビデンスが蓄積されてきたこともあって，若年の子宮内膜症患者の治療としてまず薬物療法が選択されることが多くなってきた. しかし，子宮内膜症合併不妊では，その治療として手術療法が有効と考えられる症例も存在する. この場合，患者の年齢や子宮内膜症以外の不妊要因などから，子宮内膜症治療を行うべきか，もしくは不妊治療を優先すべきか治療方針決定が困難な症例は多い.

　子宮内膜症が妊孕性を低下させることについてはさまざまな報告がある. 腹膜病変のみで骨盤内臓器の癒着を認めない軽症子宮内膜症においては，腹腔内の免疫環境やさまざまな生理活性物質などが妊孕性の低下に影響しているのではないかと考えられている[1]. 重症子宮内膜症における妊孕能低下には，卵管や卵巣の癒着により排卵障害や卵のピックアップ障害，さらに卵管の蠕動運動が阻害されることでの輸送障害が原因とされている. 子宮内膜症性囊胞を有する症例では，子宮内膜症性囊胞が存在することで卵巣皮質の線維化が惹起され，原始卵胞を減少させることが妊孕能低下の機序とする報告がある[2]. 卵巣刺激を行った場合に，

子宮内膜症性嚢胞を有する卵巣では健側の卵巣よりも発育卵胞数が減少したという報告がある[3]一方で，小径の子宮内膜症性嚢胞であれば健側・患側ともに卵胞発育などは同等であったという報告[4]もある．また ART（生殖補助医療）においては子宮内膜症や子宮内膜症性嚢胞を有する女性では採卵のキャンセル率や採卵数は減少したが，妊娠率や生産率は同等であり，子宮内膜症が重症化するほど治療成績は低いと報告されている[5,6]．

子宮内膜症合併不妊に対する治療

子宮内膜症合併不妊には，まず子宮内膜症そのものに対する治療（薬物療法や手術療法）と，不妊治療とが挙げられる．

子宮内膜症に対する薬物療法にはさまざまあるが，いずれの薬物療法も妊娠率の改善にはつながらないとされている[7]．ESHRE のガイドラインでも，同様の記載がされている．また術後に行う薬物療法についても，不妊患者においては妊孕

表1 各ガイドライン・取扱い規約における手術療法に関する記載

	軽症子宮内膜症	重症子宮内膜症	内膜症性嚢胞
ESHRE2014[8] （推奨の強さ）	腹膜病変の焼灼，病巣切除，癒着剥離により妊娠率が向上する（A）	待機療法よりは手術をした方が自然妊娠率は向上する（B）	ドレナージや焼灼よりも摘出する方が術後妊娠率は改善する（A） 3 cm 以上の嚢胞を摘出しても ART での妊娠率は向上しない（B）
子宮内膜症取扱い規約第 2 版[10]	腹腔内洗浄，腹膜病変の焼灼・蒸散，癒着剥離により妊孕能の向上が期待できる	解剖学的位置の是正により妊孕能が改善する	3〜4 cm の嚢胞に対しては摘出術が推奨される
産婦人科内視鏡手術ガイドライン 2013[11]	軽度〜中等度の子宮内膜症に対する腹腔鏡下手術により術後妊娠率は改善する		一般に妊孕性の改善が期待されるが，体外受精の成績および卵巣予備能を低下させる可能性がある
産婦人科診療ガイドライン 婦人科外来編 2017[12]	薬物療法が無効な場合または不妊症を伴う場合には，手術による子宮内膜症病巣の焼灼・摘除，癒着剥離を行う		

性の改善に寄与しないとされている[8]. 唯一薬物療法で効果のあった投与法として, ART 前に 3～6 回 GnRH アナログを投与することにより ART による臨床的妊娠率を改善させたという報告がある[9].

一方, 手術療法については, 各ガイドラインや取扱い規約における表記を表 1 にまとめた[8,10-12]. 子宮内膜症の診断のためには腹腔鏡での観察および生検が必要ということもあり, 子宮内膜症取扱い規約でもまず手術療法を行うアルゴリズムが掲載されている. 個々の症例により背景が異なるため, 子宮内膜症の治療を優先するべきか不妊治療を優先するべきかについては, 症例ごとに検討する必要がある.

子宮内膜症性嚢胞についても定まった見解はない. 小径の子宮内膜症性嚢胞では, 特に不妊治療に支障をきたさないものであればそのまま不妊治療を行うことが多い. ただしサイズが大きくなると破裂や採卵時の leak や感染, 内容液のコンタミネーションが問題となることもあり, 組織学的検査も兼ねて嚢胞摘出することも検討される. 子宮内膜症性嚢胞の摘出は卵巣機能が低下し, 卵巣刺激に対して反応が低下するとされる一方で, 妊娠率には影響しないという報告[13]も見られる. 両側の子宮内膜症性嚢胞では, 嚢胞摘出術後に 2.4％が卵巣機能不全に陥ったという報告もあり[14], 手術を行う場合は少なくとも片方は焼灼術などにとどめ妊孕性を温存する工夫が必要である.

当科での子宮内膜症合併不妊の取り扱い（図 1）

患者の年齢や不妊治療歴, 不妊原因など考慮すべき点はあるが, 総じて図 1 に示すアルゴリズム（フローチャート）に沿って診療を行う.

子宮内膜症合併不妊に対しては, まず子宮内膜症以外の不妊因子について検索を行う. 特に不妊因子がなければ, 子宮内膜症の症状や状態により手術が必要かどうかを判断する. 重度の月経困難症や慢性骨盤痛がある場合には子宮内膜症病巣摘出あるいは焼灼術により疼痛の改善をはかることを検討する. 疼痛症状が強くないが, 特に若年で自然妊娠の希望が強い場合にも腹腔鏡手術を行うこともある. また不妊治療の途中であっても, 治療方針を決める判断材料として, 腹腔鏡手術を行うこともある. 子宮内膜症性嚢胞を認める場合には, サイズや腫瘍マーカーにより組織学的診断の必要性について検討する. 40 歳以上, 4 cm 以上の子宮内膜症性嚢胞では悪性化の懸念もあるが, そのような年代の女性では嚢胞摘出による卵巣機能低下のリスクもあり, 嚢胞摘出をするのか経過観察をしながら不

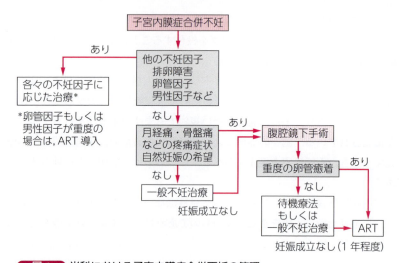

図1 当科における子宮内膜症合併不妊の管理
いずれの場合でも高年齢では早期のART導入を考慮する．

妊治療を進めるのかは個々の症例に応じて慎重に決定されるべきである．術後，腹腔内の状態に応じてタイミング療法や人工授精を行う場合でも，妊娠が成立しなければARTにステップアップをする．ステップアップの時期は再発のことも考慮し術後1年以内を目安としている．

卵管因子や男性因子などARTの絶対適応がある場合は，早期にARTを開始する．子宮内膜症性囊胞や癒着により採卵が困難であったり，囊胞が破綻するリスクがあるため，必要に応じて腹腔鏡手術を検討する．しかしこれらの対応は子宮内膜症の手術歴がないことを想定しており，子宮内膜症の手術歴がある，特に子宮内膜症性囊胞の術後再発の場合には再手術は極力避けるべきと考える．

おわりに

子宮内膜症合併不妊の患者では，治療介入の方法の決定のみならず，不妊治療を行った後や，妊娠・出産後も子宮内膜症に対する長期の経過観察が必要となる．子宮内膜症合併不妊の患者に対しては，子宮内膜症が妊孕性に与えている影響以外にも，妊娠後の産科的問題や，卵巣がんなどのリスクについても十分説明し理解してもらうことが重要である．

文献

1) Gupta S, Goldberg J, Aziz N, et al. Pathogenic mechanism in endometriosis-associated infertility. Fertil Steril. 2008; 90: 247-57.

2) Kitajima M, Dolmans MM, Donnez O, et al. Enhanced follicular recruitment and atresia in cortex derived from ovaries with endometriomas. Fertil Steril. 2014; 101: 1031-7.

3) Somigliana E, Infantino M, Benedetti F, et al. The presence of ovarian endometriomas is associated with areduced responsiveness to gonadotropins. Fertil Steril. 2006; 86: 192-6.

4) Somigliana E, Beneglia L, Paffoni A, et al. Risks of conservative management in women with ovarian endometriomas undergoing IVF. Hum Reprod Update. 2015; 21: 486-99.

5) Rossi AC, Prefumo F. The effects of surgery for endometriosis on pregnancy outcomes following in vitro fertilization and embryo transfer: a systematic review and meta-analysis. Arch Gynecol Obstet. 2016; 294: 647-55.

6) Hamdan M, Dunselman G, Li TC, et al. The impact of endometrioma on IVF/ICSI outcomes: a systematic review and meta-analysis. Hum Reprod Update. 2015; 21: 809-25.

7) Hugues E, Brown J, Collins JJ, et al. Ovulation suppresion for endometriosis for women with subfertility. Cochrane Datebase Syst Rev. 2007; (3): CD000155.

8) Dunselman GA, Vermeulen N, Becker C, et al. ESHRE guideline: management of women with endometriosis. Hum Reprod. 2014; 29: 400-12.

9) Sallam HN, Garcia-Velasco JA, Dias S, et al. Long term pituitary down-regulation before in vitro fertilization for women with endometriosis. Cocrane Datebase Syst Rev. 2006; (1): CD004635.

10) 日本産科婦人科学会, 編. 子宮内膜症取扱い規約 第2部 治療編・診療編. 2版. 東京: 金原出版; 2010. p.53-64.

11) 日本産科婦人科内視鏡学会, 編. 産婦人科内視鏡手術ガイドライン. 2版. 東京: 金原出版; 2013. p.55-62.

12) 日本産科婦人科学会/日本産婦人科医会, 編集・監修. 産婦人科診療ガイドライン 婦人科外来編 2017. 東京: 日本産科婦人科学会; 2017. p.106-12.

13) Tsoumpou I, Kyrgiou M, Gelbaya T, et al. The effect of surgical treatment for endometrioma on in vitrio fertilization outcomes: a systematic review and meta-analysis. Fertil Steril. 2009: 29; 75-87.

14) Busacca M, Riparini J, Somigliana E, et al. Postsurgical ovarian failure after laparoscopic excision of bilateral endometriomas. Am J Obstet Gynecol. 2006: 195; 421-5.

4 疾患と治療

6 良性腫瘍

e-5 子宮内膜症患者の妊孕性向上を 目指した内視鏡手術とは

出浦伊万里　鈴木 直

ここがポイント

1. 軽症子宮内膜症では，腹膜病変焼灼と癒着剝離によって妊孕性は向上する．
2. 重症子宮内膜症に対する腹腔鏡手術が妊孕性を改善するという科学的根拠はないが，自然妊娠を目的とする場合は考慮できる．
3. 卵巣チョコレート囊胞摘出を行う際は，卵巣予備能低下を最小限にする配慮と技術を要する．

　子宮内膜症患者のおよそ50%は不妊症を合併し，その治療は生殖補助医療を含む不妊治療と外科治療に大別される．子宮内膜症に対する妊孕性温存手術の本質は，癒着による解剖学的偏位を是正し，病巣を可及的に取り除くことによって症状の改善を図ることである．

子宮内膜症合併不妊と腹腔鏡手術

　妊孕性向上における腹腔鏡手術の有用性は，子宮内膜症病変によって異なる．

1 ▶ 腹膜病変

American Society for Reproductive Medicine（ASRM）分類Ⅰ～Ⅱ期の子宮内膜症に対して病変焼灼および癒着剝離を行うと，腹腔内観察および洗浄と比べて生児獲得率が高くなる（オッズ比1.64，95%CI 1.05-2.57）[1]．すなわち，腹膜病変と軽度の癒着を主体とする軽症子宮内膜症では，腹腔鏡手術による腹膜病変焼灼と癒着剝離が妊孕性を向上させる．

4 ● 疾患と治療

IA

女性不妊症

2 ▶ 卵巣チョコレート囊胞

卵巣チョコレート囊胞（チョコレート囊胞）に対する腹腔鏡手術後の妊娠率はおよそ30～60％と報告されている.

1 cm 以上のチョコレート囊胞があれば ASRM 分類Ⅲ期以上となるが，Ⅲ～Ⅳ期において腹腔鏡手術によって妊孕性が改善するという根拠はない．European Society of Human Reproduction and Embryology（ESHRE）のガイドラインでは，Ⅲ～Ⅳ期で腹腔鏡手術後の自然妊娠率が無治療と比べて高いことから，自然妊娠を目的とする場合は腹腔鏡手術を考慮できるとしている[2].4 cm 以上のチョコレート囊胞では，チョコレート囊胞摘出（囊胞摘出）後の自然妊娠率は囊胞壁焼灼と比べて高い[3].囊胞摘出は卵巣予備能を低下させることから，ESHREと ASRM のガイドラインでは，ART 前の囊胞摘出は囊胞径にかかわらず推奨されなくなった[2,4].しかしながら，囊胞摘出後に ART による妊娠率が低下するという根拠はないため，妊孕性改善以外の目的で囊胞摘出を先行することは許容される.

不妊患者では，術後薬物療法によって再発を予防できない．囊胞摘出後の病巣再発率は，2～5 年の経過観察で 30～50％と高い．囊胞摘出を選択する際は，事前に病巣再発について患者に情報提供を行い，術後速やかに妊娠成立を図る．不妊治療中にチョコレート囊胞が再発した場合，再手術は推奨されない.

3 ▶ 深部子宮内膜症

深部子宮内膜症（deeply infiltrating endometriosis: DIE）は，組織学的に腹膜表面から 5 mm 以上深部に子宮内膜組織が存在するものとして定義され，多くはダグラス窩閉鎖を伴う．DIE 切除後の妊娠率はおよそ40％と報告されている．妊孕性改善のみを目的とした DIE 切除の有用性は明らかではないが，性交痛の軽減が自然妊娠につながる可能性はある.

■ チョコレート囊胞摘出

チョコレート囊胞は，腹膜病変に卵巣が癒着し，癒着部に貯留した血液が卵巣皮質に陥入して発生するという説があり，囊胞摘出の際に卵巣皮質が剥ぎ取られると卵巣予備能は低下する．囊胞摘出を行う場合，囊胞と卵巣実質の境界を正確に同定し，正しい層で剥離することが，卵巣皮質剥奪と血管破綻の回避につながる.

281

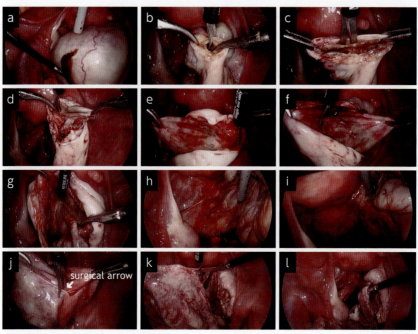

図1 鋏鉗子による囊胞摘出

　チョコレート囊胞摘出の実際を図1に示す．はじめに癒着がなく線維化が少ない卵巣縁でチョコレート囊胞を穿破する（a）．卵巣周囲の癒着剝離は後で行う．鋏鉗子で鋭的に囊胞壁と卵巣実質を切開し（b），その境界を同定して囊胞壁から卵巣皮質を剝離する（c）．2本の鉗子で囊胞と卵巣実質の境界に強いトラクションを付加する鈍的剝離は，囊胞周囲の線維化が強いと卵巣皮質の剝奪を助長する可能性がある．Canis らは，囊胞摘出の際に囊胞壁と卵巣皮質の間に認識されるsurgical arrow を囊胞側で切断すれば，正しい層で剝離操作を行うことができると提案している[5]．鋏鉗子で囊胞壁から卵巣皮質を削ぐようにしてらせん状に剝離を進める（d, e, f）．卵巣周囲の癒着により卵巣が固定されている方が剝離しやすい．囊胞壁と卵巣皮質の境界が授動できなくなったら（g），卵巣周囲の癒着を剝離する（h, i）．Surgical arrow を囊胞側で鋭的に切断しながら囊胞壁を摘出する（j, k, l）．

　保険適応外で行われる囊胞摘出時の希釈バソプレシン注入は，パワーソースに

4 ● 疾患と治療

IA

女性不妊症

よる凝固止血の頻度を減らすことが示唆されているものの，卵巣予備能維持における有用性は明らかではない[6]．薬剤注入による液性剝離が正しい層で行われていないと，不要な卵巣皮質の剝奪につながることを認識しておく必要がある．

Donnez らは卵巣予備能維持における conbined technique—血流が豊富な卵巣門付近では囊胞壁を摘出せずに焼灼する方法—の有用性を報告した[7]が，ランダム化比較試験では，conbined technique と囊胞摘出において，術後の卵巣予備能に差はないことが示されている[8]．囊胞壁焼灼では囊胞摘出と比べて術後の卵巣予備能低下は少ないが，病巣再発は多いことに留意する．

エネルギーデバイスによる卵巣の凝固止血は，卵巣予備能低下の一因となる．囊胞摘出後に縫合あるいは止血製剤を用いて卵巣の止血を行うと，バイポーラで凝固止血した場合と比べて，術後の血清 AMH 値の低下が少ないことがメタアナリシスによって示されている[9]．熱損傷による卵巣予備能低下を回避するためには，不要な凝固止血を極力避け，縫合止血を行った方がよい．

おわりに

子宮内膜症合併不妊に対して腹腔鏡手術を選択する際は，子宮内膜症の病態と腹腔鏡手術の功罪を十分に理解した上で，良質な技術をもって臨むべきである．

☞文献

1) Duffy JM, Arambage K, Correa FJ, et al. Laparoscopic surgery for endometriosis. Cochrane Detabase Syst Rev. 2014;（4）: CD011031.

2) Dunselman GA, Vermeulen N, Becker C, et al. ESHRE guideline: management of women with endometriosis. Hum Reprod. 2014; 29: 400–12.

3) Hart RJ, Hickey M, Maouris P, et al. Excisional surgery versus ablative surgery for ovarian endometrioma. Cochrane Database Syst Rev. 2008;（2）: CD004992.

4) Practice Committee of the American Society for Re productive Medicine. Endometriosis and infertility: a committee opinion. Fertil Steril. 2012; 98: 591–8.

5) Canis M, Kondo W, Botchorishvili R, et al. Surgical arrows should be identified on the cyst wall. Fertil Steril. 2013; 99: e7.

6) Ghafarnejad M, Akrami M, Davari–Tanha F, et al. Vasopressin effect on operation time and frequency of electrocauterization during laparosopic stripping of ovarian endometriomas: a randomized controlled trial. J Reprod Infertil. 2014; 15: 199–204.

7) Donnez J, Lousse JC, Jadoul P, et al. Laparoscopic management of endome-

triomas using a combined technique of excisional (cystectomy) and ablative surgery. Fertil Steril. 2010; 94: 28–32.

8) Muzii L, Achilli C, Bergamini V, et al. Comparison between the stripping technique and the combined excisional/ablative technique for the treatment of bilateral ovarian endometriomas: multicenter RCT. Human Reprod. 2016; 31: 339–44.

9) Ata B, Turkgeldi E, Seyhan A, et al. Effect of hemostatic method on ovarian reserve following laparoscopic endometrioma excision; comparison of suture, hemostatic sealant, and bipolar dessication. A systematic review and meta–analysis. J Minim Invasive Gynecol. 2015; 22: 363–72.

4 疾患と治療

6 良性腫瘍

f 子宮内腔癒着症を伴う不妊症患者への対応

河野康志　楢原久司

ここがポイント

1. 問診が診断のきっかけになることが多いため，起因となる病態や医療行為を理解する．
2. 治療は子宮鏡下手術が主体となるため，操作に習熟することが必要である．
3. 挙児希望のある場合は系統的な不妊症検査も並行して行う．

　子宮内腔癒着症（Asherman 症候群）は，流産手術などの子宮内操作後に子宮腔内の癒着のため無月経などの月経異常，不妊症や流産を反復するなどを呈する症候群である[1]．また，子宮筋腫核出術（経腹的）や経頸管的子宮鏡下子宮筋腫摘出術（TCR）の術後に発生した例もある．子宮卵管造影により診断されていたが，経腟的超音波断層法検査の発達に伴ったソノヒステログラフィや子宮鏡による診断（子宮内の癒着の診断に有用），さらには子宮鏡下手術による治療が行われるようになった．

病態

　Asherman 症候群は中絶手術，流産手術などの子宮内操作後に，子宮腔内の一部またはすべてにわたる癒着のため，月経異常や不妊症などを呈する症候群である．習慣流産の 2～3%が本疾患によって起こり，12%が初回手術後に，23%が2回目の手術後に，その他は複数回の手術により発症するとされる．帝王切開，子宮筋腫切除術（経腹的）などの子宮に対する手術や結核菌による感染などが原因となることもあり，近年では経頸管的切除術（TCR）の術後に発生した例もある．したがって，子宮に対する医療行為自体がリスク因子となる．子宮内腔で癒

着が起きると，子宮の筋肉の活動が制限され，子宮内膜に必要な卵巣ホルモンが十分に行き渡らないため，子宮内膜が十分な厚さに成長せず，着床不全や流産，また癒着胎盤を引き起こす原因となる[2].

分類

1988年にAmerican Fertility Societyは，子宮鏡所見とHSG所見によるスコアリングシステムを作成した（表1）[3]．これには，癒着の広がり，月経様式ならびに癒着の形態的特徴が含まれている．子宮鏡所見とHSG所見による比較が，治療への客観的な評価となる分類であるとされる．その後，新たな分類も作られ，その中には現在の月経の状態だけでなく妊娠歴も含まれ，臨床経過は癒着の面積よりも重要であると述べられている（表2）[4].

表1 The American Fertility Society classification 1988
(The American Fertility Society. Fertil Steril. 1988; 49: 944-55[3]より改変)

分類	状態		
内腔の癒着域 スコア	<1/3 1	1/3〜2/3 2	>2/3 4
癒着の形式 スコア	膜様 1	膜様から強固 2	強固 4
月経異常の種類 スコア	正常 0	過少月経 2	無月経 4
予後分類 　Stage I　　（Mild）　　　　1〜4 　Stage II　 （Moderate）　5〜8 　Stage III　（Severe）　　　9〜12			

問診のコツ

1 ▶ 一般的な問診

妊娠歴，月経の状況，産婦人科の通院歴，検査結果や治療内容を確認する．

2 ▶ 原因を想定した問診と診察所見

a）月経異常が中絶手術や流産手術などの子宮内操作後に発症したかどうかを確認する．

4 ● 疾患と治療

表2	Clinicohysteroscopic scoring system（Nasr AL, et al. Gynecol Obstet Invest. 2000; 50: 178-81[4]）より改変）

子宮鏡所見		スコア
間質部線維化		2
膜性の癒着	内腔の50％以上を占める	1
	内腔の50％以下を占める	2
強固な癒着	単一の	2
	複数の	4
卵管口	両側とも可視できる	0
	片側のみ可視できる	2
	両側とも可視できない	4
管腔状	消息子6cm以下	10
月経様式	正常	0
	過少月経	4
	無月経	8
生殖機能	良好	0
	反復流産	2
	不妊	4
判定	軽度 中等度 重度	0〜4 5〜10 11〜22

b）子宮内腔の疾患の有無や子宮鏡下手術の既往について確認する．

c）出産歴のある症例では，出産時の多量出血の既往と処置について確認する．

d）子宮筋腫などに対しての手術既往について確認する．

e）子宮内感染の既往と治療歴について確認する．

検査項目

以前は子宮卵管造影によって診断されていたが，経腟的超音波断層法の発展に伴いソノヒステログラフィによる診断（子宮内の癒着の診断に有用），子宮鏡の細径化に伴い子宮鏡による診断および治療が行われるようになった．また，子宮腔内細菌培養検査も必要となる[5]．

IA

女性不妊症

診断と治療のポイント

身体所見として腹部の手術創の有無などを確認する．局所所見としては，経腟超音波検査では，子宮の観察時に大きさや形態異常の有無，子宮内膜の厚さ，腫瘍性病変の有無などを確認する．卵巣の観察では，月経周期に応じた卵胞発育があるかどうか確認する．

治療と再発の予防

Asherman症候群と診断されれば子宮鏡による癒着剝離術を行う．本疾患治療後の再癒着は3.1％〜23.5％とされ，重度の場合はさらに頻度は高くなるため，生殖機能の予後を左右する因子である．再癒着の予防にはIUD，子宮内バルーンステント，フォーリーカテーテルやヒアルロン酸などの方法が提唱されている[6]．

エビデンス

「続発無月経を診断する場合の留意点」として，超音波検査で子宮内膜の厚み，卵胞発育などを観察し，多嚢胞卵巣，卵巣腫大，子宮留血症などの有無の確認は勧められる（推奨レベルB）と記載がある[5]．

当該診療における次のステップ

他に不妊原因があればそれに応じた不妊治療を行う．

☞ **文献**

1) Asherman JG. Amenorrhoea traumatica（atretica）. J Obstet Gynaecol Br Emp. 1948; 55: 23-30.
2) March CM. Asherman's syndrome. Semin Reprod Med. 2011; 29: 83-94.
3) The American Fertility Society. Classifications of adnexal adhesions, distal tubal occlusion, tubal occlusion secondary to tubal ligation, tubal pregnancies, mullerian anomalies and intrauterine adhesions. Fertil Steril. 1988; 49: 944-55.
4) Nasr AL, Al-Inany HG, Thabet SM, et al. A clinicohysteroscopic scoring system of intrauterine adhesions. Gynecol Obstet Invest. 2000; 50: 178-81.
5) 日本産科婦人科学会/日本産婦人科医会，編集・監修. 産婦人科診療ガイドライン婦人科外来編 2017. 東京: 日本産科婦人科学会; 2017. p.138-9.
6) Conforti A, Alviggi C, Mollo A, et al. The management of Asherman syndrome: a review of literature. Reprod Biol Endocrinol. 2013; 11: 118.

4 疾患と治療

6 良性腫瘍

g 不妊治療と手術治療，どちらを先にしたらよいか悩む女性が受診したら

片桐由起子　福田雄介

ここがポイント

1. 手術治療の医学的適応の有無を評価する．
2. 不妊原因を明らかにする．
3. 卵巣機能を評価する．
4. 夫婦の不妊治療に対する意向を確認する．

　挙児希望の女性に，子宮筋腫や卵巣嚢腫が見つかるとただちに手術治療が提案されたり，患者自身が手術治療を希望したりする機会がある．特に，「将来の挙児希望」も含めて，妊活の入り口にいる女性にその傾向が高い．妊孕能を温存し，あるいは妊孕能を改善することを目的とする「生殖外科」の視点からは，術式選択はもちろんのこと，術前・術中の取り組み，手術の実施時期が重要である．

不妊の原因検索・妊孕能評価

　挙児希望には，「現在，妊娠を希望している」場合と，「将来，妊娠を希望する」場合の双方が存在する．現在の妊娠希望では，一定の不妊期間が存在している夫婦と，不妊か否かが明らかではないカップルが存在し，将来の妊娠希望では，パートナーが決まっている場合と決まっていない場合が存在する．妊孕能評価のための検査の程度は，それぞれの状況により異なるが，不妊期間がない場合でも，妊娠のために医療介入が必要な場合は期間を問わず，不妊症と定義される[1]ことから，不妊期間の有無にかかわらず妊孕能評価は必要である．

手術適応

　妊孕能評価において，手術治療を検討する代表的な症例として，子宮筋腫と卵

表 1 子宮筋腫の手術要否の検討項目

1. 過多月経, 貧血, 月経困難症, 腹部腫瘤感, 頻尿などの圧迫症状など, 有症状であるもの		
2. 着床の妨げになるもの	*5～6 cm 以上	・子宮内腔の変形・偏位 ・子宮筋腫以外に不妊原因を認めない
3. 妊娠継続の妨げになるもの	*5 cm 以上	・茎捻転のリスク ・既往妊娠中の増大や疼痛
4. 採卵の妨げになるもの	*10 cm 以上	

*大きさの目安

表 2 卵巣子宮内膜症性嚢胞の手術要否の検討項目

手術が選択されるべき要素	手術治療が望まれる要素*	
・40 歳以上かつ 10 cm 以上 ・急速な増大	・加齢: 40 歳以上 ・嚢胞径: 4 cm 以上 ・増大傾向	・病理診断による確定 ・破裂・感染の予防 ・採卵時の合併症の減少

*卵巣機能を考慮して検討する（AMH 値など）
*卵巣手術の既往の有無を考慮する（卵巣手術の反復を回避する）

巣子宮内膜症性嚢胞が挙げられる. 子宮筋腫において, 粘膜下筋腫や一部の筋層内筋腫など子宮内腔の変形・偏位を伴うものは手術適応となる. 不妊期間を要する症例においては, 子宮筋腫以外に不妊原因を認めない場合, 子宮筋腫を核出することにより子宮の蠕動運動や収縮性が減少し妊娠率は上昇する[2]. 過多月経や貧血, 頻尿などの圧迫症状や腹部腫瘤感などを生じる有症候性子宮筋腫や, 茎捻転のリスクが高い有茎性漿膜下筋腫, 既往妊娠中に増大を認めた筋腫や疼痛をきたした筋腫は, 妊娠に先立ち核出が望ましい. 子宮筋腫径が 5 cm 以上の場合で, 流産や早産, 胎盤異常などの各種合併症の頻度が上昇することが報告されている[3]. また, 生殖補助医療（assisted reproductive technology: ART）予定の患者では, 採卵の妨げになる子宮筋腫は, 安全に採卵を実施するために ART 前の核出が望ましい（表 1）. 子宮内膜症は, 自然妊娠や一般不妊治療による妊娠を目指す場合, 妊娠率や出生率を低下させるが, ART においては, 妊娠率や出生率に有意な低下を認めない[4]. したがって, 患者の不妊治療に対する意向も手術治療を選択するか否かにおいて重要な要素となる. 卵巣子宮内膜症性嚢胞では, その大きさにより手術の要否が検討されるが, 嚢胞径が 4 cm 以上であれば手術治療を検討し, 嚢胞径が 10 cm を超えるものや急速な増大を認めるものは手術治療を選択する. また, 40 歳以上では悪性化の視点からの検討も必要である（表 2）.

4 ● 疾患と治療

表3 術前投与薬の比較検討（土屋雄彦，他．日産婦内視鏡学会誌．2017; 33: 176-82[5]）より改変・加筆作成）

薬品名 (商品名)	GnRH アゴニスト			GnRH アンタゴニスト	ジエノゲスト (ディナゲスト)
	リュープロレリン酢酸塩 (リュープリン)	ゴセレリン酢酸塩 (ゾラデックス®)	ブセレリン酢酸塩 (スプレキュア® MP)	レルゴリクス (レルミナ®)	
製剤	徐放性注射剤	徐放性注射剤	徐放性注射剤	錠剤	錠剤
投与量・投与法	1.88 mg・皮下注/4 週	1.8 mg・皮下注/4 週	1.8 mg・皮下注/4 週	40 mg・分1・内服/日	2 mg・分2・内服/日
最終投与から排卵までの期間(日)	19.3±2.7*	15.1±2.2*	17.7±3.4		17.2±5.8
最終投与から月経開始までの期間(日)	70.3±12.4**	62.1±9.6**	68.3±13.5	40.8	
適応	子宮内膜症，子宮筋腫，中枢性思春期早発症	子宮内膜症	子宮内膜症，子宮筋腫	子宮筋腫	子宮内膜症，子宮腺筋症

**P<0.05

妊孕能配慮に向けた術前・術中の取り組み

　子宮筋腫核出術では子宮筋腫の容積縮小と術中の出血量の減少を目的として，GnRH アゴニストあるいは GnRH アンタゴニストが術前に投与される機会が多い．卵巣機能抑制期間を短くし，術後早期に月経周期を回復させる取り組みとして投与経路も含めた GnRH アゴニストあるいは GnRH アンタゴニスト製剤選択の検討が挙げられる．また，卵巣子宮内膜症性囊胞では，術前のジエノゲスト投与が，正常卵巣組織と囊胞壁の低侵襲な剥離に有効である[5]（表3）．

手術時期

　手術が先か不妊治療が先かを検討するうえで，特に卵巣機能低下症例で苦慮する機会が多いが，ART 症例においてはコンビネーションスケジュールの採用が可能となる．「手術と ART の効率のよいコンビネーションスケジュール」を，以下「surgery-ART hybrid 療法」と呼ぶ．Surgery-ART hybrid 療法は，術前の待機期間や術後の避妊期間により不妊治療が先送りされる憂慮を回避することに貢献できる．Surgery-ART hybrid 療法は，preoperative ART と postoperative ART に分けられる．患者の状況および疾患と術式に応じて preoperative

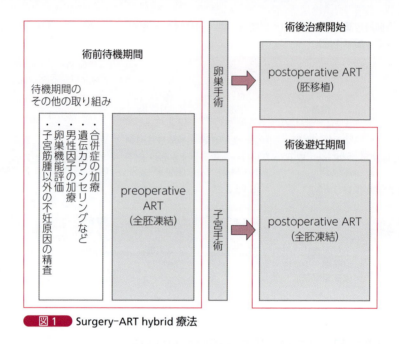

図1 Surgery-ART hybrid 療法

ART と postoperative ART を使い分けることにより，効率のよい治療が可能である（図1）．

文献

1) 日本産科婦人科学会，編集・監修．産科婦人科用語集・用語解説集．改訂第4版．東京: 日本産科婦人科学会; 2018.
2) Yoshino O, Nishii O, Osuga Y, et al. Myomectomy decreases abnormal uterine peristalsis and increases pregnancy rate. J Minim Invasive Gynecol. 2012; 19: 63-7.
3) 日本産科婦人科学会/日本産婦人科医会，編集・監修．産婦人科診療ガイドライン 産科編 2017．東京: 日本産科婦人科学会; 2017.
4) Hamdan M, Danselman G, Li TC, et al. The impact of endometrioma on IVF/ICSI outcomes: a systematic review and meta-analysis. Hum Reprod Update. 2015; 21: 809-25.
5) 土屋雄彦，前村俊満，北村　衛，他．腹腔鏡下卵巣チョコレート嚢胞摘出術における術前薬物療法の検討．日産婦内視鏡学会誌．2017; 33: 176-82.
6) 片桐由起子．生殖外科と生殖補助医療．In: 森田峰人，太田邦明，編著．生殖外科のすべて．大阪: メディカ出版; 2018. p.152-9.

4 疾患と治療

7 CSS

a 帝王切開瘢痕症候群による続発性不妊症

村上 節　木村文則　辻 俊一郎

ここがポイント

1. 帝王切開術後に卵管因子以外の続発性不妊症が存在する.
2. 帝王切開術後に再開した月経期間の延長や, 不正出血などの症状の有無をきく.
3. 帝王切開後の経腟超音波検査時には, 子宮切開創部の所見を確認する.
4. 不妊治療のみならず手術を含めた積極的な対応を考える.

　帝王切開分娩の既往がある挙児希望の女性を診た場合, 前回の妊娠の成立が生殖補助医療などの不妊治療によるということでなければ, 我々はこの婦人には妊孕能があると判断してしまいがちである. ましてや, 子宮卵管造影などの検査により卵管の疎通性が認められた場合にあってはなおさらと言える. しかし, もしその症例が, 月経期間が長くなったとか月経の終了後も少量の出血を見るというような訴えを有する場合には, 子宮内に妊孕性低下の原因があることを想起する必要がある.

定義

　帝王切開瘢痕症候群（以下, 本症候群）という用語は, 本症候群の概念を報告したMorris[1]によるCesarean scar syndromeを直訳したものであるが, 日本産科婦人科学会の用語集には掲載されておらず, その定義も定まっていない. また, Cesarean scarという用語に関しても, 英文の報告ではCesarean scar defect, deficient Cesarean scar, diverticulum, isthmocele, niche, pouchなどと多様に表現されており, 本邦でも統一した表現は決まっていないので, 本項では

子宮峡部創陥凹という表現を用いることにする．したがって，帝王切開瘢痕症候群とは，子宮峡部創陥凹症候群と呼称することもできるが，いずれにせよ，帝王切開後に，過長月経・不正出血，月経痛・骨盤痛や不妊症などの症状を呈し，子宮峡部創陥凹とその外側の正常筋層の菲薄化，子宮峡部創陥凹や子宮内腔への液体貯留の所見を認めるものということになる．本項では，本症候群に含まれる続発性不妊症について述べる．

頻度

帝王切開術後のすべての婦人に挙児希望があるわけでもなく，また子宮峡部創陥凹があれば不妊になるというわけでもないので，不妊症となる正確な頻度は不明である．しかしながら，本症候群のために続発性不妊症に悩む者は少なからず存在する．

診断

患者本人から月経にまつわる訴えがない場合でも，前児を妊娠する前と比べて月経の様子が変わったかどうかを積極的に尋ねる問診が重要である．また，子宮内膜厚や卵胞径のチェックのために経腟超音波検査を行う際はもちろんのこと，排卵の確認や胚移植のためなど黄体期の検査においても，子宮峡部創陥凹や液体

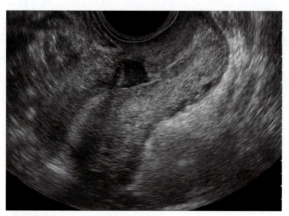

図1　増殖期の経腟超音波像

月経周期9日目．不正出血あり．子宮峡部創陥凹には液体貯留が顕著であり，子宮内膜は増殖期にもかかわらず leaf pattern ではなく高輝度に描出されている．

IA 女性不妊症

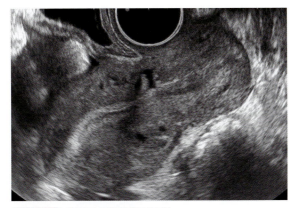

図2 分泌期の経腟超音波像
図1と同一症例の月経周期18日目．子宮峡部創陥凹の液体貯留は継続しており，子宮内腔にも液体の存在が疑われる．

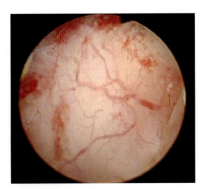

図3 子宮鏡所見
子宮峡部創陥凹には脆弱な樹状血管が増生しているのが確認できる．

貯留像の有無を確認し，これらの所見を記録に残しておくのがよい（図1，2）．また，子宮鏡検査を行い子宮峡部創陥凹を観察した際には，易出血性の樹状血管やマイクロポリープ，粘液を排出する開口部などの存在を確認する（図3）．これらの病変を見る時は妊孕能が低下している可能性が高い．

治療

　本症候群が妊孕性を低下させる病因は明らかではないが，子宮峡部創陥凹に存在する病変に起因する出血や分泌物などの液体貯留が，配偶子や胚，着床環境などに影響を及ぼしているものと考えられる．したがって，生殖補助医療のみならず不妊治療を行う際には，貯留する液体を吸引したり，洗浄したりするなどの手段を講じる方がよいと思われる．また，根本的原因は病変を有する子宮峡部創陥凹の存在にあり，対象者が妊娠分娩を経験していることを考慮すれば，子宮峡部創陥凹を是正することにより妊孕能の回復が期待される．外科的治療としては，開腹，腹腔鏡下，あるいは経腟的に子宮峡部形成術を行う方法や子宮鏡下に子宮峡部創陥凹の焼灼，切除を行う方法が提唱されており，妊娠の成立や生児獲得を考えた場合には，保存的方法よりも外科療法の方が有効である可能性がある．

エビデンス

　平成25〜26年度に日本産科婦人科学会生殖内分泌委員会の「帝王切開瘢痕症候群による続発性不妊症に対する治療法の検討小委員会」が実施した本邦における検討で，帝王切開瘢痕症候群の続発性不妊症例では，不妊治療よりも手術療法が有効であることが報告されている[2]．

　本症候群に対する不妊治療の方法と有効性についてはまとまった報告はなく，手術療法については，Gubbiniらが子宮鏡下手術により41例全例が2年以内に妊娠し，流産率は9.8％であったことを報告し[3]，Donnezらは38例に腹腔鏡下手術を行いその有用性を報告する中で，挙児希望のあった18例の44.4％が妊娠，帝王切開分娩に至ったと記している[4]．我々も2016年9月までに子宮鏡下手術を行った18例[5]中，挙児希望があり1年以上フォローアップできた15例中8例（53.3％）が妊娠に至ったことを確認している[6]．

　以上，これまでの報告はケースシリーズが主体であり，質の高いエビデンスはまだ得られていない．今後の検討課題と言えよう．

☞文献

1) Morris H. Caesarean scar syndrome. S Afr Med J. 1996; 86: 1558.
2) Tsuji S, Murakami T, Kimura F, et al. Management of secondary infertility following cesarean section: Report from the Subcommittee of the Repro-

ductive Endocrinology Committee of the Japan Society of Obstetrics and Gynecology. J Obstet Gynaecol Res. 2015; 41: 1305-12.

3) Gubbini G, Centini G, Nascetti D, et al. Surgical hysteroscopic treatment of cesarean-induced isthmocele in restoring fertility: prospective study. J Minim Invasive Gynecol. 2011; 18: 234-7.

4) Donnez O, Donnez J, Orellana R, et al. Gynecological and obstetrical outcomes after laparoscopic repair of a cesarean scar defect in a series of 38 women. Fertil Steril. 2017; 107: 289-96.e2.

5) Tsuji S, Kimura F, Yamanaka A, et al. Impact of hysteroscopic surgery for isthmocele associated with cesarean scar syndrome. J Obstet Gynaecol Res. 2018; 44: 43-8.

6) 山中章義, 辻　俊一郎, 木村文則, 他. 帝王切開瘢痕症候群. In: 森田峰人, 太田邦明, 編著. 生殖外科のすべて―妊孕性温存を目指した婦人科内視鏡手術と不妊診療. 1版. 大阪: メディカ出版; 2018. p.137-43.

4 疾患と治療

8 妊娠

a 異所性妊娠への対処

宇津宮隆史

ここがポイント

1. 異所性妊娠を疑う時はダグラス穿刺を行い，腹水中の hCG 値を血中 hCG 値と比較し，腹水中の値が高ければ GS 破裂などが予測される．
2. 稀な例として卵巣内妊娠もあり，見逃してはならない．
3. 体外受精後，hCG 値が低く妊娠不成功と思われ，基礎体温（BBT）が下降している場合でも異所性妊娠の可能性がある．

　異所性妊娠は，以前はその診断困難に加え，緊急手術や輸血，人手の確保など大変な場面も多かったが，現在では超音波検査の一般化，血中ホルモンの迅速測定，腹腔鏡手術の普及，化学療法の応用などによってかなり安全で，注意さえすれば小手術のレベルで終了するようになった．その反面，手術で患部を観察するまでその実態が予測できないことや，いくつかの注意点があり，それを見逃してはならない．

診断

　診断は先に述べた理由によりかなり正確に，かつ容易になってきた．特に生殖医療の場面では，最終月経日や，排卵日さえも確実に検知できる場合が多く，妊娠週数とエコー画像での診断の組み合わせに加え，これらの情報が大いに役立つ．自覚・他覚所見では，救急外来でのデータによると（表 1）[1]，さまざまな自覚症状に加え，血中 hCG（ヒト絨毛性ゴナドトロピン）値が重要であることはよく知られている．エコー画像での診断では[2]，異所性妊娠においてはダグラス窩の腹水のみの存在は 42％にみられ，腹水が異常に多いか，または echogenic な

4 ● 疾患と治療

表1 救急外来での症状・検査結果

(Downey LV, et al. J Emerg Trauma Shock. 2011; 4: 374-7[1]) より改変)

症状	陽性率（%）
異所性妊娠の既往歴	16.0
腹痛	75.7
性器出血	51.9
吐気	20.6
嘔吐	16.4
腹壁緊張	60.8
β-hCG＞1,500 mIU/mL	65.0

IA
女性不妊症

性状の腹水は73%にみられ，参考になる．

　hCGの測定は，通常，妊娠検査の一環として行われ，血中hCG値の変遷も，妊娠週数とエコー上の胎囊（GS）の大きさ，胎児心拍（FHB）の有無，また生育良好時と生育不良時との関係など，多くの報告や自院でのデータ蓄積が行われている．それらに照らし合わせて胎児の成長の様子を診断することは通常の医療になった．その際，5週以上の妊娠週数に対して，GSが不明の場合に異所性妊娠を疑うが，hCGの値によっては生育停止胚の稽留流産も考慮しなければならない．

腹水中hCGと血中hCGの測定

　さて，hCGの測定であるが，通常，異所性妊娠を疑う時にはダグラス窩の穿刺を行う．腹水が凝固しない血性であれば異所性妊娠の可能性があり，腹水中のhCG値を測定することでさらなる所見の追加となる．血中のhCG値と比較すると，子宮内妊娠では腹水中hCG値/血中hCG値の比が1倍前後であるのに対し，異所性妊娠では20倍以上の高値を示す[3]．このような報告は数編みられるが，どれも同様な所見を報告している．

　対象数は少ないが，異所性妊娠の場所によって分類した報告[4]によると，12例の卵管妊娠ではその比は1.1～374倍（平均54），7例の卵管流産では1.2～162倍（平均33），1例の間質部妊娠では0.73倍と報告されている．また，同様に比が1倍以上であれば異所性妊娠を疑い，腹水中/血中のCA-125（腫瘍マーカー）の値の比が22.43倍以下であれば卵管破裂が疑われると述べた報告[5]もある．

当院の成績

1992 年の開院以来，2016 年までに 190 人の異所性妊娠を治療した．そのうち 64 例は血中と腹水中の両方の hCG を測定した．腹水量については，通常排卵期の腹水量は 20 mL であるため，20 mL 未満と 20 mL 以上に分けた．その結果，表 2 に示すように，腹水量が 20 mL 未満は 29 例あり，そのうち GS の破裂，流産を思わせる血性腹水は 10 例（34.5％），20 mL 以上では 35 例のうち，24 例（68.6％）にみられた．血性腹水が 20 mL 以上の場合は GS の破裂，流産が考えられるが，確実ではない．

腹水中/血中 hCG 値比について表 3 に示す．2 倍未満の例は 23 例，2 倍以上 10 倍未満は 19 例，10 倍以上は 22 例であった．そのうち，GS の破裂，流産が腹腔鏡下に認められた 2 倍未満の例は 16.7％であった．卵巣表面妊娠，ダグラス窩妊娠であっても出血を伴っていない場合は 2 倍以下であった．この比が 2 倍未満であれば腹腔内出血の可能性は低いと思われるが，確実ではないため腹水量，自覚・他覚症状などで診断しなければならない．

一方，腹水中/血中 hCG 値比が 2 倍以上 10 倍未満を示した例は，19 例で，そのうち GS の破裂，流産が観察されたのは 74.2％であった．しかし 10 倍以上の 22 例のうち，20 例は GS の破裂，流産がみられ，1 例のみに GS の破裂，流産がなかった．この症例の血中 hCG は 135 mIU/mL と低値であった．腹水中/血中 hCG 値比が 10 倍以上なら，ほとんどの例が腹腔内出血を起こしていると診断してよいと思われる．

このように，異所性妊娠を疑う場合，採卵の手技で正確にダグラス穿刺を行い，血中，および腹水中の hCG を測定し，比較することにより，異所性妊娠の診断およびその程度，腹腔内破裂，流産などが推定でき，その後の処置に対して詳細，正確な情報提供が可能になると思われる．

化学的治療

異所性妊娠の手術的方法は最近ではほぼ腹腔鏡で行われるようになった．しかし，妊娠の場所によっては，手術が困難である場合やむしろ手術が危険な場合，その後の妊娠の可能性について手術が不利に働くことなどがある．そのような場合に対応するため，メトトレキサート（MTX）による化学療法が開発された．この方法は我が国から発せられた世界で初めての治療法で，北海道大学の田中俊誠

表2 腹水量と血性腹水の有無，妊娠の場所

腹水量 20 mL 未満

週数	血性腹水	腹水量（mL）	部位
6w4d	−	≦10	峡部
5w1d	−	≦10	峡部
5w2d	+	≦10	膨大部
5w5d	+	≦10	膨大部
6w4d	+	≦10	膨大部
9w2d	−	≦10	峡部
6w4d	−	≦10	峡部
5w3d	−	≦10	卵巣表面
5w4d	−	≦10	峡部
5w2d	−	≦10	膨大部
6w4d	−	≦10	膨大部
5w2d	−	≦10	膨大部
5w4d	−	≦10	膨大部
5w3d	−	≦10	膨大部
6w2d	−	≦10	膨大部
5w6d	+	10	膨大部
5w6d	−	10	卵管采
6w6d	+	11	峡部
5w5d	−	12	峡部
6w3d	−	13	峡部
7w0d	‡	13	峡部
6w1d	−	14	ダグラス窩
5w6d	+	15	膨大部
7w6d	+	15	膨大部
6w3d	−	15	膨大部
5w4d	−	16	峡部
6w4d	+	18	卵巣表面
6w0d	+	18	膨大部
5w0d	−	19	ダグラス窩

血性腹水: 10 例
非血性腹水: 19 例

腹水量 20 mL 以上

週数	血性腹水	腹水量（mL）	部位
6w0d	−	20	卵巣表面
6w1d	+	20	膨大部
6w2d	+	20	膨大部
6w0d	+	22	膨大部
5w1d	‡	24	膨大部
7w1d	−	25	峡部
6w0d	−	26	峡部
5w5d	+	28	膨大部
5w4d	−	28	卵巣表面
5w3d	+	29	膨大部
5w3d	−	29	膨大部
5w4d	−	30	膨大部
7w0d	−	30	膨大部
4w5d	+	31	膨大部
6w3d	−	32	膨大部
7w2d	+	32	膨大部
5w5d	+	34	膨大部
5w6d	+	35	膨大部
7w1d	−	35	膨大部
6w2d	+	38	膨大部
8w0d	+	42	膨大部
8w0d	+	43	膨大部
5w2d	−	48	不明
6w2d	+	48	膨大部
5w4d	−	57	膨大部
5w5d	+	60	膨大部
5w5d	+	60	膨大部
4w5d	−	64	不明
6w5d	−	71	不明
6w0d	+	75	卵巣表面
6w4d	+	93	膨大部
8w5d	+	240	膨大部
6w5d	+	300	膨大部
6w2d	+	425	膨大部
6w5d	‡	1,020	膨大部

血性腹水: 24 例
非血性腹水: 11 例

IA
女性不妊症

表3 腹水 hCG と血中 hCG の比（その1）

腹水/血中比が 2 倍未満

週数	採取方法	腹水 hCG (mIU/mL)	血中 hCG (mIU/mL)	腹水/血中比	血性腹水	部位
5w1d	手術中腹水	211	1,017	0.2	−	峡部
5w2d	手術中腹水	1,185	2,214	0.5	−	不明
6w4d	手術中腹水	3,626	7,627	0.5	−	膨大部
6w0d	ダグラス窩穿刺	2,531	4,048	0.6	−	峡部
5w5d	手術中腹水	1,421	2,267	0.6	−	峡部
4w5d	手術中腹水	2,122	3,503	0.6	−	不明
5w0d	手術中腹水	2,139	2,913	0.7	−	不明
8w0d	手術中腹水	49,278	57,300	0.9	＋	膨大部
6w0d	手術中腹水	1,734	1,919	0.9	−	卵巣表面
6w3d	手術中腹水	5,279	5,075	1.0	−	峡部
5w4d	手術中腹水	2,116	2,068	1.0	−	峡部
6w4d	ダグラス窩穿刺	1,568	1,581	1.0	−	峡部
5w4d	手術中腹水	1,605	1,451	1.1	−	膨大部
7w0d	手術中腹水	943	807	1.2	＃	峡部
5w5d	手術中腹水	3,992	3,296	1.2	＋	膨大部
5w3d	手術中腹水	4,177	3,194	1.3	−	膨大部
6w4d	手術中腹水	659	506	1.3	−	峡部
6w1d	手術中腹水	1,243	920	1.4	−	ダグラス窩
7w1d	手術中腹水	3,035	1,922	1.6	−	峡部
5w2d	手術中腹水	5,686	3,356	1.7	−	膨大部
6w2d	手術中腹水	4,867	2,685	1.8	＋	膨大部
5w4d	手術中腹水	765	421	1.8	−	峡部
5w4d	手術中腹水	1,164	624	1.9	−	卵巣表面

血性腹水： 4 例
非血性腹水： 19 例

らによって報告された[6]．田中らは，卵管角妊娠が疑われた症例で，手術には大量出血が予想され，かつ 19 歳という若年であるため，今後の妊孕性をかんがみ，MTX を 3 回投与し，化学的治療に成功した．その後，この方法は世界各地から追試験，報告がなされるようになった．

　当院でも卵管角妊娠や腹腔鏡下卵管切開・胎盤絨毛摘出後の hCG 遅延持続例に対して MTX 投与を行っている．

　稀な経験として，重症腹腔内癒着による両側卵管水腫の摘出（外科医との共同手術）後の ART（生殖補助医療）による右卵巣内妊娠（両側卵管切除後の胚移植で卵巣内妊娠した経路は不明である）に対して，再度手術することでのアプロー

4 ● 疾患と治療

表3 腹水 hCG と血中 hCG の比（その 2）

腹水/血中比が 2 倍以上 10 倍未満

週数	採取方法	腹水 hCG (mIU/mL)	血中 hCG (mIU/mL)	腹水/血中比	血性腹水	部位
6w2d	ダグラス窩穿刺	7,925	3,624	2.2	+	膨大部
6w4d	手術中腹水	12,560	5,221	2.4	+	膨大部
5w6d	手術中腹水	2,165	846	2.6	−	卵管采
6w5d	ダグラス窩穿刺	17,759	6,267	2.8	++	膨大部
5w3d	ダグラス窩穿刺	6,774	2,347	2.9	−	膨大部
5w3d	手術中腹水	8,901	2,989	3.0	−	卵巣表面
6w5d	手術中腹水	4,494	1,468	3.1	+	不明
5w6d	ダグラス窩穿刺	18,855	6,018	3.1	+	膨大部
5w2d	ダグラス窩穿刺	3,140	976	3.2	−	膨大部
5w5d	ダグラス窩穿刺	2,548	749	3.4	+	膨大部
6w5d	ダグラス窩穿刺	10,699	3,063	3.5	+	膨大部
5w1d	手術中腹水	5,100	1,309	3.9	++	膨大部
6w2d	手術中腹水	24,243	6,263	3.9	+	膨大部
6w4d	手術中腹水	22,892	5,472	4.2	+	卵巣表面
5w4d	手術中腹水	3,562	736	4.8	+	膨大部
5w4d	ダグラス窩穿刺	12,745	1,728	7.4	+	膨大部
9w2d	手術中腹水	2,311	297	7.8	−	峡部
8w5d	手術中腹水	6,991	886	7.9	+	膨大部
6w3d	ダグラス窩穿刺	1,158	122	9.5	−	膨大部

血性腹水: 13 例
非血性腹水: 6 例

チは困難と考え，かつ，今後の卵巣からの採卵の可能性も期待し，エタノールによる化学的治療を行った．具体的には，卵巣内の GS を吸引し，GS 内容液中の hCG を測定したところ，数十万 IU と高値で，これが GS と確認できた．その後，MTX では卵巣内の卵子に対する毒性作用が危惧されるため，エタノールを選択し，3 回にわたって 1～2 mL を GS 内に注入した．その結果，血中 hCG 値は検出不能レベルに下降した．

　その後の ART では，良好卵子が採卵でき，良好胚盤胞が形成されたが，妊娠には至っていない．

| 表3 | 腹水 hCG と血中 hCG の比（その3） |

腹水/血中比が 10 倍以上

週数	採取方法	腹水 hCG (mIU/mL)	血中 hCG (mIU/mL)	腹水/血中比	血性腹水	部位
6w6d	ダグラス窩穿刺	15,041	1,493	10.1	+	峡部
6w4d	ダグラス窩穿刺	25,122	2,475	10.2	+	膨大部
4w5d	ダグラス窩穿刺	4,014	373	10.8	+	膨大部
6w0d	ダグラス窩穿刺	27,789	2,366	11.7	+	卵巣表面
5w6d	ダグラス窩穿刺	5,643	463	12.2	+	膨大部
5w2d	ダグラス窩穿刺	7,311	565	12.9	+	膨大部
5w3d	手術中腹水	60,830	4,535	13.4	+	膨大部
5w6d	手術中腹水	4,378	312	14.0	+	膨大部
5w5d	手術中腹水	11,521	652	17.7	+	膨大部
7w6d	手術中腹水	18,749	972	19.3	+	膨大部
6w3d	手術中腹水	2,747	135	20.3	−	膨大部
6w1d	手術中腹水	18,107	286	63.3	+	膨大部
7w1d	手術中腹水	7,366	113	65.2	−	膨大部
6w0d	ダグラス窩穿刺	51,973	754	68.9	+	膨大部
6w2d	ダグラス窩穿刺	43,359	593	73.1	+	膨大部
5w5d	ダグラス窩穿刺	47,102	566	83.2	+	膨大部
7w0d	手術中腹水	18,225	213	85.6	+	膨大部
5w5d	ダグラス窩穿刺	37,492	423	88.6	+	膨大部
7w2d	手術中腹水	8,696	98	88.7	+	膨大部
6w2d	ダグラス窩穿刺	35,384	335	105.6	+	膨大部
6w0d	ダグラス窩穿刺	47,496	445	106.7	+	膨大部
8w0d	手術中腹水	14,470	73	198.2	+	膨大部

血性腹水: 20 例
非血性腹水: 2 例

注意すべきレアケース

　図1に当院で経験した，稀と思われ注意すべきケースを示す．症例は，体外受精後，ホルモン補充療法（HRT）で凍結胚移植を行った．5日目胚移植後，4日目の血中 hCG 値は 138 mIU/mL と低値で，さらに3日後まで HRT を追加し，hCG を測定したところ，126 とむしろ下降していた．そこで今回は妊娠したものの成長は止まったと考え，HRT を中止した．その結果，体温は下降し，月経様出血がみられた．そこでエストロゲン・デポーとプロゲステロン・デポーの Kaufmann 療法を行い，13日目に月経がみられた．その後さらに Kaufmann 療

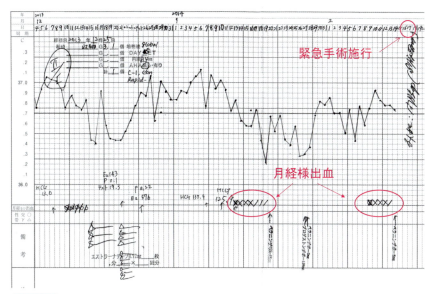

図1 注意すべき稀なケースの基礎体温表

法を企画し，エストロゲン・デポーを投与した．その3日後に他院から異所性妊娠の緊急手術を行ったとの知らせが入った．

　この症例の反省点としては，妊娠判定日にhCG値がやや高値であったものの，その3日後も同程度であったこと，体温も下降したこと，また，すぐに月経様出血があり，すべてリセットされたと思い込んだ点にある．この月経後，体温が下降し，月経様出血があったのはHRTを中止したことによるプロゲステロン投与の中止によると思われ，Kaufmann療法直前にはもう一度血中hCG測定や尿判定をすべきであった．体温の下降や月経様出血のように目に見える現象の陰に隠れた実態を見逃さないようにしなければならない．この経験以降，ART後の月経後に来院した際にはかならず尿による妊娠反応検査を行うことにしている．

おわりに

　異所性妊娠は昨今の検査，診断機器の発達により，以前とは比べものにならないほど安全かつ正確に，早期の処置が可能となった．その中にもいくつかの注意点はあるが，検査機器の進歩を利用すればさらに安全な医療となる可能性が考えられる．これらの点を踏まえ，良質の医療を提供したい．

☞文献

1) Downey LV, Zun LS. Indicators of potential for rupture for ectopics seen in the emergency department. J Emerg Trauma Shock. 2011; 4: 374-7.

2) Dart R, McLean SA, Dart L. Isolated fluid in the cul-de-sac: how well does it predict ectopic pregnancy? Am J Emerg Med. 2002; 20: 1-4.

3) Oettinger M, Odeh M, Tarazova L, et al. Beta-HCG concentration in peritoneal fluid and serum in ectopic and intrauterine pregnancy. Acta Obstet Gynecol Scand. 1995; 74: 212-5.

4) Dericks-Tan JS, Schneller E, Bau O, et al. Inverse ratio of hCG in peritoneal fluid to that in serum in normal and tubal pregnancies. Eur J Obstet Gynecol Reprod Biol. 1985; 19: 375-82.

5) Qi Y, Wang J, Wang Y, et al. Peritoneal relative to venous serum biomarker concentrations for diagnosis of ectopic pregnancy. Arch Gynecol Obstet. 2012; 285: 1611-7.

6) Tanaka T, Hayashi H, Kutsuzawa T, et al. Treatment of interstitial ectopic pregnancy with methotrexate: report of a successful case. Fertil Steril. 1982; 37: 851-2.

4 疾患と治療

8 妊娠

b 子宮内膜保護の観点から着床障害を予防する流産手術（手動管吸引法）の実際と効果

柿沼敏行　栁田 薫

ここがポイント

1. 欧米では 1990 年代より手動真空吸引法（manual vacuum aspiration: MVA）が普及し，現在では吸引法が主流となっている．
2. MVA は D & C（dilatation and curettage）と比較して，安全性や有効性が認められ，特に子宮内膜を損傷するリスクが低いことが大きなメリットと考えられている．
3. 世界保健機構（WHO）の勧告では，妊娠初期流産や中絶にはMVA が推奨されており，今後，日本での妊娠初期流産，中絶手術の選択肢として考慮される術式である．

　WHO のガイドラインでは，安全性や有効性，特に子宮内膜損傷のリスクの観点から，妊娠初期における流産，中絶手術の術式として吸引法を推奨し，D & C は行うべきではないと提言している[1]．D & C が子宮内膜の菲薄化や Asherman 症候群の原因の 1 つと考えられているためである．MVA の歴史は，1961 年に Harvey Karman がシリンジを付けた柔軟性のある小型カニューレを開発し，1990 年代より MVA が普及した．先進諸国では D & C はほとんど行われていないのが現状である[2]．その一方で，日本ではいまだに D & C が過半数を占めているという，世界的にみても特殊な状況にある[3]．

　良好な子宮内膜環境を保つことは，妊娠率向上の上で非常に重要で，体外受精の成功の鍵を握る重要な要素の 1 つと考えられている．日本では 2015 年 10 月に手動真空吸引器（Women's MVA システム）が認可され，日常臨床で使用できるようになった．

MVA の有効性・安全性

　Verkuyl らは，MVA は D & C と比較して，出血量や疼痛が少なく，手術時間も有意に短いことを報告している[4]．日本人のデータとしては，Sekiguchi らが 4,154 施設を対象にした妊娠初期中絶のアンケート調査があり，流産手術手技別合併症発生頻度の比較検討で，子宮内容物遺残，子宮穿孔，大量出血などの全合併症の頻度は，D & C は電動吸引法（EVA）と比較して約 6 倍多く，D & C から吸引法に移行した方が，より安全な処置となると報告している[3]．

　妊娠初期流産における MVA と EVA の比較検討も多施設で実施されている．妊娠 6 週までの 2,399 例を対象とした大規模な調査によれば，MVA の成功率は 99.2％であり，再手術が必要な患者は 6 例（0.25％）のみで，MVA の有効性を報告している[5]．妊娠 10 週までの中絶症例 1,726 例を対象とした調査では，再手術を要した症例，出血，子宮穿孔などの合併症の発生率は両群間に有意差は認められず，MVA は EVA と同等の有効性，安全性が確認されている．また，MVA は，電気を要しないために静寂であること，使用器具は単回使用のため，医療者の手術器具の洗浄滅菌に対する労力や感染のリスクが軽減できるといったメリットがあるとしている[6]．

　子宮内膜保護の観点の検討では，Gilman らが妊娠初期流産治療後の Asherman 症候群の発現状況を調査し，EVA および D & C では Asherman 症候群の発生を認めたが，MVA においては認められなかったことを報告している[7]．また，D & C は子宮腺筋症の発生原因として注目されており，子宮腺筋症における既往流産手術手技別発生頻度を検討した報告では，D & C では MVA と比べて有意に多く認めている[8]．さらに，MVA による流産手術前後の子宮内膜厚の自験例の検討では，子宮内膜の菲薄化を認めていない．これは，MVA ではキュレットを要さずに手術が可能かつ，MVA で使用するプラスチック製のカニューレは，適度な硬さとしなやかさを兼ね備えており，子宮内膜基底層への損傷を生じる可能性が少ない手技であるため，Asherman 症候群や子宮内膜の菲薄化，子宮腺筋症発症の予防につながり，子宮内膜の保護の観点からも流産手術における MVA は有用であると考えられる．

　また，このことは流産手術中や手術後の痛みの軽減につながり，流産手術時の麻酔の簡略化が可能となる．WHO は吸引法あるいは D & C に対するルーティンでの全身麻酔は推奨しないとしている[1]．また，ACOG（The American College of Obstetricians and Gynecologists）のガイドラインに，吸引法による流産手術は局所麻酔下で行うことができると記されており，北米では局所麻酔下でのMVAが普及している[9]．全身麻酔を回避することで，大幅なコスト削減が見込め，麻酔からの回復時間も短縮でき，全身麻酔を施行するための設備や人員を要さない．また，麻酔に起因する合併症リスクを低減することができるといったメリットもある[10]．

MVAの実際の手技

図1にWomen's MVAシステムMVAキットを示す．未産婦症例では，手術前に子宮頸管拡張器で頸管拡張を行う．麻酔は患者の希望により，静脈麻酔，または局所麻酔を選択している．静脈麻酔の場合は，ペンタゾシン15 mg，1%プロポフォール1～1.5 mg/kgを使用し，術中に疼痛の訴えがあった場合，プロポフォール10～20 mgを追加投与する．局所麻酔の場合は，傍子宮頸管ブロックを行う．子宮頸部は3時および9時方向から子宮動脈とともに流入する神経に支配され，また，子宮底部は5時および7時方向から子宮靱帯とともに流入する神

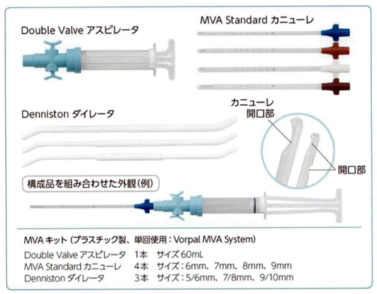

図1　MVAキット（写真提供: ウィメンズヘルス・ジャパン株式会社）

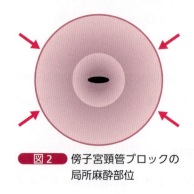

図2 傍子宮頸管ブロックの局所麻酔部位

経に支配されており，この位置関係を念頭に局所麻酔を行う．1％リドカインを使用し，23Gのカテラン針を用いて，傍子宮頸管に局注する．子宮動脈の損傷を避けるため2時，4時，8時，10時の位置の深さ15〜20 mmの部位にそれぞれ局注を行っている（図2）．ゾンデ診を行った後，胎嚢のサイズに相当するカニューレの直径までダイレータで頸管拡張を行い，子宮底部にカニューレを挿入する．その後，アスピレータの二尖弁を閉鎖してプランジャを引き，シリンジ内を真空状態にし（約610 mmHgの陰圧），あらかじめ留置したカニューレと接続して，子宮内容物を吸引する．子宮内容物が排出されたことを確認し，メチルエルゴメトリンマレイン酸塩注射液を投与して手術を終了する．すべての操作は経腹超音波断層法のガイド下で行う．

おわりに

新たな不妊要因を作ることなく，早期の治療を再開することができる，妊娠初期流産における安全な外科的手術の確立が求められる．日本においても，今後，MVAの臨床的重要性はますます高まっていくものと考えられる．

文献

1) World Health Organization, Department of Reproductive Health and Research, Safe abortion: technical and policy guidance for health systems Second edition, 2012. http://www.who.int/reproductivehealth/publications/unsafe_abortion/9789241548434/en/
2) Cates W, Grimes DA, Schulz KF. Abortion surveillance at CDC: creating public health light out of political heat. Am J Prev Med. 2000; 19: 12-7.

3) Sekiguchi A, Ikeda T, Okamura K, et al. Safety of induced abortions at less than 12 weeks of pregnancy in Japan. Int J Gynaecol Obstet. 2015; 129: 54-7.
4) Verkuyl DA, Crowther CA. Suction v. conventional curettage in incomplete abortion. A randomised controlled trial. S Afr Med J. 1993; 83: 13-5.
5) Edwards J, Creinin MD. Surgical abortion for gestations of less than 6 weeks. Curr Probl Obstet Gynecol Fertil. 1997; 20: 11-9.
6) Wen J, Cai QY, Deng F, et al. Manual versus electric vacuum aspiration for first-trimester abortion: a systematic review. BJOG. 2008; 115: 5-13.
7) Gilman-Barber AR, Rhone SA, Fluker MR. Curettage and Asherman's syndrome-lessons to（re-）learn? J Obstet Gynaecol Can. 2014; 36: 997-1001.
8) Sordia-Hernándeza LH, Guerrero-Gonzáleza G, Arturo Morales-Martíneza A, et al. Treatment for incomplete abortion with manual vacuum aspiration is related with lower prevalence of adenomyosis in women who underwent a hysterectomy. Medicina Universitaria. 2012; 14: 86-9.
9) Lichtenberg ES, Paul M, Jones H. First trimester surgical abortion practices: A survey of National Abortion Federation members. Contraception. 2001; 64: 345-52.
10) Committee on Practice Bulletins-Gynecology. The American College of Obstetricians and Gynecologists Practice Bulletin No. 150. Early pregnancy loss. Obstet Gynecol. 2015; 125: 1258-67.

4 疾患と治療

9 遺伝

a 着床前診断に関連した ガイドラインと指針

澤井英明

ここがポイント

1. 最新の用語では着床前診断は preimplantation genetic testing の略で PGT と呼ばれる.
2. ① PGT-A (aneuploidy): 従来の着床前スクリーニング (PGS) に該当する. ② PGT-M (monogenic/single gene defect): 従来 の遺伝性疾患の着床前診断に該当する. ③ PGT-SR (structural rearrangement): 従来の染色体構造異常の着床前診断に該当す る.
3. 臨床研究ではないが, 実施しようとする医療機関は, まず日本 産科婦人科学会 (以下日産婦) に施設認定を申請して承認が必 要. その後で各症例について日産婦に倫理審査の申請をして承 認が必要. その後に各施設での倫理審査を行って承認という順 番になる. 各症例は日産婦に実施経過の登録が必要.
4. ②と③は日産婦の指針により臨床医療として実施される. ① は日産婦の特別臨床研究として実施される.

　着床前診断という用語は現在の preimplantation genetic testing (PGT) の 和訳であるから, 本来は着床前遺伝学的検査と呼ぶべきであるが, 我が国では歴 史的経緯としてその導入当初から着床前診断と呼ばれ, さまざまな評価や批判を 受けて現在に至っている. 着床前診断とは体外受精・胚移植 (in vitro fertilization and embryo transfer: IVF-ET) と顕微授精 (通常は細胞質内精子注入法 intracytoplasmic sperm injection: ICSI) の技術により得られた卵子 (極体) または胚 (卵割期胚〜胚盤胞) を生検して得られた割球の DNA を分析し, HLA

タイピングや染色体・遺伝子の変異の有無を検査することで，胎児の持つ遺伝情報を着床前に明らかにすることである[1]．そして検査の目的にかなった胚だけを子宮内に移植する．国際的な生殖医療の学会の連合体である International Committee for Monitoring Assisted Reproductive Technologies (ICMART) で示されている 2017 年の定義に従って記載すると検査の目的は以下に示すように大きく分けて 3 つある[1]．

1 ▶ PGT-A （aneuploidy）

従来の着床前スクリーニング（PGS）に該当する．遺伝学的に明らかな変異を有さない不妊カップルの IVF-ET を行う際に，移植胚の全染色体の異数性（いわゆるモノソミーやトリソミーなどの数的異常）を調べる．子宮内に移植しても流産する染色体異数性を有する胚を除外して移植し，流産率の低下と妊娠継続率の向上を目的とする．

2 ▶ PGT-M （monogenic/single gene defect）

従来の遺伝性疾患の着床前診断（preimplantation genetic diagnosis: PGD）に該当し，重篤な遺伝性疾患の保因者カップルから罹患した児の出生を防ぐことを目的とする．

3 ▶ PGT-SR （structural rearrangement）

従来の染色体構造異常の着床前診断に該当し，染色体転座などの構造異常を有するカップルが流産を繰り返す場合に，不均衡型染色体異常を有する胚を除外して移植し，流産率の低下と妊娠継続率の向上を目的とする．

■ 「着床前診断」に関する見解の変遷

海外での着床前診断が普及する中で日本では慎重な姿勢であった日産婦は 1998 年 10 月に『「着床前診断」に関する見解』を発表し，それまで不妊治療に限定していた体外受精の技術を着床前診断に用いること，そして重篤な遺伝性疾患に限り臨床研究として着床前診断を実施することを容認した[2]．具体的には重篤な遺伝性疾患を有する児を妊娠する可能性のあるカップル（PGT-M）に対して，その症例ごとに着床前診断を実施する施設の施設内倫理委員会で審査・承認され，客観的に中立な立場の第三者による遺伝カウンセリングを実施した上で，

実施施設から日産婦の「着床前診断に関する審査小委員会」に申請し，そこで各症例ごとに審査され，承認されれば実施可能となった．

　その後 2006 年 2 月に「習慣流産に対する着床前診断に関する見解」を発表して，「染色体転座に起因する習慣流産（反復流産も含む）を着床前診断の審査の対象とする」として，カップルのいずれかが染色体転座の保因者で習慣流産（反復流産を含む）となっている場合には，着床前診断（PGT-SR）の対象に加えられた[3]．しかし，この時には 1998 年の見解はそのままにしていたため，着床前診断の「目的はあくまで重篤な遺伝性疾患を診断することであり，疾患遺伝子の診断を基本とする」という 1998 年の見解と矛盾することとなった（染色体構造異常は疾患遺伝子の診断ではないため）．また流産回数が 2 回に満たないが，何らかの形で両親のいずれかに染色体構造異常が判明した症例，第 1 子の染色体検査から両親の構造異常が判明した症例など，2006 年の見解では対象外であるが，医学的には対象として認められるべきと考えられる症例の申請がなされるようになった[4]．そこでこれらの矛盾点・課題を解決すべく 2010 年 6 月には見解を見直して「着床前診断ワーキンググループ答申．着床前診断に関する見解の見直しについて」が示された[4]．それによると 2006 年の染色体転座の習慣流産を追加した見解はそのままとし，1998 年の重篤な遺伝性疾患の見解を変更することが示された．そして結果的には「本法は，原則として重篤な遺伝性疾患児を出産する可能性のある，遺伝子変異ならびに染色体異常を保因する場合に限り適用される．但し，重篤な遺伝性疾患に加え，均衡型染色体構造異常に起因すると考えられる習慣流産（反復流産を含む）も対象とする」とした[4]．これによって流産を繰り返していなくても，染色体構造異常の保因者ですでに重篤な染色体異常児を出生していたり，流産していたりした場合にも道が開けた．

■ 新しい「着床前診断」に関する見解

　2018 年 6 月に日産婦は『「着床前診断」に関する見解』を大幅に改訂した[5]．新しい見解が，従来の見解からどのように変わったのか大きな変更点を示す．要点を表 1 に示す．

1 ▶ 着床前診断の位置づけ

　従来の見解では，「着床前診断（以下本法）は極めて高度な技術を要する医療行為であり，臨床研究として行われる．」となっている．これが新しい見解では「着

4 ● 疾患と治療

表1 最新の「着床前診断」の見解（2018年）のポイント

対応すべき項目	従来の見解（2010年見解）	最新の見解（2018年見解）
① 着床前診断の位置づけ	臨床研究	医療行為
② 施設要件	生殖医療と出生前診断の実績	生殖医療の実績のみ
③ 症例登録と報告	毎年実施状況と結果を報告	個々の症例を日産婦に登録し，結果を報告
④ 遺伝カウンセリング	実施診療部門＋着床前診断実施診療部門以外の診療部門もしくは第三者機関	実施施設＋原則として着床前診断実施施設以外の第三者機関
⑤ 承認手続き	日産婦へ施設認可の申請・審査・認可 →症例ごとに実施施設内倫理委員会に申請・審査・承認 →症例ごとに日産婦に申請・審査・承認 →実施	日産婦へ施設認可の申請・審査・認可 →症例ごとに日産婦に申請・審査・承認 →症例ごとに実施施設内倫理委員会に申請・審査・承認 →実施
⑥ 施設内倫理委員会の要件	記載なし	「人を対象とする医学系研究に関する倫理指針」（平成26年12月22日文部科学省・厚生労働省）に定める「倫理委員会」が満たすべき条件に合致

IA
女性不妊症

床前診断（以下本法）は極めて高度な技術を要し，高い倫理観のもとに行われる医療行為である．」となっている．従来は着床前診断を「臨床研究」として実施してきたが，今後は臨床研究を終了し，「医療行為」として実施するということである．

2 ▶ 施設要件

従来の見解では，「本法を実施する医療機関は，すでに体外受精・胚移植による分娩例を有し，かつ出生前診断に関して十分な実績を有することを必要とする．」となっていた．新しい見解では「本法を実施する医療機関は，生殖補助医療に関して十分な実績を有することを必要とする．」となっており，出生前診断の実績は問われない．

3 ▶ 症例登録と報告

従来の見解では，「本法はなお臨床研究の範囲にあり，….実施状況とその結果

について毎年定期的に本会へ報告する.」となっていた. 新しい見解では,「実施施設は個々の症例を本会に登録しなければならない. 実施後はその結果(検査精度, 妊娠転帰, 児の予後などを含む)を症例毎に報告する.」となっている. これまでの「臨床研究であるから報告する」から「臨床研究ではなくなるが症例登録制」になり, 同じ手順が維持される.

4 ▶ 遺伝カウンセリング

従来の見解では, 遺伝カウンセリングは実施診療部門＋着床前診断実施診療部門以外の診療部門もしくは第三者機関となっていた. 新しい見解では, 実施施設＋原則として着床前診断実施施設以外の第三者機関となっている. この差がどのような影響があるのは不明である.

5 ▶ 承認手続き

従来の見解では,「実施にあたっては, 本会への倫理審査申請と認可が必要である. 実施しようとする施設は施設認可申請し, 認可を得た後, 申請された事例ごとに着床前診断症例認可申請を行い, 本学会の倫理委員会の下に設けられた審査小委員会で審査される.」となっているが, 新しい見解では,「本法の実施にあたっては, 本会への審査申請, 承認を受けた後に, 実施施設の倫理委員会での承認を受けなければならない.」となっている. これからは, まず日産婦が施設認定した後に, 各症例について日産婦での倫理審査があり, そのあとで各施設での倫理審査という順番になる.

6 ▶ 施設内倫理委員会の要件

従来の見解では実施施設の倫理委員会の要件は定められていなかったが, 新しい見解では施設内倫理委員会は,「人を対象とする医学系研究に関する倫理指針」(平成26年12月22日文部科学省・厚生労働省)に定める「倫理委員会」が満たすべき条件に合致することを要する(注:「指針」では倫理審査委員会となっている). これは倫理委員会のメンバーの構成要件などが定められており, 小規模施設ではこれを満たすことは相当困難であり, 倫理審査の外部委託なども認められているので, そういう方法も検討する必要がある.

おわりに

2015年2月に日産婦の倫理委員会において，array CGH を用いた PGT-A を「特別臨床研究」として実施することを承認した．同年12月には，「臨床研究に向けた予備試験」として，不妊症患者 100 人を対象に PGT-A を開始した．本稿記載時点でこの予備試験はほぼ終了しており，データの取りまとめに入っている．次のステップとして NGS を用いた希望を拡大した臨床研究が開始されることになっている．日本でもようやく PGT-A が認められる結果が出るのかどうか，研究の結果が期待されている．

☞文献

1) Zegers–Hochschild F, Adamson GD, Dyer S, et al. The International Glossary on Infertility and Fertility Care, 2017. Hum Reprod. 2017; 32: 1786-801.
2) 日本産科婦人科学会．「着床前診断」に関する見解．日産婦誌．1998; 50: 21-7.
3) 日本産科婦人科学会．習慣流産に対する着床前診断に関する見解．日産婦誌．2006; 58: 887-9.
4) 日本産科婦人科学会着床前診断ワーキンググループ答申．着床前診断に関する見解の見直しについて．日産婦誌．2010; 62: 922-8.
5) 日本産科婦人科学会．「着床前診断」に関する見解．日産婦誌．2018; 70: 1451-60.

4 疾患と治療

9 遺伝

b 不妊診療における遺伝カウンセリング —その内容とタイミング

片桐由起子　玉置優子

ここがポイント

1. **カウンセリングの焦点を明らかにする.**
   不妊原因に関係することがら
   不妊治療に関係することがら
   子どもに関係することがら

　遺伝カウンセリングとは，遺伝性疾患の患者・家族またはその可能性のある人（クライエント）に対して，生活設計上の選択を自らの意思で決定し行動できるよう臨床遺伝学的診断を行い，遺伝医学的判断に基づき遺伝予後などの適切な情報を提供し，支援する医療行為である[1]. 遺伝カウンセリングでは，染色体の話なのか，遺伝子の話なのかなど，順を追って段階的に説明をするが，不妊診療における遺伝カウンセリングでは，それに加えて，① それが不妊原因なのか，その遺伝学的検査結果が，② 不妊治療にどのように影響するのか，③ 生まれてくる子どもにどのように影響する可能性があるのかという点を明らかにしながら進めることが重要である. 生殖補助医療（assisted reproductive technology: ART）を実践するうえでの遺伝カウンセリングの課題として5つが挙げられている（表1）[2].

カウンセリングの背景

　他の遺伝カウンセリングが，疾患を発端として行われることが多いのに対し，不妊診療における遺伝カウンセリングでは，多くの場合，健康である夫婦が，不妊スクリーニング検査として遺伝学的検査を受け，遺伝学的変化が認められカウンセリングを受ける. 月経が発来する女性不妊患者の染色体異常の頻度に比較し

4 ● 疾患と治療

表1 生殖補助医療を実践するうえでの遺伝カウンセリングの課題（日本生殖医学会，編．生殖医療の必修知識 2017．東京: 日本生殖医学会; 2017．p.451[2])）

1. 不妊症や習慣流産の原因としてカップルのいずれかが染色体異常保因者である可能性
2. ART 妊娠で出生した児の先天異常のリスクをどう考えるか
3. ゲノム刷り込み現象（インプリンティング）の異常による疾患発症について
4. ICSI と染色体異常妊娠との関連性（高度乏精子症の適応で ICSI を実施した場合には染色体異常を有する児の出生率が上昇する可能性）
5. 高度乏精子症における Y 染色体の微小欠失と次世代への伝播の問題（男性不妊症において，Y 染色体の微小欠失による造成機能障害がある場合には，その遺伝要因が次世代の男児へ伝わる可能性）

表2 カップルのいずれかが染色体異常保因者である可能性

	女性（%）	男性（%）			
		全体	Klinefelter症候群	常染色体相互転座	ロバートソン転座
一般人口	1	1	0.1～0.2	0.25	0.1
不妊症	0.595	0.64		0.5～1.0	0.8
ART を必要とするカップル	1.5	1.1			
ICSI を必要とするカップル	2.1	6.1			
高度乏精子症	—	5～7	2～5		3.4
無精子症	—	10～15	5～10		

て，男性不妊症では染色体異常の割合は高く遺伝学的検査が推奨されており，それが遺伝カウンセリングの発端となっている場合が多い（表2）．診断された遺伝学的変化が，不妊原因はもとより不妊治療や不妊治療により出生する児に影響する可能性があることから，生殖医療における遺伝カウンセリングは，ART 実施前に行うことが望ましい．

染色体構造異常

　染色体の構造異常には，相互転座とロバートソン転座とがある．相互転座の頻度は，一般では 0.25% 程度であるが，不妊症男性では 0.5～1.0% に認められる．不均衡型の配偶子が受精に供された場合に染色体数の異常な胚が形成されることになる．配偶子の染色体パターンは 16 種類存在するが，実際には胚の半数が，正常核型あるいは均衡型である．その理由として，染色体不均衡を契機に配偶子形成の減数分裂が途中で停止し，造精機能障害を呈している場合があり，すなわ

群	染色体番号	大きさ	動原体の位置
A	1〜3	大	中部
B	4〜5	大	次中部
C	6〜12, X	中	中部または次中部
D	13〜15	中	端部（付随体あり）
E	16〜18	比較的短	中部または次中部
F	19〜20	短	中部
G	21〜22, Y*	短	端部（付随体あり）

*Y染色体は付随体なし

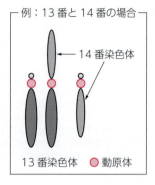

図1 染色体の分類とロバートソン転座

ち受精に供される精子の染色体不均衡の割合が減じているためと推察される．染色体異常胚の多くは，発育停止や着床不全として自然淘汰されるため，ARTを実施する際の胚盤胞到達率や着床率において，相互転座のある夫婦では，染色体異常のない夫婦と比較してARTの成績不良をきたす可能性がある．淘汰の程度は，転座のセグメントの大きさに起因する．ロバートソン転座は，アクロセントリック染色体であるD群（13〜15）とG群（21, 22）のうちの2本が転座して短腕を失い，染色体数が45になったものであり（図1），配偶子のパターンとして6通りが存在する．相互転座と同様に減数分裂の停止による配偶子形成障害が生じ，正常あるいは均衡型を呈する胚が多くなる．夫婦のうち男性にロバートソン転座を認める場合の方が，女性に転座を認める場合より染色体異常胚が妊娠継続に至る確率は低い．

Y染色体微小欠失

Y染色体長腕上に，造精機能に関する遺伝子である無精子症因子（azoospermia factor: AZF）が存在する．高度乏精子症や非閉塞性無精子症では3〜15%にAZFの微小欠失を認める．AZFはa, b, c領域に分けられるが，a領域あるいはb領域の欠失を認める症例では精巣内精子回収法（testicular sperm extraction: TESE）を行っても精子回収の可能性は考えにくいことから，TESEにおける精子回収の可能性評価に用いられている．AZFc領域であれば，完全欠失であっても精子回収の可能性は70%程度に期待することができるが，妊娠が成立し児が男児であった場合には，Y染色体上の微細欠失は引き継がれ，将来造

精機能障害となる．微細欠失は新たに生じたり拡大したりすることもあり，引き継がれた微細欠失の範囲が拡大して造精機能障害が父より重症化する可能性も否定できない．

☞**文献**

1) 日本遺伝カウンセリング学会，日本遺伝子診療学会，日本産科婦人科学会，日本小児遺伝学会，日本人類遺伝学会，日本先天異常学会，日本先天代謝異常学会，日本マススクリーニング学会，日本臨床検査医学会，家族性腫瘍研究会，編．遺伝学的検査に関するガイドライン．2013.
2) 日本生殖医学会，編．生殖医療の必修知識 2017．東京: 日本生殖医学会; 2017. p.451.
3) 日本人類遺伝学会，編．染色体異常をみつけたら．改訂 8 版．2017.

4 疾患と治療

10 感染・細菌叢

a クラミジア感染症

野口靖之

ここがポイント

1. クラミジア子宮頸管炎の 90% が無症状である．また，卵管炎や骨盤内炎症性疾患（PID）を併発してもクラミジア単独感染では無症状のことがある．患者背景や症状から性器クラミジア感染症を疑う場合は，積極的に検査を行う．
2. クラミジアによる卵管炎や PID の既往は，卵管機能障害を引き起こし，卵管性不妊や異所性妊娠の原因になる．
3. 現行感染および治癒判定は，核酸増幅法による菌体検出により行う．有症状例は，核酸増幅法により淋菌と同時検査を行う．既往感染は，クラミジア抗体検査（IgG，IgA）で把握する．
4. 治療は，キノロン系・マクロライド系抗菌薬を使用する．妊娠の可能性があれば，キノロン系抗菌薬は使用しない．

　性器クラミジア感染症は，世界的に最も感染者が多い性感染症である．我が国では，性器ヘルペス，尖圭コンジローマ，淋菌感染症とともに定点調査が行われているが，性器クラミジア感染症の報告数が最も多い．また，男女ともに性器クラミジア感染症の報告数は，2003 年まで増加傾向にあったが，その後は減少に転じ 2011 年以降は横ばいで推移している（図 1）．さらに，年齢別では，20～24 歳の報告数が最も多く，妊娠を控えた若年女性の報告数が高い[1]（図 2）．

　クラミジア子宮頸管炎は，罹患しても 90% は自覚症状がないことが特徴である[2]．これらを治療せずに放置すると 50% が持続感染に移行し，その中の約 10% が上行感染して卵管炎や PID を引き起こす[3]．不妊治療では，クラミジアによる卵管炎が引き起こす卵管障害が治療後も残存するため，既往感染の把握と現行感

4 ● 疾患と治療

IA 女性不妊症

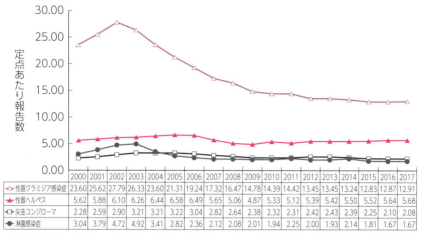

図1 性感染症定点把握 4 疾患の定点当たり報告数の年次推移（女性，2000〜2017年）（砂川富正．感染症発生動向調査からみた国内の性感染症の動向・先天梅毒の調査[1]）

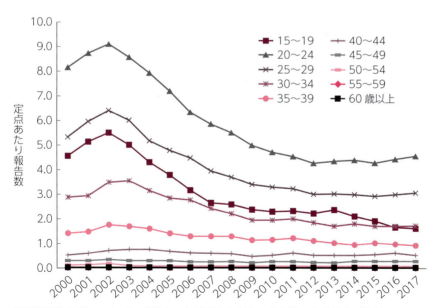

図2 性器クラミジア感染症の年齢別定点当たり報告数の年次推移（女性，2000〜2017年）（砂川富正．感染症発生動向調査からみた国内の性感染症の動向・先天梅毒の調査[1]）

染のスクリーニングが行われる.

病態

　クラミジアは，直径 0.3 µm の球形の病原体であり，その大きさは，一般細菌とウイルスの中間に位置する．性行為により子宮頸部の円柱細胞に感染したクラミジアは，細胞質内に封入体を形成し増殖する．このため宿主の免疫能に感作され難く自覚症状が乏しい.

　性行為により子宮頸部上皮の円柱細胞に感染したクラミジアは，子宮頸管炎を引き起こす．これを無治療のまま放置すると感染が子宮内膜，卵管内膜，子宮付属器周囲，骨盤腹膜，肝周囲へと波及する．上行感染により卵管上皮の分泌細胞に感染したクラミジアは，卵管上皮を破壊し，線毛運動による卵子の輸送を障害する．さらに，卵管上皮下間質に線維化が形成され卵管狭窄や閉塞を引き起こす．子宮付属器に炎症が波及すると付属器周囲をフィルム状の癒着が覆い卵管采を閉塞する.

　これらの変化は，クラミジア感染症の治癒後も不可逆性卵管障害として残存し，卵管不妊症や異所性妊娠[4]の原因となり卵管峡部と卵管采が同時閉塞すると卵管留水腫を形成する．卵管留水腫の存在は，感染しなければ自覚症状を認めないが体外受精の成功率を低下させることが報告されており ART の障害になる[5].

　さらに，クラミジアによる腹膜炎が，上腹部に波及すると肝周囲炎を引き起こし肝表面と相対する壁側腹膜の間に線維性の癒着を形成する．肝周囲の癒着は，呼吸性に増強する右季肋部を呈し Fitz-Hugh-Curtis 症候群と称されるため，右上腹部痛はクラミジア腹腔内感染または既往感染を疑う所見となる.

診断

　現行感染の診断は，子宮頸部擦過検体からクラミジア菌体を検出することで行う．検出法には，特異性と感受性が高い核酸増幅法（TMA 法，SDA 法，Real time PCR 法）を用いる．また，帯下異常，下腹部痛，右上腹部痛などの有症状例は，クラミジア・淋菌の同時検査を選択する[6].

　クラミジア抗体検査は，感受性に優れるが特異性に問題があり現行感染の診断は行わない．しかし，クラミジア抗体検査（IgG, IgA）の cut off index（COI）が高値になるにつれ，卵管周囲癒着が重症化することや慢性感染または反復感染者で抗体価が高値を推移することが知られているため既往感染の把握に有用であ

る[7]．クラミジア抗体検査が高値を示す不妊症例は，卵管周囲癒着や卵管閉塞を念頭に置き早期に子宮卵管造影検査や腹腔鏡検査の実施を検討する．

治療

子宮頸管炎の治療は，マクロライド系・ニューキノロン系経口抗菌薬が使用される（表1）．ペニシリン系・セフェム系・アミノグリコシド系抗菌薬は無効である[8]．また，細胞内で増殖するクラミジアは，抗菌薬の浸透が悪いので単回投与で血中の濃度が7日間持続するアジスロマイシン以外は症状が消失しても7日間中断せず内服を続けることが重要である[9]．

腹痛を伴う重症例は，入院管理としてミノサイクリン塩酸塩，アジスロマイシン水和物，レボフロキサシン水和物の点滴静注を行う（表2）．ミノサイクリン塩酸塩，レボフロキサシン水和物，シタフロキサシン水和物は，内服薬，注射薬ともに原則として妊婦また妊娠の可能性がある女性には使用しない．

治癒判定は，核酸増幅法により投薬開始から3週間以上あけて行う．クラミジ

表1 クラミジア子宮頸管炎の治療薬（経口薬）

一般名	商品名	使用方法	禁忌
アジスロマイシン水和物	ジスロマック® 錠 250 mg	1回4錠 1日1回 1日間	
	ジスロマック® SR 成人用ドライシロップ2 g	用時水で懸濁し，空腹時に1回経口投与する	
クラリスロマイシン	クラリス® 錠 200	1回1錠 1日2回 7日間	ピモジド，エルゴタミン含有製剤，スボレキサント，ロミタピドメシル酸塩，タダラフィル〔アドシルカ〕，チカグレロル，イブルチニブ，アスナプレビル，バニプレビルを投与中肝臓または腎臓に障害のある患者で，コルヒチンを投与中
	クラリシッド® 錠 200 mg	1回1錠 1日2回 7日間	
レボフロキサシン水和物	クラビット® 錠 500 mg	1回1錠 1日1回 7日間	妊婦または妊娠している可能性のある婦人
シタフロキサシン水和物	グレースビット® 錠 50 mg	1回2錠 1日1回 7日間または，1回1～2錠 1日2回 7日間	妊婦または妊娠している可能性のある婦人

| 表2 | クラミジア付属器炎・骨盤内炎症性疾患の治療（注射薬） |

一般名	商品名	使用方法	禁忌など
点滴静注用ミノサイクリン塩酸塩	ミノマイシン®点滴静注用100 mg	初回 100～200 mg 点滴静注．以後 12 時間ないし 24 時間ごとに 100 mg を 30 分～2 時間かけて点滴静脈	胎児に一過性の骨発育不全，歯牙の着色・エナメル質形成不全を起こすことがある
点滴静注用アジスロマイシン水和物	ジスロマック®点滴静注用500 mg	500 mg を 1 日 1 回，2 時間かけて点滴静注*1～2 日間その後，ジスロマック®錠 250 mg を 1 日 1 回，5～6 日間総投与期間として 7 日間*注射部位疼痛軽減のため，500 mL の生食などに希釈し，2 時間かけて点滴投与する	
レボフロキサシン水和物	クラビット®点滴静注バッグ500 mg	500 mg を 1 日 1 回，約 60 分間かけて点滴静注する注射剤 3～14 日間，経口剤と合計し 14 日間投与	妊婦または妊娠している可能性のある婦人には使用しない

ア抗体検査は，IgA・IgG ともに治癒後も長期にわたり高値を持続することがあるので治癒判定には使用しない．さらに，治療後の再感染を予防するためセックスパートナーの治療は必須である．

☞ **文献**

1) 砂川富正，荒川創一．感染症発生動向調査からみた国内の性感染症の動向・先天梅毒の調査．厚生労働科学研究費補助金 疾病・障害対策研究分野 新興・再興感染症及び予防接種政策推進研究 性感染症に関する特定感染症予防指針に基づく対策の推進に関する研究．2018 p.6-37．http://mhlw-grantsniphgojp/niph/search/NIDD00do?resrchNum=201718001 A

2) Johnson BA, Poses RM, Fortner CA, et al. Derivation and validation of a clinical diagnostic model for chlamydial cervical infection in university women. JAMA. 1990; 264: 3161-5.

3) Dean D, Suchland RJ, Stamm WE. Evidence for long-term cervical persistence of Chlamydia trachomatis by omp1 genotyping. J Infect Dis. 2000; 182: 909-16.

4) Svensson L, Mårdh PA, Ahlgren M, et al. Ectopic pregnancy and antibodies to Chlamydia trachomatis. Fertil Steril. 1985; 44: 313-7.

4●疾患と治療

5) D'Arpe S, Franceschetti S, Caccetta J, et al. Management of hydrosalpinx before IVF: a literature review. J Obstet Gynaecol. 2015; 35: 547-50.

6) CQ101 クラミジア子宮頸管炎の診断と治療は？ In: 日本産科婦人科学会/日本産婦人科医会，編集・監修．産婦人科診療ガイドライン 婦人科外来編 2017．東京: 日本産科婦人科学会; 2017．p.1-3.

7) 矢野義明，森田峰人，久保春海，他．抗クラミジア抗体 cut off index（COI）と卵管障害に関する検討．日産婦誌．1997; 49: 223-8.

8) Workowski KA, Bolan GA. Sexually transmitted diseases treatment guidelines, 2015. MMWR Recomm Rep. 2015; 64: 1-137.

9) 清田 浩，石地 尚，岸本 寿，他．性感染症診断・治療ガイドライン 2016．日性感染症会誌．2016; 27(1 Suppl): 4-170.

IA

女性不妊症

4 疾患と治療

10 感染・細菌叢

b HIV 患者男性と生殖医療

久慈直昭

ここがポイント

1. 血中ウイルスが長期測定感度以下の症例では自然性交による妊娠も考慮される.
2. ただし自然性交による感染リスクは0ではなく，個別の方針決定が必要である.
3. 血中ウイルスが測定感度以下でない症例はもとより，男性不妊，原因不明不妊，夫婦の希望があれば洗浄精子による人工授精・顕微授精を考慮する.

　HIV 感染は，精液を介して水平感染する.

　しかし感染粒子である HIV はその多くが精漿中や精液中のリンパ球に存在するため，挙児希望の serodiscordant 夫婦に対して，HIV を含む夫精液から洗浄によりウイルスを除去し，それを人工授精・体外受精することにより挙児を得る治療が世界中で行われており，我々も同様の方法で挙児希望のこれらの夫婦を治療してきた[1]. この方法はこれまでのところ，感染例の報告はない.

　一方 HIV 化学療法の進歩，特に多剤併用薬物療法の導入により，薬剤奏効例では感染者の血中 HIV 量はほぼ全例で測定感度以下となった. 同時に，数多くの薬剤が開発されたために薬剤耐性の問題が少なくなったこと，治療待機がかえって心血管疾患などのリスクを上昇させると考えられ始めたことから，薬物療法の開始が早まり，また薬剤をきちんと服用する症例も増えている. 精液中の HIV 量は血液中の 1/10 と言われているため，後述するように最近では上記の洗浄による不妊治療に代わって，自然妊娠による挙児が夫婦の1つの選択肢として認められつつある.

自然妊娠が推奨される場合があることは，特に最近，体外受精による出生児への影響があるかもしれないことが，懸念されていることにもよっている．

そこで本稿では，自然妊娠を勧める意見の根拠と注意点を紹介するとともに，洗浄精子を用いた不妊治療を含めて，どのような症例にどのような治療を勧めるべきかについて言及する．

用語の定義

男性が HIV 感染者，女性が HIV 非感染者のカップルを本稿で serodiscordant couple，カップルが法的に婚姻している場合 serodiscordant 夫婦と呼ぶ．

方針決定のポイント

血中 HIV が抑制されていない例では従来型の精液洗浄と不妊治療が標準であるが，化学療法により血中ウイルスが長期間測定感度以下に保たれている症例では自然妊娠が選択されうるし，その選択をしたとしても水平・垂直感染の危険性は非常に低い．

しかし，次のような場合は不妊治療を行うべきであると考えられる．もとよりその場合，顕微授精など当該する不妊治療に伴う母児へのリスクも，通常の不妊治療と同様に説明するべきである．

1 ▶ 男性不妊

HIV 陽性の男性の精子は，陰性男性と比較して回収精子数が少なく，運動率が不良で，形態異常の割合が高いことが知られている[2]．不必要な曝露を避けるため，妊娠を試みようとする夫婦は，方針を決定する前にまず夫の精子検査を受けるべきであり，そのことは後述する我が国のガイドラインにも示されている．

2 ▶ 複数回の性交で妊娠に至らない場合

女性が不妊症である確率は，3 回以上のタイミングで妊娠しない場合には 50% 以上となる．このような場合には，それ以降のタイミング法を継続するか，不妊治療に移行するかを担当医とよく相談すべきであろう．

3 ▶ 夫婦の希望

どのような方法で挙児を得るかは，最終的には夫婦の選択となる．洗浄精子を

用いても感染の危険性は 0 ではないが，現時点では自然性交による感染リスクは無視されうるとされているものの未知である．したがって洗浄してウイルスが減少していること，成功による精液以外の感染リスクがないことから洗浄精子を用いた手法を夫婦が選択したとしても誤りとはいえない．

エビデンス

1 ▶ Serodiscordant 夫婦における自然妊娠での感染リスク

HIV 感染男性であっても，血中ウイルス濃度が感度以下，血中 CD4 が一定期間以上持続すれば自然性交による妻への感染リスクはきわめて低いとする報告がなされ[3]，これらの事実から ART 投与時に男女間感染が起こる確率はおよそ 1 万回の性交渉につき 1 件と推計されている[4]．

ただ一方で，長期にわたって HIV が血中から検出されなくなっても，精液中にウイルスが排出される症例があること[5]，またそれがきわめて短期間に変化するために予測不能であることも報告されている[6]．

2 ▶ 英国・米国・日本での勧告

① 英国 NICE の勧告

挙児希望の HIV serodiscordant couple に対して，英国 National Institute for Health and Care Excellence（NICE）は一定の条件（表 1 の条件がすべて当てはまる場合）の元での自然性交を 2013 年，はじめて公に推奨した．

現在のガイドラインでは，表 1 の条件が満たされていれば，精液洗浄はそれ以上リスクを下げるわけではないこと，しかし夫婦がそれでも自然性交の不確定なリスクを避けることを選ぶなら，洗浄は推奨されると述べている[7]．

② 米国の状況

米国は 2011 年に発効された NIH の AIDSinfo のガイドラインにおいて[8]，

表1 ▶ NICE guideline

抗レトロウイルス療法（highly-active antiretroviral therapy: HAART）を行っている場合，下記の条件が満たされれば性交による（妻や子どもへの）感染はきわめて稀である．
1. 指示に従った規則的な服薬がなされている
2. 血中 HIV-RNA 量が過去 6 カ月以上測定感度以下である
3. 他の感染症がない
4. 自然性交は排卵期に限る

HAARTを含む化学療法により血中ウイルス量が測定感度以下になった場合には性交による女性への感染リスクは減るけれども，血中と精液中のウイルス濃度には乖離があり，前述のように血中ウイルス量が測定感度以下でも精液中にウイルスが認められる例があることが明記されている．さらに使用される薬剤によって精液中への薬剤移行は異なり，HAARTを含む化学療法は性交による感染リスクを減らすけれども0にはならないことを繰り返し述べている．

この米国のガイドラインはHIV感染男性と非感染女性のカップルに対して最も安全な挙児の方法は提供精子による人工授精であると述べている．それが許容できない場合，第2の方策として洗浄精子を用いた人工授精・体外受精を挙げているが，これは化学療法や予防的服用（pre-exposure prophylaxis）が普及する前になされていた方法であり，また治療費が高額であったり，治療可能な施設が限られていること，この方法を用いても感染の危険性が0でないことなどから，その適切な役割は現在不明であり，カップルは費用や，体外受精に伴う危険性も含めて選択すべきであると述べている．

さらに2015年のアメリカ不妊学会（ASRM）のrecommendationでは[9]，提供精子や養子以外の挙児の方法として洗浄による人工授精・体外受精を挙げているが，洗浄法の真の安全性はまだ不明であるとしている．このガイドラインでは血中ウイルス濃度測定感度以下の症例に対する自然性交による妊娠についての言及はない．

③ 日本

我が国では，2015年3月厚生労働科学研究費補助金エイズ対策政策研究事業

表2 男性がHIV陽性の場合の挙児対応（花房秀次．体外受精における医学的情報とHIV感染者の挙児希望への対応[10]）

精液検査	男性の血中 VL (copies/mL)	挙児対応
良好	<20	・感染リスクを説明した上で，自己責任による排卵日の性交渉 ・より安全な方法を希望する場合は精子洗浄を用いた人工授精や体外受精・顕微授精
	≧20	・精子洗浄を用いた人工授精 ・より安全な方法を希望する場合は精子洗浄を用いた体外受精・顕微授精
不良	関係なし	・精子洗浄を用いた人工授精・体外受精・顕微授精

の「HIV 感染症の医療体制の整備に関する研究班」から出された「HIV 感染者の挙児希望にかかるカウンセリングガイドライン」[10]において，男性 HIV 陽性の serodiscordant 夫婦に対して，ART によるウイルス抑制下での自然妊娠も選択肢に含まれることが明記されている（表2）.

　さらに，2019 年 3 月には日本エイズ学会が「血中ウイルスが測定感度以下であれば，性交を含む水平感染の危険は無視しうる」という見解をとっている[11].

おわりに

　これまで serodiscordant couple に対しては，治療が奏効しているかどうかにかかわらず，ほぼ全例に顕微授精などの不妊治療が勧められてきた.

　しかし今後は，目の前の患者夫婦が選択を行うのがもっとも妥当であるか，おそらく原病の治療医とともに，産婦人科担当医が説明をする場面が多くなってくるであろう．現時点では自然妊娠による性交は prospective なデータがまだ少ないこと，体外受精・顕微授精にも一定の懸念があることを説明した上，夫婦が今後自然妊娠できる可能性を正しく評価してリスクを納得した上であれば，自然妊娠を考慮することは妥当なことであろう．一方で，精液性状が極端に悪い場合などの自然性交など，明らかに感染リスクを増加させるだけであるような方法は，勧めない勇気も患者のためには必要かもしれない.

　今後，自然性交による感染の危険性を示すデータが蓄積されることにより，エビデンスとして示したガイドラインも変わってくる可能性がある．最新のデータと，夫婦の意向を尊重して，その時点で最適な方針を決定する必要が大きくなってこよう.

☞文献

1) Inoue O, Kuji N, Ito H, et al. Clinical efficacy of a combination of Percoll continuous density gradient and swim-up techniques for semen processing in HIV-1 serodiscordant couples. Asian J Androl. 2017; 19: 208-13.

2) Bujan L, Sergerie M, Moinard N, et al. Decreased semen volume and spermatozoa motility in HIV-1-infected patients under antiretroviral treatment. J Androl. 2007; 28: 444-52.

3) Attia S, Egger M, Müller M, et al. Sexual transmission of HIV according to viral load and antiretroviral therapy: systematic review and meta-analysis. AIDS. 2009; 23: 1397-404.

4) Supervie V, Viard JP, Costagliola D, et al. Heterosexual risk of HIV transmis-

sion per sexual act under combined antiretroviral therapy: systematic review and bayesian modeling. Clin Infect Dis. 2014; 59: 115–22.

5) Donnell D, Baeten JM, Kiarie J, et al. Heterosexual HIV-1 transmission after initiation of antiretroviral therapy: a prospective cohort analysis. Lancet. 2010; 375: 2092–8.

6) Ferraretto X, Estellat C, Damond F, et al. Timing of intermittent seminal HIV-1 RNA shedding in patients with undetectable plasma viral load under combination antiretroviral therapy. PLoS One. 2014; 9: e88922.

7) Fertility problems: assessment and treatment. Nice Guideline. https://www.nice.org.uk/guidance/cg156/chapter/Recommendations#viral-transmission（最終アクセス 2018 年 12 月 23 日）

8) Centers for Disease control aond prevention. Recommendations for Use of Antiretroviral Drugs in Pregnant HIV-1-Infected Women for Maternal Health and Interventions to Reduce Perinatal HIV Transmission in the United States. p. B16–B23. https://stacks.cdc.gov/view/cdc/7384（最終アクセス 2018 年 12 月 23 日）

9) Ethics Committee of American Society for Reproductive Medicine. Human immunodeficiency virus（HIV）and infertility treatment: a committee opinion. Fertil Steril. 2015; 104: e1–8.

10) 花房秀次. 体外受精における医学的情報と HIV 感染者の挙児希望への対応. In: 山本政弘, 編. HIV 感染者の挙児希望にかかるカウンセリングガイドライン. HIV 感染症の医療体制の整備に関する研究班. 2015 年 3 月.

11) https://jaids.jp/news/「uu キャンペーン」支持について/（最終アクセス 2019 年 8 月 30 日）

4 疾患と治療

10 感染・細菌叢

c 腸内フローラの改善は妊娠出産効率を高めるか

小宮慎之介　森本義晴

ここがポイント

1. 産婦人科（特に周産期）と腸内細菌叢が密接に関連することを理解する.
2. 生殖内分泌領域においても, 腸内細菌叢との関連が示唆されている.
3. 特有の食文化や生活環境により, 日本人は固有の腸内細菌叢を有している.
4. 日本人のための, 日本人の腸内細菌叢に関する研究が行われる必要がある.

　腸内フローラの話をする前に, まず私たち人類と細菌の関係について考えなくてはならない. 今から約46億年前に地球が誕生し, 約38億年前に生命が誕生したとされる. 原始の生物はすべて, 細菌に代表されるような原核生物であった. そこから長い年月をかけ, 細菌は地球のすべてを覆うネットワークを形成し, 進化を続け, 約15億年前に真核生物が, 約10億年前に多細胞生物が誕生した[1]. 現代人と同じグループに分類される, 「新人類」の誕生は約20万年前[1]であり, 私たちが生活する世界は, 言うなれば細菌の世界である.

周産期医学と腸内フローラ

　人類と細菌のふれあいは, 胎生期より始まる. 妊娠方法が自然妊娠であれ, 生殖補助医療によるものであれ, 配偶子は細菌の存在下に受精し, 発育し, 着床する. かつて羊水や胎盤は無菌であるとされてきたが, 近年の次世代 sequencer の進歩により, 羊水や胎盤にも少なからず細菌叢が存在する（特に胎盤細菌叢は口

腔内細菌叢に類似している）[2]ことが明らかになった．

こうして，私たちは発生の瞬間から細菌に触れており，腸内細菌叢を形成するための一番大きなイベントは，分娩と母乳栄養とされる．すなわち，産道通過時ないし乳頭吸啜時に，母から子へと，細菌叢が受け継がれていくのである．そのため，分娩様式により初期細菌叢が異なること[3]や，帝王切開出生児に腸内細菌叢破綻（dysbiosis）のリスクが高い[4]こと，母乳中の細菌叢や含有物質（EVs: extracellular vesicles や HMOs: human milk oligosaccharides）により児の免疫系が獲得される[5]ことが報告されている．また，初期腸内細菌叢により，免疫系や代謝系に影響を受ける[6]とされ，帝王切開出生児は，将来的に肥満になりやすく，脂質異常をきたしやすい[7]ことなどが報告されている．

帝王切開の医学的有用性は十分に理解されているが，日本を含め全世界的に帝王切開率が上昇している．2015 年には WHO から声明が出され，帝王切開率は 10～15% 程度が適当であると結論付けられて[8]いる．その後のレビュー論文において，帝王切開による長期的な影響の一因として，腸内細菌叢破綻（dysbiosis）が挙げられている[9]点は興味深い．

不妊症と腸内フローラ

腸内フローラバランスの均衡が崩れた状態を「dysbiosis」という．この「dysbiosis」は，消化器系疾患以外にも，肥満，アレルギー，糖尿病，うつ病など，さまざまな病態に関連している[10]ことが明らかにされている．「dysbiosis」と不妊症（治療）に関して，Irollo AM[11]ら（ローマ）が，30～35 歳の RIF（repeated implantation failure）かつ dysbiosis である症例に対して，dysbiosis 治療（腸洗浄，probiotics 含有生理食塩水の腸内投与，腸内細菌叢の dysbiosis が改善するまで最低 2 カ月間の経口 prebiotics＋probiotics 製品内服）を行うことで妊娠率，生児獲得率が改善した（それぞれ P＝0.045，0.037）と報告している．

当院でも，院内倫理委員会での承認を受け，不妊治療と腸内フローラの関係についてパイロット研究を行ったので，解析結果の一部を紹介する．

当院の検討では，不妊治療なく挙児を得た（健常者群）18 人と，当院通院中の RIF 症例（不妊患者群）18 人の腸内細菌を比較した．今回の検討では，加齢変化を除外するために，年齢を 30～39 歳と限定し，腸内細菌叢および妊娠成績への影響を最小限とするため，喫煙者，肥満（BMI＞30），極度の痩せ（BMI＜17），多嚢胞性卵巣，子宮筋腫合併，子宮内膜症合併，骨盤内手術（開腹，腹腔鏡）既

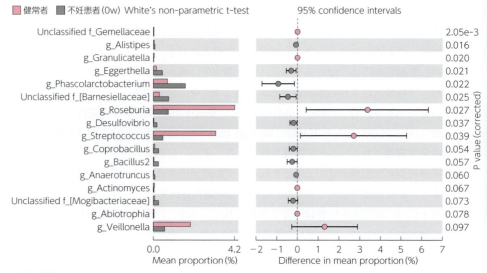

図1 当院における検討①

自然妊娠者と RIF 症例の腸内細菌叢比較から有意差のあるものを抜粋．自然妊娠者の方が *Roseburia*，*Streptococcus* の比率が有意に大きく，*Veillonella* の比率が大きい傾向にある．RIF 症例の方が，*Eggerthella*，*Phascolarctobacterium* などの比率が有意に大きい傾向にある．

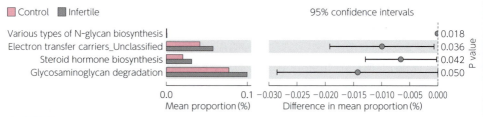

図2 当院における検討②

自然妊娠者と RIF 症例の腸内細菌叢発現遺伝子のパスウェイ解析を行った中から，有意差のあるものを抜粋．RIF 症例では，電子伝達系，ステロイドホルモン生合成の比率が有意に大きく，グリコサミノグリカン代謝の比率が大きい傾向にあった．

往，がん治療後症例を除外した．腸内細菌叢を比較した結果を図1に示す．また，パスウェイ解析を行った結果を図2に示す．検討の結果，健常者群と不妊患者群の間で腸内細菌叢に差を認めた．また，パスウェイ解析の結果でも，両群に差を認めた．

追加検討では，不妊患者群のうち胚移植予定のあった 12 人に対し，胚移植前

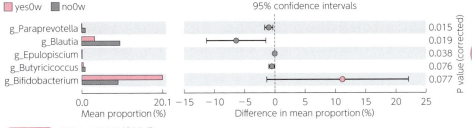

図3 当院における検討③

RIF 12例中，判定陽性群7例と判定陰性群5例の腸内細菌叢比較結果のうち，有意差のあるものを抜粋した．判定陽性群で有意に *Paraprevotella*，*Blautia* の比率が小さく，*Bifidobacterium* の比率が高い傾向にある．

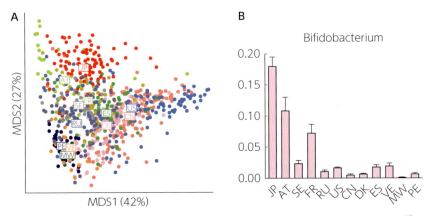

図4 各国の腸内細菌叢の比較（Nishijima S, et al. DNA Res. 2016; 23: 125-33[12] より抜粋）

類似している国もあるが，日本（JP）が独自の腸内細菌叢を有していることが示されている（A）．*Bifidobacterium* の存在比率は，諸外国と比べて日本が有意に高くなっている（B）．

4週間のプレバイオティクス（ガラクトマンナン：グァーガム®）内服を行い，判定陽性群7人と判定陰性群5人の腸内細菌叢を比較した．結果を図3に示す．各個人で，ファイバー摂取による腸内細菌比率が大きい菌が異なっていたが，特に大きな変動を認めた *Bifidobacterium*，*Lachnospiraceae* について，現在追加解析を行っている．*Bifidobacterium* は日本人の腸内に特に高い割合で存在していること（図4）[12] が報告されており，本解析が日本人特有の不妊症治療の糸口となる可能性がある．

本研究は，あくまでも臨床パイロット研究であり，症例数も限られており，単一施設における検討である点に限界がある．また，当院のある大阪府は，女性の野菜摂取量が全国最低（227 g/日，年齢調整済み）であり，他地域との違いがある可能性が否定できない．倫理面や費用面に課題が残るものの，不妊治療開始時点あるいは生殖補助医療を検討した時点で，腸内細菌叢を把握し，適切な栄養，食事指導につなげることで，妊娠成績の改善に寄与できる可能性が高いものと考えている．今後，より大規模な臨床研究を当院で行う予定である．

☞文献

1) Zimmer C. Evolution: Making Sense of Life. 2nd ed. Calgary: Roberts & Company; 2015. p.768.
2) Aagaard K, Ma J, Antony KM, et al. The placenta harbors a unique microbiome. Sci Transl Med. 2014; 6: 237 ra 65.
3) Dominguez-Bello MG, Costello EK, Contreras M, et al. Delivery mode shapes the acquisition and structure of the initial microbiota across multiple body habitats in newborn. Proc Natl Acad Sci U S A. 2010; 107: 11971-5.
4) Salas Garcia MC, Yee AL, Gilbert JA, et al. Dysbiosis in children born by Caesarean section. Ann Nutr Metab. 2018; 73: 24-32.
5) Le Doare K, Holder B, Bassett A, et al. Mother's milk: a purposeful contribution to the development of the infant microbiota immunity. Front Immunol. 2018; 9: 361.
6) Dzidic M, Boix-Amorós A, Selma-Royo M, et al. Gut microbiota and mucosal immunity in the neonate. Med Sci（Basel）. 2018; 6.
7) Hansen S, Halldorsson TI, Olsen SF, et al. Birth by cesarean section in relation to adult offsprings overweight and biomarkers of cardiometabolic risk. Int J Obes（Lond）. 2018; 42: 15-9.
8) WHO/RHR/15.02: World health organization 2015. Statement on Caesarean section rates, 2015.
9) Arboleya S, Suárez M, Fernández N, et al. C-section and the neonatal gut microbiome acquisition: consequences for future health. Ann Nutr Metab. 2018; 73: 17-23.
10) Carding S, Verbeke K, Vipond DT, et al. Dysbiosis of the gut microbiota in disease. Microb Ecol Health Dis. 2015; 26: 26191.
11) Irollo AM, Gangale MF, Tartaglione A, et al. Does probiotic and prebiotic treatment in IVF cycles of infertile women. with intestinal dysbiosis, affect pregnancy rate? JSAS. 2017; 9: 44-7.
12) Nishijima S, Suda W, Oshima K, et al. The gut microbiome of healthy Japanese and its microbial and functional uniqueness. DNA Res. 2016; 23: 125-33.

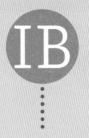

女性不妊症

男性不妊症

生殖補助医療（ART）

がん・生殖

不育症

その他

1 検査・診断

1 診察

a 男性不妊症における外来診察

小林秀行　永尾光一

> **ここがポイント**
> 1. 男性不妊症の原因の約80%は造精機能障害である.
> 2. 診察は, 問診・外陰部の診察・陰部超音波検査・精液検査・内分泌検査が主である.
> 3. 男性因子を治療することによりタイミング法や, 人工授精, ART の成績も改善することができる.

　全カップルの6組に1組は不妊症で, その半分に男性不妊症が存在する. そのため, 不妊症の診察および検査は, 男性と女性が同時に平行して行うのが望ましい. しかし, 実際には, 女性が産婦人科を受診し, 女性側の検査や治療が先行されたのち, 婦人科から紹介されて泌尿器科を受診するケースが多い.

　また, 不良な精子を用いた体外受精や顕微授精などの生殖補助医療（assisted reproductive technologies: ART）の成績も悪いことがわかってきている. そのため, 男性不妊治療を行うことにより, タイミング法や, 人工授精, ART の成績も改善することがわかってきている.

　今回, 男性不妊診療における検査および診察について概説する.

男性不妊症の原因とその割合

　平成27年度の全国調査にて, 男性不妊症患者7,253人を対象に調査が施行された. 男性不妊症の原因の第1位は造精機能障害（82.4%）であった. 内訳は, 51%が特発性（原因不明）であり, 36.6%が精索静脈瘤であった. 第2位は, 性機能障害（13.5%）, 第3位は, 精路通過障害（3.9%）であった（図1）.

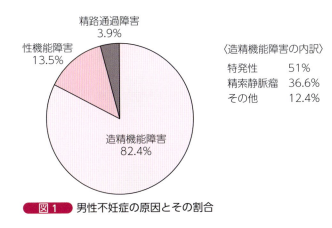

図1 男性不妊症の原因とその割合

男性不妊症外来の特徴

　男性不妊症の患者の多くは，肉体的に健康で，生殖年齢ということもあり，20〜30歳代が多くを占める．また，仕事を優先していることが多く，頻回での外来受診が困難である．また，問診では，勃起や射精状態，自慰や性交渉の開始年齢，性行為回数など，性機能や性活動について，デリケートな内容を聴取する必要がある．そのため，プライバシーを確保した上で，十分に時間をかけて診療を行う必要がある．

男性不妊症診断に必要な項目

　診断に必要な項目を下に列挙する．
　①問診
　②外陰部の診察
　③陰部超音波検査
　④精液検査
　⑤内分泌検査
　⑥追加検査（染色体検査，AZF検査，抗精子抗体の測定，など）

1 ▶ 問診

　男性不妊症の診断において問診は重要である．日常診療で聴取する既往歴，手術歴，内服歴，タバコおよびアルコールの有無に加えて，性歴について聴取を行

| 表1 | 問診事項 |

- 未婚，既婚，離婚，再婚
- 現病歴→結婚期間，いつから挙児を希望か，妻の婦人科受診歴について
- 既往歴
- 外傷，手術
- 薬物→フィナステリド・デュタステリド内服の有無
- タバコ，アルコール
- 夢精初発
- 自慰開始時期，方法，現在の頻度
- 性歴→初めての性交渉の年齢，初交の相手
- 妻，年齢
- 性行為協力度，性交痛の有無
- 性交回数（月）
- 身長，体重

う（表1）．

　タバコは，造精機能に影響を与える．内服歴では，男性型脱毛症に用いるフィナステリド，デュタステリドは，造精機能に影響を及ぼすことが知られているので，必ず問診で確認をする．また，自慰行為の方法についての問診は，不適切な方法では，腟内射精障害の原因となるため聴取する必要がある．

2 ▶ 外陰部の診察

　外陰部の診察は，まず視診にて外性器や恥毛の状態を確認する．次に触診にて精索を触れて精管の有無を確認する．さらに精巣や精巣上体を触診して状態を確認する．精巣の大きさに関してはオーキドメーターを用いて簡易的に精巣容積を測定する．

　立位の状態で精索を触知して，精索静脈瘤の有無を確認する．その際に腹圧をかけた状態で触診すると静脈瘤が触知しやすい．

3 ▶ 陰部超音波検査

　高周波プローブを用いて検査を行う．まずは，精巣内部の状態を確認する．次にプローブを精索へ移動し，精索静脈瘤の有無を確認する．精索静脈瘤は，通常左側に見られるケースが多く，静脈径が 3.0 mm 以上の場合，臨床的意義のある静脈瘤と判断している．静脈瘤が確認できた時は，カラードプラ超音波検査にて，腹圧時に逆流の有無を確認する．

1 ● 検査・診断

4 ▶ 精液検査

禁欲期間は 2 日以上 7 日以内とする．採取に関しては，自宅で採精して，持ち込みでも検査は可能であるが，環境変化などで，精液所見が不良となることがある．そのため，院内で採精することが望ましい．検査回数は，2 回以上が望ましいとされている．WHO マニュアル 2010 に記載されている正常下限値は 349 頁を参照．

5 ▶ 内分泌検査

精巣の働きは，精子形成とテストステロンの産生であり，視床下部，下垂体，精巣へのホルモンのバランスにて制御されている．造精機能のスクリーニングとして内分泌検査は必要である．実際には，プロラクチン（PRL），黄体化ホルモン（LH），卵胞刺激ホルモン（FSH），テストステロン（T），エストラジオール（E_2）を測定する．高 PRL 血症の場合は，下垂体腫瘍を疑う．LH はテストステロン産生に関与するホルモンである．FSH は特に重要で，高値の場合は，造精機能障害を疑う．E_2 はテストステロンがアロマターゼによって変換されてできる．

6 ▶ 追加検査

その他に染色体検査，AZF 検査，抗精子抗体の測定がある．染色体検査で最も多くみられる異常は Klinefelter 症候群（47, XXY）である．AZF 検査は無精子症に対して行う検査であり，Y 染色体上の AZF の有無を確認する．AZFa 欠失，AZFb 欠失，AZFb＋c 欠失では精子形成はほぼ期待できない．極端に精子運動率が低下している場合は，抗精子抗体が存在する可能性があり，抗精子抗体の測定を検討する．

1 検査・診断

2 精液検査・精子機能検査

ⓐ スマホ顕微鏡による精液検査

岡田 弘

> **ここがポイント**
>
> 1. スマホ顕微鏡による精子観察は，臨床検査に匹敵するほどの精度はないが，精子濃度と精子運動率に関する大まかな指標にはなる.
> 2. 精子の状態をセルフチェックすることが，医療機関を受診する垣根を下げる結果につながった.
> 3. 早期の精液チェックが少子化・晩婚化対策に使用できる.

精子の大きさは頭部から尾部先端までで約60 μm であり，最も大きな頭部でも3×5 μm であることから，肉眼では捉えることができない．ルネッサンス期以来盛んに論議されてきた，生命の誕生に係わる精液中の因子＝精子について，見つけ出すために工夫がなされてきた．この中で，レーウェンフックは自作した ball lens による顕微鏡により，1677年に世界で初めて精子を観察したとされている．この後，工学技術の進歩に伴って，倍率の高い顕微鏡が次々と作成され，細菌学・病理学・組織学に広く利用されるようになった[1].

特に不妊臨床における基礎的検査の1つである一般精液検査は，精液量・精子濃度・精子運動率・正常形態精子率からなりたっており，精液量を除いた3つの検査はすべて，顕微鏡が必要不可欠な器具になっている.

一般家庭には顕微鏡は存在しないため，精液検査は診療所や病院などの検査設備が整った施設で行うか，これら施設から検査会社に依頼して行うものである，という認識がなされてきた.

2000年代以降のスマートフォン（スマホ）の普及と，通信技術の進歩により，その具備しているカメラから静止画像のみならず動画像も短時間で送受信できる

ようになった．そして，2010年以降にスマホのカメラに，レーウェンフックの用いたball lensを装着することにより，高倍率の画像を得ることが可能となり，ball lensの価格が低下したことと相まって，多種類のスマホ顕微鏡が登場することになった．このスマホ顕微鏡を用いた精液検査を行う道具として，2016年にTENGA MEN'S LOUPE®（株式会社TENGAヘルスケア）とSeem®（株式会社リクルートライフスタイル）が発売され[2-7]，大きな話題となった．

以下本稿では，後に述べる理由により，スマホを用いた精液の観察を精液検査ではなく「精子セルフチェック」と呼ぶ．

精子の自己チェックと一般精液検査の比較

TENGA MEN'S LOUPE®もSeem®も精液検査のうち，精液量と精子形態を観察する道具ではない．両者ともに，精子濃度と精子運動率の測定を行う道具である．これら2機種は発売直後から，その正確性に対する意見が多数寄せられてきた．獨協医科大学埼玉医療センターで不妊外来患者200人を対象にして，Seem®とWHOマニュアルの沿った精子濃度・精子運動率測定結果とを比較した結果を図1に示す．両者は有意な相関関係は有していた（$P<0.05$）．しかし，両者による測定値の相関係数（R^2）は，精子濃度で$R^2=0.5445$，精子運動率で$R^2=0.1786$と低いものであった．したがって，スマホ顕微鏡を用いた精液観察結果を，これまでに生殖医療の現場で用いられている一般精液検査と同様の検査としての位置づけを行うことはできないと考えられる．したがって，これらのス

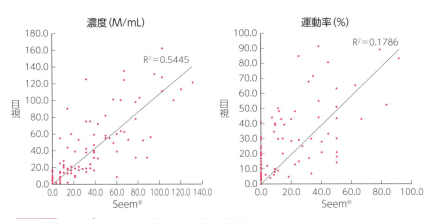

図1 Seem®と一般精液検査（目視）の比較

マホ顕微鏡を用いた精子の観察結果は臨床検査としての役割ではなく,「精子セルフチェック」ということにとどめるのが妥当であると考えられる.

スマホ顕微鏡による「精子セルフチェック」が変える男性不妊受診事情

　スマホ顕微鏡による「精子セルフチェック」の是非に関して寄せられた危惧の中で最多のものは,個人で精液をチェックすることにより,医療機関を受診しなくなるのではないかということである.これに関して,リクルートライフスタイル社のSeem®発売時の利用者の行動変容解析によれば,スマホ顕微鏡による「精子セルフチェック」をした人の38%が医療機関を受診し,新たに男性不妊に関して医療機関を調べたり(8%),妊活情報を収集したり(8%),妊活の話題が増加する(8%)など,妊活に積極的になったことが明らかにされている(図2).

　したがって,スマホ顕微鏡による「精子セルフチェック」は,利用者の医療機関受診と妊活を推し進める役割があることが判明した.

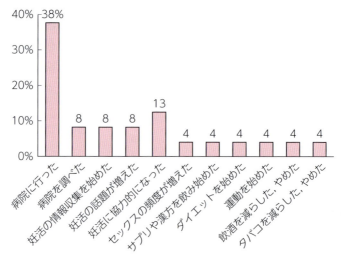

図2 Seem®利用者の行動変容:利用後の行動変化(複数回答)
(リクルートライフスタイル社提供資料を基に作成)

スマホ顕微鏡による「精子セルフチェック」の使用のされ方

① 不妊カップルに対しては，男性不妊外来をより早期に受診するための動機付け

② 未婚男性に対しては，ブライダルチェックの一助

③ がん経験者（cancer survivor）の男性が抱える，自分自身の妊孕性に関する自己点検のための道具

これらのいずれの場合も，セルフチェックの結果に関して，利用者任せにするのではなくコンサルトする機能を持たせる必要があるため，男性不妊に関して相談可能な医療機関の情報が不可欠である.

☞文献

1) Kobori Y. Home testing for male factor infertility: a review of current options. Fertil Steril. 2019; 111: 864-70.

2) Kobori Y, Pfanner P, Prins GS, et al. Novel device for male infertility screening with single-ball lens microscope and smartphone. Fertil Steril. 2016; 196: 574-8.

3) Kobori Y, Kathrins M. What is coming nesxt for home semen testing? Fertil Steril. 2017; 107: 340.

4) 入澤　諒. スマートフォン精子セルフチェックが実現する男性の不妊治療参加. Modern Physician. 2018; 38: 777-9.

5) 渡邉倫子，山崎一恭，岩本晃明. 標準化された精液検査法・自宅で行えるスマートフォンを利用する CASA システムについて. 臨床婦人科産科. 2018; 72: 1054-61.

6) https://tengahealthcare.com/products/mensloupe/

7) https://seem.life/

1 検査・診断

2 精液検査・精子機能検査

b 精子機能検査の今後の展開

岡田 弘　岩端威之

ここがポイント

1. 男性不妊は特発性のものが多数を占める．この原因は，一般精液検査のみで精子機能の評価がなされていないためである．
2. 精子機能検査で ICSI 時代に役に立つものは，DFI 測定と ORP 測定である．
3. 精子機能検査結果と ART の治療成績の相関が明らかになれば，男性不妊の治療戦略が整理され，治療成績の向上につながると考えられる．

精液検査の歴史

1677 年に van Leeuwenhoek が精液と膿の混合物の中に，手作りの ball lens による顕微鏡で動き回る精子を発見したことに端を発している．この後長く精液中の精子の存在は知られつつも，定量的評価を行うことは約 100 年前まで行われていなかった．

1929 年に Macomber Sander が初めて定量的な精液検査を行ったとされている[1]．その後，国際的な研究協力の元に，現在の WHO マニュアル第 5 版 2010 年が刊行されて，不妊症を扱うすべての臨床現場で，男性の妊孕性を評価する方法として広く使用されている．しかし，WHO マニュアルに記載されている精液検査結果は，妊娠を評価項目とした場合に特異度・感度ともに低いことは，長い使用経験から明らかになっている[2]．

本稿では，① 精子機能検査の側面から見た精液検査とその限界，② 最近用いられている精子機能検査について概説する．

精子機能検査の側面から見た精液検査とその限界

WHOマニュアル[3]は，精液検査における精液採取法，精子濃度・精子運動率・正常形態精子率・精液中の白血球濃度測定法に関して，多数例の妊孕性が明らかになった男性を対象にしてデータを集めて，その95%信頼区間に相当する値を提示したものである（表1）．ここでいう妊孕性の明らかになった男性とは，12カ月以内にパートナーが自然妊娠した者を指している．さらに注意が必要なことは，WHOの使命として先進国（地域）のみならず発展途上国（地域）でも実施可能な検査（特殊な薬品や機器の不要な検査）であることが大前提であるため，特殊な器具や薬品，高価な測定器や大型の機器を用いる検査は，精液検査の項目として採用されていない．このため，これらの精液検査を本稿の後半で解説する，特殊な設備を必要とする精子機能検査を含む精液検査（高度精液検査）と区別して一般精液検査と呼んでいる．

この，一般精液検査値は多くの人が経験しているように，基準値以下の人が必ずしも不妊ではないし，基準値以内の人でも児に恵まれない男性もいる．また，精液検査所見は，IUIやIVF/ICSIの妊娠予測に用いられてきたが，十分な成果は報告されていないため，男性不妊を診断するには不十分な検査と考えられている[4]．この原因は，不妊症は多因子疾患であり，妊孕性のある男性と不妊男性の間で，一般精液検査の結果の大きなオーバーラップが見られることによる[5]．

精液検査項目のうち，精子運動性に関しては，精子運動パラメータ測定が，精子機能検査の一部として1980年代から1990年代まで盛んに行われ，数種類の機器が市場に登場したが，ICSIの時代になり，精子運動性は受精成立に必須のものでなくなり，精子の運動パラメータを測定するCASA（computer assisted

表1 一般精液検査
（WHOの標準値〔2010年版〕）

精液量	1.5 mL 以上
pH	7.2 以上
精子濃度	1 mL 中に 1,500 万個以上
総精子数	3,900 万個以上
総精子運動率	40%以上
前進運動精子率	32%以上
精子正常形態率	4%以上
精子生存率	58%以上
白血球数	1 mL 中に 100 万個以下

semen analysis）の役割は限定的になっている.

　精液検査項目のうち精子形態検査に関しては，現在広く用いられている Tygerberg strict criteria[6]による正常形態精子率は自然妊娠に至るまでの時間と逆相関するという報告や[7]，IVF/ICSI による受精率 IUI による妊娠率の予測因子になり得るとの報告がある[8,9]一方で，これに反するデータも発表されている[10,11].

　このように，一般精液検査では十分な妊孕性に関する評価ができないため，種々の精子機能検査が工夫された.

精子機能検査

1 ▶ Zona-free hamster egg sperm penetration test（ハムスター試験）（図1）

　透明帯除去したハムスター卵と capacitation を起こさせたヒト精子を共培養すると，ヒト精子は卵細胞質に侵入し，精子頭部が膨化し，受精の初期像が見られる[12]. ハワイ大学の柳町らにより，この精子侵入能と IVF の成績が相関すると報告され，conventional IVF の適応患者を選択するために用いられた[13]. しかしながら，常にハムスター卵を用意する必要があること，検査の労力が大きいことから，精子の卵細胞膜通過能の影響を受けない受精方法として ICSI が登場してからは，研究目的として以外は行われなくなった.

・雌のゴールデンハムスターを過排卵処理

・卵管から採卵

・酵素処理で透明帯除去

・精子と共培養

・ハムスター卵に侵入して膨化した精子頭部の観察，侵入率の計測

図1 ハムスターテスト（Yanagimachi R, et al. Biol Reprod. 1976; 15: 471-6[13]）

卵細胞質に侵入した精子と卵細胞質内で膨化した精子のある卵の割合を計測.

350

2 ▶ DNA 断片化指数（DNA fragmentation index: DFI）測定（図2）

ICSI は自然に起こる多くのステップをバイパスすることになるため，精子の受精から胚発生に与える悪影響をこれまでと異なる概念で考える必要が出てきた．最近，early paternal effect と late paternal effect といわれる概念で整理されている．early paternal effect は，受精卵の形態異常や受精卵分割スピードの遅延を引き起こすと考えられており，この過程には精子の DNA 断片化の関与は少ないと考えられている．これに対して，late paternal effect は初期胚の形態異常がないのにもかかわらず着床障害や早期流産がある場合に精子 DNA 断片化が影響していると考えられている[14,15]．

この late paternal effect を検出する精子 DNA 断片化の検出方法のうち，本邦では TUNEL（terminal deoxynucleotidyl transferase dUTP nick end labeling）法，sperm chromatin structure assay（SCSA）と sperm chromatin dispersion test（SCDT）が主として用いられている．TUNEL 法と SCDT は高価な設備は必要としないが，1 回に測定対象とできる精子数は数百の単位であるため，誤差が大きくなる欠点がある．これに対して，SCSA はフローサイトメトリーを用いての計測であり，高価な測定装置が必要であるが，1 回の測定で数万精子の検討が可能なため再現性がよく，集中測定を行う場合には最適な測定法と考えられる．

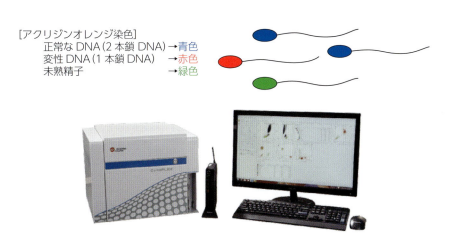

フローサイトメトリーを用いて赤色に判定された精子の割合（DFI）を測定

図2 DFI 測定法（SCSA）

DFI 測定は，今後 ICSI 症例での着床障害や初期流産例の原因解明や，ART に用いる精子の最適な処理方法の検討に役立つと期待されている．

3 ▶ 精液酸化還元電位測定（図 3）

　生活習慣病や環境因子の研究から，精子形成は体液が還元傾向にあることが望ましいことが知られるようになってきた．しかし，溶液が酸化傾向にあるのか還元傾向にあるのかを示す指標である酸化還元電位（ORP: oxidation reduction potential）の測定は，電位差計と白金電極を組み合わせた装置で行い少量の液体

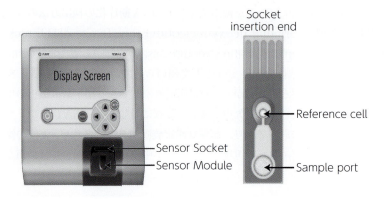

図3　ORP 測定器　MiOXSYS
30 μL の精液を sample port へ載せ数秒で測定可能．

表2　男性不妊患者の原因疾患
2015 年時点の集計（厚労科研湯村班）

造精機能障害	5,991	(95.3%)
特発性	**3,053**	**(48.6%)**
精索静脈瘤	2,193	(34.9%)
染色体・遺伝子異常	129	(2.1%)
薬剤性	132	(2.1%)
停留精巣	113	(1.8%)
内分泌異常	70	(1.1%)
その他	118	(1.9%)
精路通過障害	286	(4.5%)
その他	11	(0.2%)
合計	6,288	(100%)

1●検査・診断

での測定には不向きなものであった．最近小さなチップに少量の液体（精液）を
載せるだけで測定可能な装置（MiOXSYS AYTU BioScience https://mioxsys.
com/)[16]が発売され，精子機能検査の一種としてデータが集まってきている．

　今後，上記のDFI測定とORP測定により，男性不妊の原因が細分化され，現
在48％以上を占めていると報告されている（表2），原因不明男性不妊の患者の
割合が減少することが期待される．さらに，これらの精子機能検査が，現在適応
基準が不明確な精索静脈瘤に対する手術療法の最適症例の選別や，ARTのス
テップアップの時期の判定，良好精子の選別方法の確立に重要な役割を果たすと
考えられる．

IB
男性不妊症

文献

1) Hotchkiss R. General considerations. In: Fertility in Men. Philadelphia: JB Lippincott; 1944. p.1.
2) Niederberger C, Pellicer A, Cohen J, et al. Forty years of IVF. Fertil Steril. 2018; 110: 185–324.e5.
3) World Health Organization. Laboratory Manual for Evaluation and Processing of Human Semen. 5th ed. Geneva: WHO; 2010.
4) Ombelet W, Bosmans E, Janssen M, et al. Semen parameters in a fertile versus subfertile population: a need for change in the interpretation of semen testing. Hum Reprod. 1997; 12: 987–93.
5) Oehninger S, Ombelet W. Limits of current male fertility testing. Fertil Steril. 2019; 111: 835–41.
6) Krugar TF, Menkveld R, Stander FS, et al. Sperm morphologic features as aprognostic factor in in vitro fertilization. Fertil Steril. 1986; 46: 1118–23.
7) Buck Louis GM, Sundaram R, Schistermann EF, et al. Semen quality and time to pregnancy: the Longitudinal Investigation of Fertility and the Environmental Study. Fertil Steril. 2014; 101: 453–62.
8) Krugar TF, Coetzee K. The role of sperm morphology in assisted reproduction. Hum Reprod Update. 1999; 5: 172–8.
9) Van Waart J, Krugar TF, Lombard CJ, et al. Predictive value of normal sperm morphology in intrauterine insemination (IUI): structured literature review. Hum Reprod Update. 2001; 7: 495–500.
10) Lemmens L, Kos S, Beijer C, et al; Semen Section of the Dutch Foundation for Quality Assessment in Medical Laboratories. Predictive values of sperm morphology and progressively motile sperm count for pregnancy outcomes in intrauterine insemination. Fertil Steril. 2016; 105: 1462–8.
11) Thijissen A, Creemers A, Van der Elst W, et al. Oredictive value of different covariates influencing pregnancy rate following intrauterine insemination

with homologous semen: a prospective cohort study. Reprod Biomed Online. 2017; 34: e319–29.

12) Aitken RJ, Thatcher S, Glasier AF, et al. Relative avility of modified versions of the hamster oocyte penetration test, incorporating hyperosmic medium or the ionophore A23178, to redict IVF outcome. Hum Reprod. 1987; 2: 227–31.

13) Yanagimachi R, Yanagimachi H, Rogers BJ. The use of zona–free animal ova as a test–system for the assessment of the fertilizing capacity of human spermatozoa. Biol Reprod. 1976; 15: 471–6.

14) Tesarik J, Greco E, Mendoza C. Late but not early, paternal effect on human embryo development is related to sperm DNA fragmentation. Hum Reprod. 2010; 19: 611–5.

15) McQueen DB, Zhang J, Robins JC. Sperm DNA fragmentation and recurrent pregnancy loss: a systematic review and meta–analysis. Fertil Steril. 2019; 112: 54–60.e3.

16) Agarwal A, Sharma R, Roychoudhury S, et al. MiOXSYS: a novel method of measuring oxidation reduction potential in semen and seminal plasma. Fertil Steril. 2016; 106: 566–73.e10.

1 検査・診断

3 内分泌

a 男性不妊症患者に対する内分泌検査はどこまで必要か

伊藤直樹

ここがポイント

1. 男性不妊症全例に行う必要はない．無精子症，高度乏精子症，低精巣容積，女性化乳房などを検査対象とする．
2. 初回のスクリーニング検査は FSH と testosterone 測定でよい．
3. Testosterone が低値であった場合は LH, prolactin, free testosterone 測定を行う．

　男性不妊の原因として内分泌学的異常は全体の 3～10% と考えられている[1,2]．すなわち，全例に視床下部-下垂体-性腺系の内分泌学的検査をルーチンに行う必要はなく，無精子症，精子数 1,000 万/mL 以下の高度乏精子症，性機能障害，低精巣容積，女性化乳房などの所見を認める患者に対して施行されるべきである．

スクリーニング検査

　内分泌検査が必要な症例に対する初回のスクリーニング検査としては血中 follicle-stimulating hormone（FSH）と total testosterone 測定が推奨される．米国泌尿器科学会（AUA）のガイドラインでは，total testosterone が低値であった場合は，total testosterone 再検，luteinizing hormone（LH），prolactin，free testosterone 測定が推奨されている[3]．

　LH と FSH は視床下部から分泌される gonadotropin-releasing hormone（GnRH）にて調節されているが，GnRH 分泌は一定ではなく，季節変動，日内変動，パルス状分泌がある．季節変動としては春に GnRH 分泌が高くなる．日内変動としては早朝にその分泌が高い．さらに 90～120 分ごとに GnRH がパルス状に分泌されている．その結果として LH 分泌は 24 時間で 8～16 回のパルス，

JCOPY 498-16000

355

FSH 分泌のパルスは約 1.5 時間ごとである．そのため LH と FSH に関して理想的には午前中に 15〜20 分間隔で 2〜3 回採血を行い，その平均値で評価する．Testosterone は午前中に高く，夕方〜夜に低下する日内変動を認めるため，午前中の採血が望まれる．

LH，FSH，testosterone 値から精子形成障害を診断する

表 1 に精子形成障害の原因となる疾患と血中 LH，FSH，testosterone 値を示した．FSH は Sertoli 細胞から分泌される inhibin B の feedback を受けるが，inhibin B 濃度は精子濃度や精巣容積との相関性が報告されていることから[4]，精子形成障害が強いと FSH 値も上昇する．Sertoli cell only や Klinefelter 症候群では FSH は高値であり，hypospermatogenesis でも正常〜高値となる．一方，maturation arrest では正常であることが多く，内分泌所見のみでは閉塞性無精子症と鑑別困難な場合がある．血中 testosterone 値は精子形成障害が強くても正常である症例も認められる．

表1 LH，FSH，testosterone 値を用いた精子形成障害の診断

診断	LH	FSH	Testosterone
正常	正常	正常	正常
閉塞性無精子症	正常	正常	正常
Hypospermatogenesis	正常〜高値	高値	正常〜低値
Maturation arrest	正常	正常	正常
Sertoli cell only	高値	高値	正常〜低値
Klinefelter's syndrome	非常に高値	非常に高値	正常〜低値
Hypogonadotropic hypogonadism	低値	低値	低値

その他の内分泌検査は必要か

LH，FSH，testosterone が低値である hypogonadotropic hypogonadism の場合，他の下垂体前葉ホルモンも低値となる汎下垂体前葉機能低下症を rule out するために thyroid stimulating hormone（TSH），adrenocorticotropic hormone（ACTH），甲状腺ホルモン，cortisol なども測定する．

Prolactin の男性における意義は十分明らかとされていない．Leydig 細胞の LH 受容体を増加させ，精巣内 testosterone 濃度を高めたり，男性副性器の発育

と機能における androgen の作用を助けると考えられている[5]．しかし高 prolactin 血症は視床下部からの GnRH 分泌を妨げ，gonadotropin 分泌を低下させるため結果的に血中 testosterone が低下することから臨床的に問題となる．薬剤，ストレス，腎機能低下，あるいは原因不明で 50 ng/mL 以下程度の軽度 prolactin 上昇の臨床的意義は不明である．Prolactin が非常に高値の場合は，下垂体腫瘍の可能性があり，MRI などの精査を必要とする．

女性化乳房，性欲低下，勃起不全を認める場合，血中 estradiol 測定も考慮される．多くの場合は肥満により脂肪組織内の aromatase 活性が増加し testosterone からの estradiol 産生が亢進している．

Free testosterone は生物学的に活性を示す testosterone を反映している．加齢男性性腺機能低下症候群診療の手引きでは 8.5 pg/mL 未満で男性ホルモン補充療法の適応としている[6]．男性不妊症においても無精子症，Klinefelter 症候群で testosterone が低下している症例が散見されることから，精巣容積が小さな症例では free testosterone を測定し男性ホルモン補充療法の必要性を判断する．

負荷試験は必要か

ほとんどの症例では必要としない．Hypogonadotropic hypogonadism 症例では下垂体予備機能評価のための LH-RH test，精巣での testosterone 分泌予備能評価のための hCG test が行われる．詳細は他項に譲る．

☞文献

1) Sigman M, Jarow JP. Endocrine evaluation of infertile men. Urology. 1997; 50: 659–64.
2) Jungwirth A, Giwercman A, Tournaye H, et al. European Association of Urology guidelines on Male Infertility: the 2012 update. Eur Urol. 2012; 62: 324–32.
3) Jarow J, Kolettis PN, Lipshultz LR, et al. The optimal evaluation of the infertile male: AUA best practice statement. AUA Education and Research, Inc.; 2010.
4) Pierik FH, Vreeburg JT, Stijnen T, et al. Serum inhibin B as a marker of spermatogenesis. J Clin Endocrinol Metab. 1998; 83: 3110–4.
5) Wennbo H, Kinblom J, Isaksson OGP, et al. Transgenic mice overexpressing the prolactin gene develop dramatic enlargement in the prostate gland. Endocrinology. 1997; 138: 4410–5.
6) 岩本晃明, 馬場克幸. 診断. In: 日本泌尿器科学会, 他編. 加齢男性性腺機能低下症候群診療の手引き. 東京: じほう; 2007. p.51–8.

1 検査・診断

4 精巣

a 精巣生検

湯村 寧　竹島徹平

ここがポイント

1. 以前は無精子症の原因探索のために行われていたが，近年では TESE 時に同時に行われることが多い．
2. 生殖医療に従事するものは，精巣組織像の所見やその解釈などについて理解しておく必要がある．
3. 造精機能の評価については Johnsen's score count（JSC）が推奨されている．JSC 8 以上の精細管には精子が存在する．
4. 近年 TESE 不成功例に対するゴナドトロピン補充後の secondary TESE が行われはじめているが，精巣の病理所見が治療効果の予測因子になる可能性がある．

　主な目的として以前は無精子症の原因が閉塞性か非閉塞性かを鑑別する場合に行われてきたが，精巣容積・血清 FSH の値で両者の鑑別は比較的容易にできることや[1]，Sertoli cell only syndrome や maturation arrest といった病理診断が精巣全体の造精機能を反映しているわけではなく，micro TESE にて精子が回収されるケースはあること[2]，精巣生検の所見自体は精子回収の予測因子にはならないこと[3]などの理由から，近年は単独で施行されるケースはほとんどない．また生検自体が精巣へのダメージもあることなどもあり，近年は施行するにせよ TESE と同時に行われることが多い[2]．平成 27 年度の男性不妊全国調査では泌尿器科領域生殖医療専門医 36 人中，精巣生検を単独で施行していると回答したのは 9 人であった[4]．ただ TESE の際精細管は精子探索のためにバラバラにされてしまうため，精細管の状況の把握を行うためには本検査は必須であり得られた病理所見の解釈については理解しておく必要がある．また近年，micro TESE で精

子を回収できなかった場合，ゴナドトロピン補充療法を行ってから secondary TESE を行うこともあるが，最初の TESE 時の病理所見は成績を左右する可能性があるため[5]，どこまで spermatogenesis が進んでいるか知るためにも生検結果は重要な意味をもつ．

方法

TESE と同時に行う場合，conventional TESE，micro TESE いずれにおいても精子採取終了後に行うことが望ましい．

本稿では TESE をせずに行う精巣生検の方法を述べる．局所麻酔薬 5~8 mL にて切開部ならびに精索周囲へ浸潤麻酔を行う．精索周囲の麻酔は精管を目印にするとよい．約 1 cm 程度の皮膚切開を加え，固有鞘膜を切開，白膜を露出する．白膜上の切開部分周囲に 3-0 吸収糸をかけ，これを支持糸とし白膜切開を行う．切開後精巣を圧迫すれば精巣組織が圧出されるので，眼科用の剪刀で米粒大の組織を切除，採取する．組織固定には Bouin（ブアン）溶液固定が推奨されるが[6]，ホルマリン固定でも対応可能である．

評価

精細胞は精祖細胞（spermatogonia），一次精母細胞，二次精母細胞，精子細胞，精子と分裂・分化していく．精細胞以外に精細管内には Sertoli 細胞が存在し，精子形成維持，内分泌環境の調整を行う．

図1~3に主な精巣組織所見を示す．病理の成書では精子形成障害として MA，hypospermatogenesis，SCO，精細管の硝子化がある[6]が，その定義や分類は必ずしも明確ではなく，実用性から考えると造精機能の評価には Johnson's score count（JSC）が推奨されている[7]（表1）．50~100 個の精細管を確認し 1 つずつ JSC をつけ，その平均値を算出する（mean Johnson's score）．

正常成人の mean Johnson's score は 8.9 以上，平均は 9.38 とされる[6]．無精子症の原因が閉塞性か非閉塞性かを鑑別するのであれば JSC 8 以上の精細管の存在が重要である．また Shiraishi らは micro TESE 不成功例に対してゴナドトロピン投与後再度 TESE を行い 28 例中 6 例で精子回収に成功している[5]．この 6 例の病理所見は 4 例が hypospermatogenesis，2 例が primary spermatocyte まで分化が進んだ状態であり spermatogonia のみ確認された症例，SCO 症例では精子回収はできなかった．ここから考えると JSC 4 以上の精細管を有する症例

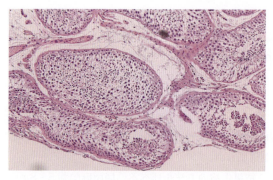

図1 精管欠損による閉塞性無精子症患者の精巣組織像

35歳,精巣容積は両側とも18 mL,folicle stimulating hormone (FSH) は5.9 mIU/mL. Conventional TESEにて運動精子を回収可能であった. JSCは9.2であった.

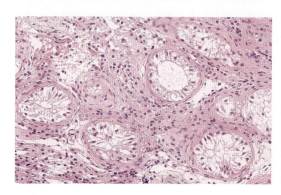

図2 SCOの精巣組織像

35歳,精巣容積は両側とも10 mL,FSH 16.3 mIU/mL. 染色体は46,XY. 非閉塞性無精子症にてmicro TESEを施行するも精子回収できず. JSC 2.0.

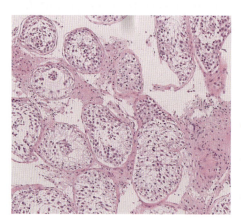

図3 Y染色体常染色体転座の精巣組織像

40歳,精巣容積は右15 mL,左12 mL. FSH 10.5 mIU/mL. Y染色体の常染色体転座を認めた. 非閉塞性無精子症にてmicro TESEを施行し精子を回収した. 精巣生検の組織像はMAであった. JSC 6.0.

には本治療は有効である可能性があることになる. 特にlate maturation arrestといわれるJSC 6以上の段階の精細管が認められる場合,治療効果は高いと考え

1 ● 検査・診断

表 1　Johnsen's score

Score	
1	硝子化，線維化し細胞成分が認められない
2	精細胞は認められず，Sertoli 細胞のみ（SCO）
3	精祖細胞のみ
4	精子・精子細胞が認められない．精母細胞が 5〜10 個
5	精子・精子細胞が認められない．精母細胞が多数
6	精子は認められない．精子細胞 5〜10 個
7	精子は認められない．精子細胞多数
8	精細管内の精子が 5〜10 個
9	多数の精子が認められるが，精細胞の配列が不規則で内腔が狭い
10	多数の精子が認められる完全な精子形成．精細胞の層が厚く規則正しく配列しており内腔が認められる

られる．まだ症例は少なくエビデンスの蓄積は必要であるが，TESE 不成功患者へさらなる可能性を伝えるためにも本知見は記憶しておく必要があるだろう．

☞**文献**

1) 山中弘行，湯村　寧，岩崎　晧．男性不妊外来における閉塞性無精子症の検討．日本受精着床学会雑誌．2015; 32: 60–3.

2) 今本　敬，鈴木啓悦，市川智彦．男性不妊症の診断/特殊検査 精巣生検．In: 岩本晃明，松田公志，編．男性不妊症の臨床．東京: メジカルビュー社; 2007．p.64–73.

3) Imamoto T, Suzuki H, Ichikawa T, et al. Testicular sperm extraction with intracytoplasmic sperm injection for male infertility. Reprod Med Biol. 2003; 2: 31–5.

4) 平成 27 年度厚生労働省子ども・子育て支援推進調査研究事業．我が国における男性不妊に対する検査・治療に関する調査研究．

5) Shiraishi K, Ohmi C, Shimabukuro T, et al. Human chorionic gonadotrophin treatment prior to microdissection testicular sperm extraction in non-obstructive azoospermia. Hum Reprod. 2012; 27: 331–9.

6) 森永正二郎．精巣・付属器．In: 向井　清，真鍋俊明，深山正久，編．外科病理学．4 版．東京: 文光堂; 2006．p.949–89.

7) Johnsen SG. Testicular biopsy score count–a method for registration of spermatogenesis in human testes: normalvalues and results in 335 hypogonadal males. Hormones. 1970; 1: 2–25.

1 検査・診断

5 精路

ⓐ 精管造影

湯村 寧

> **ここがポイント**
> 1. 近年は非侵襲的検査が重視されており施行されることは少なくなった.
> 2. 閉塞部位の確認には今でも有効な検査であり決して過去の検査ではない. 専門家はその意義, 方法について熟知しておく必要はある.

精管造影の概要

　以前は精路通過障害や精嚢形態の精査目的で行われてきたが, 精嚢の描出のみの目的であれば MRI や TRUS といった非侵襲的検査で代替可能である. 適応としては「閉塞性無精子症症例における閉塞部位の精査」に限定されつつある. 具体的には射精管閉塞を確認する, 精路再建術時に精巣側からの閉塞部位確認などには有効であると考えられる. 以前は無精子症の原因が閉塞性を疑う場合ルーティンで行われてきたが, 単独で施行されるケースはほとんどない. 平成 27 年度の男性不妊全国調査では泌尿器科領域生殖医療専門医 36 人中, 精管造影を単独で施行していると回答したのは 11 人であった[1]. ただ, 決して過去の遺物となってしまった検査ではなく, 方法やデータの解釈などは理解しておく必要がある. 図 1 は正常精管造影像, 図 2 は前立腺部尿道下に発生した囊胞を有する症例の精管造影像であるが, 精路の全体的な状況, 閉塞部位の特定が可能である.

方法

　精巣生検や TESE の際に同時に行うことが多いため腰椎麻酔, 全身麻酔下で施

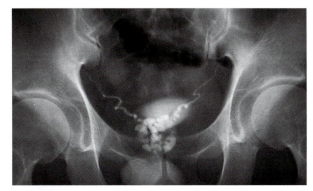

図1 正常の精管造影像

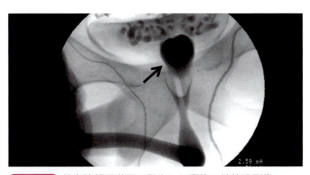

図2 前立腺部尿道下に発生した嚢胞の精管造影像
精管,精囊は正常に造影されたが射精管部以降が造影されず,前立腺部尿道に造影剤が貯留する嚢胞を認めた(矢印).経尿道的に嚢胞を切開後,精液所見は正常化した.

行されるが,単独の場合は局所麻酔でも施行される.
　精管を陰囊の外から示指と拇指で把持し,陰囊皮膚に緊張をかけつつ精管直上で0.5～1 cmの切開を加え周囲組織を剥離,精管を露出して血管テープで確保する.周囲の血管を傷つけないように剥離を心がける.穿刺には24 G留置針を用いるが,その際,血管テープや指で精管を牽引しつつ行うと穿刺が容易になる[2].精巣上体側への造影剤注入は精巣内に圧がかかり禁忌である[3].等浸透圧非イオン性の造影剤を3～5 mL注入すると精路が造影されてくる.その際膀胱に100 mL程度の空気を前もって注入しておくと画像が鮮明になる[3].合併症としては創部感染・精管の閉塞などがある[4,5]が頻度はそれほど高くはない[2].

☞文献

1) 平成27年度厚生労働省子ども・子育て支援推進調査研究事業. 我が国における男性不妊に対する検査・治療に関する調査研究.

2) 岩崎　晧. 男性不妊症の診断/特殊検査 精管造影. In: 岩本晃明, 松田公志, 編. 男性不妊症の臨床. 東京: メジカルビュー社. 2007. p.74-9.

3) 伊藤直樹. 精管造影・精巣生検. In: 日本生殖医学会, 編. 生殖医療ガイドブック 2010. 東京: 金原出版; 2010. p.171-2.

4) Ammar T, Sidhu PS, Wilkins CJ. Male infertility: the role of imaging in diagnosis and management. Br J Radiol. 2012; 85: 559-68.

5) Donkol RH. Imaging in male factor obstructive infertility. World J Radiol. 2010; 28: 172-9.

2 薬物治療

① 男性不妊症の薬物治療

辻村 晃

ここがポイント

1. 造精機能障害に対して薬物治療が施行される.
2. エビデンスは低く，いまだ経験的に行われている.
3. 抗酸化作用を有するビタミン剤，サプリメントは非内分泌療法として用いられる.
4. 内分泌療法の代表はゴナドトロピン療法である.

　近年の生殖補助技術の進歩，特に顕微授精の確立は，わずかな精子さえ確保できれば挙児可能であることを意味すると同時に，精液所見の改善を目指す薬物療法を軽視する風潮を招いた．しかし，夫婦において，自然妊娠が最も望まれる形であることは言うまでもない．より自然に近い形での妊娠を目指した薬物療法の意義は決して薄れていないと考える．平成 27 年度の厚生労働省子ども・子育て支援推進調査研究事業，「我が国における男性不妊に対する検査・治療に関する調査研究」（以下，平成 27 年度厚労省全国調査）の報告では，男性不妊症の原因は 80％以上が造精機能障害であり，さらにその半数は原因不明，すなわち特発性であった[1]．この特発性造精機能障害が主に薬物療法の対象となる．

　薬物療法は，大きく内分泌療法と非内分泌療法に分けられるが，一般にはまず非内分泌療法を行い，これが無効の場合に内分泌療法を試みることが多い．しかし，いずれの薬物もいまだ経験的に行われているのが実情である[2]．したがって，各薬物治療での成績（妊娠率）は当然ながら，妻の年齢も踏まえてそれぞれのカップルに適した治療選択を行うことが重要となる．

非内分泌療法

　非内分泌療法は，特に経験的に使用されている場合が多い．有効な症例が報告されていることも事実ながら，妊娠に対する有用性に関するエビデンスは乏しい．平成27年度厚労省全国調査では，精液所見での評価でビタミン剤を投与した1,571人中283人に有効（有効率: 18.0％），サプリメントを投与した327人中135人に有効（有効率41.3％）であった（図1）．ただし，いかなるビタミン剤やサプリメントが有効であったか，あるいはその評価方法などは明確でない．

　これまでに報告のあったものを抜粋し，表1に示した．抗酸化作用を有するビタミン剤が頻用され，精巣におけるDNA合成を介した代謝賦活作用を有するビタミンB_{12}はその代表である．乏精子症患者にビタミンB_{12} 3,000 μg/日を3カ月間投与したところ，治療前後で精子濃度と精子運動率の有意な改善が報告され

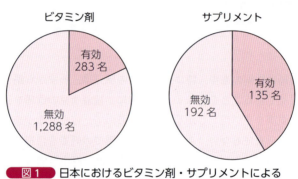

図1 日本におけるビタミン剤・サプリメントによる治療効果

（2015年度の厚生労働省子ども・子育て支援推進調査研究事業 我が国における男性不妊に対する検査・治療に関する調査研究[1]より改変）

表1 漢方製剤の有効性

薬剤名	1日投与量	有効率
八味地黄丸	7.5 g	25〜45％
補中益気湯	7.5 g	40〜60％
牛車腎気丸	5.0 g	45〜65％
人参養栄湯	5.0 g	30〜50％

ている[3]．ビタミンEは精子の酸化的障害を防御し，特に精子の運動性維持に関与しているとされ，コクランレビューで有用性が示されている．最近でもホルモン治療剤であるクロミフェンとの併用療法の有用性が複数報告されている[4]．ビタミンCも抗酸化作用を有するビタミン剤であり，25～35歳の乏精子症患者に対して，2カ月服用したところ，精子濃度，精子運動率が有意に改善したとする報告がある[5]．

　サプリメントでは，抗酸化作用を有するコエンザイムQ10の有用性が報告されている．また，L-カルニチンはミトコンドリアを活性化，ATPを産生させることで，精液所見を改善させることが期待され，実際，乏精子症患者の総運動精子数を有意に改善させている[6]．亜鉛は生命維持に欠かせない必須ミネラルであり，精漿中には血清の100倍存在する．精子細胞膜の安定化や精子アクロシン活性の抑制や精子運動能と関連しており，これまでに精漿中の亜鉛濃度と精子運動性の関連性が報告されている[7]．亜鉛同様，マカも頻用されているサプリメントの1つである．最近のレビューでは，3つのRCTと2つの観察研究を取り上げ，精子運動率を含め，その有用性が評価されている[8]．

　漢方製剤は一般に副作用が少なく，他の薬剤に比べて投与しやすい利点がある．その一方で，速効性が乏しい，あるいは作用メカニズムが明確でないという指摘も存在する．その有用性については，エビデンスレベルが低いものの精液所見の改善を認めたとする臨床報告は多数存在する．補中益気湯が最も代表的な治療薬であり，精子数，運動性の改善が期待される．その他，八味地黄丸や牛車腎気丸，柴胡加竜骨牡蛎湯なども用いられることがある（表2）[9]．

表2 ビタミン，サプリメントのまとめ

薬剤	対照	症例	結果
ビタミンB$_{12}$	なし	乏精子症	精子濃度，運動率の改善
ビタミンE	―	メタアナリシス	出生率の改善
ビタミンC	なし	造精機能障害	精子濃度，運動率の改善
亜鉛＋葉酸	プラセボ	乏精子症	精子濃度改善
コエンザイムQ10	プラセボ	精子無力症	運動率，直進運動率の改善
アスタキサンチン	プラセボ	―	精子直線速度，妊娠率の改善
L-カルニチン	プラセボ	精子無力症	運動率の改善

内分泌療法

　特発性男性不妊症に対する内分泌療法で有効性が保証されたものは存在しない．ヨーロッパ泌尿器科学会の男性不妊症診療ガイドラインでも，下垂体性性腺機能低下症に起因した造精機能障害に対するホルモン治療のみ推奨グレードAである．造精機能障害に対する内分泌療法は，正常な視床下部-下垂体-精巣系を有した症例，すなわち低（および正）ゴナドトロピン性男性不妊症において試される．内分泌療法にはゴナドトロピン療法，抗エストロゲン療法，男性ホルモン療法，性腺刺激ホルモン放出ホルモン療法などが挙げられるが，このうちゴナドトロピン療法が最も標準的な治療法である．具体的にはFSH（follicle stimulating hormone）製剤とhCG（human chorionic gonadotropin）製剤の組み合わせ，もしくは単独療法が主体で，FSH製剤75〜150単位，hCG 1,000〜3,000単位を1〜2週ごとに筋注する方法が一般的である．これまでに，ゴナドトロピン投与によりSertoli細胞の機能が改善したとする報告や精巣内の血流が改善したとする報告がある．最近，高ゴナドトロピン性男性不妊症に対しても，GnRHアゴニストとその後のr-FSH製剤とhCG製剤投与により有意に精子数が増加したことが報告され，注目されている[10]．

おわりに

　エビデンスレベルが低く，いまだ経験的に行われている治療ではあるが，それでも薬物治療で著明に精液所見が改善した患者を経験することも事実である．治療効果や効果発現までに要する時間など，十分なインフォームドコンセントは必須であろう．

☞文献

1) 厚生労働省子ども・子育て支援推進調査研究事業 我が国における男性不妊に対する検査・治療に関する調査研究 平成27年度総括・分担研究報告書．研究代表者: 湯村　寧．

2) Kumar R, Gautam G, Gupta NP. Drug therapy for idiopathic male infertility: rationale versus evidence. J Urol. 2006; 176: 1307-12.

3) 岡田　弘，藤沢正人，岡本恭行，他．乏精子症患者に対するメチルコバラミン（CH_3-B_{12}）の臨床的検討．日泌尿会誌．1986; 77: 701-6.

4) ElSheikh MG, Hosng MB, Elshenoufy A, et al. Combination of vitamin E and clomiphene citrate in treating patients with idiopathic oligoasthenozo-

ospermia: A prospective, randomized trial. Andrology. 2015; 3: 864-7.

5) Akmal M, Qadri JQ, Al-Waili NS, et al. Improvement in human semen quality after oral supplementation of vitamin C. J Med Food. 2006; 9: 440-2.

6) Lenzi A, Lombardo F, Sgrò P, et al. Use of carnitine therapy in selected cases of male factor infertility: a double-blind crossover trial. Fertil Steril. 2003; 79: 292-300.

7) 岡 伸俊, 松本 修, 守殿貞夫. 男性不妊と亜鉛に関する基礎的研究. 泌尿紀要. 1988; 34: 1-10.

8) Lee MS, Lee HW, You S, et al. The use of maca (Lepidium meyenii) to improve semen quality: A systematic review. Maturitas. 2016; 92: 64-9.

9) 辻村 晃, 宮川 康. 私の処方「男性不妊症に対する非内分泌療法」. Modern Physician. 2008; 28: 584.

10) Foresta C, Selice R, Moretti A, et al. Gonadotropin administration after gonadotropin-releasing-hormone agonist: a therapeutic option in severe testiculopathies. Fertil Steril. 2009; 92: 1326-32.

3 疾患と治療

1 低ゴナドトロピン性性腺機能低下症

ⓐ 低ゴナドトロピン性性腺機能低下症

千葉公嗣　藤澤正人

ここがポイント

1. 低ゴナドトロピン性性腺機能低下症は無精子症症例でも薬物療法のみで自然妊娠まで期待できる，数少ない病態の1つである．
2. hCG製剤，FSH製剤の自己注射により性機能を含むテストステロンの全身作用と精子形成の誘導が期待できる．
3. 成人後に発症する特発症例もあり，射精障害を主訴に受診した患者においては本疾患の存在を念頭に置く必要がある．

　低ゴナドトロピン性性腺機能低下症（male hypogonadotropic hypogonadism; MHH）は視床下部あるいは下垂体の機能不全による二次性の性腺機能低下症である．平成27年度の国内調査によると，本邦の男性不妊患者7,253人のうちMHH患者は約1%[1]と頻度の高い疾患ではないが，本疾患は鑑別診断の1つとして念頭に置いておけば診断は比較的容易であり，無精子症症例でも薬物療法のみで自然妊娠まで期待できる数少ない病態の1つである．特に射精障害を主訴に受診した患者においては本疾患の存在を念頭に置いて診断治療を進める必要がある．

MHHの病態

　精巣の主な働きである男性ホルモンの分泌と精子形成は，視床下部下垂体性腺軸（HPG axis）により制御されている（図1）．すなわち，視床下部から分泌されたGnRHが下垂体からのFSH，LHの分泌を促進し，精巣では前者は精細管内のSertoli細胞を刺激し精子形成の促進を，後者は間質に存在するLeydig細胞を刺激しテストステロンの産生を促進する．性衝動や勃起射精はテストステロンに

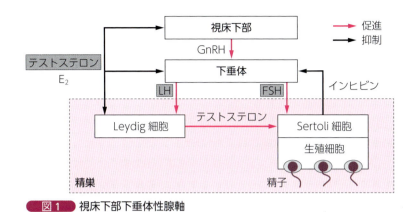

図1 視床下部下垂体性腺軸

依存するほか，精細管内での正常な精子形成は精巣内テストステロンと下垂体からのFSH刺激により制御されている．MHHでは視床下部あるいは下垂体からのGnRH，FSH/LH分泌が低下し，二次性に精巣機能不全の原因となる．

MHHは先天性と後天性に分類され，先天性MHHの一部では単一あるいは複数の遺伝子異常が関連してMHHの原因となる．後天性MHHでは外傷や脳外科手術などが発症要因となることが多いが，過度のダイエットなどその他の原因でも起こり得る．

診断

1 ▶ 問診

先天性MHHは二次性徴の発来欠失が主訴となることが多い．下垂体手術の既往や頭部外傷歴の既往は後天性MHHの原因となりうるので病歴の聴取が診断にきわめて有効である．二次性徴が完了後の成人健常男性で，時には過去にパートナーの妊娠出産の経験もある患者が特に誘因なくMHHを発症することがある．特に既往のない成人男性が性欲減退（特に射精障害）や不妊症で受診し，成人発症のMHHと診断されることがある．

2 ▶ 理学所見

外陰部の視触診を行う．思春期発来前の症例では外性器・外陰部発育不全を呈する．

3 ▶ 精液検査

ほとんどの症例は診断時には射精障害のため精液採取が困難であるが、この症状自体が診断に有用である。わずかに射出精液を認めても、無精子症を呈することが多い。

4 ▶ 血液検査

末梢血採血により血清 FSH, LH, プロラクチン, テストステロンを測定する。FSH, LH が高値でなく、テストステロンが低値である場合に、容易に MHH と診断できる。高プロラクチン血症を認める場合は、視床下部からの GnRH 分泌抑制により精巣機能低下を呈するため、プロラクチン産生腫瘍などの精査が必要である。二次性性腺機能低下であることを確認するためには、hCG 負荷テストを行う。MHH では hCG の LH 作用によりテストステロンの反応性上昇がみられるが、原発性性腺機能低下症では低反応を示す。病変の責任部位として視床下部性か下垂体性かを診断するためには、GnRH 負荷テストを行い、FSH と LH の反応の有無を確認する。

治療

MHH の治療は欠乏するホルモンを外因性に補充することである。ゴナドトロピンを補充することにより精巣でのテストステロン産生と精子形成が期待できる。一方、テストステロンの全身作用を期待してテストステロンを直接補充することもできるが、この場合は正常な精子形成に必要な精巣内テストステロン濃度とゴナドトロピンの刺激は低値を呈するため、妊孕性は期待できない。

1 ▶ hCG/recombinant human FSH（r-hFSH）療法

精子形成には LH 刺激による Leydig 細胞からのテストステロン分泌が必須で、FSH は Sertoli 細胞を刺激し精子形成を加速させる。したがって、治療のベースとしてはまず LH 作用を期待して hCG 製剤を投与し、精子形成の状況を評価しつつ FSH 作用を期待して r-hFSH 製剤を追加投与することが多い。FSH に関しては hMG 製剤も使用可能であるが、ロット間のばらつきの問題などにより r-hFSH 製剤が用いられることが多い。hCG 投与により Leydig 細胞からテストステロンが分泌され、外陰部、外性器の発育を含むテストステロンの全身作用が期待できる。テストステロンの正常化とともに、射精はほとんどの症例で可能とな

3 ● 疾患と治療

表1 ゴナドトロピン補充療法による射出精子出現に関与する因子 (Rastrelli G, et al. Andrology. 2014; 2: 794-808[2])

	射出精子出現率
下垂体性 MHH	80%
視床下部性 MHH	73%
hCG 単剤投与*	47%
hCG＋FSH 投与*	80%
過去のテストステロン療法既往なし	69%
過去のテストステロン療法既往あり	83%
全症例	75%

*有意差あり

り，hCG 製剤の単剤投与で射出精子が確認できる症例もある．hCG 製剤の投与により精子形成が十分に誘導できない症例に対し，r-hFSH 製剤を追加投与することにより精子形成のさらなる改善が期待できる．ただし，カップルの年齢などにより早急な精子形成の誘導を要する場合は治療開始時から 2 剤を併用する．精子形成の回復により自然妊娠が期待できる症例もあるが，一定期間の治療にもかかわらず精液所見が不良である場合は生殖補助医療の併用を検討する．2014 年の meta-analysis[2]によると，本療法による射出精子出現率は 75％とされている（表1）．射出精子が得られない症例に対しては顕微鏡下精巣精子採取術（micro-TESE）の適応となるが，報告数は少ないものの，特発性無精子症例と比較すると良好な精子採取率が報告されている[3,4]．本療法は在宅自己注射が保険承認されており，患者は数カ月に 1 回の通院での治療が可能である．また特定疾患治療研究事業による補助制度を利用することにより患者負担が大幅に軽減される．

2 ▶ テストステロン補充療法

治療時点あるいは将来の挙児希望のない症例に対しては，テストステロンの全身作用のみを期待して，テストステロン補充療法も治療選択肢となるが，本治療では精子形成は期待できない．

☞文献

1) 湯村　寧．厚生労働省子ども・子育て支援推進調査研究事業 我が国における男性不妊に対する検査・治療に関する調査研究 平成27年度総括・分担研究報告書．

2) Rastrelli G, Corona G, Mannucci E, et al. Factors affecting spermatogenesis upon gonadotropin-replacement therapy: a meta-analytic study. Andrology. 2014; 2: 794-808.

3) Fahmy I, Kamal A, Shamloul R, et al. ICSI using testicular sperm in male hypogonadotrophic hypogonadism unresponsive to gonadotrophin therapy. Hum Reprod. 2004; 19: 1558-61.

4) Akarsu C, Caglar G, Vicdan K, et al. Pregnancies achieved by testicular sperm recovery in male hypogonadotrophic hypogonadism with persistent azoospermia. Reprod Biomed Online. 2009; 18: 455-9.

3 疾患と治療

2 射精障害

a 射精障害の検査

湯村 寧　竹島徹平

ここがポイント

1. 不妊症に関係する射精障害は主に
   ① 逆行性射精
   ② Emission less
   ③ 早漏・遅漏
   であり, 我が国の不妊症患者の 7.4%を占める.
2. 逆行性射精患者の主訴は精液量の減少であり, マスターベーション・オーガズムに達した後の最初の尿沈渣内の精子確認が診断の決め手となる.
3. 神経損傷の部位, 程度によって逆行性射精・emission less いずれの病態も起こりうる. 精子が射出されているか否かで治療方針は変わるためその確認は重要である.
4. いずれの疾患においても病歴聴取が重要である. 既往歴・手術歴などの確認が必要である.

　射精は, ① 精囊液, 前立腺液と精子が混合して尿道へ排出される emission, ② その精液が体外へ排出される ejection と, ③ 射精時の排尿と膀胱内への精液逆流を防ぐための内尿道口閉鎖の 3 つの現象から構成され, この 3 過程がすべて伴って射精は成り立つ[1]. 射精障害はこの過程のいずれかが上手く機能しない場合と考えるが, 早漏・遅漏のようにすべての機能が備わっていても最終的に本人の満足のいく射精ができない場合も含まれる.

　我が国の調査 (2015 年) では男性不妊患者の 13.5%が性機能障害を有し, このうち勃起障害が 6.1%, 射精障害は 7.4%を占めており勃起障害 (ED) よりも

頻度が高い[2]．疾患は多様であるが，本稿ではその中でも主要な疾患の診察法について述べていきたい．

逆行性射精

オーガズムをきたし射精に至る場合，内尿道口が閉鎖するため射精管から射出された精液は膀胱内に流入しない．しかし糖尿病や多発性硬化症といった神経疾患や後腹膜・骨盤内手術後などの神経損傷などで内尿道口が閉鎖できないと精液は膀胱内に流入し，精液自体はまったく出てこない，もしくは非常に少ないという現象が生じる．これが逆行性射精で前述の定義上 ③ が上手く機能しないために生じる[3]．

WHO 2010の精液所見の正常値では精液量は 1.5 mL である[4]．McMahon は精液量 2.0 mL 以下を精液量減少と定義している[5]．いずれにせよこれらの値を下回る場合はなんらかの原因があって精液量が減少している可能性を考える．もちろん，たまたま精液量が少ない，精液検査時に精液をこぼした，といった可能性もあるのでこれも複数回の検査が望ましい．ただ，本疾患の患者の多くは精液量の減少，オーガズムはあるが射精できないといった訴えをもっているため，問診のみ，特に既往歴（糖尿病や神経疾患など）でも本疾患の可能性は推定できる．鑑別診断としては male hypogonatrophic hypogonadism（MHH）や射精管の閉塞（EDO），ミュラー管嚢胞による精路閉塞が挙げられる．これら疾患を除外するため，内分泌疾患の既往聴取，ホルモン検査や超音波検査はルーティンで行っておいた方がよい．MHH であればゴナドトロピン，テストステロンの低下が認められ，EDO であれば腹部エコーだとわかりにくいが TRUS で射精管の拡張や前立腺の正中部の嚢胞が視認できる可能性が高い．前立腺の MR も有効な診断手段となるが保険請求しにくいという欠点もある．

最終的にはマスターベーションをしてもらいオーガズムに達した後の最初の尿の沈渣内に精子が HPF（強拡大視野）で 10〜15 個存在すれば本疾患と診断できる[5]．

Emission less

逆行性射精の病態は内尿道口の閉鎖不全であり，実際には精路から尿路に精子・精液は出ていることになる．しかし精路から精液が放出されない状況もありうる．これらを emission less と呼ぶ．射精は交感神経によってコントロールさ

れており交感神経の損傷が大きな原因である．両者のいずれかが発症するかは神経の損傷部位や程度による．

　よって原疾患や既往が同じでも逆行性射精であったり emission less を生じることがある．糖尿病患者であっても emission less の場合もあり，high stage 精巣腫瘍における後腹膜リンパ節郭清術後[6]，大動脈瘤手術の術後[7]，脊髄損傷でも逆行性射精になるケースもある[8]．本疾患は病歴の聴取からある程度の予測はたてられるが不妊治療を行う場合，逆行性射精では薬物療法，膀胱内精子回収を検討し，emission less では薬物療法もあるが TESE を検討する可能性が高いため両者の鑑別のためにもオーガズムを有する患者では尿中精子の有無も確認してみる必要はある．

早漏・遅漏（遅延射精）

　早漏・遅漏も射精障害の1つであるが，早漏に関しては腟内で射精ができるのであれば不妊治療に関して問題はない．できない場合は精液を回収しての人工授精もしくは自己注入が可能なのでこれも不妊治療に関しては問題ない[3]．遅漏は全男性の1~4%に存在すると言われ[9]，不妊における問題としては勃起・挿入は可能なものの射精ができないということで来院することが多い．なお，排卵日の性交渉のプレッシャーから射精できないという現象は勃起の維持困難と定義されるため ED の範疇に入る．

　原因は以下のものが挙げられる．

① 心理的要因

　幼少時からの厳格なしつけ，性体験の未熟さなどから射精に至らないケースである．

② 薬剤性

　SSRI や MAO inhibitor，α antagonist 活性をもつ向精神薬（クロルプロマジン，ハロペリドール），オピオイド，αブロッカーなど[1]．

③ 自律神経を傷害する病態（糖尿病や骨盤内手術など）[1]

④ 誤ったマスターベーション

　思春期に誤ったマスターベーション（海外の文献では"idiosyncratic"という単語を使用している．「独特の」という意味で用いられる）で射精していた場合には実際女性器内では刺激が弱く射精できないこともある．例を挙げると壁，畳，床などに陰茎をこすりつけてマスターベーションを行うケースである[10]．

いずれも病歴の聴取が重要であるが，デリケートな問題でもあるため話しやすい環境・患者との信頼関係を整えることも重要である．

☞文献

1） Gray M, Zillioux J, Khourdaji I, et al. Contemporary management of ejaculatory dysfunction. Transl Androl Urol. 2018; 7: 686-702.

2） 平成 27 年度 厚生労働省子ども・子育て支援推進調査研究事業 我が国における男性不妊に対する検査・治療に関する調査研究. 2015.

3） 永尾光一. 勃起障害・射精障害とその治療. 臨床婦人科産科. 2018; 72: 1093-8.

4） World Health Organization. WHO Laboratory Manual for the Examination and Processing of Human Semen. 5th ed. Geneva: WHO Press; 2010.

5） McMahon C. Disorders of Male Orgasm and Ejaculation. In: Wein AJ, Kavoussi LR, Partin AW, et al, editors. Campbell-Walsh Urology. Philadelphia: Elsevier; 2016. p.692-708.

6） Hsiao W, Deveci S, Mulhall JP. Outcome of the management of post-chemotherapy retroperitoneal lymph node dissection-associated anejaculation. BJU Int. 2012; 110: 1196-200.

7） Regnier P, Lareyre F, Hassen-Khodja R, et al. Sexual dysfunction after abdominal aortic aneurysm surgical repair: Current knowledge and future directions. Eur J Vas Endovasc Surg. 2018; 55: 267-80.

8） Trofimenko V, Hotailing JM. Fertility treatment in spinal cord injury and other neurologic disease. Transl Androl Urol. 2016; 5: 102-16.

9） Chen J. The pathophysiology of delayed ejaculation. Transl Androl Urol. 2016; 5: 549-62.

10） Wincze JP. Psychosocial aspects of ejaculatory dysfunction and male reproduction. Fertil Steril. 2015; 104: 1089-94.

3 疾患と治療

2 射精障害

b 射精障害の治療

千葉公嗣　藤澤正人

> **ここがポイント**
>
> 1. 逆行性射精に対しては三環系抗うつ薬の内服治療が有用である.
> 2. 腟内射精障害の患者は近年増加している.
> 3. 腟内射精障害に対してマスターベーションエイドによる射精のトレーニングが可能であるが, 状況に応じて intra uterine insemination（IUI）を要することも多い.

　平成 27 年の全国調査によると, 男性不妊の原因の頻度は造精機能障害, 性機能障害, 精路通過障害の順であるが, 性機能障害のうち約半数が射精障害と報告されている[1]. 射精障害は国際的分類では premature ejaculation（早漏: PE）, delayed ejaculation（遅漏）, anejaculation（無射精）, male anorgasmia（オルガズム欠如）に分類される[2]. 欧米では PE に対する関心が高く, 選択的セロトニン再吸収阻害薬（SSRI）をはじめとした薬物療法が積極的に行われるが, 本邦では PE に対しての治療頻度は低く, また PE が男性不妊の原因となることも比較的稀である. したがって, 本稿では主に PE を除く射精障害についての治療について述べる.

射精障害の病態

　ヒトの射精のメカニズムは超音波診断技術を用いて, 近年より明確にされている. すなわち, 陰茎刺激により射精が近づくと, 前立腺液が前立腺部尿道へ分泌され, これが射精を引き起こすトリガーとなる. その直後には膀胱頸部が平坦化して内尿道口が閉鎖され, 逆行性射精を防止する. この膀胱頸部の平坦化とほぼ同時に, 精嚢から精嚢液が射精管を通り, 直接球部尿道に向かって射出され, 外

表1 射精障害の分類

① 自慰・腟内射精症とも不可能（anejaculation）
　　1）逆行性射精（retrograde ejaculation）
　　2）順行性にも逆行性にも射精不能（emission less）
② 腟内射精のみ不能（自慰射精可能）
③ 射精までの時間の異常（早漏，遅漏）
④ オルガズムの欠如，射精時の頭痛，射精痛
⑤ 遺精

尿道口からの射精に至る[3]．上述の通り，射精障害の分類としては欧米では PE と
それ以外に分けた分類が用いられるが，本邦では射精障害の臨床症状に即した小
谷らの分類[4]（表 1）が頻用されている．このうち臨床上男性不妊症の原因として
よく経験するのは逆行性射精，emission less，腟内射精障害である．

射精障害の治療

1 ▶ 射精障害を起こしうる薬剤の中止，変更

　抗うつ薬，抗精神病薬，α ブロッカーなど，射精障害を引き起こしうる薬剤投
与の有無の確認は重要である．射精障害の原因となりうる薬剤を表 2 に示す．こ
れらの薬剤の投与がある場合，原疾患の管理上可能であるならば薬剤の中止ある
いは変更を検討する．

2 ▶ 逆行性射精の治療

　妊孕性が問題となる年齢層の患者では，逆行性射精の原因は精巣腫瘍に対する
後腹膜リンパ節郭清や骨盤内手術，糖尿病性神経障害などが主であるが，特発性

表2 射精障害を起こしうる薬剤

精神神経用剤
　　抗うつ薬: SSRI，SNRI，三環系抗うつ薬，MAO 阻害薬
　　抗精神病薬
前立腺肥大症の排尿改善治療薬
　　α1 blocker
その他
　　サイアザイド系利尿薬
　　抗アンドロゲン剤
　　LH-RH アナログ製剤

3 ● 疾患と治療

逆行性射精の患者も存在する．治療としてはまずは薬物療法で射精可能かどうか
を試し，効果不良である場合は尿中精子を用いた intra uterine insemination
(IUI) あるいは生殖補助医療（ART）を検討する．保険適応外治療ではあるが，
薬物療法としては三環系抗うつ薬（塩酸イミプラミン，アモキサピン）の投与が
よく行われる．特に，アモキサピンの逆行性射精に対する有効率は81.0％[5]と良
好な成績が報告されており，本治療の第一選択と考えられる．

3 ► Emission less の治療

　Emission less は後部尿道への精液の射出が起こらない病態である．逆行性射
精と emission less の原因疾患の多くは重複しており，一部の症例では三環系抗
うつ薬が有効であることがあるが，emission less の場合は尿中精子を用いた治
療は不可能であり，治療にもかかわらず射精が困難な場合は精巣精子採取術
(testicular sperm extraction: TESE) の適応となる．脊髄損傷は勃起不全に加
えて emission less の原因となるが，精巣の温度調節障害，精子のうっ滞，慢性
精路感染が原因となり精子形成障害を合併することが多い[6]．症例により電気射
精や TESE の適応となるが，精子形成障害が高度で TESE でも精子回収ができな
い症例もあることは留意が必要である．また，低ゴナドトロピン性性腺機能低下
症も emission less の原因となる．本症の詳細は他稿に譲るが，鑑別診断の１つ
として念頭に置いておけば診断は容易であり，無精子症症例でも薬物療法のみで
自然妊娠まで期待できる数少ない病態の１つである．

4 ► 腟内射精障害の治療

　腟内射精障害とはマスターベーションは可能であるが，性交時に腟内で射精が
できない状態である．近年，腟内射精障害の頻度は増加傾向にあり，射精障害を
訴えて医療機関を受診するなかで，最も頻度が高いのが腟内射精障害である[7]．
腟内射精障害の原因として，勃起の維持が困難であることがある．よく経験する
パターンとしては，タイミング法を指導しているカップルにおいて，排卵日に射
精するプレッシャーから勃起が維持できず射精まで至らないケースがある．この
ような症例に対しては PDE5 阻害薬が有用なことが多い．一方で，最も治療に難
渋するのは畳，床に陰茎をこすりつける非用手的マスターベーションや，過度の
グリップによるマスターベーションでの射精が習慣化している症例である[8]．思
春期以降から継続して習慣化された射精から腟内射精へ導くのは容易ではなく，

IB

男性不妊症

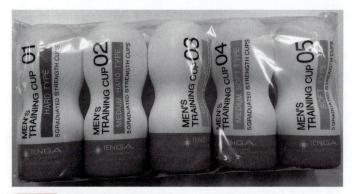

図1 腟内射精障害用のマスターベーションエイド
Hardからsoftまで5段階に分かれており，徐々によりsoftなもので射精できるようトレーニングする．

不妊症を主訴に受診することになる．このような症例は理学所見，精液検査，ホルモン検査で異常を認めないことが多いが，パートナーなどへの羞恥心から詳細に問診しないと判明しないことがあり，必要があれば理学所見をとる際などに患者と2人の環境で問診を行う．治療として有用なものは少ないのが現状であるが，マスターベーションエイドを用いて腟内射精のトレーニングを行うことが多い[9]．マスターベーションエイドとして，腟内射精障害患者用にデザインされた医療用の製品が上市されている（図1）．腟内射精障害が不妊症の原因の症例は，短期間での改善は困難であるが，通常マスターベーションでの射精は問題ないため，精液所見が正常であれば腟内射精障害治療と併行してIUIにより挙児を期待する．第一子ができることにより精神的プレッシャーが軽減され，第二子以降に自然妊娠が期待できる状況になる症例もしばしば経験する．

☞ **文献**

1) 湯村　寧．厚生労働省子ども・子育て支援推進調査研究事業　我が国における男性不妊に対する検査・治療に関する調査研究　平成27年度総括・分担研究報告書．
2) Lue TF, Giuliano F, Montorsi F, et al. Summary of the recommendation on sexual dysfunction in men. J Sex Med. 2004; 1: 6-23.
3) 永井　敦．射精のメカニズムと射精障害．泌尿器外科．2013; 26: 1353-6.
4) 小谷俊一，伊藤裕一，千田基宏．今，射精障害にどう対処するか？　―射精障害治療の変遷と現状―．日本性機能学会雑誌．2004; 19: 203-23.

5) 山中幹基, 上阪裕香, 奥山明彦, 他. 射精障害における三環系抗うつ薬アモキサピンの有効性の検討. 日本性機能学会雑誌. 2006; 21; 255-60.
6) 永尾光一. 勃起障害・射精障害とその治療. 臨床婦人科産科. 2018; 72: 1093-8.
7) 永尾光一. 射精のタイミングの障害. 遅漏. 日本臨牀. 2002; 60: 526-9.
8) 天野俊康. 射精障害と男性不妊—特に膣内射精障害について—. 泌尿器外科. 2013; 26: 1357-62.
9) 小堀善友, 青木裕章, 岡田 弘, 他. 膣内射精障害患者に対するマスターベーションエイドを用いた射精リハビリテーション. 日泌尿会誌. 2012; 103: 548-51.

3 疾患と治療

2 射精障害

c よりよい採精に向けての射精障害の治療

近藤宣幸

ここがポイント

1. 生殖医療における射精障害の治療は ART に要する良好精液を得る目的で行われることが増えている.
2. 順行性射精が得られないことは精液検査ができないことであるが, 常に精液所見を予想して治療方針を立てる必要がある.
3. 順行性射精を認めない患者の初回の射精後検尿所見が, emission less（精子を認めない）との診断の場合に, 薬物治療開始後に順行性射精が得られなくても, 射精後検尿の再検が重要である. その際に逆行性射精に移行している場合があるので, 膀胱内精子回収法を行うことで不必要な TESE を回避できる.

　2015 年度の湯村班の統計[1]で男性不妊症の原因に占める割合が 13.5％と 20 年間で約 4 倍に増加したことが知られている男性性機能障害は, 勃起不全 (ED) と射精障害 (EjD) に大別できる. 中でも EjD は生殖補助医療 (ART) にとって必須項目である「精子」の供給ができないという意味で, 何らかの治療介入が必要な病態である. 不妊症ではない一般の射精障害とは患者年齢や治療目標に相違があるため生殖医療を専門とする医師による治療が望ましい.

　本稿では, 特に ART 時代における女性因子を考慮した EjD の治療の実際について述べるが, 内容の一部はエビデンス確立に向けて現在進行性であることをお断りしたい.

射精障害の治療法概説

　EjD の治療のみが不妊症への治療となる場合, たとえば女性因子がなく, かつ

3●疾患と治療

精液所見が正常である場合，とそうでない場合があるので，EjD 治療方法の選択はあくまで状況を総合的に判断することが重要である．

EjD の分類を含めた診断や治療の詳細は他稿にゆずり，ここでは一般的な治療法を述べる．

1 ► 薬物療法

本邦では以前より塩酸イミプラミンが頻用されてきた．最近は糖尿病による逆行性射精などを中心にアモキサピンの有効性が注目されている．本邦発の治療薬で，順行性射精が回復した報告も多数なされ，副作用も眠気などの軽微なものである．最近，健康保険上の適応外使用が認められることになったことは朗報である．この他に比較的使用され始めているのが COMT 阻害薬であるコスパノンである．塩酸イミプラミン抵抗性の EjD に効果を認めたなどその有効性は以前から報告されている．医師の処方薬ではないが，ヨヒンビン塩酸塩も状況により有用な薬剤である．

2 ► バイブレーター法，電気射精法

脊髄損傷による EjD のような薬物療法が無効な場合に試みられる．前者は比較的安全にできるが，原則として T10 以上に損傷のない脊髄反射弓が少なくとも 1 セット必要である．後者にはそのような制限はないが，術中の高血圧などのバイタル変動が予想され全身麻酔が望ましいという面がある．

3 ► 前立腺マッサージ法

薬物療法が無効な anejaculation（順行性射精がない状態）において外科的治療法の前段階で試みることがある精嚢部に停留している精子を回収する方法である．安全で低コストであるが直腸診の要領で行うため，直腸がんや潰瘍性大腸炎などの外科手術後の EjD では行えないこともある．

4 ► 精巣内精子採取術（TESE）

通常は無精子症の際に行う治療手段であるが，射精液自体が得られない EjD の場合にも最終的な治療法となる．しかし精液検査ができていないことから判断されるように，必ず精子が回収できるとは限らないことを術前のインフォームドコンセントで伝えることに留意したい．

射精障害の病態と治療法の実際

　以前より射精後あるいは射精感を感じた後の初回尿中に 10～15/HPF 以上の精子が確認できれば逆行性射精（RE），そうでなければ emission less（EL）という分類が一般的に行われている．筆者は以前，初診時の射精後検尿中に精子を確認できず，EL と診断した患者に対して薬物治療を行ったが順行性射精に至らなかった．その際に再度射精後検尿を行ったところ多数の精子を確認できた症例を経験した．すなわち EjD の分類上は EL から RE に変わったわけである．この場合には順行性射精獲得という意味での治療効果の評価は無効となるが，RE に到達したことより膀胱内精子回収法（表 1）と ART の併用による治療が可能になったことから考えると，生殖医療としての EjD の治療は有効であったと考えている．その後当初の 1 例以外にも複数の症例で同様の EL から RE への変化を経験した．また，EL から RE になった後に治療を中断すると再び EL になってしまうが，一定期間をあけた後の再治療で RE に戻ってきた症例もある．以下に筆者が経験した一症例の治療経過を述べる．

患者: 38 歳　男性　配偶者 31 歳
主訴: 挙児希望，精液量減少
既往歴: 9 歳 ムンプス（精巣炎なし），30 歳 糖尿病にて一時薬物療法
現病歴: 2011 年秋頃より射出精液量低下を自覚．挙児希望もあり 2012 年 3 月 17 日，某病院泌尿器科男性専門外来に紹介受診となる．不妊期間 1 年，BMI 24.5，胸腹部に異常なし．
血中ホルモン値: LH 3.48 mIU/mL, FSH 15.35 mIU/mL, testosterone 1.28 ng/mL
初診時精液検査: 射精液量 0 mL（anejaculation），射精後検尿 精子なし/HPF

表 1　膀胱内精子回収法

- 精子回収施行 6 日前より重曹 4.5 g/日内服開始
- 当日，排尿後に生食水 500 mL で膀胱内洗浄後に HTF 50 mL 注入
- 射精を試みる
- 直後に導尿施行．80 mL 回収して培養液を遠心
- 沈殿を 1 mL で再懸濁して検鏡
- ICSI 用としてセラムチューブで凍結

外陰部所見: G5/PH5　精巣容積　両側とも 5 mL，精索静脈瘤なし

治療経過: 2012 年 3 月 31 日より慢性前立腺炎の薬物療法開始．7 月 7 日精液検査では anejaculation，射精後尿　精子なし/HPF．同意を得た後に，アモキサン® とクロミッド® の併用，すなわちアモキサン®（25 mg）2 錠，朝夕食後　分 2，クロミッド®（25 mg）1 錠，起床時，内服を開始．9 月 15 日の精液検査でも anejaculation であったが，射精後検尿では 30〜40 精子/HPF と逆行性射精の所見になった．9 月 29 日，ホチキス法に準じて膀胱内精子回収．しかしその後妻がうつ病になり一時不妊治療を中断したが 2013 年 12 月に治療再開．12 月 7 日，予め精液所見が EL に戻っていることが予想されたためアモキサン®・クロミッド® 併用療法再開．2014 年 3 月 17 日前回同様の手順で膀胱内精子回収施行．同日に採卵，ICSI 施行．3 月 20 日に day 3 で 1 個 ET．3 月 31 日，妊娠確認，凍結胚 5 個を確保した．

おわりに

前述したように，現在の ART 時代にも男性側の射精障害を含む性機能障害の治療が ART の成績に影響を与えることが知られている[2]．筆者の考える男性性機能障害を中心とした不妊治療アルゴリズムを図 1 に示す．このような女性因子を

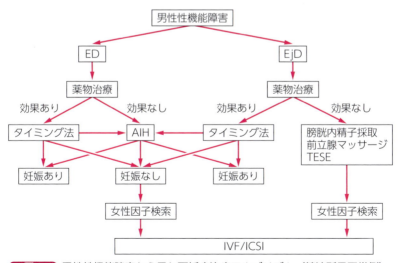

図 1　男性性機能障害から見た不妊症治療アルゴリズム（精液所見正常例）

含めた総合的判断が肝要であり，治療は泌尿器科と産婦人科との共同体制かつ同時進行が望ましいことは言うまでもない．

☞**文献**

1) 湯村　寧．我が国における男性不妊に対する検査・治療に関する調査研究．平成27年度総括・分担研究報告書．2016．p.37．
2) 近藤宣幸, 長澤誠司, 山本新吾, 他．男性性機能障害の治療はARTのstep downに貢献しているか？　受精着床誌．2017; 34: 53-7.

3 疾患と治療

3 精索静脈瘤

a 精索静脈瘤手術の有用性

小林秀行　永尾光一

ここがポイント

1. かつては精索静脈瘤の治療効果は論争の的であったが，最近では前向きに検討した RCTs の研究成果で，有効と報告されている．
2. 精索静脈瘤手術後の治療効果は，精液所見の改善，自然妊娠の達成，ART の成績の改善をもたらす．

精索静脈瘤は静脈血が腎静脈から内精索静脈へ逆流するために，蔓状静脈叢がうっ血，怒張した状態である．多くは左側に発生する．健常男性でも 4.4〜22.6%（平均 15%）に精索静脈瘤を認める[1]．7,035 人を対象とした調査で，精索静脈瘤を有する男性で，両側は 1.1% であり，右側のみは 0.2% であったと報告している[2]．精索静脈瘤の造精機能への影響については諸説があるが，主たる原因としては，静脈血のうっ滞による陰嚢内の温度の上昇である．

治療に関しては，内精索静脈を結紮することで，血液の逆流を遮断し，ほどよい血流にすることで，うっ血を改善させることである．しかし，外科的手術の全例で精液所見が改善するわけではないので，手術適応を見極める必要がある．

精索静脈瘤の診断

精索静脈瘤の診断は，立位での視診および触診にて 3 段階で分類する（表 1）．Grade 2 以上を手術適応としている施設が多い．また，陰嚢超音波検査にて精索静脈の拡張と，カラードプラーにて逆流の程度を確認する．静脈の内径が 3.0 mm 以上を複数本認める症例を有意な静脈瘤と診断し，手術適応としている施設が多い（図 1）．

表1 精索静脈瘤の grade 分類

grade 1	立位腹圧負荷で触診で診断できる
grade 2	立位腹圧負荷なしで触診で診断できる
grade 3	立位腹圧負荷なしで視診で診断できる

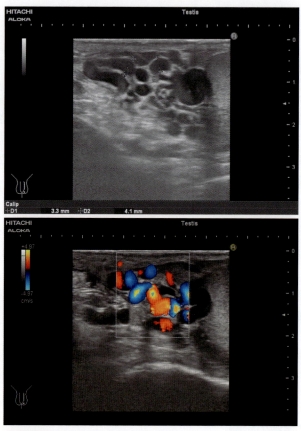

図1 精索静脈瘤の超音波所見

精索静脈瘤手術

手術方法は，高位結紮，腹腔鏡下手術，顕微鏡下低位結紮があるが，多くの施設で低位結紮を行っている．

精索静脈瘤手術に対する注意点

精巣の血管系の解剖図を示す（図2）．精索静脈瘤は静脈のみを結紮する手術であり，動脈，神経，リンパ管，精管を温存しないといけない．特に，動脈を結紮すると，将来的に精巣萎縮を引き起こし，造精機能障害やテストステロン低下をもたらす．精巣には，精巣動脈，精管動脈，外精動脈の三系統にて支配されているが精巣を主要に支配しているのは精巣動脈である．最近は，低位結紮が主流で行われているため，特に精巣動脈の損傷には特に注意を要する．

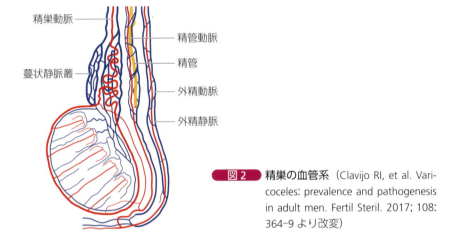

図2 精巣の血管系（Clavijo RI, et al. Varicoceles: prevalence and pathogenesis in adult men. Fertil Steril. 2017; 108: 364-9 より改変）

精索静脈瘤手術の有用性

精索静脈瘤手術後の治療効果については，精液所見が改善される，自然妊娠が達成される，ARTの成績が改善するなど，数多くの報告がある．平成27年度の全国調査では，74％で精液所見が改善したと報告している[3]．一般的に精液所見は術後3～6カ月で改善すると言われている．いずれの術式でも有効率は7割を超えていた．精索静脈瘤手術の有用性について，さらに下に詳細に述べる．

不妊に対する効果

過去において，精索静脈瘤の治療は論議の的となっていた．それは，randomized control trials（RCTs）が少なく，多くが，後ろ向き研究だったからであ

る．多くの研究が，精索静脈瘤の治療が妊娠率を改善するという確固たる証に結びつかなかったためと思われる[4]．しかし，それは，治療前の患者選択や，精液所見に問題があり，研究デザインに問題があったからだと思われる[5]．最近の研究では，精索静脈瘤の治療は，治療をしなかった群に比べて，自然妊娠率が上昇し，精液所見も明らかに改善することが報告されている[6,7]．

精液所見に対する効果

精索静脈瘤の治療は精子の質の改善をもたらす．最近のRCTsによると，grade 2以上で，少なくとも1つ以上の項目で精液所見の不良が該当する患者に対する精索静脈瘤の治療に対して，精子数や運動率が，コントロール群と比べて15％改善したと報告している[8]．さらに，精索静脈瘤を合併した非閉塞性無精子症患者に対しても治療は有効である．治療後に43.9％に射出精子が出現し，13.6％に自然妊娠が得られたと報告している[9]．

妊娠率に対する効果

これまでにも，後ろ向き研究では，精索静脈瘤の治療は妊娠率を改善すると報告されてきた．最近の前向きのRCTsでは，治療群で32.9％に自然妊娠が得られて，治療をしなかった群は13.9％の自然妊娠であったと報告している[8]．

DNA 断片化に対する効果

多くの研究で，精索静脈瘤の治療は明らかに精子のDNA断片化が改善すると報告している[10]．しかし，実臨床において，DNA断片化が改善の違いについては明確ではない．精索静脈瘤の治療群と治療しなかった群を比べて，治療した群で3.37％のDNA断片化が改善したと報告している[11]．さらに，別の報告では，精索静脈瘤の治療後に妊娠を得た群と妊娠を得られなかった群で，DNA断片化に違いは見られなかったと報告している[12]．そのため，実臨床においてDNA断片化の指標となるツールはまだ存在せず，今後の詳細な研究が必要である．

☞文献

1) Saypol DC. Varicocele. J Androl. 1981; 2: 61-71.
2) Damsgaard J, Joensen UN, Carlsen E, et al. Varicocele is associated with impaired semen quality and reproductive hormone levels: a study of 7035

healthy young men from six European countries. Eur Urol. 2016; 70: 1019–29.

3) 湯村　寧. 平成 27 年度厚生労働省子ども・子育て支援推進調査研究事業 我が国における男性不妊に対する検査・治療に関する調査研究.

4) Evers JL, Collins JA. Surgery or embolization for varicocele in subfertile men. Cochrane Database Syst Rev. 2008;（3）: CD000479.

5) Ficarra V, Cerruto MA, Liguori G, et al. Treatment of varicocele in subfertile men: Cochrane review–a contrary opinion. Eur Urol. 2006; 49: 258–63.

6) Ficarra V, Crestani A, Novara G, et al. Varicocele repair for infertility: what is the evidence? Curr Opin Urol. 2012; 22: 489–94.

7) Masson P, Brannigan RE. The varicocele. Urol Clin North Am. 2014; 41: 120–44.

8) Abdel–Meguid TA, Al–Sayyad A, Tayid A, et al. Does varicocele repair improve male infertility? An evidence–based perspective from a randomized, controlled trial. Eur Urol. 2011; 59: 455–61.

9) Esteves SC, Miyaoka R, Roque M, et al. Outcome of varicocele repair in men with nonobstructive azoospermia: systematic review and meta–analysis. Asian J Androl. 2016; 18: 246–53.

10) Smit M, Romijn JC, Wildhagen MF, et al. Decreased sperm DNA fragmentation after surgical varicocelectomy is associated with increased pregnancy rate. J Urol. 2013; 189: S146–50.

11) Wang YJ, Zhang RQ, Lin YJ, et al. Relationship between varicocele and sperm DNA damage and the effect of varicocele repair: a meta–analysis. Reprod Biomed Online. 2012; 25: 307–14.

12) Nasr–Esfahani MH, Abasi H, Razavi S, et al. Varicocelectomy: semen parameters and protamine deficiency. Int J Androl. 2009; 32: 115–22.

3 疾患と治療

3 精索静脈瘤

b 精索静脈瘤手術: 治療内容・手術別の成績比較・低位結紮術で再発したらどうするか

谷口久哲　松田公志

ここがポイント

1. 精索静脈瘤に対する手術により精液所見の改善と妊娠率の上昇が示されている.
2. 術後再発の多くは残存した静脈の再怒張である.
3. 低位結紮術で再発した場合, 高位結紮術や経皮的塞栓術が考慮される.

治療対象と手術別の成績比較

精索静脈瘤は健常男性においても約15%に認めるとされるが, 男性不妊外来を訪れた患者では約40%と高率に認められる.

EAU (European Association of Urology) の recommendation によると, 明らかな精索静脈瘤を有する患者に対する治療の適応は, ① 2年以上の不妊期間, ② 妻に異常がない, ③ 精液所見に異常を認める, であるが, ④ 明らかな精索静脈瘤を有し, 精液所見の悪化を認める場合で将来的に挙児を望む症例, ⑤ 精索静脈瘤が原因と思われる疼痛を有する症例, ⑥ 血清テストステロン値の低下を認める症例も治療を考慮する対象としている. 治療による精液所見の改善と妊娠率の上昇が示されている[1]. 精索静脈瘤に対する各術式の比較を表1に示す. Microsurgical technique の方が open technique に比べて自然妊娠率が高く, laparoscopic technique よりも術後陰嚢水腫の発生率が少ないと言われている[2].

低位結紮術で再発したらどうするのか?

Rotker らによるレビューによると, 触知可能な精索静脈瘤に対する顕微鏡下

3 ● 疾患と治療

表1 精索静脈瘤に対する各術式の比較（谷口久哲，松田公志．In: 柴原浩章，他編．図説よくわかる臨床不妊症学【一般不妊治療編】．3版．東京: 中外医学社; 2016．p.178-9）

術式	麻酔	特殊技術・器具	動脈温存	リンパ管温存	両側例	その他の長所	その他の短所	陰嚢水腫発生率	再発率	妊娠率
高位結紮術	腰椎	なし	やや難	困難		手術が容易動脈結紮可	創が大きく疼痛が強い	8%	15%	38%
低位結紮術	局所	顕微鏡手術	可能	可能		疼痛少ない外精索静脈の結紮も可能	精巣萎縮の危険	1%	1%	42%
経皮的塞栓術	なし	Interventional radiology	100%	100%	右側困難	切開創がない精索静脈瘤の診断もかねる	塞栓不能再発例が多い放射線被曝	0%	12%	33%
腹腔鏡下手術	全身	腹腔鏡手術	やや難	困難	よい適応	疼痛少ない	合併症の危険高価	3%	4%	30%

低位結紮後の術後2年までにおける再発率はおおむね0～3.6%であったと報告され，腹腔鏡下手術や open varicocelectomy に比べ有意に低率であった[3]．これは顕微鏡下低位結紮術が拡大視野下ですべての静脈が結紮可能であることであるが，再発した場合の原因の多くは，初回の手術で結紮されなかった小さな内精索静脈が後に怒張してくることが考えられる．性腺静脈が鼠経管付近で分岐する側副血行路の存在が原因であったという報告もあるが，これは言いかえれば性腺静脈が各所で分岐・合流することを示しており，低位結紮術の再発率が低い理由を裏付けることになろう[4]．外精索静脈からの還流が原因と考えることについてはまだ議論の余地があり，否定的な報告が多い[3]．

　低位結紮術後の再発における治療は，高位結紮術または経皮的塞栓術が考慮される．高位結紮術を行う場合は，初回の低位結紮術の動脈血流への影響が不明なことを考慮し，可及的に動脈を温存する方がよいと考えている．どちらが最適といった randomaized controlled trial は存在しない．初回に顕微鏡下低位結紮術が施行された場合に再度同手技を行うことは，動脈を傷つける可能性があり推奨されない．

☞文献

1) http://uroweb.org/wp-content/uploads/EAU-Guidelines-Male-Infertility-20151.pdf
2) Ding H, Tian J, Du W, et al. Open non-microsurgical, laparoscopic or open

microsurgical varicocelectomy for male infertility: a meta-analysis of randomized controlled trials. BJU Int. 2012; 110: 1536-42.
3) Rotker K, Sigman M. Recurrent varicocele. Asian J Androl. 2016; 18: 229-33.
4) Jargiello T, Drelich-Zbroja A, Falkowski A, et al. Endovascular transcatheter embolization of recurrent postsurgical varicocele: anatomic reasons for surgical failure. Acta Radiol. 2015; 56: 63-9.

3 疾患と治療

3 精索静脈瘤

C 精索静脈瘤の疫学，病態および診断

白石晃司

> **ここがポイント**
>
> 1. 精索静脈瘤は，男性不妊の原因の30～40％を占め最多である．
>   正常男性の15～20％に存在し，大部分は左のみである．
> 2. 立位または座位での触診により診断する．
> 3. 精索静脈瘤の存在によりsperm DNA fragmentationの割合が高
>   くなる．

　小さな静脈瘤も含めれば男性不妊症の原因として最も頻度が高い．また治療（varicocele repair: VR）により70～80％の症例に精液所見の改善を認めることから不妊症診療において決して見落としてはならない疾患である．

疫学

　精索静脈瘤は男性不妊患者の30～40％の患者に認められる一方で成人男性の15～20％に認められる．精索静脈瘤を有する男性の20～30％に精液検査の異常を認める．9歳以下ではきわめて稀であるが，第2次性徴が明らかとなる11歳を過ぎたあたりから頻度が増加する．小児期および思春期の精索静脈瘤の頻度は約6～15％程度といわれている．1.1％が両側性であり，0.2％が右側のみである．2人目不妊の場合は80％に上る[1]．

診断

　触診による診断がゴールドスタンダードであり，3段階のグレードに分類される[2]．

　　グレード3: 立位（座位）にて視診できる（図1）．

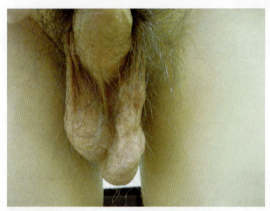

図1 グレード3左精索静脈瘤の視診所見

グレード2: 立位（座位）で触れる.
グレード1: 立位（座位）腹圧下に触れる.
Subclinical: カラードプラーなどで診断される.

　グレード3は患者自身が自覚し，疼痛を伴うこともあり，診断は容易である．内分泌学的にはさまざまなパターンを呈し，重症例になるほどFSH高値やテストステロン低下を認める．アメリカ生殖医学会のガイドラインでは触知可能な精索静脈瘤，つまりグレード2以上で精液所見の異常症例を手術適応としているものが多いが，グレード1やsubclinicalの症例でもVR後精液所見の改善を認める症例は存在する．補助診断またはsubclinicalの症例の検出として陰嚢超音波，カラードプラーまたは陰嚢深部温測定などが行われる．

病態

　解剖学的理由により左内精静脈はうっ血しやすいが，精索静脈瘤が造精機能障害を引き起こすメカニズムについては，heat stress，精巣内低酸素，毒性物質の逆流などが提唱されているが明確な結論はなく，症例によりそれらの関与はさまざまであると考えられる（図2)[3]．これらによって引き起こされる共通の病態として酸化ストレスの関与が大きく，現在のところVR，特に顕微鏡下低位結紮術，が最も有効な治療法である．さまざまな抗酸化薬などの有用性も報告されている．
　妊孕性のある男性の精巣容積は左精索静脈瘤が存在していても精索静脈瘤のない健康男性の精巣容積とほぼ同等であり，精巣内の酸化ストレスの亢進も認めら

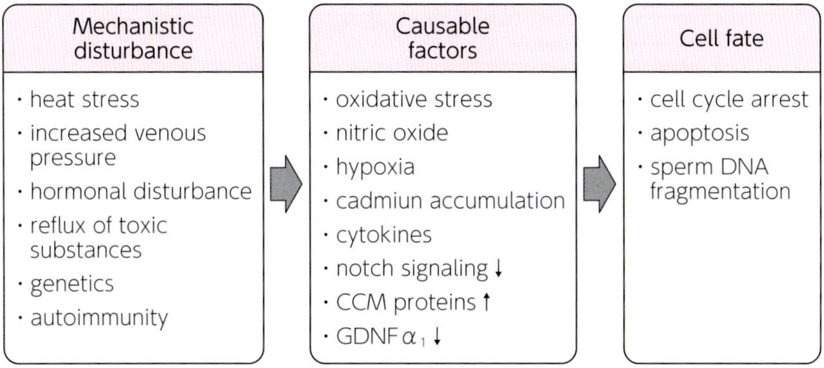

3 ● 疾患と治療

Mechanistic disturbance	Causable factors	Cell fate
· heat stress · increased venous pressure · hormonal disturbance · reflux of toxic substances · genetics · autoimmunity	· oxidative stress · nitric oxide · hypoxia · cadmiun accumulation · cytokines · notch signaling ↓ · CCM proteins ↑ · GDNF α_1 ↓	· cell cycle arrest · apoptosis · sperm DNA fragmentation

図2　精索静脈瘤の病態（Shiraishi K, et al. Int J Urol. 2012; 19: 538-50[3]より改変）

IB

男性不妊症

れず[4]，reactive oxygen species（ROS）などの消去機構が十分備わっていると考えられる．精巣内の superoxide dismutase，カタラーゼおよびビタミン Cなどの抗酸化酵素の発現は精索静脈瘤患者において低値であることが精索静脈血を用いて間接的に報告されている[5]．つまり精巣機能が低下した症例においては抗酸化酵素の発現が低い症例が多く，精子形成のみならず精子の DNA 損傷にも関与していると考えられている．

　精索静脈瘤が原因で無精子症をきたす場合もあるが，VR により術後に射出精子の出現を 20％程度の症例に認める．術後に射出精子を認める症例は減数分裂が完了した Johnsen score が 7 以上の場合であり，さらに精粗細胞の細胞分裂能などの精子形成のポテンシャルが高い症例に期待できる[6]．つまり early maturation arrest や Sertoli cell only は精索静脈瘤のみでは生じえず，精索静脈瘤以外の因子の関与の割合が大きくなっている状態である（図3）．

精索静脈瘤と sperm DNA fragmentation

　VR は自然妊娠や人工授精などの非 ART での妊娠率を改善させるのみならず，ART の成績も向上させることが判明した．精子の quality についての評価としてミトコンドリア機能，クロマチン compaction，DNA methylation および sperm DNA fragmentation（SDF）などが提唱されており ART の成績とも多いに関連があると報告されている．ROS は SDF にも大きく関わっていること，また SDF は日常診療で評価が容易であることから 2000 年代半ばごろより，精索

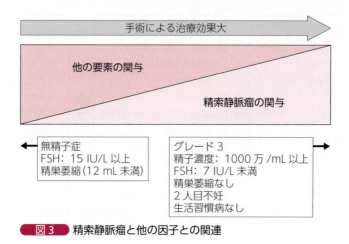

図3 精索静脈瘤と他の因子との関連

静脈瘤の存在により SDF が増加し，VR により SDF の割合が低下するという多数の報告がなされている[7]．

診療のポイント

精索静脈瘤は VR により妊娠および生児出産率の改善に寄与していることは明らかである．術後に精子濃度や運動率に改善を認めない症例であっても，精子 DNA 損傷の改善などにより顕微授精（ICSI）の成績向上に関与してくる．一般的には 70〜80％の症例に精液所見の改善を認めるが，無精子症などの造精機能障害が強い症例においては VR の効果は低くなる（図3）．妻側の因子に問題がなければ非 ART での妊娠が十分に期待できる．一方で ART を急がざるを得ない症例も増えてきているが，その場合であっても精索静脈瘤の存在により SDF などにより精子の quality が低下しているため，ART と同時か先行しての VR を行うことを勧めている．

文献

1) Clavijo RI, Carrasquillo R, Ramasamy R. Varicoceles: prevalence and pathogenesis in adult men. Fertil Steril. 2017; 108: 364-9.
2) Dubin L, Amelar RD. Varicocele size and results of varicocelectomy in selected subfertile men with varicocele. Fertil Steril. 1970; 21: 606-9.
3) Shiraishi K, Matsuyama H, Takihara H. The pathophysiology of varicocele

in male infertility in the era of assisted reproductive technologies. Int J Urol. 2012; 19: 538–50.

4) Shiraishi K, Takihara H, Naito K. Testicular volume, scrotal temperature and oxidative stress in fertile men with left varicocele. Fertil Steril. 2009; 91: 1388–91.

5) Mostafa T, Anis TH, Ghazi S, et al. Reactive oxygen species and antioxidants relationship in the internal spermatic vein blood of infertile men with varicocele. Asian J Androl. 2006; 8: 451–4.

6) Shiraishi K, Oka S, Matsuyama H. Predictive factors for sperm recovery after varicocelectomy in men with nonobstructive azoospermia. J Urol. 2017; 197: 485–90.

7) Roque M, Esteves SC. Effect of varicocele repair on sperm DNA fragmentation: a review. Int Urol Nephrol. 2018; 50: 583–603.

3 疾患と治療

4 無精子症

a-1 閉塞性無精子症に対する TESE の実際

小林秀行　永尾光一

ここがポイント

1. 閉塞性無精子症や射精障害に対して conventional(simple)TESE を施行する.
2. 1%リドカインと 0.5%レボブピバカイン塩酸塩を混ぜた麻酔薬を精索に浸潤させる.
3. 平成 27 年度調査では 98.3%で精子回収が可能であった.

　閉塞性無精子症や射精障害などの造精機能は保たれており，精子回収の確率が高い症例が対象となる．Conventional（simple）TESE（C-TESE）と呼ばれる．具体的には，精巣に小さな切開を入れて精巣組織を取り出し，精子を回収する方法である．

　多くの施設では，局所麻酔下に行っている．平成 27 年度厚生労働省分担研究（湯村班: 以下，平成 27 年度調査）によれば，C-TESE を施行した 231 例中 227 例（98.3%）で精子回収が可能であった.

C-TESE の実際

① 局所麻酔で行う方法を紹介する．1%リドカインと 0.5%レボブピバカイン塩酸塩を混ぜた麻酔薬を用いる．精索をつまみ上げて 27 G 針にて注射する．この時精管周囲に麻酔を効かす意識で行う（図 1a）.
② 切開部の陰嚢皮膚にも同様に麻酔を行う（図 1b）．針を深く挿入せずに皮膚のみの麻酔に留める.
③ 約 1 cm の横切開を加え，眼科用ハサミにて切開を拡げる．モスキートペアンにて総鞘膜を持ち上げ切開を行う（図 1c）．今回は精巣を脱転しているが，必

3 ● 疾患と治療

IB 男性不妊症

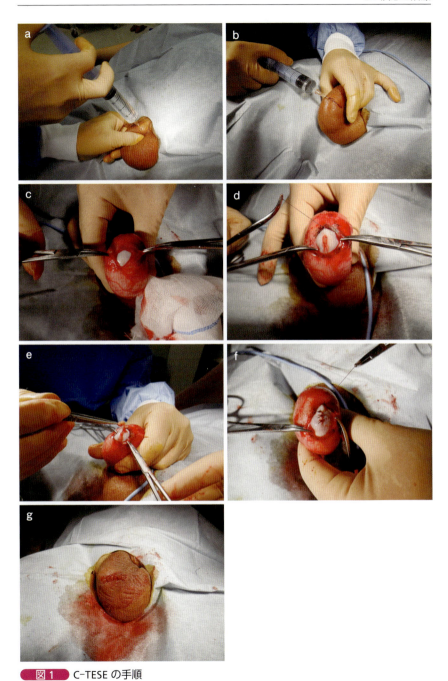

図1 C-TESE の手順

ずしも脱転する必要はない．切開する際は，精巣上体の損傷に注意する．

④ 白膜を露出させ，切開を予定する部位に4-0吸収糸をかけて支持糸として吊り上げ，そのやや下で白膜に切開を行う（図1d）．

⑤ 摂子にて精巣組織を採取する（図1e）．10%血清添加のHEPES培養液が入った容器に入れる．

⑥ 凍結に必要な量の精巣組織を採取した後は，4-0吸収糸にて白膜を縫合する（図1f）．その後，総鞘膜の縫合を行う．陰嚢皮膚は垂直マットレス縫合を行い，止血を十分に確認し終了とする（図1g）．

⑦ 出血予防にて，創部圧迫を行っている．

3 疾患と治療

4 無精子症

a-2 閉塞性無精子症: 原因がわからない時どうするか

谷口久哲　松田公志

ここがポイント

1. 閉塞性精路障害のうち，最も多いのが原因不明の閉塞性無精子症である．
2. 精液検査は数回行う．
3. 精路再建または精巣内精子回収法により精子を採取する．

閉塞性精路障害の原因

2015年に行われた全国調査によると，男性不妊疾患全体に占める閉塞性精路障害の割合は3.9％であり1.2％が原因不明と最も多く，ついで精巣上体炎後（0.7％），精管結紮後（0.7％）と報告されている[1]（表1）．つまり閉塞性精路障害のうち，最も多いのが原因不明の閉塞性無精子症である．Matsudaらは，原因

表1　男性不妊疾患全体における閉塞性精路障害の割合（文献1より改変）

閉塞性精路障害	3.9％
原因不明の精路閉塞	1.2％
精巣上体炎後	0.7％
精管結紮後	0.7％
鼠径ヘルニア術後	0.6％
先天性精管欠損	0.5％
射精管・精囊の異常	
ミュラー管囊胞	0.04％
射精管閉塞	0.07％
精囊囊状拡張	0.06％
その他	0.06％
Young症候群	0.04％

不明の閉塞性無精子症で最も多い閉塞部位は曲精管の近位部または精巣上体尾部と精管との移行部であったと報告している[2]．精巣上体炎，精管結紮後のほか，小児期の鼠径ヘルニアの術後においても閉塞性精路障害をきたす．明らかな既往がない場合，ミュラー管嚢胞，射精管閉塞，精嚢嚢状拡張など，射精管・精嚢の異常が原因であることがある．先天性精管欠損の有無を調べるために精管の触診は必須である．

精液検査は数回行う

無精子症に限らず，診断のための精液検査は少なくとも 2 回行う．原因不明の閉塞性無精子症が疑われた場合は cryptozoospermia の可能性を念頭に置き精液検査を施行する．

検査と患者カップルへの説明

ゴナドトロピン値，精巣容積，精巣の硬さを確認する．無精子症患者のうち，触診で精巣に弾力があり，精巣容積・血清 follicle stimulating hormone (FSH)・血清テストステロン値がすべて基準値内である場合は，閉塞性の可能性が高い．しかし，精子形成が完全でなく途中で停止している maturation arrest の場合はこれらがすべて基準値内であることもあるため，閉塞性無精子症の確定診断はあくまでも精巣内組織の確認であることを患者カップルに説明する．

精巣内精子回収法による精子採取

閉塞性無精子症の場合，精巣内における精子形成は正常に行われているため，精巣内精子回収法（testicular sperm extraction: TESE）による精子回収が可能である．しかし，前述の maturation arrest や，遺伝子異常（Y 染色体微細欠失）の可能性もあるため，患者カップルには術前の十分なインフォームドコンセントが必要である．

精路再建を施行するかの判断と
患者カップルへのインフォームドコンセント

自然妊娠や，人工授精などの形で妊娠を希望される場合は精路再建が考慮される．精路再建を考慮する際，筆者らは術前精巣吸引細胞診を行い，成熟精子の存在を確認している．精管閉塞診断のために術前に精管造影を行うことは穿刺部精

管や精巣側の精路に侵襲を及ぼすのみでその意義がなく，行うべきではない.

全国調査の結果では，原因不明で精路再建を行った症例 51 例のうち 49 例は精巣上体-精管吻合術が施行されており，術後射出精子を確認できた割合は 34％であった[3]. これは原因不明の閉塞性無精子症の多くが精巣上体炎に伴う 2 次的閉塞の可能性であることを示唆していると考えられる. 精路再建を考慮する場合はそれらの治療成績を含めた十分なインフォームドコンセントが必要であると考える.

☞文献

1) 厚生労働省子ども・子育て支援推進調査研究事業 我が国における男性不妊症に対する検査・治療に関する調査研究. 平成 27 年度総括・分担研究.

2) Matsuda T, Horii Y, Yoshida O. Obstructive azoospermia of unknown origin: sites of obstruction and surgical outcomes. J Urol. 1994; 151: 1543-6.

3) Taniguchi H, Iwamoto T, Ichikawa T, et al. Contemporary outcomes of seminal tract re-anastomoses for obstructive azoospermia: a nationwide Japanese survey. Int J Urol. 2015; 22: 213-8.

3 疾患と治療

4 無精子症

a-3 閉塞性無精子症に対する精路再建術

白石晃司

> **ここがポイント**
> 1. 精管結紮術後や鼠径ヘルニア術後の場合には精管-精管吻合が，精巣上体炎後の場合には精管-精巣上体吻合が施行される．
> 2. 精路再建によりタイミング法や人工授精での妊娠が可能であり，明らかな女性側因子がなければ必ずオプションとして提示すべきである．
> 3. 精路再建，特に精管-精巣上体吻合は施行可能な医療機関が限られるため，泌尿器科生殖医療専門医などを窓口としてコンサルトする必要がある．

閉塞性無精子症（obstructive azoospermia: OA）の頻度は無精子症の10〜15％程度であるが，精路再建（精管-精管吻合: vasovasostomy〔V-V〕，精管-精巣上体吻合: vasoepididymostomy〔V-E〕）（図1）によりタイミング法や人

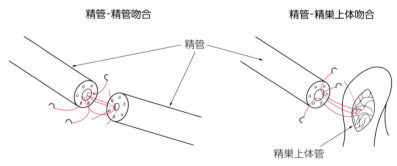

図1 精管-精管吻合と精管-精巣上体吻合

3 ● 疾患と治療

工授精での妊娠が可能であることから，妻側因子を十分に考慮すれば V-V や V-E が理想的な治療法となる．

診断

診断は，① 無精子症，② 精巣萎縮なし（通常は片側 12 mL 以上），③ FSH の上昇なし（明確な基準はないが 7 mIU/L 未満のことが多い），④ 既往歴の聴取，にて可能である．注意すべきはそのような状況においても約 10％程度に非閉塞性無精子症が存在することである．さらに ⑤ 触診により精管欠損や精巣上体での硬結の触知および鼠径部の手術痕の有無などの評価をすることで閉塞原因や部位を同定できることも多い．その病態として universal maturation arrest などの FSH 上昇のない非閉塞性無精子症や閉塞期間が長い（10 年以上）場合には造精機能自体の低下をきたすことなどが挙げられる．鼠径ヘルニア手術については本人が知らないこともあり，鼠径部の手術痕の有無をしっかりチェックする．小児期の手術の医原性の閉塞として他にも膀胱尿管逆流症，停留精巣，尿道下裂の術後があり[1]，これらの聴取も重要である．頻回の慢性副鼻腔炎や慢性気管支炎の既往は Young 症候群による精巣上体での閉塞を疑う．陰嚢内に精管を触知できない場合は先天性精管欠損症を疑う．明らかな精巣上体炎の既往と精巣上体での硬結を触知すれば精巣上体での閉塞が疑われるが，精巣上体炎の既往が不明な場合，つまり原因不明の OA の場合，軽症の精巣上体炎による両側の閉塞であることも多い．

経腹的超音波検査にて明らかな精嚢の拡張（精嚢体部の短軸径で 15 mm 以上）や前立腺内射精管付近に嚢胞状の拡張が認められれば射精管閉塞を疑う．射精間閉塞の場合は無精液〜乏精液症を呈し，運動率低下を認める．精管造影は特殊な症例でない限り行わない．

治療の現状と成績

精路再建が行われた症例の全国調査と我々が経験した閉塞原因を図 2 に示す．精管結紮後の再婚などでの挙児希望に際しての不妊治療目的が多い．V-V が施行され高い開存率（術後に射出精子を認める状態）であるが，精巣上体での二次的な閉塞が生じ同時に V-E も要する症例が少なからず存在し，そのようなケースでは開存率は著しく低下する．我々は原因不明の OA に対して手術適応を広くした結果，無症候性の精巣上体炎と考えられる閉塞症例が相対的に多かった．V-V

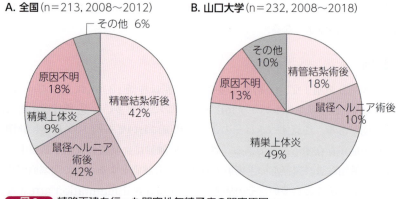

図2 精路再建を行った閉塞性無精子症の閉塞原因

の成績は文献的には 70～99.5％開存率/36～92％非 ART 妊娠率[2-4]，全国調査では 73.6％開存率/27.5％非 ART 妊娠率[5]，当科では 87.9％開存率/52.3％非 ART 妊娠率であった．V-V 後の射出精子予測ノモグラムにおいても，① 閉塞期間が短い，② V-V の再手術ではない，③ 精子肉芽腫を認める，④ 精巣容積が大きい，などが挙げられているが[6]，特に閉塞期間は重要である[7]．また精管結紮後症例においては中高年の症例も多く，勃起障害を伴っている場合などには精巣内精子採取術 (testicular sperm extraction: TESE)/顕微授精 (intracytoplasmic sperm injection: ICSI) も同時に勧めることが多い．鼠径ヘルニア術後の場合は内鼠径輪付近での閉塞であり，V-V が施行されるが，閉塞期間が長いことと萎縮精管が長く吻合できない場合も多く，精管結紮後の症例と比較すると開存率/非 ART 妊娠率は劣る．

手術手技

　全身麻酔下に 20～30 倍の手術用顕微鏡を用いて行う．再建後に精管が短縮し，緊張がかかるため，陰嚢から外鼠径部まで皮切を行い，精管の剝離を鼠径管内まで行い，十分に精管の距離を得ている．精管断端の尿道側を涙管ブジーで拡張した後，24 G サーフローを留置し生理食塩水やインジゴカルミンを通水し，尿道側の精管閉塞の有無をチェックする．精管および精巣上体管断端から運動精子が認められない場合でも吻合を行うようにしているが，断端から流出する液体の状態が乳白色透明～透明であれば射出精子出現率は高い．診断的精巣生検を行い，

射出精子を認めない場合などにmicrodissection TESEを行うべきかどうかの判断材料とする．希望者には開存が得られなかった場合のICSI用として凍結保存を行う．

V-Vの場合は10-0および9-0ナイロンで2層に吻合を行う（図1）．V-Eの場合は精巣上体管に0.3～0.5 mm程度の開窓を行った後に，切断した精管を10-0または11-0ナイロンを用いて，端側かinvagination法（あらかじめ精巣上体管に運針しておき切開面を精管内に引き込む方法）にて吻合し（図1），鞘膜筋層を8-0ナイロンで結節縫合する．

術翌日に尿道カテーテルを抜去し，同日か陰嚢の浮腫が強い場合は術後2日目に退院としている．

経尿道的射精管切開術（transurethral resection of ejaculatory duct: TURED）は射精管閉塞症に対して，射精管（精阜）を経尿道的に切開（切除）するものである．術前に経直腸超音波断層法により前立腺から精嚢付近の観察を十分に行っておく．術直前に精管造影を行い，閉塞部位が射精管であることを確定診断し，切開時に開通した目安とするために，精管造影時にインジゴカルミンを注入しておく．医原性の精管閉塞を避けるために，精管造影は省略してもかまわない．術後の精子出現（精液所見改善）率は50～65%，自然妊娠率は13～30%であると報告されている[8]．広く切開しすぎると高率に術後精巣上体炎を発症することから，切開範囲や深さについては今後の検討課題である．

診療のポイント

OAにおいてはTESEにより容易に精子採取が可能で，ICSIに供することができるため，それらが施行されやすい傾向にある．顕微鏡下精巣上体精子採取術（microsurgical epididymal sperm aspiration: MESA）も精子採取の手段となりうるが，後日精路再建を希望された場合に困難となる．精路再建により，① タイミング法や人工授精での妊娠が可能であり，複数人の妊娠が可能である，② 卵巣刺激や採卵が不要，③ 患者側のコスト削減，など非常に大きなメリットがあるため，女性側因子がなければ必ずオプションとして提示すべきである．精路再建が施行可能な医療機関が限られるため，泌尿器科の生殖医療専門医などを窓口としてコンサルトする必要がある．

☞文献

1) 白石晃司, 松山豪泰. 小児期の手術の関連が疑われた閉塞性無精子症の検討. 日本小児泌尿器科学会雑誌. 2014; 23: 6-11.

2) Matthews GJ, Schlegel PN, Goldstein M. Patency following microsurgical vasoepididymostomy and vasovasostomy: temporal considerations. J Urol. 1995; 154: 2070-3.

3) Kolettis PN, Thomas AJ Jr. Vasoepididymostomy for vasectomy reversal: a critical assessment in the era of intracytoplasmic sperm injection. J Urol. 1997; 158: 467-70.

4) Silber SJ, Grotjan HE. Microscopic vasectomy reversal 30 years later: a summary of 4010 cases by the same surgeon. J Androl. 2004; 25: 845-59.

5) Taniguchi H, Iwamoto T, Ichikawa T, et al. Contemporary outcomes of seminal tract-re-anastomoses for obstructive azoospermia: A nationwide Japanese survey. Int J Urol. 2015; 22: 213-8.

6) Hsiao W, Goldstein M, Rosoff JS, et al. Nomograms to predict patency after microsurgical vasectomy reversal. J Urol. 2012; 187: 607-12.

7) Shiraishi K, Takihara H, Naito K. Influence of interstitial fibrosis on spermatogenesis after vasectomy and vasovasostomy. Contraception. 2002; 65: 245-9.

8) McQuaid JW, Tanrikut C. Ejaculatory duct obstruction: Current diagnosis and treatment. Curr Urol Rep. 2013; 14: 291-7.

3 疾患と治療

4 無精子症

b-1 非閉塞性無精子症に対する micro TESE の実際

小林秀行　永尾光一

ここがポイント

1. 非閉塞性無精子症に対する治療は micro TESE が唯一の方法である．
2. 平成 27 年度調査では 34.0％で精子回収が可能であった．
3. 術後のテストステロン低下が認められることがあり，術前のインフォームドコンセントと術後の経過観察が必要である．

　非閉塞性無精子症や cryptozoospermia に対して，micro TESE を施行する．具体的には，精巣白膜を大きく切開し，手術用顕微鏡を用いて，精子の存在が期待される精細管を選択的に採取する．特徴は，白色の，太い，蛇行した精細管である．

　半数の施設では全身麻酔で行っており，局所麻酔下でも可能である．平成 27 年度厚生労働省分担研究（湯村班: 以下，平成 27 年度調査）によれば，C-TESE を施行した 695 例中 236 例（34.0％）で精子回収が可能であった．

micro TESE の実際

① 局所麻酔での方法を紹介する．Conventional TESE と同様の方法である．1％リドカインと 0.5％レボブピバカイン塩酸塩を混ぜた麻酔薬を用いる．精索をつまみ上げて 27 G 針にて注射する．この時精管周囲に麻酔を効かす意識で行う（図 1a）．
② 切開部の皮膚にも同様に麻酔を行う（図 1b）．
③ 約 3 cm の横切開を加え，眼科用ハサミにて切開を拡げる．総鞘膜に包まれた精巣をモスキートペアンにて摘まみ，陰嚢外へ脱転する．総鞘膜を切開し，精

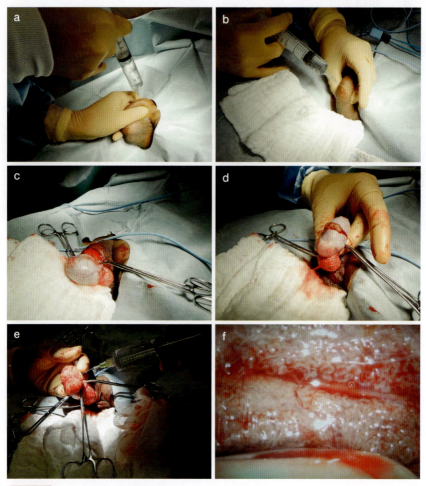

図1 micro TESE の手順

巣を露出させる（図1c）.
④ 精巣の白膜を短軸方向に180°横切開し，白膜からの出血は，モスキートペアンにて摘まみ対応している（図1d）.
⑤ 精細管を観察しやすくするまで精巣を分割する．手術用顕微鏡を用いて，15〜25倍の拡大で，精細管を観察する．この時，助手に20 mLシリンジに24 Gサーフローの外筒をつけたもので生理食塩水をかけてもらうと出血が洗浄さ

IB 男性不妊症

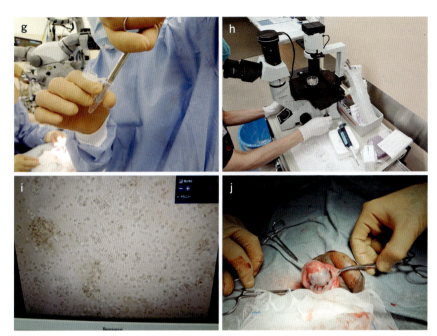

図1 つづき

れ，観察がしやすくなる．精子が存在していると言われる精細管の特徴は，太くて，蛇行していて，白いものである．特徴がそろった精細管を丹念に探し，マイクロ鑷子を用いて採取する．精細管から細かい出血が起きた際は，バイポーラにて止血を行う．丹念に精細管を観察し，良好な精細管を最小限の採取に留めるように心がける（図1e, f）．

⑥ 採取した精細管は，生理食塩水で洗浄し，あらかじめ1.5 mLマイクロチューブ内に10％血清添加のHEPES培養液を入れておき，この中に回収する．
⑦ ある程度の組織量を回収したら，1.5 mLマイクロチューブ内で眼科用ハサミを用いて，精細管を細切し，バラバラにする．さらに，24 Gサーフローの外筒に1 mLシリンジをつけてin-outを繰り返す（図1 g）．
⑧ 胚培養士によって，6 cm dishに懸濁液を引いて，倒立位相差顕微鏡にて精子を探索する（図1h, i）．
⑨ 縫合に関しては，4-0吸収糸にて白膜を連続縫合し，その後，結節縫合にて補強する（図1j）．総鞘膜を連続縫合する．陰嚢皮膚は垂直マットレス縫合を行

い，止血を十分に確認し終了とする．
⑩ 出血予防にて，創部圧迫を行っている．

micro TESE における合併症

　精細管を多く採取しすぎると，テストステロン値の低下がみられる．特に精巣の大きさが小さく，術前にテストステロンが低い症例では顕著に起こりやすい．テストステロン低下による症状は，活力低下，うつ状態，睡眠障害，集中力低下，ほてり，勃起障害などである．症例によっては，術後にテストステロン補充が必要なこともあり，術前の十分なインフォームドコンセントと術後フォローが必要である．

3 疾患と治療

4 無精子症

b-2 非閉塞性無精子症: micro-TESE で精子が採取できなかった時，もう一度 TESE を行うことは可能か

谷口久哲　松田公志

ここがポイント

1. 再度 micro-TESE を行うことは可能であるが，限られた有効性と TESE が精巣に与えるダメージを考慮する必要がある.

非閉塞性無精子症 (NOA) に対する再 TESE (repeat micro-TESE)

NOA 患者に対する micro-TESE が普及した当初，Tsujimura らは conventional-TESE で精子が採取できなかった場合でも，salvage micro-TESE による精子採取率 (sperm retrieval rate: SRR) は 45% であると報告し，micro-TESE の有用性を示した[1].

Micro-TESE で精子回収が可能であった場合の repeat micro-TESE による SRR は 85% であるとの報告がある[2]. しかし，初回の micro-TESE で精子回収が不可であった場合，repeat micro-TESE による SRR はおおむね 10% であると報告されている[3].

実際の repeat micro-TESE においては，以前の micro-TESE の影響により，精巣鞘膜と白膜との癒着を認めることがあるものの，多くの場合，手術は通常の micro-TESE と同様に施行可能である. しかし，micro-TESE による精子回収の試みが精巣の隅々まで行われた場合に，repeat micro-TESE を行うか否かについては，限られた有効性と TESE が精巣に与えるダメージと照らし合わせて考慮する必要があり，SRR は過去の報告よりさらに低いと思われる. 初回 micro-TESE による報告において，TESE により低下した血清テストステロン値は術後 18 カ月で約 95% まで回復するという報告がある[4]. 一方で Ishikawa は，Klinefelter 症候群 (KS) 症例において，血清テストステロン値は術後 1〜12 カ

月で術前値の 30～35％まで低下し，術後 18 カ月の時点でも術前値の 75％までの回復であったと報告している[5]．KS 症例においては術前の状態で，すでにテストステロン産生低下に伴う性腺機能低下症（hypogonadism）をきたしている場合がある．Hypogonadism はメタボリックシンドローム，糖尿病，骨粗鬆症，筋力低下を引き起こすため，術後は十分な注意が必要であり，repeat micro-TESE の場合はなおさらである．

☞文献

1) Tsujimura A, Miyagawa Y, Takao T, et al. Salvage microdissection testicular sperm extraction after failed conventional testicular sperm extraction in patients with nonobstructive azoospermia. J Urol. 2006; 175: 1446-9.

2) Ramasamy R, Ricci JA, Leung RA, et al. Successful repeat microdissection testicular sperm extraction in men with nonobstructive azoospermia. J Urol. 2011; 185: 1027-31.

3) Dabaja AA, Schlegel PN. Microdissection testicular sperm extraction: an update. Asian J Androl. 2013; 15: 35-9.

4) Ramasamy R, Yagan N, Schlegel PN. Structural and functional changes to the testis after conventional versus microdissection testicular sperm extraction. Urology. 2005; 65: 1190-4.

5) Ishikawa T. Surgical recovery of sperm in non-obstructive azoospermia. Asian J Androl. 2012; 14: 109-15.

3 疾患と治療

4 無精子症

c 総論: 無精子症に対する対応

辻村 晃

ここがポイント

1. 閉塞性と非閉塞性の鑑別が重要である.
2. 閉塞性には精路再建術もしくは精子採取術を行う.
3. 非閉塞性には顕微鏡下 TESE が標準治療である.
4. 精巣内精子採取術では性腺機能低下症など術後の定期的な経過観察も重要である.

　平成 27 年度の厚生労働省子ども・子育て支援推進調査研究事業「我が国における男性不妊に対する検査・治療に関する調査研究」(以下, 平成 27 年度厚労省全国調査) の報告によれば, 男性不妊症の原因は造精機能障害, 精路通過障害, 性機能障害の 3 つに分類され, その 80% 以上を造精機能障害が占めることが明らかとなった[1]. 基本的には精巣内で精祖細胞から精子まで分化する過程で障害をきたしたものが造精機能障害となる. 精索静脈瘤, 停留精巣, 内分泌障害, 高熱や化学療法・放射線療法などにより, 造精機能が障害される. このうち, 最も厳しい造精機能障害が (非閉塞性) 無精子症を呈する. 実際には先天性のものが最も多く, 従来, 絶対不妊症と考えられてきた性染色体異常の Klinefelter 症候群は非閉塞性無精子症の約 10% 程度を占めるとされている.

　精路通過障害は, 平成 27 年度厚労省全国調査ではわずか 3.3% にとどまる. 平成 9 年度の同様の全国調査では 13.5% も認められたことより, 臨床の現場で遭遇する精路通過障害は著しく頻度が低下したことになる. ただし, これは, あまりに精巣内精子採取術 (testicular sperm extraction: TESE) が普及したことから, あえて精路通過障害を確認する精管造影そのものを施行しない傾向が強くなったことが関係しているのではないかとも推測される. 本来, 精路閉塞は射精

管，精管，精巣上体の異常により生じる．精路（精管）が先天的に欠損している場合や完全に閉塞した場合は最も重篤な表現形である(閉塞性)無精子症となる．

　どちらの無精子症も精液検査において，精子を認めないという共通点はあるものの，その他の特徴は大きく異なる．まず閉塞性無精子症は原則として造精機能に異常を認めないことが多いため，精巣容量は比較的通常の大きさに保たれており，内分泌学的にも異常を認めない．一方，非閉塞性無精子症は精巣における造精機能が高度に障害されているため，通常精巣容量はきわめて小さい．さらにテストステロンが低く，ゴナドトロピンが上昇する（表1）．

表1 閉塞性無精子症と非閉塞性無精子症

閉塞性無精子症	非閉塞性無精子症
ゴナドトロピン: 正常 テストステロン: 正常 精巣容積　　　: 正常	ゴナドトロピン: 高値 テストステロン: 低値〜正常 精巣容積　　　: 萎縮
精路再建術 　精管精管吻合術 　精巣上体管精管吻合術 　射精管開放術 精巣上体精子吸引術 精巣内精子採取術	精巣内精子採取術

閉塞性無精子症

　精路とは通常，射精管，精管，精巣上体管などを意味しており，これらの部位で閉塞機転が働いた場合に閉塞性無精子症が生じる．射精管閉塞は先天的な囊胞状変化に起因するものもあるが，後天的に感染症，尿道における手術侵襲，および外傷によっても誘発されるものもある．以前に行われた全国調査では，射精管囊胞を認める症例の半数は無精子症を呈していた．精管閉塞は精路異常の中で最も多い．自ら避妊のために精管結紮術を施した症例はもちろん無精子症になるが，臨床上問題になるのは小児期における鼠径ヘルニア根治術に起因する医原性閉塞であろう．また先天性の精管欠損症は囊胞線維症の一型であり，精管と共に精巣上体体尾部が先天的に欠損していることが多い．一方，精巣上体管での閉塞は炎症によるものも多い．慢性気道疾患を併発した先天的なYoung症候群も精巣上体の閉塞をきたす．

420

3 ● 疾患と治療

最も多い精管閉塞については，原則として精路再建術（精管精管吻合術）を目指す[2]．手術用顕微鏡下に粘膜と筋層を2層吻合するのが一般的である．ただし，鼠径ヘルニア術後の精管閉塞については通常閉塞が長期間に及び，このことが造精機能そのものを悪化させる可能性，精巣上体管における二次的な閉塞を惹起させる可能性を念頭に置いておく必要がある．射精管嚢胞による閉塞性無精子症には，射精管解放術が適応になる．ただし，近年の生殖補助技術，特に顕微授精の進歩により，わずかな精子さえ採取できれば，精巣上体精子採取術やTESEにより挙児が可能である．そのため，閉塞性無精子症であっても，あえて侵襲性の高い精路再建術を希望しない患者も増える傾向にある．閉塞性無精子症患者の精巣内精子を用いた顕微授精（intracytoplasmic sperm injection: ICSI），いわゆるTESE-ICSIの有用性については1993年に初めて報告された[3-5]．その後1996年に，TESEの対象が非閉塞性無精子症にまで拡大されている[6]．

非閉塞性無精子症

非閉塞性無精子症は，造精機能障害の最も障害の厳しいものであり，1990年代前半までは精巣生検術による組織診断により確定診断がなされていた．当時，非閉塞性無精子症は絶対不妊症を意味しており，それに対する治療法はなく，診断そのものが挙児の断念を意味していた．しかし，やがて精巣組織は精細管部位により造精機能が不均一であること，同時にごくわずかな精子が精巣内に存在したとしても，必ずしも精液内に精子が射出されるものではないという知見が知られるようになった．このことは仮に高度の造精機能障害のため（非閉塞性）無精子症を生じたとしても，それでも精巣内に精子が存在する可能性を示唆するもので，同時に精巣生検術で得られた精巣組織1カ所の組織診断で絶対不妊症を確定できないことを意味する．それに伴い診断的精巣生検術の施行意義は薄れ，逆に安易な精巣生検術は抗精子抗体を惹起する危険性や，手術操作によるさらなる精巣組織障害を誘発する可能性が危惧されるようになった．そのため，現在では（診断的）精巣生検術はほとんど行われなくなった．現在，非閉塞性無精子症に対する第一選択は手術用顕微鏡下に精子を確実に採取する顕微鏡下精巣内精子採取術（microdissection testicular sperm injection: micro TESE）である[7,8]．術式や成績の詳細については他稿を参照されたい．精子採取術後の挙児獲得はICSI以外にはあり得ない．したがって，妻の年齢や生殖臓器がICSIに適応していない場合や，妻がICSIを拒否している場合などは，いくら男性患者が希望しても

無精子症に対する精子採取術の適応にはならない．なお，精索静脈瘤を合併した非閉塞性無精子症患者については，精索静脈瘤に対する手術（精索静脈結紮術）を施行することで，射出精子も期待できる症例が存在することが知られている．

閉塞性と非閉塞性の鑑別

閉塞性無精子症は精路再建術，もしくは局所麻酔下での精子採取術が基本となる一方，非閉塞性無精子症は micro TESE が標準術式である．したがって，術前の両者の鑑別は治療選択の意味から重要となる．血中ゴナドトロピン値を測定しても，Sertoli 細胞の inhibin-B 分泌が保たれている非閉塞性無精子症は血中ゴナドトロピンの上昇を認めず，鑑別はきわめて困難となる．すなわち「閉塞性」を術前に 100％断言することは不可能である．

おわりに

生殖医療の発展は著しい．無精子症に対する手術手技の向上や，ICSI の進歩により，従来なら挙児獲得が不可能であった患者においても，その可能性がもたらされる時代となっている．それぞれの患者に適した治療の選択および十分なインフォームドコンセントが必要であるとともに，非閉塞性無精子症では術後の性腺機能低下症に対する長期的な経過観察も重要となろう．

☞文献

1) 研究代表者: 湯村　寧. 厚生労働省子ども・子育て支援推進調査研究事業 我が国における男性不妊に対する検査・治療に関する調査研究. 平成27年度総括・分担研究報告書.
2) Taniguchi H, Iwamoto T, Ichikawa T, et al; Male Infertility Surgical Forum in Japan. Contemporary outcomes of seminal tract re-anastomoses for obstructive azoospermia: a nationwide Japanese survey. Int J Urol. 2015; 2: 213-8.
3) Craft I, Bennett V, Nicholson N. Fertilising ability of testicular spermatozoa. Lancet. 1993; 342: 864.
4) Schoysman R, Vanderzwalmen P, Nijs M, et al. Pregnancy after fertilisation with human testicular spermatozoa. Lancet. 1993; 342: 1237.
5) Schoysman R, Vanderzwalmen, P, Nijs M, et al. Successful fertilization by testicular spermatozoa in an in-vitro fertilization programme. Hum Reprod. 1993; 8: 1339-40.
6) Silber SJ, van Steirteghem A, Nagy Z, et al. Normal pregnancies resulting

from testicular sperm extraction and intracytoplasmic sperm injection for azoospermia due to maturation arrest. Fertil Steril. 1996; 66: 110-7.

7) Schlegel PN, Li PS. Microdissection TESE: sperm retrieval in non-obstructive azoospermia. Hum Reprod Update. 1998; 4: 439.

8) Tsujimura A, Matsumiya K, Miyagawa Y, et al. Conventional multiple or microdissection testicular sperm extraction: a comparative study. Hum Reprod. 2002; 17: 2924-9.

3 疾患と治療

5 免疫性不妊症

a-1 男性側の抗精子抗体：精子結合抗体保有不妊男性の治療方針

柴原浩章

ここがポイント

1. 抗精子抗体は男女とも不妊症患者の3%程度に検出される．
2. WHOマニュアルでも推奨されるように，男性では精液検査時に抗精子抗体（精子結合抗体）の検出を行うが，これを直接法と呼ぶ．
3. 抗精子抗体には多様性がある．中でも運動機能や受精機能を障害する抗精子抗体の存在が，不妊症の発症と強く関係する．
4. 精子不動化作用を持つ抗精子抗体の場合，精子無力症を呈する．
5. 受精障害作用を示す抗精子抗体を保有する男性には，卵細胞質内精子注入法（ICSI）を適用する．したがって不妊症の原因スクリーニングの段階で見逃すと，長期不妊症に陥らせてしまう可能性がある．
6. 受精障害作用がなければ，通常治療から開始する．すなわち男性が抗精子抗体を保有するにもかかわらず，自然妊娠（タイミング療法）することはある．
7. 受精障害作用がなければ，AIHの適応は性交後試験の結果に基づき考慮する．

　不妊症の一因に，抗精子抗体による免疫性不妊症が存在する．抗精子抗体は男女とも不妊症患者の約3%に検出される程度であるが，一般にART以外の不妊治療に対し難治性であることが多い．したがって不妊症の原因スクリーニングの段階で抗精子抗体を見逃すと，長期不妊症に陥らせてしまう可能性がある．
　女性側では血中の精子不動化抗体の検出[1]を行うが，男性側ではヒト精液検査

法に関する WHO ラボラトリーマニュアル[2]でも推奨されるように，精液検査時に抗精子抗体（精子結合抗体）の検出を行う．検出法としては新鮮精液検体を用いる MAR（mixed antiglobulin reaction）test と，洗浄精子を用いる immunobead test（IBT）があり，IBT は血中抗体の検出において精子不動化試験との相関性がよいと記述されている．なお射出精子に結合する抗精子抗体を検出する場合を直接（direct）法，抗精子抗体が付着しない精子を体液（精漿，血清，卵胞液など）と培養し，体液中の抗精子抗体を検出する場合を間接（indirect）法と呼ぶ．

　これまで本邦でも射出精子に結合する抗精子抗体を検出する目的で，直接イムノビーズテスト（D-IBT: direct-IBT）[3]が広く行われてきた．しかし最近 IBT の製造が中止されたため，現在は同等の検査法である ImmunoSpheres®（IS, Bioscreen Inc）を行う．IBT と IS による抗精子抗体の検出率の比較により，両者の相関性は良好であることが報告されている[4]．

病態

1 ▶ 抗精子抗体の多様性

　表 1 に示すように，抗精子抗体は多様性に富む[5,6]．たとえば抗体のイムノグロブリン（Ig）クラス（A，G，M），抗体の局在（頭部，中片部，尾部），抗体の力価（IB 結合数），抗体の生物活性（精子不動化作用[7]，受精障害作用[6]），あるいは精子細胞膜上に抗体が存在する際，その患者自身の血清中にも同一の抗体が存在する場合もあれば，血清中にはまったく存在しない場合がある．このようにさまざまな多様性が存在するので，男性側の抗精子抗体による免疫性不妊症の診療には十分な理解と注意が必要である．

表1　男性不妊患者における抗精子抗体の多様性
(Shibahara H, et al. Am J Reprod Immunol. 2002; 47: 146-50[5]; Hum Reprod. 2003; 18: 1469-73[6])

抗精子抗体	抗体の多様性
Ig class	IgG，IgA，IgM
局在	頭部，中片部，尾部
力価	IB 結合数
生物活性	精子不動化作用，受精障害作用
産生部位	局所抗体，循環抗体

2 ▶ 抗精子抗体による男性不妊症の発症機序

抗精子抗体による男性不妊症の発症機序の1つは，射出精子に結合した抗精子抗体が持つ精子の運動障害作用により，子宮頸管粘液内で精子通過障害を示したり，AIHで子宮腔内に注入された精子が卵管内に侵入できない，などの理由により不妊症に陥る．もう1つの不妊症発症機序としては，射出精子に結合した抗精子抗体が持つ受精障害作用により，たとえば精子が卵透明帯への結合を阻害されるなどの理由により不妊症に陥る[6]．表2にIB結合数と受精障害の検出率の関係を示したが，IB結合精子の割合が80%を超える場合，有意に受精障害が発生することがわかる．

表2 イムノビーズ（IB）結合数と受精障害の関係
(Shibahara H, et al. Hum Reprod. 2003; 18: 1469-73[6])

| IB 結合数 | D-IBT 陽性不妊男性 | | 検出率（%） |
	検査人数	受精阻害あり	
<80%	8	0	0*
≧80%	7	4	57.1*
計	15	4	26.7

*P＝0.01

検査法

男性においては抗精子抗体を検出しても妊孕性に影響しない場合があるので，引き続き精子の運動機能[7]や受精機能[6]などの生物活性への影響の有無を検討することが重要である．前者では精液検査のほか性交後試験（PCT: post-coital test）が，後者ではhemizona assay（HZA）が有用である．

判定法については注意が必要である．すなわちISを1個でも結合する精子が全体の20%以上存在すれば，抗精子抗体陽性と判定する．ところが1999年改訂のWHOマニュアル[8]では，cut-off値が50%に修正された．この変更の根拠に関する記載はないまま，2010年の改訂版[2]でもこの数値が踏襲されている．これに対してKoriyamaら[9]はPCTの分析結果から，D-IBT（D-IS）におけるスクリーニングテストとしてのcut-off値は20%とする方が妥当であると結論し，これを標準値とすべきと報告している．

治療法のポイント

男性側の抗精子抗体による不妊治療方針を図1に示す[10]．受精障害作用を示す抗精子抗体を保有する男性には，卵細胞質内精子注入法（ICSI）を適用する必要がある．ICSIにより良好な受精率と妊娠率を得ることができる[11]．

受精障害がなければ，通常治療から開始する．すなわち抗精子抗体を保有するにもかかわらず自然妊娠（タイミング療法）することもある．AIHの適応はPCTの結果により考慮する．なお精子細胞膜に抗体がいったん結合した場合，たとえ遠心洗浄法を何度繰り返しても結合を解離させることは困難である．一方で，精漿中の抗精子抗体陽性男性の精液採取に際し，直接的に滅菌容器へ射精する場合と比べ，予め容器に培養液を入れておき，その中へ射精した場合の体外受精率ならびに妊娠率は有意に良好であったとする報告があり[12]，AIHの精子調整にも応用してよいかもしれない．

上述のように，抗体結合精子の割合がIgのクラスを問わず80％以上を示す患者において，IVFによる受精率低下や，HZAによる精子の透明帯結合障害を認めた（表2）[6]．すなわち抗体フリーの精子がきわめて少ない患者では，受精能力が著しく障害されていると予想し，ICSIによって対応することが必要である．

なお歴史的には精子結合抗体を有する不妊男性に対し，免疫抑制効果により精子に付着する抗精子抗体を減ずることを期待し，ステロイド療法を試みられたことがある．ステロイド療法の結果，精漿中の抗精子抗体価はステロイド投与により低下したが，妊娠率の改善には至らなかった[13]．さらにステロイドとの併用によるAIH[14]，ならびにIVF[15]の治療効果はともに改善しなかったとの報告もある．

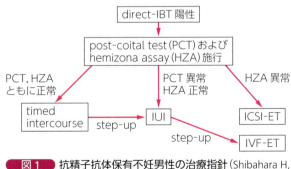

図1　抗精子抗体保有不妊男性の治療指針 (Shibahara H, et al. Reprod Med Biol. 2005; 4: 133–41[10])

したがってステロイド剤の副作用も鑑み，抗精子抗体を有する不妊男性の治療法としてのステロイド療法は，エビデンスの伴わない治療法と位置づけられている．

エビデンス

これまでのところ，明確にエビデンスレベルを示す書物や論文はない．ただし精液検査における抗精子抗体の検出法については，WHO ラボラトリーマニュアル[2]に記述されている．

男性側の抗精子抗体の臨床的特徴を表 3 にまとめた．あくまでも推奨ではあるが，抗体保有者には図 1 に従い精子通過障害ならびに受精障害の有無を評価する．これらの結果をもとに，タイミング指導，AIH，あるいは ICSI の適応を考慮する[10]．

なお受精機能検査を省略する場合，抗体結合精子の割合が 80％以上を示す患者では IVF 受精率は低下することを根拠に，ICSI の選択を考慮する．

表3　男性側の抗精子抗体の臨床的特徴

(1) 検査法
　　a）一次スクリーニング検査
　　　　射出精子細胞膜上に結合する抗精子抗体の検出法
　　　　として，直接イムノビーズテスト（D-IBT）を行う
　　b）治療法決定のための二次検査
　　　　PCT により精子通過障害を判定する
　　　　HZA により受精障害を判定する

(2) 不妊発症機序
　　a）造精機能障害（射出精子濃度をみる限り否定的）
　　b）精子無力症（精子不動化抗体結合の場合，ほぼ必発）
　　c）性器管内精子通過障害
　　d）受精以後の障害

(3) 治療法
　　a）HZA 不良: ICSI
　　b）HZA 良好で PCT 良好: タイミング指導
　　c）HZA 良好で PCT 不良: AIH

☞**文献**

1) Isojima S, Tsuchiya K, Koyama K, et al. Further studies on sperm-immobilizing antibody found in sera of unexplained cases of sterility in women. Am J Reprod Immunol. 1972; 112: 199–207.

2) World Health Organization. WHO Laboratory Manual for the Examination and Processing of Human Semen. 5th ed. Geneva: WHO Press; 2010.

3 ● 疾患と治療

3) Bronson R, Cooper G, Rosenfeld D. Ability of antibody-bound human sperm to penetrate zona-free hamster ova in vitro. Fertil Steril. 1981; 36: 778-83.

4) Centola GM, Andolina E, Deutsch A. Comparison of the immunobead binding test (IBT) and immunospheres (IS) assay for detecting serum antisperm antibodies. Am J Reprod Immunol. 1997; 37: 300-3.

5) Shibahara H, Tsunoda T, Taneichi A, et al. Diversity of antisperm antibodies bound to sperm surface in male immunological infertility. Am J Reprod Immunol. 2002; 47: 146-50.

6) Shibahara H, Shiraishi Y, Hirano Y, et al. Diversity of the inhibitory effects on fertilization by anti-sperm antibodies bound to the surface of ejaculated human sperm. Hum Reprod. 2003; 18: 1469-73.

7) Shibahara H, Hirano Y, Takamizawa S, et al. Effects of sperm-immobilizing antibodies bound to the surface of ejaculated human spermatozoa on sperm motility in immunologically infertile men. Fertil Steril. 2003; 79: 641-2.

8) World Health Organization. WHO laboratory manual for the examination of human semen and sperm-cervical mucus interaction. 4th ed. Cambridge: Cambridge University Press; 1999.

9) Koriyama J, Shibahara H, Ikeda T, et al. Toward standardization of the cut-off value for the direct immunobead test using the postcoital test in immunologically infertile males. Reprod Med Biol. 2013; 12: 21-5.

10) Shibahara H, Shiraishi Y, Suzuki M. Diagnosis and treatment of immunologically infertile males with antisperm antibodies. Reprod Med Biol. 2005; 4: 133-41.

11) Nagy ZP, Verheyen G, Liu J, et al. Results of 55 intracytoplasmic sperm injection cycles in the treatment of male-immunological infertility. Hum Reprod. 1995; 10: 1775-80.

12) Elder KT, Wick KL, Edwards RG. Seminal plasma anti-sperm antibodies and IVF: the effect of semen sample into 50% serum. Hum Reprod. 1990; 5: 179-84.

13) Robinson JN, Forman RG, Nicholson SC, et al. A comparison of intrauterine insemination in superovulated cycles to intercourse in couples where the male is receiving steroids for the treatment of autoimmune infertility. Fertil Steril. 1995; 63: 1260-6.

14) Grigoriou O, Konidaris S, Antonaki V, et al. Corticosteroid treatment does not improve the results of intrauterine insemination in male subfertility caused by antisperm antibodies. Eur J Obstet Gynecol Reprod Biol. 1996; 65: 227-30.

15) Lähteenmäki A, Räsänen M, Hovatta O. Low-dose prednisolone does not improve the outcome of in-vitro fertilization in male immunological infertility. Hum Reprod. 1995; 10: 3124-9.

3 疾患と治療

5 免疫性不妊症

a-2 男性側の抗精子抗体: 精子結合抗体の検出法

一鍬田真実

ここがポイント

1. 検査にあたり，すべての試薬は室温で取り扱う．
2. 少なくとも 500 万/mL の運動精子を準備する．
3. ビーズには抗ヒト IgG，IgA，あるいは IgM を結合しているため，精子の培養液にはヒト血清アルブミンを用いてはならない．
4. 判定法には 50% を cut-off 値とする記載もあるが，精子結合抗体のスクリーニングとしては 20% とし，引き続き前章で述べられているように精子の運動機能や受精機能などの生物活性への影響の有無を検討した上で，治療方針を決定するのが妥当である．

前項で述べられているように，不妊症の一因に免疫性不妊症がある．免疫性不妊症の頻度は高くないが，適切な治療を提供するために常に検討すべきである．免疫性不妊症の中でも抗精子抗体は不妊症との関連が議論されてきた．本項では男性側の抗精子抗体の検出法について述べる．

男性側の抗精子抗体の検出法として，WHO ラボラトリーマニュアル[1]では mixed antiglobulin reaction test（MAR test）[2]または immunobead test（IBT）[3]が推奨されている．その後 IBT は製造中止となったため，我々の施設では IBT と同じ原理による抗精子抗体検出法である Bioscreen 社の Immuno-Spheres®（IS）を用いている．ここでは簡便な direct-IS の検査手順を紹介する．

準備

注意事項は次の通り．

3 ● 疾患と治療

・すべての試薬は室温で取り扱う

・ヒト血清アルブミンは禁

・少なくとも運動精子が 500 万/mL 必要である

1 ▶ Direct-IS の準備

1～2%のウシ血清アルブミン含有精子洗浄用培養液を 37℃に温める.

抗 IgA ビーズの入った溶液を泡立てないように優しく混ぜ, 遠心用のチューブに 1 検体あたり 10 μL を取り分ける. 2～3 mL の精子洗浄用培養液を加え, 1,000×g で 5～10 分間遠心し, 上清を捨てる. これを 2 回繰り返し, 元の溶液量（10 μL）になるように上清を捨て, ビーズの沈殿を再懸濁する. 以上の手順を抗 IgG ビーズ, 抗 IgM ビーズについても同様に行う. 準備したビーズは 4℃で 3 日間保存, 使用可能である.

2 ▶ 精液の準備

採精から 3 時間以内の液化した精液に 2 倍量の精子洗浄用培養液を加えて混ぜ, 600×g で 5～10 分間遠心して上清を捨てる. 精子沈殿物を精子洗浄用の培養液 3 mL で再懸濁し, 600×g で 5～10 分間遠心して上清を捨てる. 精子沈殿物を少量の精子洗浄用培養液で再懸濁し, 精子濃度と運動率を計測する. 最終濃度が運動精子 1,000 万/mL になるよう調製する.

Direct-IS の手順

予め温めたスライドガラス上に前項 1, 2 で準備した抗 IgA ビーズ, 調製精子懸濁液を各々 5 μL 載せ, ピペットでよく混ぜる. カバーガラスを載せ, 1～2 分後に 100 個の前進運動精子を数え, 精子のどこにビーズが付着しているか, いくつ付着しているか観察する. これらの手順を抗 IgG ビーズ, 抗 IgM ビーズについても同様に行う.

判定

Direct-IS による陽性例および陰性例を図 1 に示す. 陽性例については, 運動精子の頭部または尾部にビーズが結合していることがわかる. 従来の direct-IBT においては, ビーズが 1 個でも結合している精子が全体の 20％以上存在すれば, 抗精子抗体陽性と判定する（2010 年の WHO マニュアル[1]では, カット

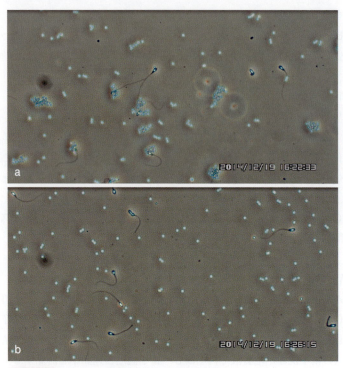

図1 Direct-IS 陽性例（a）と陰性例（b）
a：運動精子の頭部または尾部にビーズが結合している．
b：ビーズが結合することなく，精子が自由に運動している．

オフ値が50％に修正されたが，変更の根拠に関する記載はない）．

　CentolaらはISによる抗精子抗体の検出結果はIBTによる結果と一致していた[4]と報告していることから，ISにおいてもIBTと同様の判定法が使用可能と考えられている．しかしながら現時点までの我々の経験では，IBTと比べISに切り替えてからの抗体陽性例の検出率が低い印象があり，ISの判定法については今後も引き続き検討する必要があると考えている．

文献

1) World Health Organization. WHO Laboratory Manual for the Examination and Processing of Human Semen. 5th ed. Geneva: WHO Press; 2010.
2) Hendry Stedronska J, Lake RA. Mixed erythrocyte-spermatozoa antiglobulin

reaction (MAR test) for IgA antisperm antibodies in subfertile males. Fertil Steril. 1982; 37: 108-12.
3) Bronson RA, Cooper GW, Rosenfeld DL. Antoimmunity to spermatozoa: effect on sperm penetration of cervical mucus as reflected by postcoital testing. Fertil Steril. 1984; 41: 609-14.
4) Centola GM, Andolina E, Deutsch A. Comparison of the immunobead binding test (IBT) and Immunospheres (IS) assay for detecting serum antisperm antibodies. Am J Reprod Immunol. 1997; 37: 300-3.

4 その他

1 酸化ストレスと抗酸化療法について

湯村 寧

ここがポイント

1. 酸化ストレス（oxidative stress: OS）とは活性酸素（ROS）とそれを中和する抗酸化物質（antioxidant）のバランスが崩れた状態をさし，種々の疾患の原因となる.
2. 男性不妊患者の 40% 程度で精液中に活性酸素が検出される. 発生源は精液中の白血球や未熟精子とされる.
3. 活性酸素は精子運動率を低下させ DNA 断片化を亢進，それにより自然妊娠率や ART の成績も低下させる.
4. 抗酸化療法は抗酸化物質を外部から補充し，血中・精液中の酸化ストレスを低下させる治療である. 薬剤，サプリメントなどを内服させる方法が多い.

　男性不妊症の多くは造精機能障害であり，このうち約半数は特発性，つまり原因不明のものである[1]. ただ近年の研究の中で生活習慣病や生体内の現象が精子に与える影響などが明らかにありつつある. そのなかで近年，研究によって男性不妊の原因として有力視されているものが「酸化ストレス」である.

　本稿では男性不妊と酸化ストレスの関係から抗酸化療法について述べる.

酸化ストレスについて

　地球上の生物のほとんどは酸素を取り込み，各細胞内のミトコンドリア，電子伝達系内で酸素は ATP を作るために使われる. この過程で酸素は反応性の高い状態に変換されることがある. これら反応性の高い酸素分子群を活性酸素（reactive oxygen species: ROS）と呼ぶ. ROS は分子学的には不安定ですぐに他の

分子と結合しその分子を酸化させる[2]．

　ROSは殺菌剤など我々の生活にも有効利用されており，近年の研究では生体内の情報伝達などにも使用されることもわかっており，人体にも必要なものではある．しかし高濃度で存在すると生体内の分子を酸化させるために細胞や組織に悪影響を及ぼす．

　もちろん人体にはこのような過剰なROSを中和するシステムも存在する．それを総じて抗酸化物質（antioxidant）と呼び，人体内にも多く存在する．ROSと抗酸化物質は通常は生体内ではバランスを保つように体内でコントロールされているがROSが増加する，antioxidantが減少するなど何かの原因でこのバランスが崩れROSが多い状態すなわち身体の細胞や組織が酸化されやすい状態を酸化ストレス（oxidative stress: OS）といい（図1），多くの疾患の原因となる[2]．

　精子は卵と融合しやすくするためにその細胞膜には他の細胞と異なり不飽和脂肪酸（polyunsaturated fatty acid: PUFA）が多く含まれている．PUFAはROSからのダメージを非常に強く受けやすいため細胞膜傷害，運動性の低下が見られる[2]．グラフからもわかるように精液中ROS levelと精子運動率には負の相関が

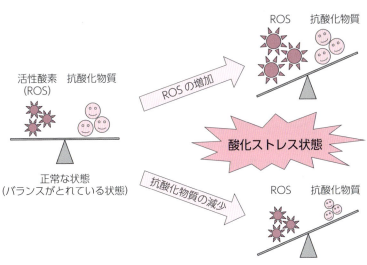

図1 酸化ストレスの模式図
ROSの過剰産生もしくは抗酸化物質の減少により酸化ストレスが発生する．

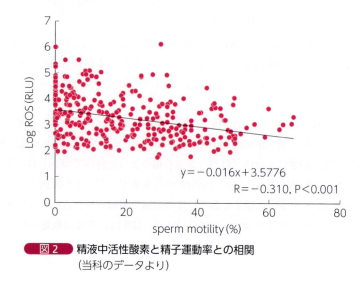

図2 精液中活性酸素と精子運動率との相関
（当科のデータより）

ある[3]（図2）．また ROS は DNA 断片化[4]を助長し自然妊娠[5]や体外受精の成績も低下させる[6]と言われている．現在男性不妊症患者の約 40% には精液中に ROS が検出されると言われている[7]．

ROS の産生源について

　以前から精液中に存在する白血球，ならびに形状不良の精子が ROS を産生していると言われてきた．現在ではすべての白血球や精子ではなく何らかの原因で活性化した白血球と形状が異常，未熟な精子などが ROS を産生していることがわかっている[2]．白血球は前立腺炎や射精回数の減少などが原因であると推測される．一方精子に関しては静脈瘤による虚血，高温状態，抗がん剤などの薬剤，喫煙，化学物質などにより生じた全身の酸化ストレスによって精巣組織が傷害を受け（図3），そのために作られた形状・機能不全の精子が精液中でさらに ROS を放出し周囲の正常な精子を障害していくのではないかと考えられている[2]．
　現在は精液中の酸化ストレス，つまり ROS と抗酸化物質のバランスを測定することも可能である[8]．その値が精子の運動性や妊孕性と関連があるなら，酸化ストレスの軽減は妊娠にはよい方向へ働く，ということになる．酸化ストレスを減ずる治療のうち抗酸化物質を補充するのが抗酸化療法である．これは日常生活のなかで抗酸化物質に富んだ食品を摂取すること，サプリメントや薬剤を内服す

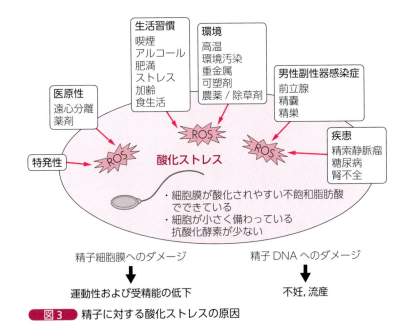

図3　精子に対する酸化ストレスの原因

ることに分かれる．薬剤，サプリメント内服による男性不妊患者への臨床研究結果について表1にまとめた[9]．

　現在男性不妊症でよく処方される薬剤のなかで抗酸化作用があるものにビタミンEとビタミンCが挙げられる．ほかにグルタチオンやカルニチン製剤，漢方の一部にも抗酸化作用を有するものもある．現在我々もビタミンEによる精液所見や酸化ストレスの変化を調査中であるが，データはまだ少ないものの現段階では精液所見の改善と酸化ストレスの低下が見られている（未発表データ）．サプリメントではカルニチン，コエンザイムQ10，アスタキサンチンなどが抗酸化物質として知られている[2]．これらのサプリメントは女性のアンチエイジングなどで使われるイメージがあるが，アンチエイジングも抗酸化作用を利用しており，男性の使用も問題ない．むしろカルニチン製剤などは保険外診療になる可能性が高いためサプリメントでの補充の方が患者の経済的負担は軽減できる可能性もある．

　文献上は有効であったという報告，無効の報告のいずれも存在する[9]．検証のためにはさらに多くの研究が必要であると思われるが，原因不明と言われる男性不妊疾患においてその原因，有効と考えられる治療が明らかにされつつあること

表1 男性不妊患者に対する抗酸化療法の治療成績（おもに文献9より抜粋）

	報告年	薬剤・サプリメント	投与期間	投与患者群	患者数	改善した項目
	2005	アスタキサンチン	3mo	原因不明の不妊	治療群 11 / Control 19	運動率
	1996	Vit E	6mo	精子無力症	治療群 52 / Control 35	精子濃度 / MDA（酸化ストレスの代謝産物）現象 / 運動率
	1993	グルタチオン	2mo	静脈瘤または感染を有する不妊症	治療群 10 / Contorl 10	運動率 / 正常形態率
	1992	Vit C	1mo	ヘビースモーカー	治療群 50 / Control 25	精液所見全般
有効例	2004	Lカルニチン Lアセチルカルニチン	6mo	OAT（特発性または静脈瘤を有する）	治療群 118 / Control 207	精子濃度 / 運動率
	2002	葉酸＋亜鉛	26w	不妊患者	治療群 47 / Control 40	運動率 / 精子濃度
	2009	Nアセチルシステイン	3mo	特発性不妊症	治療群 60 / Control 60	精液量 / 運動率 / 粘稠度
	2005	Vit C, Vit E	2mo	TUNELでDNA断片化15%以上 ICSI 1回不成功	Controlなし 38例	DNAダメージ軽減 48%が妊娠
	2009	Menevit リコピン、Vit C, E, Zn, Se など が含まれたサプリ	3mo	精液中の酸化ストレス上昇例	Controlなし 45例	DNAダメージ軽減 ROSの減少
	2014	CoQ10, Vit E, C	6mo	特発性の乏精子無力症	Controlなし 169例	精子濃度 / 運動率 / 28%が妊娠
	1995	Vit E	3mo	精液中のROS上昇例	Crossover 30例	
無効例	1999	Vit E, C	8w	精子無力症	治療群 15 / Control 16	
	2006	Lカルニチン Lアセチルカルニチン	6mo	精子無力症	治療群 12 / Control 9	
	2009	セレン	48w	精液所見正常者	治療群 20 / Control 22	

は大きな進歩である．今後酸化ストレスと男性不妊に関するより多くの研究が進んでいくことを期待したい．

文献

1) Sabanegh E, Agarwal A. Male infertility. In: Wein A, editor. Campbell's Urology. Philadelphia: Elsevier, Saunders; 2012.
2) Takeshima T, Kuroda S, Yumura Y. Chapter 6 Reactive oxygen species and Sperm Cells. 2018. Reactive Oxygen Species (ROS) in Living Cells. 2018. IntechOpen http://dx.doi.org/10.5772/intechopen.73037
3) Yumura Y, Takeshima T, Kawahara T, et al. Reactive oxygen species measured in the unprocessed semen samples of 715 infertile patients. Reprod Med Biol. 2017; 16: 354-63.
4) Ollero M, Gil-Guzman E, Lopez MC, et al. Characterization of subsets of human spermatozoa at different stages of maturation: Implications in the diagnosis and treatment of male infertility. Hum Reprod. 2001; 16: 1912-21.
5) Yumura Y, Iwasaki A, Saito K, et al. Effect of reactive oxygen species in semen on the pregnancy of the infertile couples. Int J Urol. 2009; 16: 202-7.
6) Ahelik A, Mändar R, Korrovits P, et al. Systemic oxidative stress could predict assisted reproductive technique outcome. J Assist Reprod Genet. 2015; 32: 699-704.
7) Iwasaki A, Gagnon C. Formation of reactive oxygen species in spermatozoa of infertile patients. Fertil Steril. 1992; 57: 409-16.
8) Agarwal A, Sharma R, Roychoudhury S, et al. MiOXSYS: A novel method of measuring oxidation reduction potential in semen and seminal plasma. Fertil Steril. 2016; 106: 566-73.
9) Zini A, Al-Hathal N. Antioxidant therapy in male infertility: fact or fiction? Asian J Androl. 2011; 13: 374-81.

4 その他

② 精路再建術が考慮される患者への インフォームドコンセント
（治療成績や術中所見から考慮される治療 ストラテジー）

谷口久哲　松田公志

ここがポイント

1. 手術成績，配偶者の年齢を考慮する．
2. 術前精管造影は行わない．
3. 最終術式は術中所見による．

インフォームドコンセントの概要

精路再建術を考慮するにあたり，患者へのインフォームドコンセントとしては
・手術成績
・配偶者の年齢
・術中所見による術式の変更や，精路再建自体が不可になる可能性
・精路再建術と同時に精巣内精子回収術を行い精子の凍結保存を行うか
について配偶者を交えて話し合う必要がある．

精巣吸引細胞診と精管造影

精路再建を考慮する際，筆者らは術前精巣吸引細胞診を行い，成熟精子の存在を確認している．精管閉塞診断のために術前に精管造影を行うことは穿刺部精管や精巣側の精路に侵襲を及ぼすのみでその意義がなく，行うべきではない．先天性尿路奇形や特発性精管閉塞の場合は手術時の所見によるが術中精管造影を行い，精路再建を行うかを最終決定する旨を術前に患者へインフォームドコンセントする必要がある．精管結紮術後でそれ以前に挙児を得ている場合は成熟精子の確認は必要ないと考えている．

精路再建術の成績

2008年から2012年の5年間に本邦で行われた213人の患者に対する精路再建術の成績に関する全国調査において，精路再建術後の射出精子を認める割合

表1 初回精路再建術後の妊娠率

	患者数	経過観察期間（年±SD）	射出精子による妊娠症例数（%）自然妊娠	人工授精	IVF*	妊娠法不明症例数（%）	MESA/TESE-ICSIによる妊娠症例数（%）
精管切断術	51	1.5±2.0	14 (27.5)	5 (9.8)	2 (3.9)	1 (2.0)	6 (11.8)
精巣上体炎	31	1.7±0.8	10 (32.3)	4 (12.9)	4 (12.9)	—	6 (19.4)
小児期ヘルニア術後	17	1.6±0.8	—	—	4 (23.5)	—	8 (47.1)
原因不明	45	1.3±0.7	5 (11.1)	1 (2.2)	2 (4.4)	—	18 (40.0)
その他	10	1.5±0.7	2 (20.0)	1 (10.0)	2 (20.0)	—	2 (20.0)
精管-精管吻合術	66	1.4±1.0	14 (21.2)	5 (7.6)	4 (6.1)	1 (1.5)	15 (22.7)
精管-精巣上体吻合術	82	1.5±0.8	17 (20.7)	6 (7.3)	8 (9.6)	—	25 (30.5)
精管-精管吻合術と精管-精巣上体吻合術の混合	6	2.9±5.0	—	—	1 (16.7)	—	2 (33.3)

*射出精子を用いたICSIを含む

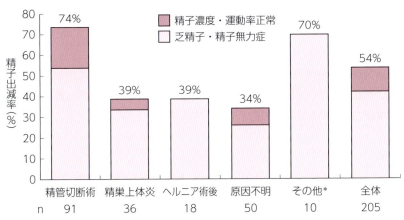

図1 原因疾患別にみた精路再建術後の精子出現率
*その他：先天性片側精管形成不全2例，先天性閉塞2例，精巣固定術後1例，両側精巣上体部分切除術後1例，外傷1例，その他3例

は，精管結紮術後，精巣上体炎後においてそれぞれ約74%，39%であった．さらに，自然妊娠率はそれぞれ27.5%，32.3%であった（表1，図1）．射出精子を用いたIVFにおける妊娠率と合わせると，同時期に行われたTESE-ICSIによる妊娠率よりも高値であった．患者年齢・妻年齢の中央値はそれぞれ30歳，33歳であったが，妻の約40%は35歳以上であった．今後ますます晩婚化が進む状況においては妻の年齢を考慮した治療戦略が必要となってくると考えられる．

術中所見と治療ストラテジー

1 ▶ 術中は精管の末梢側が開通していることを確認するために，精管断端からの通水テストを行う

抵抗がある場合精管造影を行うが，末梢側精管の閉塞により精路再建自体が不可になる可能性について術前にインフォームドコンセントしておく必要がある．

2 ▶ 精巣側の精管から精子が確認できるかを確認する

術中精子が確認されなかった場合に術後射出精子を確認できるのは精管結紮後で50%であったが，精巣上体炎後では5人中0人であった．また，当初精管-精管吻合術を予定していても二次的な精巣上体閉塞のために精巣上体-精管吻合術が必要になる可能性についても術前にインフォームドコンセントしておく必要がある．我々は術中精巣側の精管から精子が確認できなかった場合，精巣上体-精管吻合術を積極的に行い，精巣側の精子を確認してから再建することにしている．

3 ▶ 精巣内精子回収術を併用するか検討する

全国調査では精路再建を施行された患者の約45%が，精路再建と同時に精巣内精子回収術を行い，精子の凍結を行っていた．術中精管断端から運動精子が多量に確認される場合は，その精子を凍結することも1つの方法である．

☞文献

1) Matsuda T, Iwamoto T, Ito N, et al. Outcome of seminal tract reanastomosis for obstructive azoospermia: a multi-institutional study. Jpn J Fertil Steril. 2000; 45: 143-9.
2) Taniguchi H, Iwamoto T, Ichikawa T, et al. Contemporary outcomes of seminal tract re-anastomoses for obstructive azoospermia: a nationwide Japanese survey. Int J Urol. 2015; 22: 213-8.

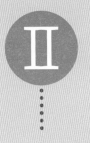

女性不妊症
男性不妊症

生殖補助医療（ART）

がん・生殖
不育症
その他

1 体外受精・IVM

1 IVF 受精障害への対策

柳田 薫　柿沼敏行

ここがポイント

1. 体外受精では完全受精障害が 5〜15% に起こる.
2. Split ICSI では卵子数が少ない場合はメリットが少ない.
3. IVF の受精障害対策として rescue ICSI が有効である.

体外受精（in vitro fertilization: IVF）は生殖補助医療（assisted reproductive technology: ART）の基本となる治療法であり，多くの妊娠例を得ているが，媒精しても受精に失敗することが多々ある．そのような受精障害について整理する.

媒精から受精

媒精は運動性良好精子回収法によって調整された精子浮遊液を卵子を含んだ媒精用培養液に加えて行う．卵子を培養する培養液量は 50 μL〜1 mL とさまざまであり，最終精子濃度にも 50,000〜200,000 個/mL と幅がある．もちろん，精子回収法によって，十分精子数が得られない場合は受精障害のリスクありと判断でき，ICSI の適応となる．おおよその受精の進行は，媒精 3 時間後で第 2 極体が放出され，6 時間で雌雄前核の形成が確認される．通常，受精の判定を媒精から 17〜20 時間後に行う.

IVF の受精率は約 70% であり，異常受精や受精障害が起こることがある．異常受精には多精子受精，第 2 極体放出障害などがある．多精子受精は 5〜10% の発現率で，多くは卵子の多精子受精防御機構（卵細胞膜反応と透明帯反応があり，ヒトでは後者が重要である）が障害されていることによる．多精子受精卵が初期胚で diploid であるのは約 21% であるので[1]，移植胚としない.

次に IVF では完全受精障害（受精率が 0%）が治療周期の 5～15% に起こり，次回の ART において再度 IVF を行った場合，完全受精障害が 30～40% に起こるので注意が必要である[2]．また，低受精率の定義は定まったものがないが，受精率が 35% 以下と定義している報告が多い．低受精率のケースが次回の IVF で低受精率を示すかについての報告はない．受精障害の原因としては精子側の受精能獲得の異常，先体反応の異常，hyperactivation の異常，精子-卵子融合の異常などが考えられる．精子-卵子融合の異常に関して，精子核蛋白の異常との関連性が証明されている[3]．精子核蛋白は通常プロタミンである（成熟）が，プロタミンへの置換障害があるとヒストン（SS 結合が少ない: 未熟）となり，そのような精子では透明帯接着能と精子-卵融合能が低く，IVF における受精能が有意に低い．核蛋白の状態は acridine orange 染色などにより評価できる．核蛋白の異常による不妊は原因不明不妊の 22.3% に存在すると指摘されている．核蛋白異常例に対しては ICSI が適応となる．

受精障害への対応

1 ▶ 受精障害が予測される場合

① ICSI を選択する

運動性良好精子回収法にて媒精のための十分な運動精子数が得られない場合には ICSI を選択する．

② Split ICSI を行う

媒精する卵子を半分に分けて IVF と ICSI を行うことが split ICSI である．この場合，媒精する卵子数が 4 個未満では IVF でも ICSI でも受精率が低下することが知られているので，媒精する総卵子数が 8 個以上で，少なくとも 4 個以上ずつ IVF と ICSI を行うようにすることが大切である[4]．したがって，卵子数が 8 個未満では，すべて ICSI を行えばよいと考えられる．

③ Rescue ICSI を行う

IVF の受精判定で受精しなかった卵子に対して ICSI を行う（1 day old ICSI）ことが 1993 年に試みられ，受精は成立するが，妊娠率がきわめて低値で臨床的意義がないと評価されていた[5]．これは卵子が ageing してしまったために発生能を失ったからと考えられる．これに対して，卵子が ageing する前に ICSI を行う rescue ICSI が考案された．具体的には媒精後 6 時間で，第 2 極体の有無を確認し，第 2 極体の放出がない卵子を受精していない卵子と判断し，rescue ICSI を

行うものである．この時の妊娠率は通常のICSIと同等であった[6]．受精の評価が不十分であれば，この操作により多精子受精が起こることが危惧されるが，既報では約6％の発生率であった．自験例でも通常のIVFでの多精子受精率と同等であり，多精子受精の増加を認めなかった．Rescue ICSIは治療をキャンセルせずに，ある程度の妊娠が期待できること，クライアントの精神的ダメージが少ないこと，治療費の節約になることなどの長所がある．IVFの媒精からrescue ICSIまでの時間を調べたsystematic reviewの報告では，媒精後12時間以内でのrescue ICSIが必要である[7]．現実的には媒精後5～6時間でrescue ICSIを行えばよい．

2 ▶ 受精障害が起きた場合

次にIVFを行うと高率に受精障害が起きることが予測されるのでICSIを行う．

☞文献

1) Staessen C, Van Steirteghem AC. The chromosomal constitution of embryos developing from abnormally fertilized oocytes after intracytoplasmic sperm injection and conventional in-vitro fertilization. Hum Reprod. 1997; 12: 321-7.
2) 佐藤　章, 柳田　薫, 他. 生殖補助医療の適応及びそのあり方に関する研究, 生殖補助医療の適応に関する研究―男性不妊症に対する生殖補助医療技術の応用に対するガイドラインに関する研究（吉村泰典班）平成12年度厚生科学研究費補助金（子ども家庭総合研究事業）研究報告書. 2001. p.603-14.
3) Hoshi K, Katayose H, Yanagida K, et al. The relationship between acridine orange fluorescence of sperm nuclei and the fertilizing ability of human sperm. Fertil Steril. 1996; 66: 634-9.
4) 柳田　薫, 藤倉洋子. 不妊・生殖医療のインフォームド・コンセント　体外受精・顕微授精. 産婦人科の実際. 2005; 54: 1805-16.
5) Nagy ZP, Joris H, Liu J, et al. Intracytoplasmic single sperm injection of 1-day-old unfertilized human oocytes. Hum Reprod. 1993; 8: 2180-4.
6) Chen C, Kattera S. Rescue ICSI of oocytes that failed to extrude the second polar body 6 h post-insemination in conventional IVF. Hum Reprod. 2003; 18: 2118-21.
7) Beck-Fruchter R, Lavee M, Weiss A, et al. Rescue intracytoplasmic sperm injection: a systematic review. Fertil Steril. 2014; 101: 690-8.

1 体外受精・IVM

2 小卵胞由来卵子を用いた体外受精

生水真紀夫　長田尚夫　寺元章吉

ここがポイント

1. 小卵胞からMⅡ卵子を回収できる.
2. 小卵胞穿刺は自然周期IVF-ETの妊娠率を2倍に上昇させる.
3. 小卵胞卵子に由来する児の奇形率は上昇しない.

　システマティックレビューより, poor responderに対する調節過排卵（COH）はIVF-ETによる妊娠率を有意に上昇させることはないとされ, poor responderには低刺激周期（mild stimulation）が推奨されている[1]. しかし, 低刺激周期IVFや自然周期（natural cycle）または準自然周期（modified natural cycle）IVFには, キャンセル率が高く, 回収できる卵子が1個に限られるという欠点がある.

　我々は, 自然周期で非主席小卵胞（3〜5 mm）から採卵を行い, 成熟卵子を回収してIVFを実施している. これまでに, 小卵胞穿刺の併施により周期あたりの妊娠率をおよそ2倍に上昇させることができること, 出生した児に奇形率の上昇や出生体重の増加が認められないことなどを報告してきた[2,3].

　小卵胞には, 当該周期の卵胞選択で選択されず主席となり得なかった卵胞が含まれている. これらの卵胞内の卵子は未熟もしくは正常発生能を持たないと推定され, これまで採卵対象にされていなかった. 我々の検討から, 小卵胞に対するこのような理解は正しくないことが明らかとなりつつある[4].

　本稿では, この小卵胞卵子を用いたIVF-ETの成績と安全性について紹介するとともに, 本手技から明らかとなった卵胞発育の理解について紹介する.

小卵胞採卵併用 natural cycle IVF

我々は，小卵胞採卵併用 natural cycle IVF を modified natural cycle（GnRH agonist による LH triggering 併施）あるいは minimal stimulation cycle（少量のクロミフェンクエン酸塩や FSH 投与と，GnRH agonist による LH triggering を併施）で実施している．小卵胞採卵は，原理的には triggering を行わない natural cycle での実施も可能である[2]．

血中エストラジオール 250 pg/mL，主席卵胞径 16 mm を目安にブセレリン酢酸塩（スプレキュア®，300 μg）による triggering を行い，34 時間後に採卵を行う．主席卵胞からの採卵を行った後に，続けて 3～10 mm の小卵胞を可能な限り多く穿刺する．（文献 2 の supplement に動画が公開されている．）穿刺は 23 針（OPU ニードルダブルテーパー針，北里コーポレーション）を用いて行い，吸引圧は−200～−300 mmHg で，主席卵胞吸引（−175 mmHg）より強くしている．両側の穿刺と吸引に要する時間は 1 人あたり 10 分程度である．周期あたりの穿刺卵胞数は平均 13 個，回収される卵子は平均 5 個である．小卵胞は血管も少なく，出血のリスクは低いと考えられる．回収された卵子卵丘細胞複合体（COC）から 3 時間以内に卵子を分離して MII であることを確認し，媒精または ICSI を行う．以後の手順は通常の IVF-ET と同じである．

小卵胞 IVF の成績

平均 4.5 年の不妊期間があり，37% が IVF-ET 不成功の既往を有する 30～40 歳の患者 771 人を対象として検討した成績を表 1 に示す[2]．小卵胞穿刺により，88% の周期で 1 個以上の卵子が回収され，回収卵子の 25% が MII であった．同

表1 小卵胞から回収された卵子の発生能（n=771）

	主席卵胞穿刺	小卵胞穿刺
1 個以上の卵子が回収された周期	473 （61.3%周期）	675 （87.5%周期）
回収卵子数	498 （0.65 個/周期）	3,557 （4.61 個/周期）
MII卵子数	466 （0.60 個/周期）	902 （1.17 個/周期）
MII卵子由来良好胚盤胞	209 （0.27/周期）	165 （0.21/周期）
MII卵子由来生児数	91 （11.8%周期）	78 （10.1%周期）
MII卵子由来生児を得られた周期数	90 （11.7%周期）	78 （10.1%周期）

1 ● 体外受精・IVM

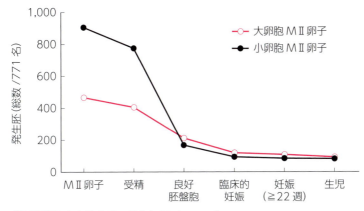

図1 小卵胞卵子の発生転帰（n=771）

時に行った大卵胞（主席卵胞）穿刺の卵子回収率は61％で，その94％がMⅡであった．

　回収されたMⅡ卵子に媒精またはICSIを行い，得られた良好胚盤胞をいったん凍結したのち，解凍して1胚ずつ移植したところ，最終的に小卵胞MⅡ卵子から78人，大卵胞由来MⅡ卵子から91人（1組の双胎を含む）の生児が得られた．したがって，この771人に主席卵胞のみによる通常のIVF-ETを行ったと仮定した場合の妊娠率（採卵周期あたり）は周期あたり12％で，小卵胞採卵の併施により妊娠率は約2倍の22％にまで上昇したことになる．

　このように，小卵胞からは大卵胞から回収される卵子のおよそ2倍の成熟卵子を得ることができる．これらの小卵胞由来の成熟卵子は，成熟培養（in vitro maturation）を行うことなくIVF-ETに用いることができ，最終的に大卵胞採卵とほぼ同数の生児を得ることができる．

　小卵胞から回収されるMⅡ卵子数は大卵胞から回収される卵子の2倍であるが，小卵胞由来卵子の胚盤胞発生率が大卵胞の1/2と低いため，良好胚盤胞の数はほぼ同数となる（図1）．良好胚盤胞以後の発生能は大卵胞由来卵子と同じで，最終的な生児数も小卵胞と大卵胞とでほぼ同数となる．

小卵胞 IVF の安全性

　小卵胞由来胚盤胞移植（597胚）と同時期に施行された大細胞由来胚盤胞移植（650胚）によって得られた妊娠・出生児の予後とを比較した（表2)[3]．妊娠率

表2 小卵胞卵子からの出生児予後

	小卵胞（n=263）	大卵胞（n=313）	P	RR [95% CI]
性比（男/女）[*1]	1.25 (145/118)	1.16 (167/146)	0.67	1.04 [0.87-1.24]
妊娠期間（週）[*2]	36.5±1.7	36.5±2.0	0.94	
体重（g）[*2]	3,099±466	3,047±455	0.18	
身長（cm）[*2]	49.3±2.4	49.2±2.8	0.45	
先天奇形[*3]	(n=263)	(n=314)[*4]		
大奇形（%）	4 (1.5%)	4 (1.3%)	1.00	1.10 [0.55-2.21]
小奇形（%）	5 (1.9%)	4 (1.3%)	0.74	1.22 [0.68-2.21]

[*1]一卵性双胎2組を含む　[*2]平均±SD　[*3]22週以降の出産
[*4]13週で人工妊娠中絶となった1例を含む

や流産率に有意差は認められなかった．最終的に，小卵胞由来胚盤胞移植からは263人，大卵胞由来胚盤胞移植からは313人の生児が得られた．大奇形はそれぞれ1.5%，1.3%で有意差はみられなかった．小奇形はそれぞれ1.9%と1.3%で有意差は認められなかった．出生児の性比，妊娠期間，出生体重にも差は認められなかった．したがって，小卵胞卵子の臨床応用は安全と考えられる．

小卵胞採卵から明らかになった卵胞発育の生理

Natural cycle小卵胞採卵を用いたIVF-ETから，小卵胞内卵子についていくつかの示唆が得られる．

第1は，大卵胞卵子が，必ずしも最良卵子（the best oocyte）とは限らないという点である．図2に，小卵胞採卵併用IVFで妊娠した患者の数を妊娠回数別に示す．移植胚の順序は，当該施設独自方法で評価しより良好と判定されたものから先に行われたが，最終的に大卵胞卵子および小卵胞卵子の両方で複数（2）回

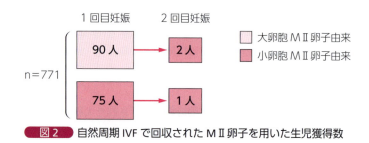

図2　自然周期IVFで回収されたMⅡ卵子を用いた生児獲得数

の妊娠が得られた症例はわずか2例で，その他の症例は大卵胞もしくは小卵胞の
いずれかの卵子での妊娠であり，the best oocyte が大卵胞由来か小卵胞由来か
を判定することが可能であった．初回妊娠が主席卵子であった90人のうち，2回
目に小卵胞卵子で妊娠した2人を除く88人は大卵胞卵子が the best oocyte で
あったと判定された．一方，1回目の妊娠が小卵胞卵子であった75人について
は，2回目の妊娠（1人）も（別の）小卵胞卵子であったので，全例で the best
oocyte が小卵胞に存在したと判断された．したがって，165周期中163周期で
the best oocyte の判定が可能で，88周期（54％）が大卵胞卵子，75周期（46％）
が小卵胞卵子であった．すなわち，半数近い周期で，the best oocyte が大卵胞
ではなく小卵胞に存在していたことになる．これは，最も良好な卵子が選択され
て主席卵胞となるとするこれまでの理解が必ずしも正しくないことを示してい
る．自然選択では the best oocyte を選択しようとしているものの，完璧ではな
いと解するべきであろう．
　第2は，自然周期では，生児となり得る卵子が（周期あたり）複数個存在する
ことはほとんどないという点である．刺激周期では複数胚の妊娠が可能となるこ
とから生児への発生能を保持する卵子数は FSH 量により決定されていると考え
られ，自然周期では内因性 FSH の分泌量が多胎を防ぐ分泌量に調節されている
のではないかと推察される．

おわりに

　小卵胞採卵により，自然周期の周期あたり妊娠率を倍増させることができる．
今後は，刺激周期においても同様に小卵胞穿刺が有用かを検討する必要がある．
　小卵胞内で卵子が成熟するメカニズムの解明も今後の課題である．さらには，
小卵胞穿刺によって得られる卵子には未成熟卵子が多く存在することから，これ
らの未熟卵子の体外成熟培養についても今後は検討が必要である．
　今回紹介した小卵胞穿刺による natural cycle IVF は，未成熟卵子を採取し体
外で成熟培養を行って IVF-ET を行ういわゆる IVM/IVF-ET とはまったく異な
るコンセプトに基づくものであることを改めて強調しておく．

☞文献

1) Practice Committee of the American Society for Reproductive Medicine. Comparison of pregnancy rates for poor responders using IVF with mild ovarian stimulation versus conventional IVF: a guideline. Fertil Steril. 2018; 109: 993-9.

2) Teramoto S, Osada H, Sato Y, et al. Nondominant small follicles are a promising source of mature oocytes in modified natural cycle in vitro fertilization and embryo transfer. Fertil Steril. 2016; 106: 113-8.

3) Teramoto S, Osada H, Sato Y, et al. Pregnancy and neonatal outcomes of small follicle-derived blastocyst transfer in modified natural cycle in vitro fertilization. Fertil Steril. 2019; 111: 747-52.

4) Blumenfeld Z. Small follicles may be a promising source of oocytes in modified natural cycle in vitro fertilization-embryo transfer. Fertil Steril. 2016; 106: 66-7.

1 体外受精・IVM

③ 黄体刺激/黄体補充: 黄体補充療法の要点

塩谷雅英

> **ここがポイント**
> 1. 筋注投与と経腟投与の特性の違いに注意.
> 2. 目標とする血中黄体ホルモン濃度は 7 ng/mL 以上.
> 3. 妊娠 8 週から 9 週にかけて luteal placental shift が起こる.

　ART の一連の過程において黄体刺激/黄体補充療法は軽視することのできない重要なステップと言える. この黄体刺激/黄体補充療法は先行する卵胞期の治療内容に応じて選択するべきものであり, たとえば過排卵刺激を行った後に新鮮胚移植を行う場合には, 黄体機能不全を招来しやすいことを念頭に置きながら, かつ卵巣過剰刺激症候群 (OHSS) の発症・重症化に注意しつつ慎重にその内容を選択する必要がある.

　さて, 我が国における 2016 年度の ART による生産分娩 52,488 件のうち82.6％にあたる 43,329 件は凍結胚を用いた治療に由来しており[1], 我が国では凍結胚移植を用いた治療の重要性が高いと言える. そこで本稿では, 凍結胚移植における黄体刺激/黄体補充療法, 特にホルモン補充周期における黄体補充療法に焦点を絞って解説する.

天然型黄体ホルモンと合成黄体ホルモン

　アンドロゲンレセプターに親和性の高い合成黄体ホルモンには先天性尿道下裂を引き起こすリスクが懸念される. 合成黄体ホルモンの中でも, ディドロゲステロンは比較的安全性が高いとされるが, 原則としてより安全性の高い天然型黄体ホルモンの使用が推奨される[2].

天然型黄体ホルモン投与における3つのルート

天然型黄体ホルモンの投与ルートには，経口，筋注，そして経腟の3ルートがある．これらのうち，経口投与では子宮に作用する前に肝臓による代謝を受けるため十分な効果を期待できないことから，筋注あるいは経腟投与を選択する．

血中黄体ホルモン濃度と子宮局所黄体ホルモン濃度

排卵後に卵巣に形成される黄体から大量に分泌される黄体ホルモンは血中に放出され高い血中濃度を維持すると同時に，卵巣と子宮の間の豊富な脈管網を通じて子宮に直接到達し高い子宮局所濃度を実現しているものと考えられる．したがって，黄体補充にあたっては，血中濃度のみならず子宮局所濃度も十分に高めることが重要である．

筋注投与と経腟投与の特性の違い（図1）

筋注と経腟の比較では，治療成績は同等であるとする報告が多いが[3]，両者の特性は大きく異なる．経腟投与では，first uterine pass effect により子宮局所の

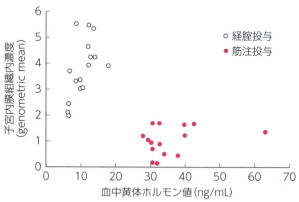

図1 天然型黄体ホルモン投与ルート別の血中黄体ホルモン値と子宮内膜組織内黄体ホルモン値の比較
(Ficicioglu C, et al. Gynecol Endocrinol. 2004; 18: 240-3[4])
閉経女性32人に天然型黄体ホルモン50 mgを経腟投与した場合と筋注投与した場合の比較．

黄体ホルモン濃度が十分に高くなることを期待できるが，血液中濃度は筋注投与と比べると低くとどまる．一方，筋注投与では，血液中濃度は高くなるが，子宮局所濃度は経腟投与にはるかに及ばない[4]．

筋注投与と経腟投与の併用が理想？

前述の通り黄体補充にあたっては，血中濃度のみならず子宮局所濃度も十分に高めることが重要であり，血中濃度を高める筋注投与と，子宮局所濃度を高める経腟投与の両者の併用が理想と言える．実際，経腟投与単独よりも，経腟投与と筋注投与の併用が最も成績がよいとする報告がなされている[5]．しかし，筋注投与では，投与局所の腫脹や疼痛をきたすリスクが高いことから，筋注投与はできれば避けたいものである．そこで提案したいのが，経腟的黄体ホルモンの高用量投与である[6]．この方法では，経腟投与により十分な子宮局所濃度を実現すると同時に，経腟投与量を通常量よりも増量することで筋注投与に匹敵する血中黄体ホルモン濃度を得ることを目的とする．

目標とする血中黄体ホルモン濃度は 7 ng/mL 以上

図2に，ホルモン補充周期下に凍結胚盤胞を1個移植した9,470周期の妊娠率を血中黄体ホルモン値別に検討した結果を示した．血中黄体ホルモン値が 7 ng/

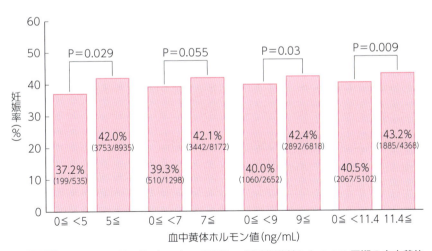

図2 ホルモン調節周期（HRC）で胚盤胞1個融解移植した9,470周期の血中黄体ホルモン値別の妊娠率の検討（英ウィメンズクリニック．2011〜2015）

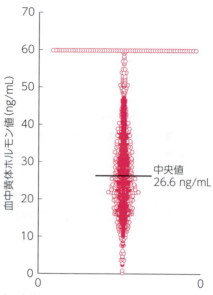

図3 人工授精・タイミング治療後継続妊娠 1,433 例における妊娠判定時（妊娠4週）の血中黄体ホルモン値（n＝1,433，検討期間：2011～2015 年，英ウィメンズクリニック）

mL 以上であれば，臨床妊娠率は 42.1％と良好であったが，7 ng/mL 未満となると 39.3％と低下し，5 ng/mL 未満ではさらに低下した．図 3 に，当院にて人工授精あるいはタイミング指導後に妊娠に至った 1,433 例の妊娠 4 週の血中黄体ホルモン値を示した．中央値は 26.6 ng/mL であったが，7 ng/mL 未満の症例は全体のわずか 1％であった．以上より，ホルモン補充周期における黄体補充では，血中黄体ホルモン値 7 ng/mL 以上を基準とするべきと考える[6]．

妊娠成立後，黄体補充療法の終了時期について

　図 4 に，当院で人工授精あるいはタイミング指導後に妊娠に至った 1,433 例の血中黄体ホルモン値の推移を示した．妊娠 4 週における血中黄体ホルモンの中央値は 26.6 ng/mL であったが，妊娠経過とともに妊娠 8 週まで徐々に低下し，妊娠 9 週には増加に転じていた．以上より，黄体ホルモン産生の主座が妊娠 8 週から 9 週にかけて黄体から胎盤絨毛組織にシフトすることがわかる．ホルモン補充周期における凍結胚移植にあたっては，胎盤絨毛組織が十分な黄体ホルモンを産

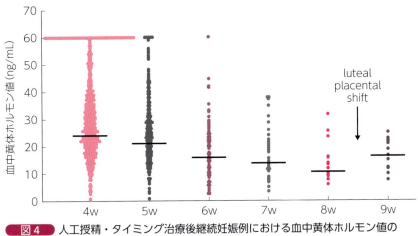

図4 人工授精・タイミング治療後継続妊娠例における血中黄体ホルモン値の推移（n＝1,433，検討期間：2011～2015年，英ウィメンズクリニック）

生する妊娠9週まで継続する必要があることがわかる．

文献

1) 斎藤英和. 平成29年度倫理委員会登録・調査小委員会報告. 日産婦誌. 2018; 70: 1817-76.
2) 東口篤司. 黄体ホルモン製剤の選択にあたって考慮すべき各製剤のリスクについて. 産婦人科の実際. 2017; 66: 1807-11.
3) Zarutskie PW, Phillips JA. A meta-analysis of the route of administration of luteal phase support in assisted reproductive technology: vaginal versus intramuscular progesterone. Fertil Steril. 2009; 92: 163-9.
4) Ficicioglu C, Curbuz B, Canova H, et al. High local endometrial effect of vaginal progesterone gel. Gynecol Endocrinol. 2004; 18: 240-3.
5) Feinberg EC, Beltsos AN, Uhler ML, et al. Endometrin as luteal phase support in assisted reproduction. Fertil Steril. 2012; 99: 174-8.
6) Enatsu Y, Enatsu N, Shiotani M, et al. Effectiveness of high-dose transvaginal progesterone supplementation for women who are undergoing a frozen-thawed embryo transfer. Reprod Med Biol. 2018; 17: 242-8.

2 採卵・胚移植

1 採卵手術のコツ・裏技

安藤寿夫

ここがポイント

1. 産婦人科手術を通して骨盤解剖を立体的に理解する.
2. エコーでは今どこを見ているのか，採卵針はどこを進んでいるのかを理解する.
3. 裏技を理詰めでたくさん覚え，対応力を高める.

　卵胞穿刺により卵子を回収する採卵手技は技量の差が生じやすく，高い安全性も求められるプロセスである[1,2]．ARTの実技教育に長年携わってきた経験から，採卵手術のコツと裏技を述べる.

調節卵巣刺激と採卵タイミングについて理解する

　理想の調節卵巣刺激は，採卵時に成熟卵が存在する平均径 18～20 mm の卵胞，すなわち卵胞液量が 3～4 mL の卵胞が均一に存在する状態に至ることである．そして，採取された卵丘や卵子は成熟度が軒並み高いのが理想である．分業が進んだ現代の ART ではラボワークは胚培養士の業務であるが，医師はラボワークを深く理解していなければならない．1 回の採卵のみで希望する挙児数を凍結も含めて単胎分娩で得られる症例を増やすこと（V-3 項参照）が何よりであるが，不成功が続く難治性においては，調節卵巣刺激法のプロトコールや，hCG注などの maturation trigger のタイミングや投与量を試行錯誤を重ねて個別化するなど，採卵が上手くいくためのコツは単に採卵時のみのテクニックだけではない．採卵以降のプロセスに反映される個別化調節卵巣刺激の是非のカギを握るのは，胚培養士との協働・情報共有である.

婦人科内視鏡・開腹手術時の留意点

ARTによる出生児が18人に1人（2016年）に増加した昨今，内視鏡または開腹で行われる生殖機能を温存する女性骨盤手術において，術後癒着により卵巣が経腟採卵困難な部位に癒着しないように配慮することは，そもそもの機能温存目的を考えれば婦人科術者が心得ておかなければならないことである．本稿で述べるコツや裏技の一部には，このような配慮があれば必要な機会が激減するものも含まれており，ARTを行っていない施設の専攻医が日本産科婦人科学会産婦人科専門医となるために必須となるART研修の場でも伝承しておきたい内容である．

採卵環境の時代変化を意識すべし

採卵技術を語る時に，採卵環境の時代変化を把握していないと，『昔のやり方』を若手医師に押しつけることになる．特に採卵・胚移植技術はそのことが顕著である[2]．

まず，超音波断層装置の飛躍的な進歩により，高画質かつ高精度での画像表示が実現したことと，経腟プローブのサイズ・形状が操作性においても患者満足度においても向上したことが挙げられる．本稿執筆時点（2018～19年）に筆者が中央手術センターにおける採卵・胚移植ならびにART外来で用いている機種はVolson P8（GEヘルスケア）であり，カラードップラーや3D機能も補助的に用いながら安全性の向上，スキルアップにも役立っている（図1）．また，採卵針の鞘となるニードルガイドも，無麻酔採卵でも違和感・疼痛軽減に配慮したもの（CIVCO社製）を採用している．採卵針も最近では細径となり，当院ではかなり前から20G（北里メディカル）を用いている．このように20G/21Gをルーチンに使う時代を医療機器・物品が支えている．採卵針が細くなったことによる採卵テクニックの変化は後述する．麻酔下の採卵で用いる麻酔薬はプロポフォールと笑気の併用であり，麻酔なし採卵の場合は直前にジクロフェナクナトリウム坐剤を用いる．麻酔なし採卵や胚移植では，必要に応じてシーリングペンダントに設置したサブモニター大画面で，患者が姿勢を変えることなく術者と同一のエコー画像で説明を受けながらモニタリングできるようになっている（図1）．

手術台（ミズホ）も電動で上下させることはもちろん，ソフトパット内蔵のブーツ型で足首を固定しハンドル1つをひねることで上下左右の角度を簡単に変える

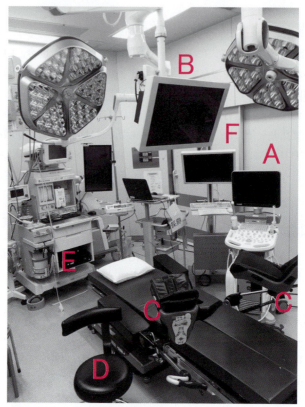

図1 採卵手術室主要機器
A: 超音波断層装置, B: シーリングペンダント取り付けのエコーサブモニター, C: 手術台に取り付けられたレビテーター（両支脚器), D: 術者用医療椅子, E: 麻酔器, F: タイムラプス画像供覧用モニター

ことができ，滅菌ドレープ上からも1人で上下左右の角度調整ができるレビテーター（両支脚器）を使用していて，上下動可能な医療用椅子とともに，採卵手術・胚移植手術におけるコツや裏技のスキル向上と安全性を両立させている（図1）．

採卵は『手引き』か『ポンプ』か

採卵には，術者が卵胞穿刺し助手がシリンジを用いて吸引する方法（手引き法）と，術者が卵胞穿刺しながら足ふみスイッチで吸引ポンプを作動させ吸引する方

法（ポンプ法）がある.

　どちらが優れているかについてはさまざまな意見があるが, 筆者は採卵手術をチームで行いスキルアップを図るなら手引き法, エキスパートのみが行い人件費削減をめざすならポンプ法という考えである. 本稿の趣旨に従い, 筆者が行っている手引き法について述べる.

　手引き法でも当院は三方活栓を介在させて, 10 mL シリンジで吸引と加温 PBS によるフラッシュを必要に応じて行っている. 筆者は, すべての卵胞から初回吸引のフラッシュなしで血液の混じらないきれいな状態で卵胞液を吸い切れて, スピーディーかつ安全に 100％卵子を得ることを究極の技術目標としているので, それが検証できるというのが最大の理由である. 10 mL シリンジに吸引した卵胞液あるいはフラッシュ液は, 即座に 60 mm ディッシュに展開し肉眼で検卵する. 助手が初心者であれば, 卵丘らしきゼリー状の塊により卵子の存在を疑うだけであるが, 熟達すれば周囲の構造とあわせて卵子が透明な中に白く見える. 齢 50 代半ばの筆者は, 術者をやりながらディッシュに展開した 50 cm 先の卵丘が裸眼で見え, 画面上の卵胞のしぼみ方で卵子が得られるかの予測がほぼ的中する.

　卵胞が卵胞壁にあたれば助手による吸引は一時停止するが, なぜそれが理想でないかは, ポワズイユの法則を考えれば明らかだ. 十分に長く細い円管（チューブ）を通して単位時間に流れる流体の量 Q は, 管の半径 a の 4 乗と, 単位長さあたりの圧力降下（圧力勾配）Δp に比例し, $Q = \pi a^4 \Delta p / 8\mu$ で示される（μ は流体の粘性率）. 針先が卵胞壁に当たらず浮いていれば一定圧ではなく一定流量で吸引する方が理に適っている. 巨大体積の細胞である卵子(卵母細胞)にダメージを与えないように吸引圧を上げ過ぎてはいけないというのは当然のことで, そのためにはむしろ卵胞壁に当たった瞬間に吸引をやめることの方が合理的だ. 筆者は, かまど炊きごはんの火加減になぞらえて, 卵胞壁にあたらない卵胞液完全吸引の方法を「はじめちょろちょろなかぱっぱ」と表現しているのは, 針先を卵胞内で浮かせた状態で効率的に吸引するポワズイユの法則を説明しているのである. 術者と助手が声をかけあい, たとえば次のような会話が交わされたりする: 術者「はい吸って」. 助手「スーっと引けてきます」. 助手「止まりました」. 術者「壁に当たっているね. 針先を動かしてみるよ」. 助手「引けてきました」. 術者「よし, 吸いきれた」. 助手「ディッシュに広げてみます」. 助手「ありそうです. 渡します」. 外回り看護師がパスボックスへディッシュを運ぶ. 検卵者「卵あります」. 術者「よし, 次. 今度は壁にあてずに完全吸引だ！」

プローブの持ち方

当院では左手でプローブを持ち，右手で卵胞穿刺を行う．左手は強くプローブヘッドの穿刺針が出てくるところを腟円蓋に押しあてる．弓道の押手と同じ要領で拇指のラインは前腕と同じ方向であり，肘は少し曲げて余裕を持たせ肩を入れる．この要領で行えば筋肉痛も生じることはなく，エコー画質も向上するし後述のプローブを用いた裏技も発揮できる．

細径採卵針でのコツと裏技

17 G くらいの針で穿刺していた時代には，何度も腟壁を穿刺すると術後に腟壁からの止血に難渋するので，腹腔内にいったん穿刺針を入れたら片側卵巣の卵胞穿刺が終了するまでは腹腔外には穿刺針の先を戻さないで，卵巣表面でプローブの角度を変えて穿刺しなおすようにという教育が行われていた．しかし，そのために卵巣表面を針先で引っかいたり裂いてしまったりするような合併症も，施設や術者によっては存在していた．その点への配慮は細径針でも同じである．しかし，最近の<u>細径採卵針では，しなること，曲がること，詰まること</u>の方をむしろ気をつけた方がよいと考える．特にやむを得ず子宮筋などの硬めの組織を針が貫く時，あるいは針を進めて奥の卵胞の穿刺を試みる時に針先を追うことは必須であるが，細径針はしなりやすい．経験を積んで<u>しなる方向を予測して穿刺する</u>ことが求められる．子宮頸管や体部をやむを得ず貫通して卵胞穿刺をすれば細径針はより一層曲がりやすい．また，15 mm 未満の小卵胞はフラッシュしても卵子は管腔ルート内を往復しているだけのことが多いから，針を進めて同じ方向はフラッシュなしで連続穿刺して，その都度抜針して管腔ルート内をフラッシュするように指導している．

当院では，かつて PBS 内に微量のヘパリンを入れていたが，動物由来製品を採卵手術室・培養室のラボエリアでなるべく使わないようにするというプロジェクトの中で，数年前に廃止した．その影響もあってか，<u>細径針ゆえに詰まりが生じ</u><u>ることも視野に入れ，得られるはずの卵子が得られない卵胞が連続するなど，管</u><u>腔の詰まりを疑った場合も，穿刺針が曲がった場合や，やむを得ずチョコレート</u><u>嚢胞を穿刺した場合と同様，躊躇なく穿刺針を新しいものに交換するようなプロ</u><u>トコールで採卵を行っている</u>．そのことを前提として，採卵手術の料金は，穿刺卵胞数が増えるごとに段階的に上がる方式になっている．

見えているエコー画面は骨盤の立体的な解剖の中で
どこにあたるのかを常時意識せよ

　生殖医療における経腟エコーの教育は，周産期エコーの後になることが多く，初心者はCRLを測定している時にプローブを回す癖がついていて，プローブヘッドの方向のオリジナルポジションを理解していないことがしばしばある．筆者は，プローブヘッドを手首，スキャン画面を手のひらに見立てて，今どこが映っているのかを意識するように教育している（図2）．見えている画面の手前（掌側）に何があるか，奥（手背側）に何があるかを把握して，間違っても針先がしなって血管や腸管を誤穿刺しないよう，注意喚起している．

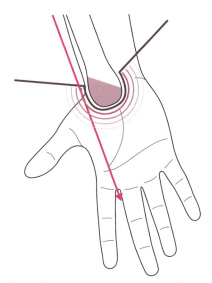

図2 今どこが映っているかを意識せよ

子宮の動かし方・卵巣の動かし方

　穿刺困難な卵胞を穿刺して卵子を得るためには，いろいろなコツと裏技がある．第1に考えなければならないことは，左右どちらの卵巣を先に穿刺するかである．当院では，外来診療でも同一機種の超音波断層装置を用いており，静止画

像とプローブを動かしてスキャンした動画の両方を調節卵巣刺激中に電子カルテに記録していて，どの端末からも予定術者は前日までに予習ができる．また，当日の朝も必ずエコーを行って画像記録を残している．卵胞発育過程で卵巣の位置が変われば，原則的には採卵に問題となる癒着のないことの証明になる．そのような場合には，複数卵胞発育により卵巣が腫大して卵巣の位置が変化していることが多い．卵胞穿刺は結果的に卵巣サイズを縮小させることになるので，片側の卵巣の穿刺を終えた時には対側の卵巣の位置も変化する可能性がある．

　次に試みるべきことは，プローブを円蓋に強めに押しあててぐいっと子宮を動かしてみることである．プローブヘッドをシェイクさせて子宮を振ってみると，卵巣がダグラス窩方向に落ちてくることも多い．また，基本は回していけないことになっているプローブを回すと，穿刺部位や方向が微妙に変わって穿刺しやすくなることもある．この方法は，癒着が明らかな場合に有効なことがある．もちろん，今どこが見えているかを常時把握していなければならない．図2に照らし合わせて考えれば，プローブを回すのは，肘を回すのと同じことである．最後の方法は，腹部を触診して子宮・卵巣を動かす試みである．プローブで子宮を動かしながら行ってみるのもいいし，ぐいっとダグラス窩の方向にげんこつを入れてみるのもいい．動脈・静脈は2Dで十分視認可能だが，必要に応じてカラードップラーにモードを変更して確認することを怠ってはならない．このように，筆者は若手医師の教育でこれ以外にもいろいろなコツや裏技を有しているが，本稿で一方的に述べると誤解を招く方法もあり，割愛する．あくまでも安全の担保される方法で工夫しながら採卵率アップをめざすべきである．

卵胞のどこを穿刺するか

　卵胞の真ん中を穿刺するか，重力方向を考えて真ん中からずらして穿刺するかについては，研究会などで論争もあると聞く．筆者の考えは，どちらにも近いが若干異なる．仮にすべての卵胞が球形であるならば，中心に向かって穿刺するのが正しいが，卵胞はさまざまな形状をしている．卵胞の立体的形状と針の進み方を考えて，最も卵胞液吸引がスムーズにいく方向であれば，真ん中や重力にこだわることはないと考える．しかし，すでに周囲の卵胞穿刺が終わっているなど，卵胞が緊張を失っている場合には，重力方向を意識した方が卵胞壁に当たりにくいのも事実である．したがって，穿刺直後に針先を動かすために重力方向を意識してプローブを微動させることはしばしば行っている．結果的に筆者の卵胞穿刺

は, 穿刺針を進めると少しずつ画面の右方向に針先が動いていくことが多く, 経験的にそうなっていくことを予測しながらどの卵胞を順番に穿刺していくかをイメージして穿刺を始めている.

おわりに

ART において, ほとんどの場合, 受精に用いられる卵子数の方が精子数よりも少ない. それだけに, 1つでも多くの卵子, とりわけ成熟卵子を得ることが, ART の成功につながる. 苦労して得たこの卵子が妊娠・出産につながるかもしれないと思いを馳せれば, 採卵技術の向上への意欲が増すのは当然である. 仮に本稿を読んでくださった読者が己の技術をアップグレードされて時空を超えて伝承されていき, 新しい生命誕生のお役に立つことができれば望外の喜びである.

☞文献

1) Georgiou EX, Melo P, Brown J, et al. Follicular flushing during oocyte retrieval in assisted reproductive techniques. Cochrane Database Syst Rev. 2018; 4: CD004634.

2) Healy MW, Hill MJ, Levens ED. Optimal oocyte retrieval and embryo transfer techniques: where we are and how we got here. Semin Reprod Med. 2015; 33: 83-91.

2 採卵・胚移植

2 胚移植のコツ

塩谷雅英

ここがポイント

1. 子宮内膜の胚受容能獲得に注意を払う.
2. 胚と子宮内膜を同期させる.
3. 多くの着床は子宮底に沿った横長のスペースに成立する.

ARTの一連の過程において, 胚移植は治療成績を左右する重要なステップである. 胚移植法の善し悪しによってはそれまでの苦労が水の泡となることもあり得る. 胚移植を成功に導く鍵は次の3つ, すなわち子宮内膜が胚受容能を発現しているタイミングで, 胚と子宮内膜を同期させ, かつ子宮腔の適切な位置に移植を行うことである. 本稿ではまず, 子宮内膜の胚受容能獲得を促進する方法について述べ, 次に胚と子宮内膜を同期させることの重要性について, 最後に子宮腔内のどの部位に移植するべきかについて述べる.

子宮内膜の胚受容能の獲得について

胚移植の成績を向上させるためには子宮内膜の胚受容能発現と移植胚を同調させることが重要である. 子宮内膜の胚受容能の発現は一過性であり, window of implantation「WOI」として知られている[1]. ヒトでは, この「WOI」は排卵後6日目に出現し, 9～10日目には消失するとされている[1]. 近年の研究から, 子宮内膜の胚受容能の発現は, 性ステロイドホルモのみでは不十分であり, 胚と子宮内膜の相互作用（cross talk）が重要な役割を果たしていることがわかってきた[2,3]. 一方, ARTにおいては, 受精, 胚培養過程はすべて *in vitro* で行われ, 移植まで胚は母体から隔離されて成長する. 胚移植がなされて初めて胚と子宮内膜の cross talk がスタートするため, cross talk による子宮内膜の修飾が不十分

な状態で胚移植を行っていることになる．我々は，胚盤胞移植にあたっては，移植前に子宮内膜の胚受容能発現を誘導することが重要と考え，胚や胚由来因子によって子宮内膜の胚受容能の発現を促進させる二段階胚移植法およびSEET法を積極的に実施している．

二段階胚移植法と SEET 法（stimulation of endometrium-embryo transfer）

胚由来因子の欠如または減少による子宮内膜の胚受容能の低下に起因する着床率低下を改善する方法として，二段階胚移植が考案された．二段階胚移植法ではday 2 に初期胚を移植，残りの胚は培養を継続し引き続き day 5 に胚盤胞を移植する．初期胚には cross talk により子宮内膜の胚受容能を高める働きを期待し，継続培養によって選択された胚盤胞がより高い確率で着床することを期待している．特に反復 ART 不成功例に対する移植方法として用いられ良好な成績を挙げており，誌上報告もなされている[4]．しかしながら，二段階胚移植法は胚を 2 個移植するため多胎の問題を回避することはできない．そのため，二段階胚移植法にかわる新しい胚移植方法が模索された．

子宮内膜刺激胚移植法（SEET 法）

多胎妊娠のリスクが高い二段階胚移植法の短所を克服するために新たに考案した方法が子宮内膜刺激胚移植法（SEET 法）である[5]．胚培養液上清には子宮内膜胚受容能促進に関与する胚由来因子が存在することが報告されており，この胚培養液上清を胚盤胞移植（BT）に先立ち子宮腔内に注入する方法が子宮内膜刺激胚移植法（SEET 法）である．SEET 法では，移植胚数は胚盤胞 1 個に制限することが可能となる．

胚と子宮内膜の成熟のタイミングを同期させる

GnRH アナログを併用した調節過排卵刺激周期では，hCG 投与日に血中プロゲステロンの上昇が見られる症例が 10～50％程度あることが報告されており[6]，この現象は premature luteinization として広く知られている．Premature luteinization によって子宮内膜の WOI が早く発現すると，in vitro 培養で発育が遅れがちな胚と子宮内膜の同期が損なわれ，その結果妊娠率の低下を招く．図1 に当院の新鮮胚移植と凍結胚移植の胚移植あたり妊娠率の月間推移を示した．

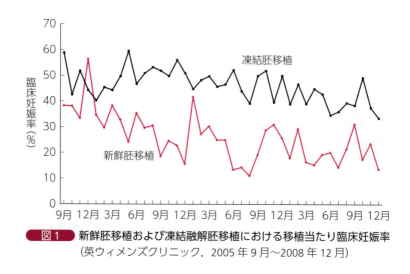

図1 新鮮胚移植および凍結融解胚移植における移植当たり臨床妊娠率
(英ウィメンズクリニック,2005年9月〜2008年12月)

新鮮胚移植周期の妊娠率は25%前後であるのに対して,凍結胚融解移植周期の妊娠率は40%前後と高い.これは,ガラス化凍結法の改良に伴い,凍結・融解後の胚のバイアビリティが高く保たれていることと,凍結・融解胚移植では,胚と子宮内膜を同期させることが容易であることがその理由であろう.この結果から,刺激周期のARTにおいて生じた胚と子宮内膜のずれを克服するためには,体外で得られた胚をいったん凍結し,刺激周期とは別の周期で子宮内膜と同期させて胚を融解移植するとよいことが示唆される[7].Murataらは,day 6に得られた胚盤胞を刺激周期に移植した場合の妊娠率は5.5%と低かったが,いったん凍結させた後子宮内膜と同期させて移植したところその妊娠率は26.9%になったことを報告している[8].胚と子宮内膜の同期がいかに重要かを物語る報告である.

子宮腔のどこに移植するべきか？

一般的には,子宮底より10 mm前後の位置に移植するべきという考えが受け入れられている[9].子宮腔のもっと低い位置に移植する方が妊娠率は高くなると主張する報告もあれば,子宮腔の上半分に移植する限り移植位置は成績と無関係である,とする報告もある[10].いまだに子宮腔のどの部位に移植すると最もよい成績を得られるかについては議論が定まっていないと言えよう.しかし我々は,胚を子宮腔のどこに移植するか,ということは非常に重要なポイントであると考

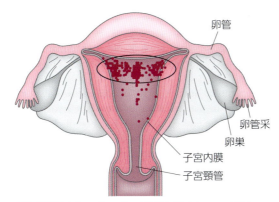

図2 妊娠5週1日に胎嚢を認めたART妊娠234例の胎嚢の位置(英ウィメンズクリニック, 2012年3月～2012年6月)

えている.

　子宮腔のどこに移植するべきかを考える場合，まず，「胚は子宮腔のどこに着床するのか？」ということを知るべきであろう．そこで，妊娠5週で子宮内に胎嚢(GS)を確認できた症例のGSの位置を調べた．その結果を図2に示す．GSの位置は両卵管角部から子宮底に沿って横長に分布していることがわかる．この結果から，子宮底に沿って横長に広がる着床に適したスペースがあり，胚移植に当たっては，このスペースに移植することが妊娠率を高めることにつながると考えている．

おわりに

　胚移植法は，ARTにおいて胚の着床成立の有無を左右しかねない最後の重要なステップである．医師は胚移植に至るまでに積み重ねてきた患者の努力，そして治療に従事するスタッフの努力を念頭に置いて胚移植を行う必要がある．

文献

1) Nikas G, Makrigiannakis A, Hovatta O, et al. Surface morphology of the human endometrium. Basic and clinical aspect. Ann N Y Acad Sci. 2000; 900: 316-24.
2) Shiotani M, Noda Y, Mori T. Embryo-dependent induction of uterine receptivity assessed by an in vitro model of implantation in mice. Biol Reprod.

1993; 49: 794-801.

3) Cuman C, Menkhorst EM, Dimitriadis E, et al. Preimplantation human blastocysts release factors that differentially alter human endometrial epithelial cell adhesion and gene expression relative to IVF success. Hum Reprod. 2013; 28: 1161-71.

4) Goto S, Shiotani M, Noda Y, et al. Effectiveness of two-step (consecutive) embryo transfer in patients who have two embryos on day 2: Comparison with cleavage-stage embryo transfer. Fertil Steril. 2005; 83: 721-3.

5) Goto S, Shiotani M, Kokeguchi S, et al. Stimulation of endometrium embryo transfer can improve implantation and pregnancy rates for patients undergoing assisted reproductive technology for the first time with a high-grade blastocyst. Fertil Steril. 2009; 92: 1264-8.

6) Bosch E, Labarta E, Crespo J, et al. Circulating progesterone levels and ongoing pregnancy rates in controlled ovarian stimulation cycles for in vitro fertilization: analysis of over 4000 cycles. Hum Repro. 2010; 25: 2092-100.

7) 塩谷雅英, 松本由紀子, 苔口昭次, 他. ARTの多胎妊娠予防における当院の歩み. 哺卵子学会雑誌. 2011; 28: 159-67.

8) Murata Y, Oku H, Morimoto Y, et al. Freeze-thaw programmes rescue the implantation of day 6 blastocysts. Reprod Biomed Online. 2005; 11: 428-33.

9) Brinsden PR. Oocyte recovery and embryo transfer. Textbook of In Vitro Fertilization and Assisted Reproduction. Nashville: The Parthenon Publishing Group Ltd; 1999. p.171-84.

10) Rosenlund B, Sjöblom P, Hillensjö T. Pregnancy outcome related to the site of embryo deposition in the uterus. J Assist Reprod Genet. 1996; 13: 511-3.

2　採卵・胚移植

③ 凍結融解胚移植周期における
子宮内膜の調整法

梶原 健

ここがポイント

1. 凍結融解胚を移植する場合，子宮内膜の調整法としては自然周期で行う方法とホルモン補充周期で行う方法がある．
2. 自然周期とホルモン補充周期での臨床成績はほぼ同等である．
3. 現在のところ，凍結融解周期における子宮内膜スクラッチの着床促進作用は証明されていない．

　凍結胚移植による不妊治療は世界的に増加している．本邦においても，最も新しいデータでは生殖補助医療（ART）により出生した児の約8割は凍結胚移植によるものであった．ARTにおける胚の凍結保存は，当初は新鮮胚移植周期以降に別周期での胚移植を可能とすることや，多胎妊娠や卵巣過剰刺激症候群（OHSS）などの副作用を回避する手段として位置付けられていた．しかし，最近のメタアナリシスでは凍結胚移植の妊娠率は新鮮胚移植より高いと報告[1]されており，その位置付けも変化してきている．その妊娠率の差は，新鮮胚移植周期の場合その着床環境は卵巣刺激により非生理学的なホルモン環境であるが，凍結胚移植周期の場合では生理学的なホルモン環境のため胚と子宮内膜の同調性が高いことが，その一因と考えられている．本稿では凍結胚移植周期における，子宮内膜の調整法について解説する．

子宮内膜の調整法の実際

　保存していた凍結胚を融解して子宮に移植する場合，胚のステージと子宮内膜を同調させる必要がある．凍結融解胚移植スケジュールの調整法としては，自然周期法とホルモン補充周期がある[2]．後者では外因性に卵胞ホルモン（E_2）製剤

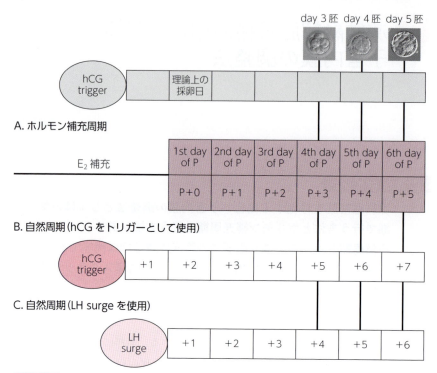

図1 各種子宮内膜の準備方法による移植のタイミング
(Mackens S, et al. Hum Reprod. 2017; 32: 2234-42[2])
E_2: エストラジオール，P: プロゲステロン

と黄体ホルモン（P_4）製剤を用いて子宮内膜を調整する．自然周期法とホルモン補充周期法を比較した場合妊娠率には差がないという報告が多く，メタアナライシスによっても妊娠率には差はなかったと報告[3]されている．自然周期で排卵がない症例では当然ホルモン補充周期が選択されるが，来院回数が少ない，日程を調整しやすいなどの理由から，自然排卵周期を有していてもホルモン補充周期が選択される場合もある．

1 ▶ 自然周期（図1B，C）

通常の月経周期において主席卵胞径が18〜20 mmになった時点で血中ホルモン値を測定して，自然のLHサージが確認されない場合は，ヒト絨毛性ゴナドト

ピン（hCG）5,000 単位を投与し，その 2 日後が採卵日と仮定して，初期胚（day 3 胚）であれば hCG 投与後 5 日目，胚盤胞（day 5 胚）であれば 7 日目に移植を行う．また自然の LH サージが確認された場合には，LH サージ後 18〜24 時間後に排卵が起こるので，初期胚（day 3 胚）であれば 4 日後，胚盤胞（day 5 胚）であれば 6 日後に移植を行う．

2 ▶ ホルモン補充周期（図 1A）

ホルモン補充周期で凍結胚移植を行う場合，月経あるいは消退出血の直後から E_2 製剤（エストラーナ®，ジュリナ® など）を投与し，月経周期 11〜13 日目に子宮内膜の厚さが 8 mm 以上になったことを確認した後，P_4 製剤（ルティナス®，ワンクリノン® など）の投与を開始する．ただし，P_4 製剤開始直前の血中 P_4 値が 1.0 ng/mL 以上の場合には，E_2 製剤で排卵が抑制されていないため，その周期での移植はキャンセルする．P_4 製剤開始日を採卵日と仮定し，初期胚（day 3 胚）であれば 3 日後，胚盤胞（day 5 胚）であれば 5 日後に移植を行う．妊娠が確認された場合には，一般的にホルモン補充は妊娠 8 週頃まで継続する．

子宮内膜スクラッチ

2003 年に Barash らが，体外受精の不成功例に対して治療の前周期に子宮内膜生検を行ったところ，次周期の体外受精の妊娠率，生産率が有意に上昇したことを報告[4]した．この報告以降，子宮内膜を生検や子宮鏡などにより機械的に刺激を加えることにより，子宮内膜の受容能が向上することを示唆する報告や，逆に否定的な報告がなされた．これらの報告では，それぞれ子宮内膜へのアプローチ方法，施行時期，回数，対象患者などがそれぞれで異なっていた．最近報告された，ランダム化試験のメタアナライシス[5]では，2 回以上の反復不成功例の新鮮胚移植周期に対する子宮内膜スクラッチは生産率や臨床的妊娠率を改善する可能性があるとされた．一方，単回不成功例の新鮮胚移植周期や凍結融解周期での子宮内膜スクラッチは効果がないと結論付けられている．

☞文献

1) Roque M, Lattes K, Serra S, et al. Fresh embryo transfer versus frozen embryo transfer in in vitro fertilization cycles: a systematic review and meta-analysis. Fertil Steril. 2013; 99: 156-62.

2) Mackens S, Santos–Ribeiro S, van de Vijver A, et al. Frozen embryo transfer: a review on the optimal endometrial preparation and timing. Hum Reprod. 2017; 32: 2234–42.

3) Groenewoud ER, Cantineau AE, Kollen BJ, et al. What is the optimal means of preparing the endometrium in frozen–thawed embryo transfer cycles? A systematic review and meta–analysis. Hum Reprod Update. 2017; 23: 255–61.

4) Barash A, Dekel N, Fieldust S, et al. Local injury to the endometrium doubles the incidence of successful pregnancies in patients undergoing in vitro fertilization. Fertil Steril. 2003; 79: 1317–22.

5) Vitagliano A, Di Spiezio Sardo A, Saccone G, et al. Endometrial scratch injury for women with one or more previous failed embryo transfers: a systematic review and meta–analysis of randomized controlled trials. Fertil Steril. 2018; 110: 687–702.

2 採卵・胚移植

4 胚移植のタイミングと妊娠率の相関

齋藤早貴　山田満稔

ここがポイント

1. 凍結融解胚移植は卵巣過剰刺激症候群（ovarian hyperstimulation syndrome: OHSS）の予防と臨床的妊娠率の向上に有用だと期待されている.
2. 凍結融解胚移植において胚移植を成功させるには，胚移植のタイミングが重要となる.
3. 凍結融解胚移植における自然周期とホルモン調整周期の優位性はいまだ議論の対象である.

　胚（受精卵）移植は生殖補助医療において重要な過程であり，移植方法や技量は妊娠成績に大きく影響する．凍結保存技術（ガラス化法）の改良により凍結融解後の胚の生率・妊娠成績が改善したことに伴い，OHSS・多胎妊娠の回避目的，さらには妊娠成績の向上を目指して，凍結融解胚移植（frozen embryo transfer: FET）の頻度は本邦のみならず，欧米においても増加している[1].

　本稿では胚移植をする上で最良の選択の一助となるよう，現在のエビデンスに基づいて FET 周期における胚移植のタイミングについて推奨方法をまとめた.

凍結融解胚移植（FET）

　FET 周期は自身の排卵を利用した自然周期（natural cycle: NC）およびホルモン調整周期（hormone replacement treatment cycle: HRT）に分けられる.

FET 周期における胚移植のタイミング

　胚と子宮内膜のタイミングの同期は妊娠成立に非常に重要である．プロゲステ

ロンレベルが閾値に達すると，子宮内膜はごく短期間だけ胚を受容可能な状態に変化し（implantation window/window of implantation: WOI）[2]，その後に脱落膜化変化が起こる．したがってFETのタイミングは，移植に用いる胚盤胞にとって最適な受容/選択的子宮内膜期を満たすべきである．

1 ▶ Natural cycle（true NC/modified NC）

　NC-FETのタイミングは，自然のLH surgeを利用したtrue NCと，hCG投与を利用したmodified NCで異なる．

　True NC-FETでは尿中LH測定あるいは血液検査でLH surgeのonsetをモニターする．排卵のタイミングは，LH surge onsetから32時間（23.6〜38.2）後，LH peakから16.5時間（9.5〜23）後と報告されている[3]ことから，true NCでは，血液検査でLH surgeを検出後day 3胚で3.7〜4.3日後，day 5胚であれば4.7〜5.3日後にFETを計画する（図1）とするものが多い[4]．

　一方modified NC-FETでは主席卵胞が16〜20 mmに到達した時点でGnRHaあるいはhCG投与により排卵を誘発する．排卵はhCG投与36〜48時間後に起こることから，day 3胚であればhCG投与4.5〜5.0日後，day 5胚で

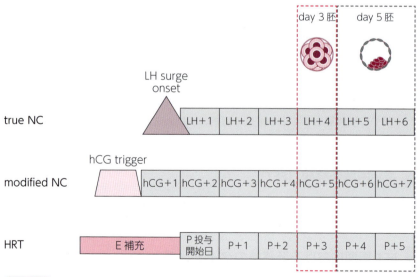

図1 FETにおいて最適な胚移植タイミング

右上ヘッダ: 2 ● 採卵・胚移植

あれば hCG 投与 6.5〜7.0 日後に FET を計画する.

2 ▶ Hormone replacement treatment cycle（HRT）

HRT-FET において，プロゲステロン開始後何日目に胚移植を行うのが望ましいだろうか？　この課題は ART が始まって以来の難題となっているが，これまでのエビデンスから，プロゲステロン投与の開始日は採卵日と一致させるか，あるいは採卵日の 1 日後から開始することが，限られた期間の WOI に合わせた胚移植のタイミングとして望ましいと考えられる（図1）.

Endometrial receptivity analysis（ERA）検査

WOI を同定する試みとして，マイクロアレイを用いた endometrial receptivity analysis（ERA）検査を紹介したい. 反復着床不全の患者のなかには，子宮内膜の受容期が一般集団とずれている，あるいは非常に短期間のものがあると考えられている. そこで，子宮内膜受容能を検出する個別化医療を目指して，子宮内膜受容期に発現量が変化する 238 個の遺伝子を抽出し，これら遺伝子の発現パターンから WOI の時期を特定する試みがなされている[5]. 胚移植が反復不成功である例のうち 25%が ERA 検査異常を認めており，これは WOI がずれていると考えられる. これまでにランダム化比較試験が行われておらず，臨床検査としての意義は今後の詳細な検討が待たれる.

エビデンス

排卵 trigger 投与日の血中 P_4 値が 1.5 ng/mL 以上の場合，新鮮胚移植における臨床的妊娠率は有意に低下すると報告されている（odds ratio, 0.53）[6]. 加えて新鮮胚移植群と FET を比較した前向きランダム化比較試験において，臨床的妊娠率は FET の方が有意に高く（新鮮胚移植 54.7%［N＝50］; FET 84.0%［N＝53］），新鮮胚移植群における胚と内膜の同期不全による着床不全は 64.7%と試算されている[7].

FET 周期において，採卵 3 日目の卵割期胚（day 3 胚）をプロゲステロン投与から 3 日目の子宮内膜（排卵 2 日目の内膜［P+2 と表記］に相当）に移植した場合，臨床的妊娠率は 40.5%（N＝262）と良好な成績を示した[8]. 胚盤胞（day 5 胚）をプロゲステロン開始 5 日目（P+4）および 7 日目（P+6）に移植した成績を比較したランダム化比較試験では，P+4 群（32.5%，N＝151）の方が

右側縦書き: II 生殖補助医療（ART）

P+6群（27.6%, N=152）より有意に高い臨床的妊娠率を示した[9]. 一方 day 4胚をプロゲステロン開始3日目（P+2）に移植した場合, P+4に移植した場合と比較して臨床的妊娠率は変わらなかったものの（P+4 27.0%［N=137］; P+2 18.8%［N=138］）, 初期流産の頻度が有意に上昇した（P+4 36.2%［N=58］; P+2 55.2%［N=58］）[10].

　正常な月経周期の患者を対象にした FET 周期の NC と HRT の優位性は, いまだ議論の対象である. 生児獲得率および流産率まで検討した FET 周期の比較試験はこれまでのところ4つしか存在しない. Modified NC と比較した HRT（GnRHa による下垂体機能抑制の有無にかかわらず）の非劣性は証明されている[4] ものの, いまだ十分なエビデンスは得られておらず, より詳細な検討が求められている.

総括

　以上を踏まえると, FET において最適な胚移植タイミングは以下のようになると考えられる.

　True NC: LH サージからの経過日数＝胚日数＋1

　　　例: LH サージ＋6日に day 5 胚を移植

　Modified NC: hCG 投与からの経過日数＝胚日数＋2

　　　例: hCG＋7日に day 5 胚を移植

　HRT: プロゲステロン投与開始からの経過日数＝胚日数（＋1）

　　　例: プロゲステロン投与5または6日後に day 5 胚を移植

☞文献

1) Calhaz-Jorge C, De Geyter C, Kupka MS, et al. Assisted reproductive technology in Europe, 2013: results generated from European registers by ESHRE. Hum Reprod. 2017; 32: 1957-73.
2) Franasiak JM, Ruiz-Alonso M, Scott RT, et al. Both slowly developing embryos and a variable pace of luteal endometrial progression may conspire to prevent normal birth in spite of a capable embryo. Fertil Steril. 2016; 105: 861-6.
3) Temporal relationships between ovulation and defined changes in the concentration of plasma estradiol-17 beta, luteinizing hormone, follicle-stimulating hormone, and progesterone. I. Probit analysis. World Health Organization, Task Force on Methods for the Determination of the Fertile Period,

Special Programme of Research, Development and Research Training in Human Reproduction. Am J Obstet Gynecol. 1980; 138: 383–90.

4) Ghobara T, Gelbaya TA, Ayeleke RO. Cycle regimens for frozen–thawed embryo transfer. Cochrane Database Syst Rev. 2017; 7: CD003414.

5) Díaz–Gimeno P, Horcajadas MA, Martínez–Conejero JA, et al. A genomic diagnostic tool for human endometrial receptivity based on the transcriptomic signature. Fertil Steril. 2011; 95: 50–60, 60.e1–15.

6) Bosch E, Labarta E, Crespo J, et al. Circulating progesterone levels and ongoing pregnancy rates in controlled ovarian stimulation cycles for in vitro fertilization: analysis of over 4000 cycles. Hum Reprod. 2010; 25: 2092–100.

7) Shapiro BS, Daneshmand ST, Garner FC, et al. Evidence of impaired endometrial receptivity after ovarian stimulation for in vitro fertilization: a prospective randomized trial comparing fresh and frozen–thawed embryo transfer in normal responders. Fertil Steril. 2011; 96: 344–8.

8) Givens CR, Markun LC, Ryan IP, et al. Outcomes of natural cycles versus programmed cycles for 1677 frozen–thawed embryo transfers. Reprod Biomed Online. 2009; 19: 380–4.

9) van de Vijver A, Drakopoulos P, Polyzos NP, et al. Vitrified–warmed blastocyst transfer on the 5th or 7th day of progesterone supplementation in an artificial cycle: a randomised controlled trial. Gynecol Endocrinol. 2017; 33: 783–6.

10) van de Vijver A, Polyzos NP, Van Landuyt L, et al. What is the optimal duration of progesterone administration before transferring a vitrified–warmed cleavage stage embryo? A randomized controlled trial. Hum Reprod. 2016; 31: 1097–104.

3 卵細胞質内精子注入法（ICSI）

1 顕微授精のリスクについての説明を求められたら

石川智則

> **ここがポイント**
> 1. ICSIによる妊娠では自然妊娠と比べ先天異常が有意に増加するが，治療そのものよりは不妊という患者の背景が影響している．

1992年にPalermoにより初めての顕微授精による出産例が報告[1]され，それまでは不可能だった高度の男性不妊症のカップルも，子どもを持つことが可能になった．我が国においても，顕微授精は図1に示すように年々増加しており，2003年からは体外受精（IVF）による治療周期数を上回っている．

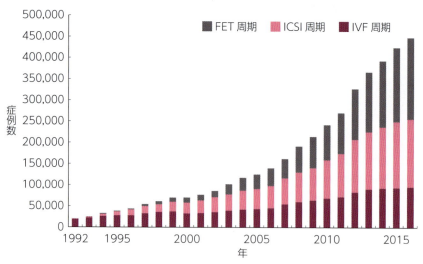

図1 日本における顕微授精の治療周期数の推移

3 ● 卵細胞質内精子注入法（ICSI）

顕微授精の方法には，透明帯開口法，囲卵腔内精子注入法（SUZI），卵細胞質内精子注入法（ICSI）の 3 者があるが，現在では ICSI が専ら行われている．

顕微授精の適応

本法の適応は，「男性不妊や受精障害など，本法以外の治療によっては妊娠の可能性がないかきわめて低いと判断される夫婦を対象とする」[2]とされている．

一方，我が国では 2016 年に IVF-ET 89,857 周期，Split 24,754 周期，ICSI 136,508 周期が登録されており，（Split も含めると）64.2％の採卵周期で ICSI が施行されている．男性不妊以外の適応で ICSI が選択されている症例もあり，具体的には原因不明の不妊症，高年齢女性，回収卵が少ないなどが考えられ，主に受精障害を回避するために ICSI が選択されている．これらの適応での ICSI の有効性は証明されていない[3]．

ICSI と先天異常との関連

これまでは，IVF や ICSI による妊娠における先天異常の発生が自然妊娠と比べ増加するかどうかについては一定の見解は存在しない[4]とされてきたが，近年になり ART と先天異常との関連を示す報告がなされている．大規模データベースに基づくこれらの報告では，ART の手技そのもの（卵巣刺激や体外培養，さらに ICSI ではインジェクション操作による卵や精子のダメージや卵細胞質内への培養液の注入の影響）よりは，IVF や ICSI を必要とする不妊という患者背景により先天異常が増加すると考えられている．

2012 年に報告されたオーストラリアのコホート研究[5]では，ART による 6,163 人の出生児と 300,000 人以上の ART によらない出生児を比較している．IVF による出生児では，自然妊娠による出生児と比べて先天異常の発生が未調整オッズ比 1.26（95％信頼区間 1.07-1.48）と上昇していたが，母親年齢や経産回数，在胎週数などのさまざまな交絡因子の影響を除外すると，調整オッズ比 1.07（95％信頼区間 0.90-1.26）と有意差が認められなかった．一方，ICSI による妊娠では，自然妊娠による出生児と比べて未調整オッズ比 1.77（95％信頼区間 1.47-2.12），調整オッズ比 1.57（95％信頼区間 1.30-1.90）と ICSI による出生児では先天異常の発生が有意に増加していた．なお，本研究では，ICSI での先天異常の増加の要因は特定されなかった

左らは，日本の 2007 年から 2014 年の ART レジストリーを用い IVF および

ICSI における先天異常の発生を，男性因子（精液検査異常と性機能障害）の有無で比較した[6]．その結果，男性因子を有する群で尿道下裂の発生が有意に増加していることが確認され，男性因子を有する患者背景が先天異常の発生のリスクになる可能性があると考察している．

顕微授精固有のリスク

　Y 染色体微小欠失を持つ無精子症や高度乏精子症の男性に対して精巣内精子回収法を行い ICSI で妊娠成立した際に，児が男児の場合は父親と同様の遺伝子異常が伝達される可能性があることを十分に説明する必要がある[7]．

おわりに

　ICSI を始め ART で出生する児の数は今後も増加することが予想されるため，これら治療により出生した児の長期的な予後の追跡が今後も必要である．

☞文献

1) Palermo G, Joris H, Devroey P, et al. Pregnancies after intracytoplasmic injection of single spermatozoon into an oocyte. Lancet. 1992; 340: 17-8.
2) 日本産科婦人科学会．顕微授精に関する見解．2018.
3) The Practice Committees of the American Society for Reproductive Medicine and Society for Assisted Reproductive Technology. Intracytoplasmic sperm injection（ICSI）for non-male factor infertility: a committee opinion. Fertil Steril. 2012; 98: 1395-9.
4) 3) 生殖補助医療（4) 生殖補助医療を受ける患者へのインフォームド・コンセント②生殖補助医療が児に与える影響．In: 日本生殖医学会，編．生殖医療の必修知識 2017．東京: 日本生殖医学会; 2017. p.272-8.
5) Davies MJ, Moore VM, Willson KJ, et al. Reproductive technologies and the risk of birth defects. N Engl J Med. 2012; 366: 1803-13.
6) Jwa SC, Jwa J, Kuwahara A, et al. Male subfertility and the risk of major birth defects in children born after in vitro fertilization and intracytoplasmic sperm injection: a retrospective cohort study. BMC Pregnancy Childbirth. 2019; 19: 192.
7) 日本生殖医学会のガイドライン「Y 染色体微小欠失を有する不妊患者に対する顕微授精について」．2002 年 9 月 26 日．

3 卵細胞質内精子注入法（ICSI）

② Piezo-ICSI は通常 ICSI に優るか

佐藤 学　森本義晴

ここがポイント

1. Piezo-ICSI と通常 ICSI との違い，それぞれの仕組みを理解して実施する必要がある．
2. Piezo-ICSI の利点は精子不動化，精子注入の確実性が高いことである．
3. 両方法とも精通していれば受精成績は変わらない，症例に応じて選択することで効果が出る可能性がある．

Piezo-ICSI と通常 ICSI の違い

1 ▶ 機材とセッティング

使う機材，ピペットに大きな違いがある．通常 ICSI の機材に加え piezo-ICSI ではドライブユニットとピペットホルダーに piezo 駆動を発生するアクチュエーターが必要である．ピペット先端に piezo パルス発生用の重りが必要で，ヒト不妊治療では安全性の観点から水銀の代わりに比重が近いフロリナートを使用する．ピペット先端は鋭利ではなく筒状の形状をしていることが通常 ICSI と大きく異なる．Piezo-ICSI のピペットは肉薄の市販品もあり，通常 ICSI よりも細くすることができダメージが軽減し，胚発生が向上するという報告もある[1]．

2 ▶ 精子不動化

Piezo-ICSI では一度精子を吸引し，ピペット先端に尾部を引っ掛けるように接触させて piezo パルスで不動化を行う．当院では細胞膜破綻が生じやすいよう尾部全体にパルスをかける指導をしている．通常 ICSI ではピペットと dish 底面で精子尾部を挟み，擦ることで尾部細胞膜を挫滅する方法が多いが，piezo パル

スで不動化した精子を ICSI した卵子の方が挫滅法よりもカルシウムオシレーションの開始が早いことが報告されている[2].

3 ▶ 透明帯貫通

ICSI において最も重要なプロセスであると考えている．透明帯の貫通はpiezo-ICSI では透明帯をくり抜く場合が多く，通常 ICSI の押し進める針穿刺と異なり，基本的に卵子の変形を伴わない．Piezo-ICSI の場合，数回パルスを当てて透明帯をくり抜きつつ最後の透明帯内膜は残し，残りは物理的に押し破るようにして貫通する．Piezo パルスが強すぎる場合，ピペット先端よりも先の部分までくり抜かれるので注意が必要である．また，piezo パルスの衝撃はピペット前方にも発生するためパルスを必要以上に使用すると卵細胞膜表面にまで衝撃が達する．この場合，卵子の膜伸展が弱まり，ピペットを押し進めるだけで早くに破膜が生じ，変性率が上がるので必ず透明帯内膜は残すことがポイントである．透明帯貫通のプロセスは丁寧，かつ必要最低限に piezo パルスを使用することが受精率安定には必須である．

4 ▶ 卵細胞膜の破膜と精子注入

卵細胞膜にピペットを差し込み十分に伸展させてから最弱の piezo パルスで破膜を行う．当院では卵子直径に対して 80〜90％まで伸展している．破膜の際には，細胞膜とピペット先端が密接していることが必要である．特にピペット内が陽圧になっていると，わずかながら細胞膜に接していない状態になり破膜しにくい．精子の注入は精子頭部を細胞質中に少し出し，細胞質と精子頭部を接着させるイメージで行っている．ピペット内の余分なメディウムは注入しない．また，理想的な注入は精子頭部を穿刺と反対側の細胞膜裏に貼り付けるイメージである．そうすることでピペット抜去時に精子が動くことなく細胞質内に確実に入れることができる．

Piezo-ICSI のメリットとデメリット

1 ▶ メリット: 不動化，細胞質注入の確実性による安心感

Piezo-ICSI の不動化は尾部全体に簡便に実施できるので，不動化が不十分で受精が起こらないリスクを排除できる．また，piezo パルスで破膜を行うことでピペット先端はほぼ確実に細胞質内に入り，精子を細胞質内に注入できるので，

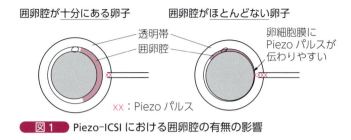

図1 Piezo-ICSIにおける囲卵腔の有無の影響

精子が細胞質に入りきらず受精が起こらないリスクを排除できるのではないかと思われる．確実な精子不動化と細胞質注入はpiezo-ICSIの方が簡便であり，確実性が高いという部分がメリットと考える．

2 ▶ デメリット: 囲卵腔のない卵子は通常ICSIが有利

　Piezoパルスはピペット先端部に発生するが，その周囲にもインパクトが生じる．透明帯を貫通しているのにpiezoパルスを発生させるとインパクトは細胞膜に達するのでピペットの接触だけで破膜が生じやすくなる．すなわち，必要以上にpiezoパルスを発生させることは厳禁である．特に，囲卵腔のない卵子は透明帯の貫通時にpiezoパルスのインパクトが細胞膜にも伝わりやすく細胞膜の十分な伸展がないまま破膜，もしくはピペットが細胞膜に触れてまもなく破膜し，膜修復が難しくなり変性率が上昇してしまう．一方で，通常ICSIの場合は囲卵腔がないことによる影響は少ない．

当院のpiezo-ICSIの実際

　2018年現在における当院のpiezo-ICSIの実施者は7人，通常ICSIの実施者が6人，両方が1人となっており，ほぼ1：1の比率でICSIを実施している．どちらの方法で研修を行うかは研修者の希望を踏まえて決定している．また，通常ICSIの研修がうまく進まない場合にpiezo-ICSIへ転向することでうまくできるようになった経験もある．Piezo-ICSIは，パルスが数値化できる利点もあるので条件固定がしやすく研修期間が短くなる傾向はあるものの，指導する側にもトラブルシューティングも含めた経験，知識は必須であり，通常ICSI同様に「やればできる」というものではない．

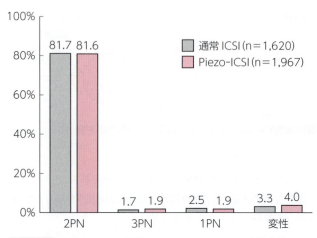

図2 当院における通常 ICSI と piezo-ICSI の受精成績
両者に有意差なし（妻40歳以上，受精障害，TESE，抗セントロメア抗体陽性患者を除く）．

Piezo-ICSI の成績

　当院の2017年9月から2018年9月までの直近1年間の受精成績を比較し，図2に示した．データは妻40歳以上，受精障害，TESE，抗セントロメア抗体陽性患者を除いて算出している．結論から述べると受精成績に差はない．Piezo-ICSI が通常 ICSI に比べ成績がよかったという報告も散見されるが，通常 ICSI の手技に何かしらの課題が残されていることが多いからではないかと筆者らは考えている．

Piezo-ICSI は通常 ICSI に優っているのか？

　卵子の形態によっては piezo-ICSI が不利な場合もある．手技の簡便さ，確実性，piezo パルスの数値化による客観性を踏まえると piezo-ICSI が優っている部分もあるものの，胚培養士の持つ知識，技術，経験が必要である．誰でもできる piezo-ICSI は存在しないと筆者らは考えている．

おわりに

　症例によっては piezo-ICSI が適応となる場合はあると考えられるが，基本的

に通常 ICSI と成績は変わらず，どちらの手法も胚培養士の知識と技術に依存する．よく理解しないまま実施する場合，むしろ piezo-ICSI は危険であると考える．通常 ICSI も期待できる成績は出ない．十分な知識を持ち指導できるスタッフ，胚培養士各自の鍛錬が必要であろう．習熟した技術者であれば，どちらの方法でも成績は変わらないものの，症例に合わせ選択肢として両方法を使えることが好ましいと考えられる．

☞文献

1) Hiraoka K, Kitamura S. Clinical efficiency of Piezo-ICSI using micropipettes with a wall thickness of 0.625 μm. J Assist Reprod Genet. 2015; 32: 1827-33.

2) Yanagida K, Katayose H, Hirata S, et al. Influence of sperm immobilization on onset of Ca(2+) oscillations after ICSI. Hum Reprod. 2001; 16: 148-52.

3 卵細胞質内精子注入法（ICSI）

③ 1995 年から臨床応用してきた ICSI の変遷および高受精率維持の努力と胚培養士教育

浅田義正

ここがポイント

1. 1993 年から ICSI の研究を開始し，高受精率・高妊娠率にこだわってきた．
2. ICSI で大切なのはキレのよいインジェクションピペットとメカニカルな細胞膜穿破である．
3. ピエゾ法は吸引法よりよいが，メカニカル法を上回るものではない．
4. ICSI だけでなく，培養液や培養器も大きく進歩した．

ICSI 研究の開始

　筆者は 1993~1994 年米国ヴァージニア州，ノーフォーク The Jones Institute において ICSI の基礎的研究に従事した．ICSI の成功が最初に報告されたのは 1992 年[1]であり，世界的に ICSI が注目され始めた時期になる．当時の論文や学会で発表されたいろいろな ISCI の技術，手順のほとんどを研究の中で体験できた．米国での主な実験は，ハムスターの卵子を用いて，どうすれば ICSI の成績が向上するか，ICSI 操作が卵子にどのような影響を及ぼすのか，ICSI は安全かなどを問う ICSI に関わる研究に 2 年間従事した．最初の論文は，ICSI と紡錘体との関係を論じたもので，第一極体を 12 時あるいは 6 時の位置に置いて，ICSI をすることにより紡錘体の障害を最小限にできるというもので，現在，行われている極体を 12 時または 6 時に置くという根拠となった[2]．

　筆者の上司であった Susan Lanzendorf は 1988 年まで ICSI の研究をしていたが，ヒトで受精卵を得ることはできたが結局生児を得ることができず，1988 年に実験を終了していた[3]．その実験は日本の畜産の技術を参考にし，精子の不

動化に凍結融解操作を使っていた．1995 年帰国直後，名古屋大学医学部附属病院分院産婦人科で ICSI による臨床応用を開始し，精巣から手術（TESE）で採取した精子を用いた ICSI による日本初の妊娠例の報告をした．

ICSI における一番大きな発見

ICSI における一番大きな発見は，「動いている精子の動きを止めて卵子に注入する」ことであり，動いている精子をピペットで押さえて動きを止めるという手技が Palermo らの大発見であった．動いている精子をそのまま卵子に注入する実験も行ったことがあるが，いつまでたっても精子は卵細胞の中で動き続け，結局卵細胞を破壊した．

最初の Palermo の報告の中では，エレクトロポレーションにより精子に先体反応を起こさせ，ICSI に供していた．筆者も追試したが，結果的にはヒトの ICSI において先体反応はそれほど重要でなく，現在どこもそのような精子処理はしていない．

ICSI における細胞膜穿破

ヒトの場合，実験動物に比べると卵細胞膜は強靱で破れにくい特徴がある．当時の論文にも「卵子に精子を注入したが，翌日には卵子の外に精子があり，卵子は精子を排除する」という間違った報告もあった．実際，ヒトの卵細胞膜はインジェクションピペットで穿刺しても簡単に破れない．膜の破り方は，吸引して膜を破る方法とメカニカルに破る方法とがある．筆者の実験ではメカニカルな方法の方が細胞へのダメージが少なくよい成績となった．メカニカルな方法は卵細胞膜を一度穿刺する．通常そのままでは膜は破れないので，一度ピペットを少し引き場所を少し変えて膜が伸びたところを再度穿刺し，メカニカルに膜を破る方法である．

なぜか日本で普及した吸引法

最近「従来法」と呼ばれているが，日本においては吸引圧をかけて膜を破壊し，そこに精子を注入する手荒い ICSI が普及してきた．筆者は 1995 年から「吸引法による ICSI は止めよう」と言ってきたが，当時日本で ICSI を教える人も教えられる人も吸引法で行っており，残念ながら日本中に広まった．筆者の ICSI ではメカニカルに膜を破るために必要なピコインジェクターという機械を使用して

いた．米国では当たり前だったが，日本で購入すると 20 年前で 100 万円以上という高額であり，しかもその機械は窒素タンクに繋ぎ，窒素圧が必要であった．したがって，シリンジ型で簡単で安価な機器が普及した結果，吸引法が我が国では主流になったようだ．シリンジ型では少し動かすだけで大きく圧が変わるため，荒い操作しかできず，精子をピペットの先に留めておくことが困難であった．卵子にピペットの先を近づけ，インジェクションピペット内に吸引した精子を少し押し出し，精子の頭がピペットの先に近づくタイミングで穿刺する．1 度では卵細胞膜はたいてい破れない．そこでメカニカルに破ろうとすると精子の頭が，卵細胞膜に密着してピペットから出てしまうので，その時点で場所を変えて穿刺することができず，思いきり吸引し無理やり卵細胞膜を破り，無理やり精子と一緒に吹き込む．吹き込む PVP 量も多量になる．これが日本で普及した吸引法による荒い ICSI の原因だったと推察する．

ピエゾ法による ICSI

最近ピエゾ ICSI の議論の中で，前述の吸引法も筆者が推奨してきたメカニカル法もひとまとめに従来法と言われていることに気付き，誤解を招くため，最近では「浅田式 ICSI」と自分の ICSI を呼ぶことにした．吸引法が広まった結果，現在ピエゾ法がよいと盛んに言われるようになった．ピエゾ法はピエゾパルスという振動を駆動して，確実に卵子の膜を破ることができ，膜を破るための吸引をする必要がないため，メカニカルに卵子の膜を破る状態になる．筆者も過去にピエゾ法を行ったことがあるが，切れのよい綺麗なピペットで膜を破れば傷口は線状になるが，ピエゾの場合傷口は丸い穴となり，ピエゾの方が卵子に与えるダメージが少ないとは言えず，メカニカル法を正確に行うことができれば，ピエゾ法はメカニカル法を上回るものではない，というのが筆者の見解である．また，ピエゾ法の一番大きなメリットは，スパイクをつけたインジェクションピペットを作る必要がないことであり，以前よりピペット作成技術の低いところでは使用されていた．吸引法で ICSI を行うよりはピエゾ法で行った方がましである．吸引法で行っている施設は ICSI と通常の媒精による受精率にほとんど差がないと聞き驚いている．結果，受精率が変わらないのであれば，「無駄に ICSI をしている」という批判もしかたない．

3 ● 卵細胞質内精子注入法（ICSI）

当院での ICSI

当院では，顕微授精により85％の受精率，80％の正常受精率を上回るように努めている．ICSIの受精率，正常受精率はこれが限界である．本来，卵子は傷んだものが多く，採卵直後であっても十数％の卵子はスピンドル，染色体が傷んでいると考えられるためである．

通常の媒精は同じ患者であっても受精率が安定せず，ICSIのように安定した結果が得られないので，ICSIと通常の媒精を組み合わせたスプリットを実施している．各施設のICSI技術もまちまちであり，さまざまな考え方があり，治療方針が異なるのも当たり前と考えている．

当院の ICSI 教育

1人の人間がずっとICSIを行うことはできない．筆者は2007年頃まではICSIのピペットも自分で作っていた．胚培養士をどのように教育をするかは大きな課題である．現在では3つのクリニックで40数人の胚培養士が在席しているが，当院の胚培養士に中途採用者はいない．大学または大学院の新卒を採用し，すべて一から教育している．ヒトの卵子を扱う胚培養士は「卵子を絶対なくさない，傷つけない」ことが一番重要であると考える．胚培養士教育は技術だけではなく，医療者としての教育も必要である．3～5年の当院独自の教育システムで，少しずつ段階を踏んでさまざまな操作ができるように力量チェックをしながら，教育プログラムに従い教育している．ICSI教育もその1つであり，廃棄する卵子で練習を行い，数の多い症例の一部で経験し，それから徐々に数の少ない症例を経験する．

ラボ（培養室）の進化

ICSIの機器もこの10年で大きく変化した．ピコインジェクターは現在ナリシゲ社の空圧式のインジェクターになり，電動ピペットホルダーも「鷹の目」という新製品になった．

当院では，いまだに1％の受精率を上げる努力を続けている．そのためにはICSIの技術だけではなく培養液，インジェクター，ピペット，培養環境全般の改善を継続的に実施している．当院では2006年からISO9001の品質管理の国際規格を導入している．安心できる培養室を目指し，2010年8月に開院した名古

屋駅前クリニックでは培養室に見学ルームを作り，患者さんが見学できるように
した．2018 年 5 月に開院した品川クリニックでは，単に培養室が見えるだけで
はなく，胚培養士の働く環境も考慮し，生命の温かみを感じられるような森をイ
メージした無機質ではない一歩進んだ培養室を実現した．

　タイムラプスインキュベーターについては，他 2 社と共同開発した世界初の AI
を搭載し，前核の自動検出などの機能を持った次世代型タイムラプスインキュ
ベーターを開発した．

☞ 文献

1) Palermo G, Joris H, Devroey P, et al. Pregnancies after intracytoplasmic injection of single spermatozoon into an oocyte. Lancet. 1992; 340: 17-8.
2) Asada Y, Baka SG, Hodgen GD, et al. Evaluation of the meiotic spindle apparatus in oocytes undergoing intracytoplasmic sperm injection. Fertil Steril. 1995; 64: 376-81.
3) Lanzendorf SE, Maloney MK, Veeck LL, et al. A preclinical evaluation of pronuclear formation by microinjection of human spermatozoa into human oocytes. Fertil Steril. 1988; 49: 835-42.

3 卵細胞質内精子注入法（ICSI）

④ ICSI 受精障害への対策

柳田 薫　柿沼敏行

ここがポイント

1. **ICSI では完全受精障害が 1〜5.6％に起こる.**
2. **ICSI の受精障害の原因は精子側の原因が少なくとも 43％ある.**
3. **ICSI の受精障害対策として卵活性化処理が有効である.**

　卵細胞質内精子注入法（intracytoplasmic sperm injection: ICSI）は体外受精でも受精を図れない場合に有効な方法であり，本邦でも採卵周期の約60％に実施されている重要な手技である．しかし，本法をもってしても受精が得られないことがあり，その場合はクライアントも医療者も大きなダメージを受けることになる．ここでは，ICSI の受精障害の現状と対策を整理する.

ICSI での受精の特徴

　ICSI では不動化処理を行った精子を卵子内に注入するので，精子の運動性が不必要であるが，父方の遺伝情報である精子 DNA は健常である必要がある．卵子内に注入された精子は卵子を活性化しなければならないので，卵活性化に関わる精子因子が正常でなければならない．この精子因子は PLCζ と考えられている．したがって，ICSI に必要な精子の要因は健常な DNA と正常な精子因子である.

受精障害の頻度

　完全受精障害の頻度は 1〜5.6％と報告されている．反復発現率は13％（完全受精障害が起きた次に実施した ICSI で完全受精障害が起こる頻度）であった[1]．ICSI を行う卵子数も（完全）受精障害となる割合に密接に関連する．ICSI を行

う卵子数が1個の場合受精障害となる割合が29%，2個では16%，3個では9%，5個以上では5%未満となり，卵子数が少ないほど受精障害のリスクが増える[2]．

受精障害の原因

ICSI後の受精しなかった卵子をクロマチン染色により調べた結果では，非受精卵子の原因の63%が精子が卵子内に注入されたにもかかわらず卵活性化が起きなかった（卵活性化不全）．また，ICSI後の未受精卵に妊孕性のあるボランティア精子をICSIすると69%の卵子に卵活性化が起きた．よって，非受精卵子の原因の少なくとも43%は精子側に原因があると考えられた[2]．

卵子側の原因としては卵活性化の刺激伝達系の異常，未熟卵へのICSIなどが考えられるが，具体的な報告はない．

それら以外にICSI手技上の原因として，不十分な不動化処理や卵細胞膜を破っていない状態でのICSIなどがある．

ICSIでの受精障害卵への対応

前述のように，ICSIの受精障害の少なくとも43%は精子因子の異常によると考えられ，それらの卵に対しては精子因子を補って卵活性化を図ればよいことになる．卵活性化処理にはカルシウムイオノフォア（A23187，イオノマイシン）処理，電気刺激法，ストロンチウム処理法などがあり，それらの処理法を用いる．卵活性化していない卵子，つまり，少なくとも第2極体を放出していない卵子に対して卵活性化処理を加えるが，rescue ICSIのタイミングと同様に，卵子がageingする前に行う必要がある．さらに，ICSIされた精子が活性化しない卵子内にとどまっていると，脱凝縮した精子クロマチンが premature chromosome condensation（PCC）を起こすことがあり，この現象を起こすとDNAが断裂するので，ICSIは不適である．よって，PCCを起こす前（ICSI後4～6時間以内）に卵活性化処理を実施する必要がある．この場合のように，ICSI後に受精しなかった卵子に対して，受精を図るために行う卵活性化処理をrescue oocyte activation（ROA）という．これに対して，ICSIを卵活性化処理と合わせて行うことをartificial oocyte activation（AOA）という．

3 ● 卵細胞質内精子注入法（ICSI）

1 ► Rescue oocyte activation（ROA）

ICSI 後 4.5～5 時間で第 2 極体を放出していない卵子に対して卵活性化処理を行う[3]．この時，ICSI 後すみやかに卵活性化が起こるように，精子不動化処理を確実に行うことが重要である．筆者らの検討では通常の ICSI よりも piezo で精子不動化処理を行う piezo ICSI の方が不動化処理を確実に行うことができる[4]．

2 ► Artificial oocyte activation（AOA）

前 ICSI 周期で受精障害（受精率 35％未満）であったケースに対して，ICSI 施行 0.5 時間後（卵子の膜修復時間を考慮），全卵子に対して卵活性化処理を行う[3]．この場合，AOA のタイミングが ICSI の前後でどの時期が適切かについての詳細な検討がない．

卵活性化処理の実際

卵活性化は精子-卵子結合の刺激あるいは精子が持っている卵を活性化させる因子が卵細胞内の刺激伝達系に伝わり，卵細胞質内カルシウムイオンの一過性上昇が反復性に起こる（カルシウムオシレーション）．その刺激により M 期促進因子（maturation promoting factor: MPF）の合成が抑制され，MPF 活性が低下し減数分裂が再開する．卵活性化処理は細胞外カルシウムイオンを細胞内に導入すること（カルシウムイオノフォア，電気刺激など）や MPF 合成を抑制（ピューロマイシンなど）することで卵活性化を誘起する（図 1）．

1 ► カルシウムイオノフォア処理法

カルシウムイオノフォアはカルシウムイオンと結合し錯体となってイオン正電荷を中和し，濃度勾配に従って細胞膜を通過することで，細胞外カルシウムを細胞内に移動させて卵内のカルシウムイオンの上昇を起こす．カルシウムイオノフォアには A23187，イオノマイシンがある．A23187 は臨床的にも最も多く用いられており，受精率の向上と妊娠分娩例が最初に報告されている[5]．処理によるカルシウムイオンの上昇は処理後約 1 分で最大に達してから漸減し，3～5 分で元に戻り，カルシウムオシレーションのように反覆せず，単発の一過性上昇となる．A23187 とイオノマイシンの効果を比較すると，イオノマイシンの方が強い効果がある．

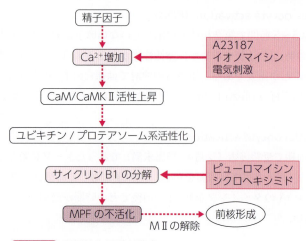

図1 卵活性化処理の機序

卵細胞内のカルシウムイオンの上昇を誘導するものとMPFの構成タンパクであるサイクリンB1の分解を誘導してMPFの不活化をきたし，MⅡを解除する．前者の機序にはA23187，イオノマイシン，電気刺激があり，細胞外カルシウムイオンを卵子内に導入する．後者の機序によるものにはピューロマイシンやシクロヘキシミドがある．

[具体的方法（A23187）]

① Stock solution の作製

　A23187 は光で分解するので，処理中は遮光処理をする．A23187（SIGMA社，USA）を dimethyl sulfoxide（DMSO）または無水エタノールで濃度 1 mM に希釈調整したものを stock solution として，1 回分ごと（10 μL）にサンプルチューブに分注し $-20℃$ 以下で保存する（$-20℃$ 保存であれば 3 カ月間を保存期限とする）．また，培養液からアルブミンなどの血清タンパクを除去したり，Ca/Mg-free にすると効果が強くなるので注意する．

② 卵活性化処理液の調整

　使用時は stock solution 10 μL をインキュベーター内で平衡化したレギュラー培養液 990 μL に加えて，A23187 の最終濃度を 10 μM として処理液を作成する．

③ 卵活性化処理

　ICSI 施行した卵子を卵活性化処理液へ浸漬する．浸漬時間は 10 分間とし，活

性化処理中はインキュベーター内で培養する．処理終了後ただちにレギュラー培養液で3回洗浄した後に培養する．卵活性化処理効果を確認しながらA23187の濃度，処理時間を微調整することもある．処理が強いと卵子が変性することもある．

2 ► 電気刺激法（electrical activation, electro stimulation）

平行に置かれた2枚の電極板の間に卵子を置き（電気刺激用培養液中），直流電圧をかけると電界が生じ，そのために卵細胞膜に存在している荷電蛋白が引かれ，あるいは反発して膜上を急激に移動するが，その力によって膜に小孔が生じて，細胞外のカルシウムイオンが卵子内へ流入し，カルシウムイオン濃度の増加が起こり，卵が活性化される．形成された小孔は修復されるが，修復に必要な時間は37℃で10～40分程度といわれている．

小孔形成は電界強度に依存し，電圧を高くすると電解強度が増加し，より多くの小孔が形成され，過剰に形成されると不可逆的な傷害を受け（臨界電圧），卵子は変性する．カルシウムイオン濃度の変化は，刺激直後から急増し1分以内に最大値となり，3～5分で元のレベルに戻る．この場合，カルシウムオシレーションは生じない．

印加に使用する培養液は原法では0.3 M mannitol液（含む100 μM CaCl$_2$，100 μM MgCl$_2$）であるが，培養液も使用でき，筆者らはD-PBSを使用している．

［具体的方法］

① 細胞融合装置のチャンバーを準備する: 滅菌したチャンバーをpulsing medium（Zimmerman solution[6]またはD-PBS）で満たす．

② 卵子（複数個でも可）をチャンバーの電極の間に静置する．

③ 細胞融合装置で電圧を印加する: 矩形波の電気刺激（例: 電極間距離が1 mmの時150 Vの電圧を100 μ秒，1回を印加する）をする．印加する条件については卵活性化効果を確認しながら微調整を行う．

④ 卵を洗浄する: 通常の培養液中で卵子を洗浄し培養する．

最後に，卵活性化処理法の安全性について，現状では染色体異常や先天性形態異常との関連を指摘するものはないが，卵活性化処理の安全性についての十分な

報告がないことに留意しなければならない.

☞文献

1) Yanagida K. Total failure of fertilization after ICSI. In: Sharif K, et al, editors. Assisted Reproduction Techniques: Challenges and Management Options. Hoboken: Wiley-Blackwell; 2012. p.313-7.

2) 栁田　薫, 菅沼亮太. 受精と受精障害. 医学のあゆみ. 2014; 249: 83-8.

3) Enjoji M, Muroi M, Takamizawa S, et al. Clinical application of calcium ionophore（A23187）oocyte activation in fertilization failure after ICSI. J Mam Ova Res. 2015; 32: 29-35.

4) Yanagida K, Katayose H, Hirata S, et al. Influence of sperm immobilization on onset of Ca（2+）oscillations after ICSI. Hum Reprod. 2001; 16: 148-52.

5) Hoshi K, Yanagida K, Yazawa H, et al. Intracytoplasmic sperm injection using immobilized or motile human spermatozoon. Fertil Steril. 1995; 63: 1241-5.

6) Zimmerman U, Vienken J. Electric field-induced cell-to-cell fusion. J Membr Biol. 1982; 67: 165-82.

4 胚・胚培養

1 凍結融解: 2012 年から実施してきた freeze-all の成績と当院の方法

浅田義正

ここがポイント

1. Vitrification の普及で凍結融解技術は飛躍的に進歩した.
2. 同一年齢なら，凍結融解胚移植は新鮮胚移植より常に成績がよい.
3. 当院では 2012 年から freeze-all（全胚凍結）を実施してきた.
4. Freeze-all を実施することで，卵巣刺激の本質が理解でき，成熟卵子の獲得に専念できる.

　私は，当院が他院に先駆けて freeze-all（全胚凍結）を実施してきたとは考えていない. 当院では，2004 年から 2010 年までの新鮮胚移植と凍結融解胚移植を比較して，常に凍結融解胚移植の臨床的妊娠率が新鮮胚移植のそれを数％〜10％あまり上回っているという成績を基に，2012 年に freeze-all の実施を決断した[1].

　Freeze-all はもともと，多嚢胞性卵巣症候群（PCOS）患者の調節卵巣刺激時における卵巣過剰刺激症候群（OHSS）予防のために使われてきた手法であった. 当院のデータだけでなく，日本産科婦人科学会のデータにおいても，凍結融解胚移植は新鮮胚移植を上回る成績を維持している. 我が国において体外受精で誕生した児の 8 割程度が凍結融解胚移植による妊娠によるという事実からも，我が国においてはすでに freeze-all が大勢を占めていると言える.

新鮮胚移植はなぜ成績が悪いか

　新鮮胚移植の成績が不良となる一因として，卵巣刺激により複数の卵胞が育つことによって黄体ホルモンが少しずつ上昇していくということがある. hCG 投

与日に，黄体ホルモン（P_4）が 2.0 以上の場合は非常に妊娠率が低下するという報告がある[2,3]．当院においても新鮮胚移植を実施していた頃は，P_4 が 1.5 以上であれば全胚凍結としていた．PCOS では卵胞がたくさんあるために，1 つの卵胞が出す P_4 が少なくても，全体としては P_4 値は高くなり，そのまま新鮮胚移植をすると成績が低下する．それゆえ PCOS の患者は卵子の質が悪いと言われてきた．しかし，freeze-all によって，今まで PCOS 患者での成績が不良であった理由は，単に P_4 の上昇に起因する新鮮胚移植のためであることがわかった．

　PCOS の患者は 1 回の採卵で成熟卵が多数採卵できれば，より多くの受精卵を得ることができ，それを凍結しておけば，1 人目だけでなく 2 人目，3 人目も 1 回の採卵で妊娠可能である．つまり，体外受精において PCOS は大きな障害ではなく，むしろメリットであると言える．過去に OHSS で悩まされてきた PCOS の患者も，現在では GnRH アンタゴニスト法で卵巣刺激を開始し，GnRH アゴニストで hCG の代わりにトリガーとして使うことによって，半減期の非常に短い内因性 LH の刺激を利用するため，OHSS の発生もほとんどなく，非常に安全に採卵できるようになった．Freeze-all を実践することによって，以上のような卵巣刺激の本質がよくわかってきたのである．

Vitrification（ガラス化法）

　Freeze-all の前提となるのは，凍結融解技術の進歩である．初期のスローフリージングであれば凍結障害が少なくとも数％は存在するので，それを上回るメリットがなければ freeze-all ができなかった．当院でもクライオループ® で始め，それからクライオトップ® へとキットが変わった．Vitrification（ガラス化法）が主流となった現在では，当院でも 99％以上の生存率を常にキープし，99％以上は確実に胚移植ができることになった．したがって，たとえば 1 個の受精卵があり，それを新鮮胚移植で戻すか，凍結融解胚移植で戻すかということになれば，当院では凍結融解胚移植で移植するという選択をする．

採卵のタイミング

　新鮮胚移植においては，採れた卵の数が多ければ，当然妊娠率も上昇するが，従来のデータでいえば，15〜18 個くらいでその数のメリットは頭打ちとなる[4]．卵の数が多くなれば P_4 も上がるからで，これは新鮮胚移植のデメリットである．凍結融解胚移植では，採卵時の P_4 が上がっていても影響がないため，採れた卵

の数に比例して妊娠率も上昇する．従来，P_4 が高いと妊娠率が下がることから，卵子も P_4 が上がるとその質が低下すると誤解されていた．しかし，現在では，がん患者に対する妊孕性温存でみられるように，月経周期に関係なくランダムスタートを行うことも可能である．P_4 が上がってから採卵しても，卵子の質は低下しない．一方で，排卵を防ぐために黄体ホルモンを服用しながら卵巣刺激を行い，採卵する方法も最近現れている．

卵子の成熟率

当院では卵子を獲得するだけでなく，その卵子の成熟率が重要と考えている．採取した卵子あたりの成熟卵（メタフェーズⅡ）の割合が高ければ高いほど，その後の受精率・妊娠率がよいという当院のデータがある．Freeze-all を実践することによって，卵巣刺激に対する考え方が変わり，できるだけ多くの成熟卵を採ることに専念できる．P_4 が少々上がることを気にせずに，一番大きい卵胞のグループが成熟するのを待つという方法がとれる．一般的には一番大きい卵胞が最も P_4 をつくりやすいため，以前の新鮮胚移植では，それが大きくなった段階で採卵をしなければならず，もう 2〜3 日刺激をすれば多く成熟卵が採れるセカンド，サードのグループを採らずに，主席卵胞のみにターゲットを絞り，ほかの卵胞は未熟のままという犠牲を払っていた．それが採卵当たりの妊娠率を下げていたと考えられる．

卵巣刺激により卵の数が多くなれば妊娠率は上昇するが，一方で卵の数が多くなって P_4 が上がると妊娠率が下がる．両者の交差する点が，採卵に最適のタイミングであり，過去に我々もそのタイミングを探ってきた．しかし，新鮮胚移植を止めることにより，最大数の成熟卵を採取できるタイミングで採卵することが可能になった．Freeze-all は，単にすべて凍結するというだけではなく，着床条件を向上させ，1 回の採卵でより多くの成熟卵を採取できることにつながり，採卵当たりの妊娠率を上昇させる．

従来，妊娠率から卵子の未熟・過熟をみた場合には，ほとんど子宮内膜の受容能の反映でしかなかった．しかし freeze-all は成熟卵率を上昇させ，よい卵子をできるだけ多く採取することを可能にし，結果的にコストパフォーマンスが向上し，時間短縮にも繋がると考える．これらは患者にとって大きなメリットである．

Freeze-all のメリット

凍結融解胚移植で生まれてきた児の数が多くなるにつれ，新鮮胚移植・自然妊娠時に比べて，凍結融解胚移植で産まれた児の体重が少し重いということが統計的にわかってきた．しかし，その差はごくわずかであり，これは決して悪いことではないと私は思っている．これは，新鮮胚移植や自然妊娠の時よりも胎盤形成のためのホルモン環境がよいためであろうと考えている．

最後に，freeze-all に関する論文での SWOT アナリシスを紹介する[5]．SWOT とは，強み (Strengths)，弱み (Weaknesses)，機会 (Opportunities)，脅威 (Threats) に分けて考えたものである．Freeze-all の強みは，OHSS を回避し，妊娠率を高めて異所性妊娠率を下げること，周産期のリスクが少ないことなどが挙げられる．弱みは，対照試験・データが少ないこと，アゴニストトリガーでも OHSS の報告があることである．機会は，採卵数が増加し，スケジューリングの可能性を広げ，周期のいつからでも卵巣刺激を開始でき，患者にやさしいということである．脅威は，現在の治療とは異なること，凍結技術の最適化にはまだ研究が不足していること，コストパフォーマンス，胎児の体重増加，などが現在指摘されている．

☞文献

1) 北坂浩也, 福永憲隆, 吉村友邦, 他. 当院における高齢不妊患者（40 歳以上）の治療方針—新鮮胚移植か？ 凍結融解胚移植か？—. 日本受精着床学会雑誌. 2014; 31: 65-8.

2) Bosch E, Labarta E, Crespo J, et al. Circulating progesterone levels and ongoing pregnancy rates in controlled ovarian stimulation cycles for in vitro fertilization: analysis of over 4000 cycles. Hum Reprod. 2010; 25: 2092-100.

3) Elgindy EA. Progesterone level and progesterone/estradiol ratio on the day of hCG administration: detrimental cutoff levels and new treatment strategy. Fertil Steril. 2011; 95: 1639-44.

4) Sunkara SK, Rittenberg V, Raine-Fenning N, et al. Association between the number of eggs and live birth in IVF treatment: an analysis of 400 135 treatment cycles. Hum Reprod. 2011; 26: 1768-74.

5) Blockeel C, Drakopoulos P, Santos-Ribeiro S, et al. A fresh look at the freeze-all protocol: a SWOT analysis. Hum Reprod. 2016; 31: 491-7.

4 胚・胚培養

② タイムラプスシネマトグラフィー解析から見えてきた新たな現象について

杉嶋美奈子　見尾保幸

ここがポイント

1. タイムラプスシステムによるヒト初期胚の動的解析により，受精および卵割過程の詳細を知る．
2. タイムラプス観察より得られたヒト初期胚のタイムコースや種々の現象を理解する．
3. ヒト胚を胚盤胞期まで長期間体外培養することは，胚に対しての負の影響を与える可能性を考慮する．

　我々は，倒立顕微鏡ステージ上で，ヒト配偶子および初期胚を連続的かつ非侵襲的に長期間撮影可能な体外培養装置（high-resolution time-lapse cinematography: hR-TLC）の開発に，2001年より取り掛かった（図1）．創意工夫を経て，倒立顕微鏡ステージ上に，至適培養環境が長期間維持できる体外培養環境を用意することができ，これを用いて，廃棄する異常受精胚を用いた基礎検討を経て，2003年から治療目的用ヒト初期胚の連続観察撮影を開始し，我々は，受

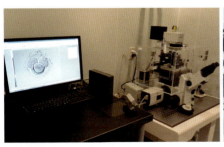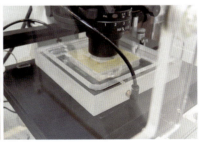

図1 High-resolution time-lapse cinematography

精から着床前拡張胚盤胞の孵化（hatching）過程に至るヒト初期胚の新たな動的解析結果を随時報告してきた[1-6]．本稿では，これまでに著者らが知り得た hR-TLC を用いたヒト初期胚発生過程の解析結果を解説する．さらに次項では，hR-TLC で得られた現象を元に，当院で取り入れている評価法について解説する．

表1 hR-TLC により得られたヒト初期胚の現象および異常所見

stage	現象・異常所見	説明	参照
受精	fertilization cone（FC）	一過性卵細胞質隆起現象	図2, 5
	cytoplasmic flare（flare）	sperm aster の形成を視覚的に表している細胞内変化	図2
	cytoplasmic halo（halo）	卵細胞辺縁透明領域	図2
	極体過放出	第3極体様物質の放出に伴う，雌性核の放出	図6
	不均等2PN	第3極体様物質の放出後，極体様物質内に形成された小さな fPN 様物質が卵細胞質内に再吸収され，mPN と接合し生じる前核径の不均等性	図6
	VLP（vacuole-like phenomenon）	前核期において形成される空胞様所見	図7
	syngamy	雌雄前核融合	図2
	ruffling	前核消失から第1卵割までの期間にみられる卵細胞膜の波状の現象	図2, 8
	fragmentation	卵割時に細胞の一部が断片化する現象	次項図2
分割期	不均等分割	第1分割時の不均等卵割	
	異常分割	1細胞から3細胞以上への分割	次項図1
	MNB（multi-nucleated blastomere）	卵割後，細胞質内に複数の核膜が形成される現象	次項図4
	早期 compaction	8細胞到達より前に細胞接着を生じる現象	次項図3, 4
胚盤胞期	collapse	拡張胚盤胞期に生じる胞胚腔の虚脱現象	図4A
	strand	内細胞塊と対側の細胞が糸を引く現象	図4B

タイムラプス観察（hR-TLC 観察）によるヒト胚の動的解析結果

これまでの受精および初期胚発生過程の動的解析により，hR-TLC で明らかと

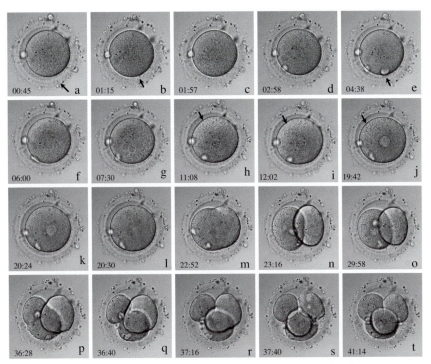

図2 High-resolution time-lapse cinematography による連続画像

卵子下方に見られる精子が透明帯を貫通し，ただちに卵細胞表面に接着した（a, b, 矢印）．やがて，精子頭部は消失し（c），第1極体付近に第2極体の放出が見られた．その直後，この卵子においては精子進入部位（sperm entry point: SEP）に一過性卵細胞質隆起（fertilization cone: FC）現象が確認された（e, 矢印）．その後，FC 消失後 SEP より細胞内顆粒状物質の拡散（cytoplasmic flare: flare）が放射状に現れ（f），雄性前核（male pronucleus: mPN）および雌性前核（female pronuclues: fPN）が相前後して形成され，やがて接合した（g）．両前核が拡大明瞭化しながら卵細胞中央へ移動するとともに，卵細胞辺縁部より細胞内小器官が前核周辺へと移動を開始し，卵細胞辺縁透明領域（cytoplasmic halo: halo）が出現した（h〜j，矢印）．この間，両前核内には核小体前駆体（nucleolar precursor body: NPB）が認められ，活発に前核内を動き回る様子が観察された．Halo は前核とほぼ同時に消失し（k, l），間もなく第1卵割が開始した（m, n）．第1卵割後，細胞質内には核が形成され（o），割球は小刻みな ruffling 現象を呈しながら，核消失直後に第2卵割が開始した（p）．この際，割球の分割は同期性を持たず，両割球は時間差をもって分割した（q-s）．卵割後，それぞれの割球内に再び核が形成された（t）．※時間は媒精からの経過時間．

なったヒト初期胚発生過程の現象，および，そこから逸脱し胚発生に負の関連を有すると考えられる異常所見を表1に示した．ここでは，そのうちの代表的な所見を解説する．

1 ▶ ヒト卵子の受精および卵割過程

採卵後の卵子に媒精後約1時間で，透明帯へ侵入した精子尾部を損傷しないよう緩やかに，卵丘細胞を機械的に除去した．透明帯に最も深く侵入した精子に焦点を当て，10秒間隔で撮影を開始した．観察撮影した精子が透明帯を貫通し卵細胞膜への接着が確認できた後は，撮影間隔を2分とし，約40時間連続観察した（frame 数: 約2,000枚）．この方法でヒト受精過程の観察に着手して約半年後，幸運にも，ヒト精子が受精し，胚発生する様子を，初めて鮮明な映像で捉えることに成功した（図2）．その後の受精過程の解析により，体外培養下ではあるが，媒精からの初期胚発生過程の時間経過も明らかになった（図3）．

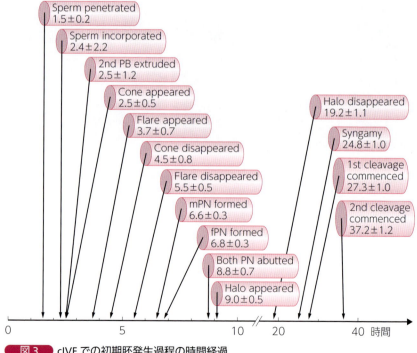

図3 cIVFでの初期胚発生過程の時間経過

2 ▶ 分割期から胚盤胞期への発育（図4A）

ヒト胚は，第3卵割完了時の8細胞期で細胞間接着（compaction）が始まり，第4卵割開始前後で細胞間結合を生じ，桑実胚へと至る．その後，胞胚腔の形成が徐々に進み，初期胚盤胞から完全胚盤胞，そして拡張胚盤胞へと至り，直径約200μmに達した時点で脱出孔を形成し，孵化する．

3 ▶ 胞胚腔の拡張と虚脱（図4A）

ヒト胚は桑実期胚到達後，胞胚腔形成を経て胚盤胞期へと至るが，その過程において，胞胚腔の拡張と虚脱（collapse）を反復することが初めて観察された（図4A）[2,3]．胚腔の虚脱は栄養外胚葉の破綻に起因し，高頻度の虚脱は胚の変性につ

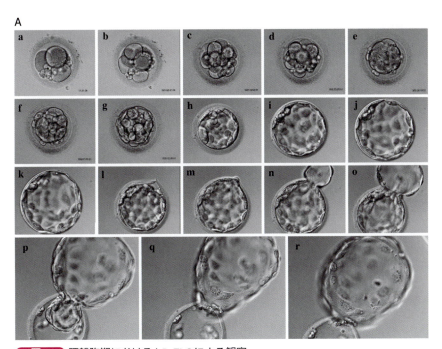

図4 胚盤胞期におけるhR-TLCによる観察
A：4細胞からhatchingまでの連続画像．4細胞期から8細胞期，そして16細胞期へと分割していく（a〜d）．その後，compactionが観察され，桑実胚へ至り（e），胞胚腔が形成され（f, g），胚盤胞期へと発生した（h）．そして，胞胚腔の拡張と虚脱（collapse）を反復し，拡張期胚盤胞に至った（i〜k）．最終的に，胞胚腔の大きな虚脱と共に透明帯が破裂し（l, m），破裂孔より孵化（hatching）した（n〜r）．

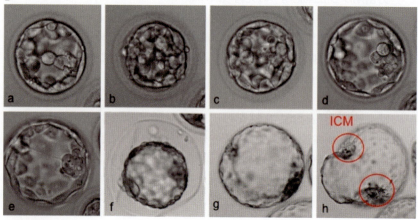

図4 つづき

B：一卵性双胎発生に関する機序．胞胚腔を形成する過程において，胚を構成する細胞と対側の細胞が糸を引く現象，「strand 現象」．内細胞塊（inner cell mass: ICM）と対側の細胞間に strand 現象が観察され，ICM が分離した（a〜e）．その後，大きな虚脱とともに透明帯が破裂し（f），2 個の ICM を有する胚盤胞が透明帯の破裂孔から孵化した（g, h）．

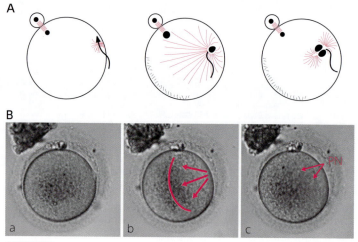

図5 Cytoplasmic flare

精子侵入後，精子核の脱凝縮が開始すると，精子中心体からの微小管重合により sperm aster が形成され，前核が移動し接合するとの報告がある（A）(Simerly C, et al. Nat Med. 1995; 1: 47-52)．FC 消失直後，SEP より放射状に細胞内顆粒状物質が拡散し，前核が移動し接合する様子が観察された（B, a-c）．

4 ● 胚・胚培養

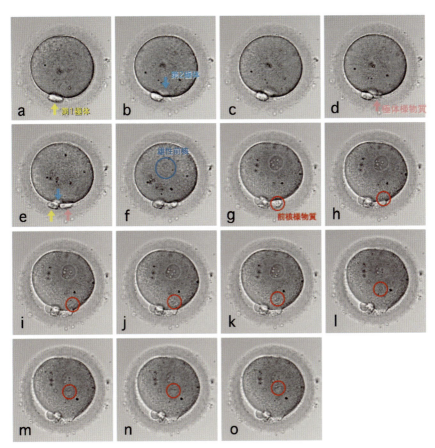

● 図6 大小不同の雌雄前核径を呈する前核期胚発生過程
ICSI直後の胚（a）．第2極体が放出され（b, c），その直後に第2極体近傍に新たな極体様物質が放出された（d, e）．第2極体放出から2.6時間後，細胞質中央に雄性前核が形成された（f）．6.7時間後その極体様物質内に前核様物質が出現し（g），やがて前核様物質は卵細胞質内へと吸収され（h～j），雄性前核方向へと移動し（k～n），最終的に大小不同の雌雄両前核が接合した（o）．

ながった．また，虚脱の少ない胚が，虚脱の多い胚に比して明らかに順調な発育を継続でき，最終的に拡張期胚盤胞を経て透明帯から孵化した．これらのことから，我々は，胞胚腔の虚脱は不十分な体外培養環境下での培養延長の影響による，胚発生における負の効果と考えている．

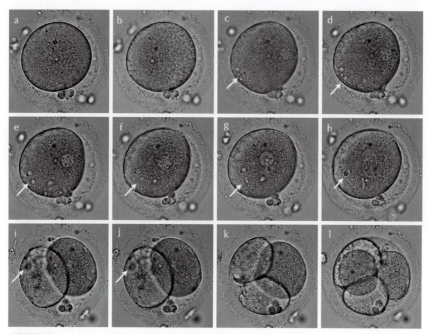

図7 前核形成時期における VLP 出現様式

第2極体が放出され（a），雌雄前核形成後（b），細胞質辺縁に VLP（白矢印）が出現した（c～e）．雌雄前核の中央への移動に伴い，VLP も徐々に拡大しながら細胞質中央方向へと移動し（f～h），消失することなく第1・第2分割後も細胞質内に存在し，割球内にはいずれも多核が認められた（i～l）．

4 ▶ Strand 現象と一卵性双胎発生機序（図4B）

　胚盤胞移植の普及に伴い，体外培養の延長がルーチン化する傾向にあるが，我々の hR-TLC 解析により胞胚腔形成過程において，きわめて奇異な現象として，内細胞塊と対側の栄養外胚葉が接着し糸を引く現象（strand 現象と命名）を初めて確認した（図4B, d, e）．この現象は，hR-TLC 解析を行った胚盤胞の半数以上で確認でき，本現象も体外培養延長に伴う負の効果であると考えられる．加えて，本現象に起因する一卵性双胎（monozygotic twin: MZT）発生に関わる貴重な映像も確認した[3]．従来，MZT は，孵化過程において，硬化した透明帯により内細胞塊が分離されることで発生すると報告されてきたが，著者らの hR-TLC 観察では，胚盤胞期に内細胞塊と対側の栄養外胚葉間に strand 現象が生じ，内細胞塊が分離されることにより，2個の内細胞塊を有する胚盤胞が形成される

4 ● 胚・胚培養

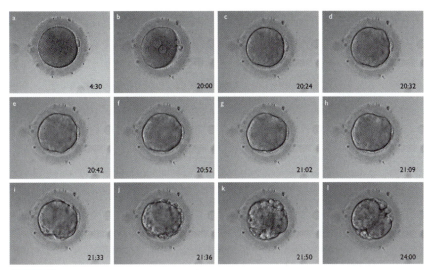

図8 Syngamy 時期における ruffling 現象

精子侵入後（a），雌雄前核形成後（b），syngamy に至り（c），新たな細胞膜動態"ruffling"現象が初めて確認された（d〜i）．この"ruffling"現象は，第 1 分割まで継続し，最終的に形態不良胚へと発育した（j〜l）．

ことを初めて確認した（図 4B，a-h）．

　胚盤胞期までの体外培養延長において，高頻度の strand 現象やそれに伴う MZT の発生などを考慮すると，ヒト胚の長期間体外培養の「負の効果」を再評価することが必要であろう[4,5]．

おわりに

　hR-TLC によるヒト初期胚の解析結果から，種々の新たな現象解明に繋がり，そして，胚発生は厳密にプログラムされた time-course に従って進行し，また，卵子の細胞質内小器官は経時的にさまざまな動態をみせることが明らかになった．

　今後，さらに，本研究を進めることにより，初期胚におけるさまざまな形態学的所見とその後の胚クオリティとの関連性を明らかにし，より精度の高い評価法の確立に繋がることが期待される．

☞文献

1) 足立由深, 竹下千恵, 若槻有香, 他. 非侵襲的連続観察装置（Time-lapse cinematography）を用いたヒト初期胚発生過程の解析. J Mamm Ova Res. 2005; 22: 64-70.

2) Mio Y. Morphological analysis of human embryonic development using time-lapse cinematography. J Mamm Ova Res. 2006; 23: 27-35.

3) Mio Y, Maeda K. Time-lapse cinematography of dynamic changes occurring during in vitro development of human embryos. Am J Obstet Gynecol. 2008; 199: 660. e1-5.

4) Mio Y, Iwata K, Yumoto K, et al. Possible mechanism of polyspermy block in human oocytes observed by time-lapse cinematography. J Assist Reprod Genet. 2012; 29: 951-6.

5) Mio Y, Iwata K, Yumoto K, et al. Human embryonic behavior observed with time-lapse cinematography. J Health Med Informat. 2014; 5: 143.

6) Iwata K, Yumoto K, Sugishima M, et al. Analysis of compaction initiation in human embryos by using time-lapse cinematography. J Assist Reprod Genet. 2014; 4: 421-6.

4 胚・胚培養

③ 連続観察法による胚評価

杉嶋美奈子　見尾保幸

ここがポイント

1. 従来の観察にタイムラプス観察を加えることで，より詳細な評価に繋がる.
2. 第1・第2卵割での異常分割および fragmentation について理解する.
3. Compaction 開始時期の違いと，その後の胚発育について理解する.

　生殖補助医療において，良好胚選別のための胚評価は必須であり，前項で解説した high resolution time-lapse cinematography（hR-TLC）は，ヒト胚の動的解析を可能とし，胚発生過程における種々の新たな現象を見出すと共に，胚培養法の改良ならびに胚発育の再評価にもきわめて有用であり，その意味で大きく貢献した. 本稿では，今現在，広く使われているヒト胚評価法に我々の動的解析により得られた知見を加味した評価法を解説する.

評価方法について

　従来の形態学的評価方法（Veeck 分類，Gardner 分類）が必ずしも正確な胚評価につながらず，また世界的に統一された胚評価法が存在しない状態を改善する目的で，2011 年，ヒト胚の定点評価と動的解析を加味したグローバルスタンダードとして新たな胚評価基準（Istanbul Consensus）が提唱され，広く使用されている[1]. 我々は，この評価法に，hR-TLC 解析から得られた発生時期別の動的解析結果を加味してより精度の高い評価法を目指している.

発生時期別胚評価（受精から分割期, 桑実胚形成期）

1 ▶ 受精から雌雄前核融合（syngamy）の評価

従来, ヒト胚の受精確認は媒精から 18〜20 時間前後で行われてきたが, syngamy 到達の早い胚では, 非受精と判定される場合が存在した. 我々のhR-TLC 解析では, IVF 胚では精子侵入から syngamy 到達に要する時間は約 17〜31 時間（平均約 23 時間）であり, 定点観察でも 17 時間以内に受精確認を行うことで, 前核の有無と前核数を的確に把握可能となった. 加えて, 媒精から 23 時間前後でも再度 syngamy check を行うことで, より正確な受精判定を期している.

2 ▶ 第 1・第 2 卵割期における異常分割の評価（図 1）

通常, ヒト胚は, syngamy 到達後, 約 2 時間で第 1 卵割を開始し, その後は約 10 時間間隔で細胞分裂を反復する. しかし, hR-TLC 解析から, 第 1 卵割時の異常分割（1 細胞から 3 細胞以上; すべての割球に核膜形成あり）, さらには, 第 2 卵割時の異常分割（2 細胞から 5 細胞以上; すべての割球に核膜形成あり）を確認しており, 動的解析を加えることで初期胚の異常卵割の把握が容易となった. しかも, 第 2 卵割時の異常分割胚では, 移植後に妊娠・出産を経験したが,

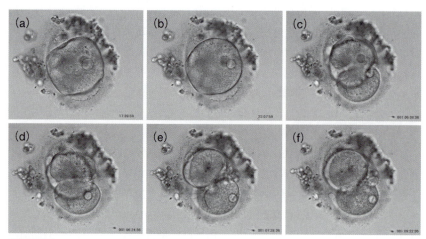

図 1 ヒト胚における異常分割過程
前核期から（a）, syngamy に至り（b）, 第 1 卵割において 1 細胞から 3 細胞へと均等に分割し（c〜f）, それぞれの割球に核膜形成が認められた.

第 1 卵割時の異常分割では，妊娠例が得られず，第 1 卵割での異常分割胚では，染色体の不均等配分の可能性がきわめて高いと考えられた．一方，第 2 卵割時の異常分割は，第 1 卵割で，均等分配された後であり，正常割球を有する可能性は第 1 卵割時よりも高いと推察される．したがって，このような胚の臨床使用には慎重さが必要であり，胚利用の優先順位はきわめて低いと考えるべきである．

3 ▶ 第 1・第 2 卵割期の評価（fragmentation）（図 2）

ヒト胚の形態学的評価では，fragment の有無と量が最重要である．Fragment 発生は apoptosis と関連があり，fragment 割合の高い胚の妊娠率，着床率が明らかに低下する[2]．hR-TLC 解析から，fragment は卵割時に卵割溝より生じ，時間経過と共に量的変化を呈し，卵割から約 2 時間で形態良好胚に変化することも明らかにした（図 2A，B）．したがって，fragment が顕著であっても 2 時間

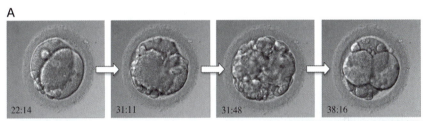

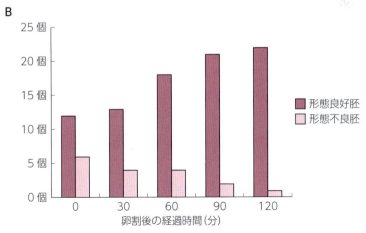

図 2　フラグメント発生過程と卵割後の胚のクオリティの経時的変化

程度の時間間隔をおいた再評価は有用である．

4 ▶ 第3卵割期以降の評価（compaction 開始時期）（図3，4）

これまで多くの脊椎動物の compaction 開始時期は確認されているが，ヒト胚

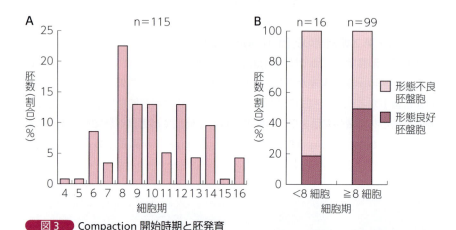

図3 Compaction 開始時期と胚発育

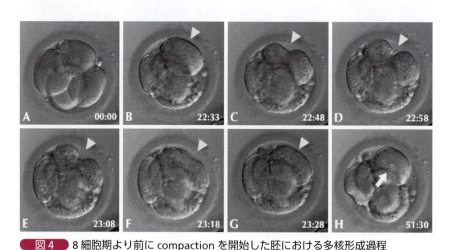

図4 8細胞期より前に compaction を開始した胚における多核形成過程

4細胞期においては，各割球にそれぞれ1個核を認め（A），核膜消失後，細胞分裂を繰り返した後，6細胞期胚に到達した．左下の割球においては，核膜が消失し（B），細胞の中央あたりに卵割溝様のくびれ（矢じり）が生じたが（C〜F），細胞分裂することなく，再び1つの細胞に戻り（G），胚の細胞数が増加することはなかった．その後，核膜が形成された際には多核（矢印）が認められた（H）．

での詳細は未検討であった．我々の hR-TLC 解析により，ヒト胚での compaction 開始時期は 4 細胞期から 16 細胞期まで広く分布し，8 細胞期胚（第 3 卵割完了時）で最も多く認められ（図 3A），8 細胞期以降での compaction 開始胚は，高率で形態良好胚盤胞へ発育した．一方，8 細胞期到達以前の compaction 開始胚は，明らかに形態不良であり（図 3B），これは，細胞核分裂を伴う細胞質不分離により生じており，割球内に同等径の多核を有していることが確認された（図 4）．以上より，compaction 開始時期ならびに多核の有無の同定も，胚評価の一指標となり得る[3]．

おわりに

我々の構築した hR-TLC によるヒト胚の動的観察は，ヒト胚発育における種々の新たな現象の確認に加え，ヒト胚評価の改善に大きく寄与した．しかし，動的解析を加味した我々の胚評価でも，実際の治療成績との一致率には自ずと限界が存在する．胚評価とそれに伴う着床可能胚の予測の困難さに直面している．今後，人工知能などを駆使したよりよい評価法の研究・開発が望まれる．

☞文献

1) Alpha Scientists in Reproductive Medicine and ESHRE Special Interest Group of Embryology. The Istanbul consensus workshop on embryo assessment: proceedings of an expert meeting. Hum Reprod. 2011; 26: 1270-83.
2) Alikani M, Cohen J, Tomkin G, et al. Human embryo fragmentation in vitro and its implications for pregnancy and implantation. Fertil Steril. 1999; 71: 836-42.
3) Iwata K, Yumoto K, Sugishima M, et al. Analysis of compaction initiation in human embryos by using time-lapse cinematography. J Assist Reprod Genet. 2014; 4: 421-6.

4　胚・胚培養

4 培養環境

湯本啓太郎　　見尾保幸

ここがポイント

1. 培養室の環境整備に必要なことを熟知する.
2. 配属子，胚の操作環境は，温度・湿度を安定的に維持することが必要.
3. 培養機器の種類と特性を理解し使用することが重要.

　近年，挙児希望夫婦の高年齢化とそれに伴う卵巣予備能の低下が深刻な社会問題となり，本来の適応とは異なる厳しい条件の中で妊娠成立のために，最も効率的対応として生殖補助医療（assisted reproductive technologies: ART）を選択せざるを得ない挙児希望夫婦が激増している．このように日本の不妊治療において，ART は必要不可欠なものとなった．しかしながら本来の受精，胚発育の場である卵管や子宮に匹敵する体外培養環境は確立されておらず，現行の体外培養環境は，生理的条件を反映しているとはいえない．このような培養条件で，インプリンティング異常などの予期せぬ疾患が ART に関連しているとの報告も増加しており[1-4]，その安全性については議論し尽くされていないのが現状である．以上の状況を踏まえて，我々が日常実践している培養環境改善への取り組みについて解説する．

培養室の環境について

　体外培養環境を構築する上では，何よりも air quality が重要であり，我々はそのための取り組みとして，特殊フィルター装着の外気導入装置を介した外気を培養室内に取り込み，室内を陽圧（×1.5）に維持している．これにより培養室と前室とを仕切る扉の開閉の際も，前室内空気の室内への流入を最小限にできる．

培養室内へ取り込む空気は，HEPAフィルター（清浄度クラス100［日本工業規格：B9920-1989のクラス5に相当］）を介し，フィルターと対側に設置した吸気装置より排出して，流入空気の清浄化を図っている．また常にエアコンを稼働させ，培養室内の温度を25.0±2.0℃となるように設定している．

加えて，業務終了後の清掃以外に，年に2度，委託業者による培養室内の徹底清掃と清潔度チェックとして，環境マネジメント作業（初発殺菌処理・環境モニタリング）を実施している．測定項目は，① 空気圧力測定，② 空中浮遊塵埃数測定，③ 空調吹き出し風速・換気回数測定，④ 空中浮遊菌測定，⑤ 表面付着菌測定の5項目であり，培養室全体の環境管理を年に2回行うことで，培養室内の環境リセットを実施している．

配偶子，胚の操作環境について

体外での配偶子や胚の操作時は，培養液温度やpHの変動が激しく，培養環境の悪化が避けられない．そこで，この課題を少しでも改善するために，我々は温度・湿度を安定的に維持できる新生児保育器内に実体顕微鏡を配し，フード面の形状も改良したIVFインキュベータを独自に開発し，臨床に応用している．実際に，オイル被覆下の培養液中温度は他の保温用装置での結果に比して，IVFインキュベータできわめて安定であることがわかる（図1）．そのため我々は，培養器外での胚のハンドリングはすべてこれを使用している．

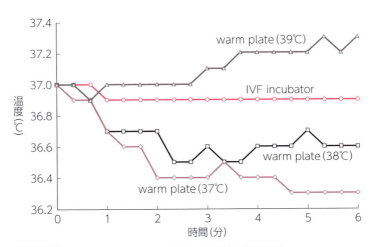

図1　IVFインキュベータにおける培養液内温度変化

培養機器について

胚培養に用いる培養器の精度は，胚発育，胚のクオリティに直結するため，その選択は慎重であるべきであり，とりわけ胚が存在する培養液ドロップ底の温度とpHが何より重要である．我々はウォータージャケットタイプと，加湿型ベンチトップタイプの培養器を用途別に使用している．ウォータージャケットタイプは，扉を一度開放すると，温度低下と培養庫内の気層が大幅に変化し，設定温度，

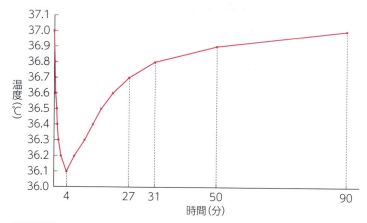

図2 ウォータージャケット型培養器の扉を一度開放後の庫内温度変化

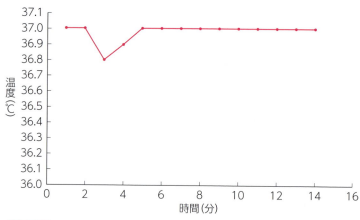

図3 ベンチトップ型培養器の扉を一度開放後の庫内温度変化

4 ● 胚・胚培養

ガス濃度が至適状態に回復するには，約90分を要する（図2）．一方，ベンチトップタイプは，扉を一度解放しても，培養液内の温度は軽度に低下するのみで，きわめて速やかに至適温度に回復する（図3）．したがってウォータージャケットタイプは，培養液やオイルの平衡化に使用し，ベンチトップタイプを胚培養に用い，より安定な培養環境維持を期している．

また日々の業務として，培養dish内のmicro-dropのpH，溶存O_2濃度やCO_2濃度を血液ガス測定装置で測定し，日々の培養環境チェックも励行している．

無加湿型培養機器を用いた長期培養に伴う浸透圧変化について

近年time-lapse機能搭載型無加湿ベンチトップ培養器の使用が急速に広まっている．無加湿型の利点は，省スペースと管理の簡便さであり，温度やpHの安定性は確認されているが，連続培養を実施した際，浸透圧の上昇が指摘されている．我々は種々の条件下に培養液ドロップ内の浸透圧変化を解析し，無加湿型では2日間程度の短期培養であっても著明な浸透圧上昇が不可避であり，その対策としては，比較的大容量のドロップ（200 μL 程度）の使用により，上昇率の軽減が可能であることを確認している（図4）．いずれにしても適切な体外培養環境の維持には，温度やpHのみならず，浸透圧変化にも細心の注意が必要である．

ガス管理について

当院では院外にガス庫を設置し，N_2ガス，CO_2ガス，MIX ガス（N_2 89%，CO_2 6%，O_2 5%）のシリンダーをそれぞれ2本ずつ常備しており，ガス残量が一定量となった時点で自動切り替え可能なシステムを採用している．さらに培養室とガス供給会社双方に対するアラーム通報により自動的に翌日までには，ガス交換が行われ，交換漏れのない対応ができている．

おわりに

生殖補助医療従事者にとっては，ARTによる妊娠，健児獲得が最終目的ではなく，世代を超えて継代される可能性のある未知なる影響を最小限に留め，命を繋いでいくことが究極の目的と考える．そのため胚が置かれる体外培養環境を限りなく体内環境に近似させ，その影響を最小限とすべく，体外培養環境を管理していくことが何より重要である．

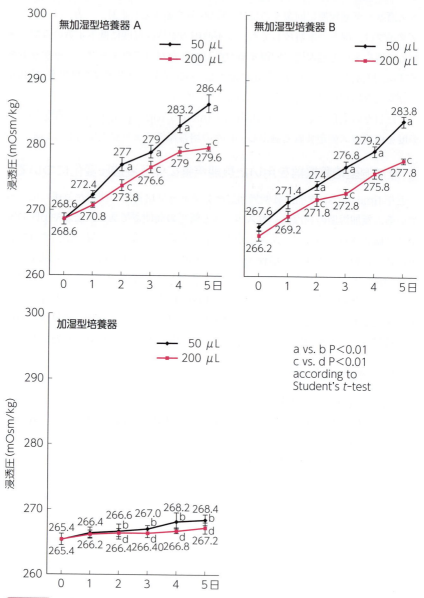

図4 長期培養における培養器，drop液量別浸透圧変化

4 ● 胚・胚培養

☞ 文献

1) Orstavik KH, Eiklid K, van der Hagen CB, et al. Another case of imprinting defect in a girl with Angelman syndrome who was conceived by intracytoplasmic semen injection. Am J Hum Genet. 2003; 72: 218-9.

2) DeBaun MR, Niemitz EL, Feinberg AP. Association of in vitro fertilization with Beckwith–Wiedemann syndrome and epigenetic alterations of LIT1 and H19. Am J Hum Genet. 2003; 72: 156-60.

3) Gicquel C, Gaston V, Mandelbaum J, et al. In vitro fertilization may increase the risk of Beckwith–Wiedemann syndrome related to the abnormal imprinting of the KCN1OT gene. Am J Hum Genet. 2003; 72: 1338-41.

4) Weksberg R, Shuman C, Caluseriu O, et al. Discordant KCNQ1OT1 imprinting in sets of monozygotic twins discordant for Beckwith–Wiedemann syndrome. Hum Mol Genet. 2002; 11: 1317-25.

5　着床

① ERA と子宮内細菌叢検査

京野廣一　橋本朋子

ここがポイント

1. 2016 年の日本産科婦人科学会のデータでは 82.6％（44,678/ 54,110）が凍結胚移植による出産である.
2. ERA 検査により個人にあったベストタイミングで凍結融解胚を 移植することにより，高い着床率・妊娠率が期待できる.
3. 反復 ART 不成功例の約 25～30％が不適切なウインドウ期間に 移植されており，ERA 検査によりレスキューされる可能性が高 い.
4. 次世代シークエンサーによる子宮内細菌叢検査の結果をみると *Lactobacillus* が 90％以上占める場合に，着床率が高いことがわ かってきた.
5. 子宮内膜に病原菌が検出された場合，適切な治療（最小限の抗 菌薬，プレバイオティクス，プロバイオティクス）により，着 床率を高められる可能性がある.

　2016 年の日本産科婦人科学会のデータでは，ART により 54,110 人の児が誕 生している．その内の 82.6％（44,678 人）は凍結胚移植によるものである． 2007 年頃より新鮮胚移植による出生は約 10,000 人と横ばいで，凍結融解胚移植 （FET）による出生が年々増加している（図 1）．いかにして FET で出生率を高め るかが今後の日本の大きな課題である．そのためには PGT-A を実施できない日 本の現状においては着床環境に重きをおいて，子宮内腔によいタイミング[1-6]か つよい環境[7-14]で移植するかが成功のカギになる．その FET において反復不成功 例の約 25～30％が着床の時期（WOI）のずれが原因で妊娠に至らず[1,2]，その個

5 ● 着床

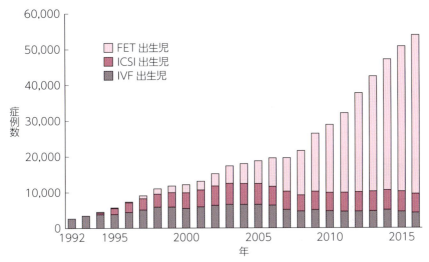

図1 我が国における年別出生児数の推移

II 生殖補助医療（ART）

人にあった時期に移植するべきとの報告がある．一方，子宮内の細菌叢を調べたところ，*Lactobacillus* が 90％以上占めた場合に妊娠率が高く[7,8]，*Streptococcus*, *Staphylococcus*, *Enterobateriaceae* (*Esherichia coli*, *Klebsiella pneumoniae* など)，*Chlamydia*, *Mycoplasma*, *Neisseria*, *Enterococcus*, *Ureaplasma* などの病原菌が多いと妊娠率が低いとの報告もある[7-10]．適切な対策により着床率を高められる可能性も出てきた．染色体の正常な胚盤胞を移植しても高くても 60～70％の妊娠率であることより，残りの 30～40％が着床に関与する問題と推察される．本稿では良好胚をいかにベストなタイミングで，*Lactobacillus* が 90％を占める環境で移植できるかについて述べたい．

定義

1 ▶ ERA 検査

ホルモン補充周期で黄体ホルモン投与から 120 時間目に移植した場合，反復不成功例の約 25～30％[1,2]で不適切な時期の移植が不成功の原因であることが判明した．238 個の遺伝子により，個別に子宮内膜の最適な着床時期（WOI）を事前に調べ，その個人に合った時期に胚盤胞を移植することにより，最高の着床率を得ることを目的とする．

2 ▶ 子宮内細菌叢検査

次世代シークエンサー（16S ribosomal RNA 遺伝子）で子宮内腔の細菌を調べ，*Lactobacillus* が 90% 以上を占める場合，それ以下の場合と比較し，有意に着床率が高いとする報告がある[7,8]．*Lactobacillus* の割合が 90% 未満で，病原菌が存在し，慢性子宮内膜炎を併発する場合は最小限の適切な抗菌薬とプレバイオティクス/プロバイオティクス投与により子宮内環境を整えてから移植することにより，着床率を高めることを目的とする[9]．

病態

1 ▶ ERA 検査

反復不成功例の約 25～30% は不適切な時期の移植が原因であることが判明した．その 80% 以上は 12 時間～2 日遅く，20% 弱は 12 時間～1 日早く移植することにより着床が可能となる[1,5]．

2 ▶ 子宮内細菌叢検査

子宮内腔に病原菌が存在し，その影響によりサイトカインなどの因子が炎症を起こし，形質細胞の出現や上皮細胞の障害をもたらし（慢性子宮内膜炎），着床率を低下させると考えられている．慢性子宮内膜炎の診断基準ならびに治療方法について確立されていない（採取時期，採取方法，診断基準: 形質細胞数，起因菌の侵入経路など）が，病態として dominant に検出された細菌は，共生しているが，それ以外の細菌の抗原を生体が認識して免疫応答し，慢性子宮内膜炎となっている可能性が示唆されている[14]．

問診のコツ

ERA 検査，子宮内細菌叢検査とも，形態良好凍結融解胚盤胞を 3 回以上しても妊娠不成功の場合に適応となる[1,2,7-9]．

検査

1 ▶ ERA 検査

ホルモン補充周期の P+5（P 開始から 120 時間目）に，子宮内膜を Pipelle® カテーテルで適量採取・検査する．ERA と子宮内膜日付診の感受性/特異性は各々 0.99758 vs 0.995/0.8857 vs 0.1571 で ERA が優れている[3]．7 例と症例

数は少ないが，約 3 年後に再検査し，再現性のあることを報告している[4]．Microarray から NGS に変更して，生産率を高く，化学的妊娠を低く設定できるようになった[5]．

2 ▶ 子宮内細菌叢検査

ホルモン補充周期の黄体期[7-10,12]に，子宮内腔から人工授精カテーテルあるいは Pipelle® カテーテルで採取する．慢性子宮内膜炎に関しては今後，採取方法・採取時期も含めた診断基準・治療方針が不可欠である．

診察のポイント

1 ▶ ERA 検査

結果より receptive であれば，P 開始から 120 時間目に，non receptive の場合に，second ERA を実施し，その患者に適した時期に移植する．例えば pre-receptive の結果で 24 時間遅らせて移植指示の場合は，P 開始から 144 時間目に，post-receptive の結果で 12 時間早めの移植指示の場合，P 開始から 108 時間目に移植する．PGT-A で euploid（正常胚）を移植した成績では，有意差はないが，ERA の有効性が報告されている[6]．

2 ▶ 子宮内細菌叢検査

Lactobacillus が 90％以上を占める場合，良好．*Lactobacillus* の占める割合が少なく，*Streptococcus*, *Staphylococcus*, *E. coli*, *Chlamydia*, *Ureaplasma*, *Mycoplasma*, *Neisseria* など 8 種類の病原菌がある場合，プレバイオティクス，プロバイオティクス，菌に合った抗菌薬を最小限投与する．投与後，再度検査し，正常化したら移植を試みる[7-10]．

おわりに

ERA や子宮細菌叢検査に関しては，妊娠に大きく関わる正常胚（PGT-A による euploid）を移植するプロトコールで，着床における有効性を検討する必要がある．また着床因子として ERA や子宮内細菌叢以外にも Th1/Th2, NK 細胞活性，プロテイン S, C 欠乏症，ビタミン D などが原因との指摘もあり，詳細な検討が必要である．慢性子宮内膜炎に関しても，診断基準や治療基準が確立されていない状況で，多くの症例で抗菌薬が大量に投与されている．薬剤耐性や花粉症，

Ⅰ型糖尿病，多発性硬化症，自閉症，アトピー性皮膚炎，アレルギー，自己免疫疾患，消化器トラブル，うつ病，肥満，がんなどの疾患がここ約50年間に増加している[15,16]．病原菌に合った最小限の適切な抗菌薬投与が望まれる．

☞文献

1) Hashimoto T, Koizumi M, Doshida M, et al. Efficacy of the endometrial receptivity array for repeated implantation failure in Japan: A retrospective, two-centers study. Reprod Med Biol. 2017; 16: 290-6.

2) Ruiz-Alonso M, Blesa D, Diaz-Gimeno P, et al. The endometrial receptivity array for diagnosis and personalized embryo transfer as a treatment for patients with repeated implantation failure. Fertil Steril. 2013; 100: 818-24.

3) Diaz-Gimeno P, Horcajadas JA, Martinez-Conejero JA, et al. A genomic diagnostic tool for human endometrial receptivity based on the transcriptomic signature. Fertil Steril. 2011; 95: 50-60.e15.

4) Diaz-Gimeno P, Ruiz-Alonso M, Blesa D, et al. The accuracy and reproducibility of the endometrial receptivity array is superior to histology as a diagnostic method for endometrial receptivity. Fertil Steril. 2013; 99: 508-17.

5) Diaz-Gimeno P, Ruiz-Alonso M, Sebastian-Leon P, et al. Window of implantation transcriptomic stratification reveals different endometrial subsignatures associated with live birth and biochemical pregnancy. Fertil Steril. 2017; 108: 703-10.e3.

6) Tan J, Kan A, Hitkari J, et al. The role of the endometrial receptivity array (ERA) in patients who have failed euploid embryo transfers. J Assist Reprod Genet. 2018; 35: 683-92.

7) Moreno I, Codoner FM, Vilella F, et al. Evidence that the endometrial microbiota has an effect on implantation success or failure. Am J Obstet Gynecol. 2016; 2155: 684-703.

8) Kyono K, Hashimoto T, Nagai Y, et al. Analysis of endometrial microbiota by 16S ribosomal RNA gene sequencing among infertile patients: a single-center pilot study. Reprod Med Biol. 2018; 17: 297-306.

9) Kyono K, Hashimoto T, Kikuchi S, et al. A pilot study and case reports on endometrial microbiota and pregnancy outcome: An analysis using 16S rRNA gene sequencing among IVF patients, and trial therapeutic intervention for dysbiotic endometrium. Reprod Med Biol. 2018; 18: 72-82.

10) Moreno I, Cicinelli E, Garcia-Grau I, et al. The diagnosis of chorionic endometritis in infertile asymptomatic women: a comparative study of histology, microbial cultures, hysteroscopy, and molecular microbiology. Am J Obstet Gynecol. 2018; 218: 602.e1-602.e16.

11) Baker JM, Chase DM, Herbst-Kralovetz MM. Uterine microbiota: residents, tourist, or invaders? Front Immunol. 2018; 9: 208.

5●着床

12) Kroon SJ, Ravel J, Huston WM, et al. Cervicovaginal microbiota, women's health, and reproductive outcomes. Fertil Steril. 2018; 110: 327-36.

13) Moreno I, Simon C. Review article: Deciphering the effect of reproductive tract microbiota on human reproduction. Reprod Med Biol. 2018; 1-11.

14) 木村文則. 不妊症の up to date 慢性子宮内膜炎の病態. 第70回日本産科婦人科学会・学術講演会生涯研修プログラム3. 日産婦誌. 2018; 70: 2218-22.

15) ジャスティン・ソネンバーグ, エリカ・ソネンバーグ. 腸科学. 東京: 早川書房; 2016. p.7-20.

16) アランナ・コリン. あなたの体は9割が細菌. 東京: 河出書房新社; 2018. p.48-55.

II

生殖補助医療（ART）

5 着床

② 慢性子宮内膜炎の病態と治療

木村文則　村上 節

ここがポイント

1. 慢性子宮内膜炎（chronic endometritis: CE）は，着床障害の原因となりうる．
2. CE は，細菌などの抗原に対する免疫学的な軽微な子宮内膜の応答と考えられる．
3. 抗菌薬治療により CE の多くは治癒し，治癒した患者の胚受容能の改善が報告されている．現時点でのエビデンスからは，CE に対しては抗菌薬治療を行うべきであると考えられる．

体外受精・胚移植法（IVF-ET）の開発により難治性の不妊患者も妊娠できるようになったが，良好胚を移植しても着床しない患者は数多く存在する．不妊治療において着床は，現在でもブラックボックスであると考えられる．着床障害の原因として，これまでに子宮内膜菲薄化，子宮形態異常，子宮内膜ポリープ，子宮筋腫，卵管留水腫，子宮腺筋症などが特定され，多くの臨床医がこれらのスクリーニングを行っている．これらに加え，慢性子宮内膜炎（chronic endometritis: CE）が，着床障害の原因と考えられるようになってきた．本稿では，CE について概説した後，現在考えられる治療方法について述べる．

CE とは

性成熟期の女性の子宮内膜は月経周期に合わせ脱落，再生という変化を繰り返すが，細菌などの抗原が子宮内に持続的に存在し，新たに再生された子宮内膜においてもその抗原に対し免疫学的に軽微に応答している状態が存在する．このような状態が CE と考えらえる[1,2]．Smith M ら[3]により急性および慢性子宮内膜炎

についてよく記述されている．急性子宮内膜炎は，一般に下腹部痛，発熱などの臨床症状を伴い，組織学的には好中球の機能層への浸潤を認め，細菌感染などによるとされている．一方，CE は，一般に臨床症状はなく，正常では認めない形質細胞の子宮内膜間質への浸潤を認めることを特徴とする．形質細胞は，抗体を産生する能力を有することから子宮内膜の免疫機構が特異抗原を持続的に監視しその抗原を制御しようとしている状態であると言える．

CE の病因

CE の主たる原因は病原菌と考えられる．これは，後に述べるが，抗菌薬の治療により大部分の CE は治癒し，治癒した患者の着床障害が改善されることによる．*Streptococcus* species, *Enterococcus faecalis*, *Escherichia coli*, *Mycoplasma/Ureaplasma* が検出されることが多い[4,5]．特に Kitaya らは，ポリメラーゼ連鎖反応（PCR）を用いた研究結果から *Mycoplasma/Ureaplasma* の検出率が高いことを報告している[5]．

一般に急性子宮内膜炎の病原菌の由来は，性行為などによる上行性感染と考えられているが，CE についてはまだ明らかとなっていない．Cicinelli らは CE 患者に対し腟分泌物と子宮内膜組織の細菌培養を施行し，両者で病原菌を検出した患者においてそれらが同一菌種であった患者は 32.6％のみであったと報告している[4]．この結果は，慢性子宮内膜炎の起因菌の子宮内腔への侵入経路については必ずしも腟内細菌の上行とは限らないことを示しているのかもしれない．フソバクテリウムは，マウスおよびウシの子宮内で認められるが，この細菌は，血流を介し子宮内に至ることが報告されている．また，次世代シークエンサーを用いた研究では，CE および非 CE 患者において細菌検出率は，同等（24/40 対 14/25）であったと報告されている[6]．以上より，ヒトにおける CE の起因菌の子宮内への侵入経路は明らかとなっていない．

CE の診断

CE は，病理学的に子宮内膜間質内に形質細胞の存在をもって診断する[3]．HE 染色において形質細胞は車軸核様と表現される特徴的な形態を示すが，子宮内膜組織内には免疫担当細胞が豊富でそれらとの鑑別が困難であることも多い．そのため形質細胞は，一般にその特異的マーカーである CD138 の免疫組織染色を行い特定する．子宮摘出標本において慢性子宮内膜炎を診断すると，形質細胞が 1

カ所のみに集積していることはなく，組織標本の一切片においても複数の部位に形質細胞の集積を認めることから子宮内膜の生検組織でも診断が十分に可能だと考えられる．また，CE では形質細胞の検出に加えて，間質細胞の過剰な増殖，上皮と間質の成熟の乖離などが観察されることがある．

　一方，病理学的な診断基準は，形質細胞が 1 つでも存在すれば認められるが，不妊症を対象とする場合の臨床学的病理診断の基準は存在せず，研究ごとに診断基準が異なっているのが現状である．一定の範囲に複数の形質細胞（例えば，5 個以上とする報告もある）の存在を認めた場合のみを慢性子宮内膜炎と診断している報告も認められる．今後，CE の臨床診断に関し，組織採取の部位や採取量について検討するのみではなく，病的意義を考え合わせた診断基準が必要である．

　子宮鏡を用いて CE を診断する試みもなされている．子宮内腔を子宮鏡で観察した場合に，充血（腺管の周囲を中心に血管集積が強調される像），strawberry aspect（充血の典型像: 広範囲に充血が認められ，その中に小白色点が多数観察される像），間質浮腫（増殖期の子宮内膜に凸凹が確認できる像），micro polyp（子宮粘膜の 1 mm 未満の小さな茎状の突起）のいずれか，あるいは，複数観察されると慢性子宮内膜炎と診断される．しかしながら，子宮鏡にて診断する場合に組織学的な診断と比較し，特異度，陰性的中率は高いが，感度，陽性的中率は低いとの報告が多数認められる．そのため子宮鏡による診断はあくまでも補助的なものであり，最終的には組織診断を用いるべきであると考えらえる．

CE の生殖生理への影響

　不妊女性の 2.8〜56.8%，反復着床障害の 14〜67.5%，習慣流産の 9.3〜67.6% に認めることが報告されている．

　CE を有する女性の月経血中の IL6，IL1β，および TNFα など炎症性サイトカインが増加していることが知られている．この炎症性サイトカインの増加は，細胞の遊走，増殖，およびアポトーシスに影響を及ぼす可能性がある．したがって，他の慢性炎症性疾患と同様に，CE は，免疫細胞，上皮細胞，および間質細胞を含む子宮内膜に存在する細胞の分布や機能を修飾している可能性がある．免疫学的な影響として，子宮内膜内に B 細胞が増加し，機能層の間質領域に浸潤し集塊を形成し，また，過剰に増殖した B 細胞が腺上皮細胞を通過することによって腺管腔に突入する像を組織学的に確認することもできる．また，CD56[bright] CD16⁻NK 細胞は細胞傷害性が低く，NK 細胞数は後期分泌期の子宮内膜間質内

の 30〜40％まで増加するため妊娠成立にとって重要な役割を果たすと考えられているが, CE 患者の子宮内膜においては, CD56^{bright} CD16$^-$ または CD56$^+$ CD16$^-$NK 細胞の亜集団が減少することが報告されている.

　一方, 正常な着床および妊娠の確立のためには, 子宮内膜における性ステロイドホルモンによって適切に増殖と分化が調整される必要があるが, 最近我々は, エストロゲンとプロゲステロン受容体の発現異常を介して, CE が子宮内膜の脱落膜化に影響することを報告した[7].

CE の抗菌薬による治療とその効果

　CE の治療率やその体外受精の治療成績に与える影響が研究されている. ドキシサイクリンは広域抗菌薬であり安価であることから中絶後の子宮内感染の予防のために世界中で使用されている. Kitaya らは, 反復着床障害に罹患している CE 患者の 92.3％ (108/117 人) がドキシサイクリンレジメンによって治癒し, シプロフロキサシン (400 mg/日 14 日間) とメトロニダゾール (500 mg/日 14 日間) により残りの 9 人の患者のうち 8 人が治癒し全体として治癒率は 99.1％ (116/117) であり, 抗菌薬治療で治癒した反復着床障害患者の初回および累積 3 回の胚移植における生産率 (生児獲得率: 32.8％, 38/116 および 38.8％, 45/116) は, CE がない反復着床障害患者と比しともに有意に上昇していることを示した (それぞれ 22.1％, 50/226 および 27.9％, 63/226)[5]. この研究では, ほとんどすべての CE 患者が抗菌薬治療によって治癒したため, 彼らは CE を持たない反復着床障害患者を対照とした.

　Cicinelli らは, CE を認めた患者に対し同時に施行した細菌培養による同定検査の結果に基づき抗菌薬を変えて治療を行っている[8]. グラム陰性菌を認めた患者にシプロフロキサシン (1,000 mg/日 10 日間) を, グラム陽性菌を認めた患者には, アモキシシリン＋クラブラン酸塩 (2,000 mg/日 8 日間) を, *Mycoplasma* および *U. urealyticum* を認めた患者には, ジョサマイシン (2,000 mg/日, 12 日間) を第一選択とし, 抵抗症例にはミノサイクリン (200 mg/日 12 日間) を投与した. また, 菌培養陰性の患者に対しては, 米国食品医薬局 (FDA) のガイドラインに基づいてセフトリアキソン (250 mg, 単回投与, 筋肉内注射), ドキシサイクリン (200 mg/日 14 日間), およびメトロニダゾール (1,000 mg/日 14 日間) の投与が行われた[9]. CE 患者の 28％ (17/61) は, 抗菌薬の第 1 コース後に治癒し, 第 2 および第 3 コースの抗菌薬によって 23％ (14/61) お

および25％（15/61）の患者の治癒が確認された．したがって，CEは抗菌薬治療の3コース後に75％（46/61）治癒したこととなるが，新鮮胚移植における妊娠率は，CE存続患者（細菌特定群65％対33％および細菌非特定群60.8％対13.3％）よりも有意に高かったと報告している[8]．

Vitaglianoらは，反復着床障害患者の体外受精の結果に対するCEの治療効果に関するメタアナリシスを実施した．抗菌薬治療を受けても組織学的に治癒を確認しない場合は，生児獲得率，臨床妊娠率，胚着床率に改善を認めないが，抗菌薬投与後，CEの治癒が組織学的に確認されている場合は，CEが存続する場合と比較して，より高い継続妊娠率（OR 6.81），臨床妊娠率（OR 4.02），および胚着床率（OR 3.24）であることを示した．また，これらの指標はCE治癒した患者とCEを有さない患者において同等であることも示された[9]．

診療のポイント

着床障害を疑う患者，原因不明不妊も着床障害が含まれていることから，これらの患者に対しては，積極的にCEの検査を行い治療すべきである．

エビデンス

不妊患者，着床障害患者には高率にCEが認められる．
抗菌薬によりCEが治癒するとより高い継続妊娠率が期待できる．

☞文献

1) Vicetti Miguel RD, Chivukula M, Krishnamurti U, et al. Limitations of the criteria used to diagnose histologic endometritis in epidemiologic pelvic inflammatory disease research. Pathol Res Pract. 2011; 207: 680–5.

2) Greenwood SM, Moran JJ. Chronic endometritis: morphologic and clinical observations. Obstet Gynecol. 1981; 58: 176–84.

3) Smith M, Hagerty KA, Skipper B, et al. Chronic endometritis: A combined histopathologic and clinical review of cases from 2002 to 2007. Int J Gynecol Pathol. 2010; 29: 44–50.

4) Cicinelli E, De Ziegler D, Nicoletti R, et al. Chronic endometritis: correlation among hysteroscopic, histologic, and bacteriologic findings in a prospective trial with 2190 consecutive office hysteroscopies. Fertil Steril. 2008; 89: 677–84.

5) Kitaya K, Matsubayashi H, Takaya Y, et al. Live birth rate following oral antibiotic treatment for chronic endometritis in infertile women with repeated

5 ● 着床

implantation failure. Am J Reprod Immunol. 2017; 78: e12719.
6) Moreno I, Cicinelli E, Garcia-Grau I, et al. The diagnosis of chronic endometritis in infertile asymptomatic women: a comparative study of histology, microbial cultures, hysteroscopy, and molecular microbiology. Am J Obstet Gynecol. 2018; 218: 602.e1-16.
7) Wu D, Kimura F, Zheng L, et al. Chronic endometritis modifies decidualization in human endometrial stromal cells. Reprod Biol Endocrinol. 2017; 15: 16.
8) Cicinelli E, Matteo M, Tinelli R, et al. Prevalence of chronic endometritis in repeated unexplained implantation failure and the IVF success rate after antibiotic therapy. Hum Reprod. 2015; 30: 323-30.
9) Vitagliano A, Saccardi C, Noventa M, et al. Effects of chronic endometritis therapy on in vitro fertilization outcome in women with repeated implantation failure: a systematic review and meta-analysis. Fertil Steril. 2018; 110: 103-12.

5 着床

③ 着床不全を解明する免疫学的アプローチ

福井淳史

ここがポイント

1. いまだ一定の見解が得られていないが，少なくとも3回以上の良好胚移植にても妊娠が成立しないものを着床不全という．
2. 着床不全に対する種々の免疫学的アプローチが試みられており，有効例が報告されてきている．

着床不全とは

我が国における体外受精・胚移植（IVF-ET）の移植あたりの妊娠率は，新鮮胚で20.5%，凍結融解胚で33.3%ほどと報告されている．これは米国（23.9%），英国（25.6%）とほぼ同様の成績であり，着床のプロセスはIVF-ETの治療成績を左右する非常に重要なステップであるものの，十分には解明されていない．さて，IVF-ETにおいて複数回の胚移植にもかかわらず着床が成立しない場合を着床不全という．胚移植回数や移植個数に明確な定義はないが，少なくとも連続した3回以上の良好胚移植にても妊娠が成立しないものを着床不全とすることが多い[1-4]．

着床不成立の原因には卵，胚側の問題と子宮内膜側の受容能の問題がある．現時点では，確立された着床不全に対する検査法や治療法は存在せず，少しでも着床不全を改善すべく，多くの検討がなされている．着床不全に対する検査法として，不育症に準じた検査が行われていることが多く，実に55%もの体外受精医が着床不全に対して，不育症に準じた検査を施行しているとも報告されている[5]．これは着床不全と不育症とがまったく独立して発症することがある一方，両者を併発する場合があることや[6]，子宮内膜側の受容能に問題がある場合，胚が極早期に子宮内膜から拒絶された場合には着床不全となり，着床が成立してある程度

経過してから拒絶されるような反応が起こった場合には不育症となってしまうという考えに基づくものである．特に免疫学的異常を有する着床不全に対しては，子宮内膜の免疫学的異常が着床不全にも不育症にも関与する可能性があり，不育症同様のアプローチが行われていることが多い．

着床不全に対する免疫学的アプローチ

子宮および末梢血における NK 細胞の割合や NK 細胞活性，T 細胞の割合，NK 細胞や T 細胞の産生するサイトカインの量や産生サイトカインのバランスの異常，抗リン脂質抗体症候群などの免疫学的な異常が着床不全の原因である可能性が報告されている[7]．

1 ▶ T 細胞の異常（Th1/Th2 比の異常）

T-helper 細胞（Th 細胞）は，その細胞表面に CD4 を発現し，サイトカインを産生することにより細胞性免疫に関与している．Th 細胞は，産生するサイトカインにより Th1 細胞（IFN-γ，TNF-α，IL-2 などを産生），Th2 細胞（IL-4，IL-5，IL-6，IL-10，IL-13 などを産生）に分類することができる．妊娠では Th2 が有意になることが知られており，一方 Th1 が有意となることにより，細胞傷害性が増し，着床不全や不育症となる可能性が指摘されている[8]．

末梢血の Th1/Th2 比はコマーシャルベースで測定可能であり，その結果から治療法が選択されていることが多い．しかし Th 細胞は子宮内と末梢血ではその挙動が異なることも報告されている[9]ことから結果の解釈は慎重に行う必要がある．

2 ▶ NK 細胞の異常

NK 細胞は末梢血リンパ球の 10％ほど，増殖期は子宮内膜リンパ球の 20～30％ほどを占めているが，分泌期から妊娠初期にかけて子宮内膜あるいは脱落膜リンパ球の 60～80％を占めるようになる．NK 細胞は細胞表面に発現する CD56 の発現強度により細胞傷害性の強い CD56^{dim}細胞と，サイトカイン産生能の強い CD56^{bright}細胞とに分類することができる．末梢血および子宮内膜 NK 細胞は，着床に重要な細胞であり，NK 細胞の機能分担や機能発現の異常は着床不全につながると考えられる[10-13]．子宮 NK 細胞あるいは脱落膜 NK 細胞分布は，フローサイトメトリーを用いて測定することができる．子宮内膜は，着床成立の

時期である黄体中期に採取し，物理的に分散した後にモノクローナル抗体を用いて染色し，フローサイトメトリーで測定する[11]．着床不全症例の中には細胞傷害性の強い $CD56^{dim}$ 細胞が子宮内膜で増加しているものが存在する[10,11]．

着床不全に対する免疫学的治療法

先に述べたように着床不全の原因には胚側と子宮内膜側の問題がある．胚側の問題に関しては，現在日本産科婦人科学会による臨床研究が進んでいる着床前胚スクリーニング（PGT-A）により解明が進むものと思われ，将来的には着床不全患者の治療として PGT-A が選択される可能性がある．子宮内膜側の問題に対する免疫学的アプローチには以下のようなものがあるが，まだまだデータが不足しており十分なエビデンスとはなっていない．

① 血栓性素因・抗リン脂質抗体症候群

不育症同様に血栓性素因や抗リン脂質抗体症候群が着床不全の原因となる可能性については明らかでなく，安易にアスピリン，ヘパリンなどを投与するべきではない[14]が，着床前からのアスピリン，ヘパリン療法が有効である可能性も報告されている[15]．

② T 細胞の異常

T 細胞が産生するサイトカインの比である Th1/Th2 比が高値である着床不全に対してはタクロリムスが有効である可能性が報告されている[16]．ただし Th1/Th2 比の正常値は各施設で設定されているのが実状であり，本治療が有効である症例もあるが，エビデンスとはなっていない．

③ NK 細胞の異常

NK 細胞異常が認められる着床不全に対しては免疫グロブリン療法やイントラリピッド療法が行われることもある[7,10]．これらの治療が有効である症例もあるが，エビデンスとはなっていない．

④ サイトカイン添加胚培養液への変更

GM-CSF 入りの胚培養液を使用することにより着床率が改善したとの報告がある[17]が，エビデンスとはなっていない．

⑤ 子宮内膜刺激胚移植 (stimulation of endometrium-embryo transfer: SEET) 法

胚培養液上清を子宮腔内に注入することによって胚抗原を母体に提示し，着床を期待する方法である[18,19]が，エビデンスとはなっていない．

文献

1) Harton G, Braude P, Lashwood A, et al; European Society for Human R, Embryology PGDC. ESHRE PGD consortium best practice guidelines for organization of a PGD centre for PGD/preimplantation genetic screening. Hum Reprod. 2011; 26: 14-24.

2) Bashiri A, Halper KI, Orvieto R. Recurrent implantation failure–update overview on etiology, diagnosis, treatment and future directions. Reprod Biol Endocrinol. 2018; 16: 121.

3) Coughlan C, Ledger W, Wang Q, et al. Recurrent implantation failure: definition and management. Reprod Biomed Online. 2014; 28: 14-38.

4) Simon A, Laufer N. Repeated implantation failure: clinical approach. Fertil Steril. 2012; 97: 1039-43.

5) Kwak-Kim J, Han AR, Gilman-Sachs A, et al. Current trends of reproductive immunology practices in in vitro fertilization (IVF)-a first world survey using IVF-Worldwide.com. Am J Reprod Immunol. 2013; 69: 12-20.

6) Mekinian A, Cohen J, Alijotas-Reig J, et al. Unexplained recurrent miscarriage and recurrent implantation failure: is there a place for immunomodulation? Am J Reprod Immunol. 2016; 76: 8-28.

7) Achilli C, Duran-Retamal M, Saab W, et al. The role of immunotherapy in in vitro fertilization and recurrent pregnancy loss: a systematic review and meta-analysis. Fertil Steril. 2018; 110: 1089-100.

8) Franasiak JM, Scott RT. Contribution of immunology to implantation failure of euploid embryos. Fertil Steril. 2017; 107: 1279-83.

9) Saito S, Tsukaguchi N, Hasegawa T, et al. Distribution of Th1, Th2, and Th0 and the Th1/Th2 cell ratios in human peripheral and endometrial T cells. Am J Reprod Immunol. 1999; 42: 240-5.

10) 福井淳史. 流産の原因と対策 免疫機構から見た流産の病態解明とその対策. 日産婦誌. 2011; 63: 2167-84.

11) Fukui A, Fujii S, Yamaguchi E, et al. Natural killer cell subpopulations and cytotoxicity for infertile patients undergoing in vitro fertilization. Am J Reprod Immunol. 1999; 41: 413-22.

12) Fukui A, Ntrivalas E, Gilman-Sachs A, et al. Expression of natural cytotoxicity receptors and a2V-ATPase on peripheral blood NK cell subsets in women with recurrent spontaneous abortions and implantation failures. Am J Reprod Immunol. 2006; 56: 312-20.

13) Fukui A, Kwak-Kim J, Ntrivalas E, et al. Intracellular cytokine expression of peripheral blood natural killer cell subsets in women with recurrent spontaneous abortions and implantation failures. Fertil Steril. 2008; 89: 157-65.

14) Berker B, Taskin S, Kahraman K, et al. The role of low-molecular-weight heparin in recurrent implantation failure: a prospective, quasi-randomized, controlled study. Fertil Steril. 2011; 95: 2499-502.

15) Bohlmann MK. Effects and effectiveness of heparin in assisted reproduction.

J Reprod Immunol. 2011; 90: 82–90.

16) Nakagawa K, Kwak-Kim J, Kuroda K, et al. Immunosuppressive treatment using tacrolimus promotes pregnancy outcome in infertile women with repeated implantation failures. Am J Reprod Immunol. 2017; 78(3).

17) Tevkin S, Lokshin V, Shishimorova M, et al. The frequency of clinical pregnancy and implantation rate after cultivation of embryos in a medium with granulocyte macrophage colony-stimulating factor (GM-CSF) in patients with preceding failed attempts of ART. Gynecol Endocrinol. 2014; 30 Suppl 1: 9–12.

18) Zhu W, Li X, Fu Z, et al. Injection of day 2 embryo culture supernatant into the uterine cavity did not improve the pregnancy rate of day 3 embryo transfer in patients who underwent in vitro fertilization–embryo transfer: a randomized clinical trial. Fertil Steril. 2010; 93: 2216–21.

19) Goto S, Kadowaki T, Hashimoto H, et al. Stimulation of endometrium embryo transfer can improve implantation and pregnancy rates for patients undergoing assisted reproductive technology for the first time with a high-grade blastocyst. Fertil Steril. 2009; 92: 1264–8.

5 着床

④ 難治性不妊治療における
末梢血リンパ球投与

堀江昭史

ここがポイント

1. hCG は子宮内膜を分化させ，また hCG によって刺激を受けた PBMC が胚の着床に重要な役割を果たしている．
2. PBMC 療法による妊娠率は 30〜40％である．
3. PBMC 療法は「再生医療等の安全性の確保等に関する法律」に則り実施する必要がある．

　ヒトの妊娠は，他の哺乳動物種と比較しても著しく非効率的であり，自然妊娠の約 70％が第一妊娠期前に流産となる．また，着床不全および化学流産は，全妊娠不成功のうち 85％を占め，不全流産は 15％である[1]．流産の要因として胚側の原因，すなわち染色体の異数性（aneuploidy）などが，80％ほどあると考えられている．つまり，それ以外は母体側の要因もしくは原因不明となる．着床とは胚が子宮内膜表面に接着し，続いて子宮内膜細胞を分け入るように間質内に移動，より深層に侵入して埋め込まれる過程をいう．この着床過程において胚とその受け手である子宮とは互いにクロストークを行い，着床を促す方向へと機能，形態を変化させると考えられており，末梢血リンパ球（PBMC: peripheral blood mononuclear cell）は母体側の変化を誘導する治療として考案された．本稿ではその具体的な内容について述べる．

病態と定義

　一般的に反復着床障害（RIF）とは，1 個あるいは 2 個の形態良好胚を 3 回以上移植しても臨床的妊娠に至らない場合と定義されることが多い．着床の失敗は，大きく分けて胚側の要因と子宮側の要因により起こりうる．胚の状態が良好

で胚側の要因が除外される際は，RIF における原因の精査において，子宮筋腫，腺筋症など器質的要因，そして子宮内膜炎，黄体機能不全など子宮側の要因の徹底的な検査を行うべきである．

　ヒトを含む多くの哺乳類においては，一定時期の子宮内膜においてのみ胚の着床が成立するが，このような胚着床が可能な子宮内膜の受容期間は主として内分泌系にて制御されているものの，着床不全症例では内分泌刺激への反応性が不良な病態が存在しており，これまで有効な治療法は確立されていなかった．このような背景のもと，藤原らはヒト培養子宮内膜間質細胞の脱落膜分化をサイトカインが制御することを初めて明らかにした[2]．その後マウス着床実験において妊娠マウス由来の T リンパ球が胚の着床を促進すること[3]，その機序として子宮内膜の分化を促進することを明らかにし[4]，非妊娠時にも同様の作用を有する T リンパ球が存在することを確認した[5]．そこでヒトリンパ球においても検討したところ，妊娠女性の PBMC がヒト絨毛細胞株である BeWo 細胞およびマウス胚の浸潤を促進し，その作用は胚から分泌される hCG ホルモンで増強されること[6,7]，また一方でヒト子宮内膜上皮細胞と BeWo 細胞の共培養系で，自己の PBMC を作用させると BeWo 細胞の接着率が亢進することが示された[8]．さらに hCG の免疫細胞への作用を解析したところ，hCG が糖鎖受容体を介して単球からの IL-8 分泌を促進させることを見出した[9]．その後，他の研究施設からも hCG が子宮内膜の分化を促進させること，および免疫細胞に作用して胚着床を促進することなどが報告されてきた[10-13]．このように，母体の免疫システムが胚の着床に関与しており，さらに hCG によって刺激を受けた PBMC が胚の着床に重要な役割を果たしているという新しい概念が広く受け入れられることとなった[14]．

　以上の基礎研究の結果をもとに，我々は京都大学医学部附属病院，医の倫理委員会の承認を得て，形態良好胚を移植しても妊娠に至らない難治性着床障害患者において，患者自身の PBMC を用いた臨床研究を行い，着床率・生産率において良好な臨床結果を得た[15]．その後，海外を含めた他の施設においても自己免疫細胞による同様の臨床研究が行われ，いずれも良好な結果が報告されている[16-19]．

　本方法はリンパ球を子宮腔内に人工授精と同様の手技で投与するが，患者への侵襲はほとんど認めない．

　一方で，平成 25 年 11 月に「再生医療等の安全性の確保等に関する法律」が公布され，本治療法は自己の細胞をいったん体外にて培養を行い，その上で，再度子宮内に戻すため，再生医療法などを提供する第三種に相当する．よってこの法

律に基づき再生医療に関わる臨床研究として実施する必要があり，我々は平成29年より本法律に則り行っている．

治療の具体的な内容（投与スケジュール）

① PBMCの分離・培養方法については図1，2のように行う．
② 通常の胚移植周期において，胚齢0日およびその2日後に被検者から採血を行う．1回目に血液約10 mLを採取し，この中からリンパ球を分離し，hCG添加のうえ，さらに2日間培養する．
③ 2回目に採取した血液10 mLからリンパ球を分離し1回目のリンパ球と合わせて，同日子宮腔内投与する．投与所要時間は5分以内であり，処置中および処置後に疼痛はほとんど認めない．
④ その後胚齢5(胚盤胞)に胚移植を行う．結果は妊娠の成立をもって判定する．
⑤ 採血した血液の分離・培養の一連の操作については当院分子細胞治療センター（細胞加工施設として届出済み）の安全キャビネット内にて行う．またPBMCの子宮内投与については外来にて行う．

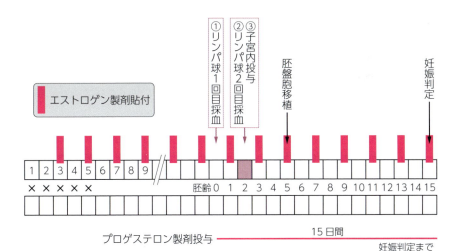

図1　胚盤胞胚を用いたリンパ球投与スケジュール

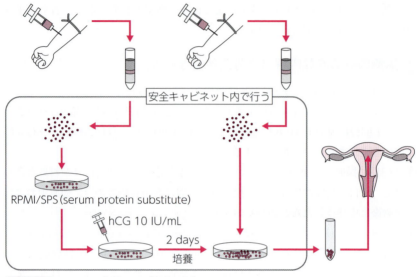

図2 PBMCの分離および投与ケジュール

注意点

　現在，本治療は臨床研究としての枠組みを整えた上で，厚生労働省への届け出を行う必要がある．さらに，手技の注意点としては，分離，培養過程において細菌の混入が確認された場合，投与はキャンセルとなるため，細心の注意が必要となる．

エビデンス

　2017年から2018年の2年間に合計76例のRIF症例にリンパ球投与を行い，23例（30.3％）に妊娠症例を認めている．これはこれまでの当院でのデータおよび海外での同様のデータと比べても遜色のないものであり，一定の効果が期待できる．しかし，PBMCの作用における詳細な機序についてはいまだ解明されておらず，今後の検討課題である．

おわりに

　ヒトにおける胚着床メカニズムは根本的にマウスなど齧歯類と異なるため，その着床機構を詳細に検討・確認することは困難である．本治療はそういった中で

一定の成果を認めている数少ない治療である．本治療により1人でも多くの難治性着床障害患者が悩み・苦しみから解き放たれる日が来ることを願ってやまない．

☞ **文献**

1) Macklon NS, Geraedts JP, Fauser BC. Conception to ongoing pregnancy: the 'black box' of early pregnancy loss. Hum Reprod Update. 2002; 8: 333–43.

2) Kariya M, Kanzaki H, Takakura K, et al. Interleukin-1 inhibits in vitro decidualization of human endometrial stromal cells. J Clin Endocrinol Metab. 1991; 73: 1170–4.

3) Takabatake K, Fujiwara H, Goto Y, et al. Intravenous administration of splenocytes in early pregnancy changes the implantation window in mice. Hum Reprod. 1997; 12: 583–5.

4) Takabatake K, Fujiwara H, Goto Y, et al. Splenocytes in early pregnancy promote embryo implantation by regulating endometrial differentiation in mice. Hum Reprod. 1997; 12: 2102–7.

5) Fujita K, Nakayama T, Takabatake K, et al. Administration of thymocytes derived from non-pregnant mice induces an endometrial receptive stage and leukaemia inhibitory factor expression in the uterus. Hum Reprod. 1998; 13: 2888–94.

6) Egawa H, Fujiwara H, Hirano T, et al. Peripheral blood mononuclear cells in early pregnancy promote invasion of human choriocarcinoma cell line, BeWo cells. Hum Reprod. 2002; 17: 473–80.

7) Nakayama T, Fujiwara H, Maeda M, et al. Human peripheral blood mononuclear cells (PBMC) in early pregnancy promote embryo invasion in vitro: HCG enhances the effects of PBMC. Hum Reprod. 2002; 17: 207–12.

8) Kosaka K, Fujiwara H, Tatsumi K, et al. Human peripheral blood mononuclear cells enhance cell-cell interaction between human endometrial epithelial cells and BeWo-cell spheroids. Hum Reprod. 2003; 18: 19–25.

9) Kosaka K, Fujiwara H, Tatsumi K, et al. Human chorionic gonadotropin (HCG) activates monocytes to produce interleukin-8 via a different pathway from luteinizing hormone/HCG receptor system. J Clin Endocrinol Metab. 2002; 87: 5199–208.

10) Fazleabas AT, Donnelly KM, Srinivasan S, et al. Modulation of the baboon (Papio anubis) uterine endometrium by chorionic gonadotrophin during the period of uterine receptivity. Proc Natl Acad Sci U S A. 1999; 96: 2543–8.

11) Kane N, Kelly R, Saunders PT, et al. Proliferation of uterine natural killer cells is induced by human chorionic gonadotropin and mediated via the mannose receptor. Endocrinology. 2009; 150: 2882–8.

12) Schumacher A, Brachwitz N, Sohr S, et al. Human chorionic gonadotropin attracts regulatory T cells into the fetal-maternal interface during early

human pregnancy. J Immunol. 2009; 182: 5488–97.

13) Schumacher A, Heinze K, Witte J, et al. Human chorionic gonadotropin as a central regulator of pregnancy immune tolerance. J Immunol. 2013; 190: 2650–8.

14) Fujiwara H. Do circulating blood cells contribute to maternal tissue remodeling and embryo–maternal cross–talk around the implantation period? Mol Hum Reprod. 2009; 15: 335–43.

15) Yoshioka S, Fujiwara H, Nakayama T, et al. Intrauterine administration of autologous peripheral blood mononuclear cells promotes implantation rates in patients with repeated failure of IVF–embryo transfer. Hum Reprod. 2006; 21: 3290–4.

16) Okitsu O, Kiyokawa M, Oda T, et al. Intrauterine administration of autologous peripheral blood mononuclear cells increases clinical pregnancy rates in frozen/thawed embryo transfer cycles of patients with repeated implantation failure. J Reprod Immunol. 2011; 92: 82–7.

17) Makrigiannakis A, BenKhalifa M, Vrekoussis T, et al. Repeated implantation failure: a new potential treatment option. Eur J Clin Invest. 2015; 45: 380–4.

18) Madkour A, Bouamoud N, Louanjli N, et al. Intrauterine insemination of cultured peripheral blood mononuclear cells prior to embryo transfer improves clinical outcome for patients with repeated implantation failures. Zygote. 2016; 24: 58–69.

19) Yakin K, Oktem O, Urman B. Intrauterine administration of peripheral mononuclear cells in recurrent implantation failure: a systematic review and meta–analysis. Sci Rep. 2019; 9: 3897.

6 将来展望・その他

① 生殖医療と生殖幹細胞

髙井 泰

ここがポイント

1. 卵巣組織中，あるいは胚性幹細胞（ES 細胞），人工多能性幹細胞（iPS 細胞）から生殖幹細胞と考えられる細胞が分離，あるいは作成され，マウスでは産仔が得られたとの報告がなされた.
2. 卵巣組織中から増殖可能な生殖系列細胞が得られたことは，成体卵巣中の始原生殖細胞は補充・再生されないという従来の学説の見直しを迫るものである.
3. 生殖幹細胞の発見は，ART（生殖補助医療）などの不妊治療や悪性腫瘍患者の妊孕性温存のみならず，卵生成のメカニズムの研究にも応用可能と思われる.

卵巣組織からの卵子幹細胞の分離

　卵巣中の始原生殖細胞は出生後減り続けるのみであり，補充・再生されないというのは生殖医学における「セントラル・ドグマ」とも言うべき学説だった. これに対して 2004 年，マウス成体卵巣中での卵胞再生を示唆する知見[1]が報告され，大論争を引き起こした. その後，複数の施設から，ショウジョウバエやメダカ同様に，マウス成体卵巣中にも少数の増殖可能な生殖細胞が存在し，卵子さらには産仔を生成しうることが報告された[2]. そしてついに 2012 年，ヒト成人の卵巣から増殖可能な卵子幹細胞（oogonial stem cells: OSCs）が分離され[3]，臨床応用の可能性が議論されることとなった.

　本研究では，凍結ヒト卵巣組織を融解した細胞懸濁液から，上述した従来の分離法[2]を改良した，生殖細胞特異的な RNA helicase である DDX4（DEAD box polypeptide 4）の細胞外ドメインを認識する抗体を用いた FACS（蛍光活性細

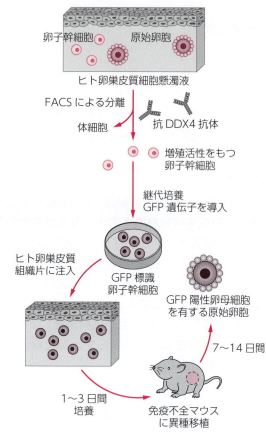

図1 ヒト卵巣組織からの卵子幹細胞（OSCs）の分離とOSCs由来卵胞の新生（Telfer EE, et al. Nat Med. 2012; 18: 353-4[20]）より改変）

胞分離法）によって，OSCsとみられる細胞を分離した（図1）．このヒトOSCsは直径5〜8 μmの細胞で，卵巣中にごくわずかに（懸濁生細胞中の約1.7%）存在し，PRDM1, DPPA3, IFITM3, TERTなどの初期生殖細胞に特異的なmRNAを発現していた．

卵子幹細胞からの卵子の産生

ヒトOSCsをGFPで標識してからヒト卵巣組織の細胞懸濁液と培養したとこ

ろ，24 時間後には直径 50 μm 超の大きな GFP 陽性細胞を小さな GFP 陰性細胞が取り囲む卵胞に類似した構造を認めた．これは，ヒト OSCs から卵母細胞が産生され，卵巣組織懸濁液中の顆粒膜細胞が周囲に結合したものと考えられた．さらに GFP 標識ヒト OSCs をヒト卵巣組織片に注入し，この組織片を免疫抑制マウスに異種移植すると，1～2 週間後に GFP 陽性細胞を扁平な細胞が取り囲んだ原始卵胞を認めた（図 1）．この GFP 陽性細胞は卵母細胞特異的な LHX8 および YBX2 を発現しており，特に YBX2 は減数分裂の複糸期（相同染色体の対合・交差・相同組み替えが起こる）に特異的なマーカーである点が重要である．倫理的・法的理由からヒト OSCs から得られた卵子をヒト精子と受精させることはできなかったが，同様の方法でマウス卵巣から分離された細胞を GFP で標識して成体マウスの卵巣に移植し，ゴナドトロピン製剤によって排卵誘発したところ，GFP を発現した成熟卵子が得られ，マウス精子との体外受精で胚盤胞が得られた．なお，従来の分離法で得られた OSCs を GFP で標識して不妊マウスの卵巣に注入したところ，GFP を発現する産仔が得られている[2]．

「卵子幹細胞」に対する懐疑論

この「卵子幹細胞」に関する Tilly らの報告[3]に対しては，複数の懐疑的な論評や反証が呈示され，議論は現在も続いている．

Liu らは他の 3 研究室と共同で Tilly らの報告[3]の追試を行った[4]．ヒト卵巣から抗 DDX4 抗体を用いた FACS によって細胞を分離したが，これらの細胞に DDX4 は発現しておらず，非特異的な抗 DDX4 抗体への結合が示唆された．また，分離した細胞を EGFP で標識してヒト卵巣組織片に注入し，この組織片を免疫抑制マウスに異種移植したが，EGFP 陽性の卵子は認めなかった．これに対して Tilly らは，Liu らの分離した細胞は純度が低く，解析法に改善の余地があることを指摘し，サルやヒヒでも OSCs が分離されたことを報告した[5,6]．

最近，Tilly らとは別個に Wu らは，生殖補助医療における採卵時の卵巣穿刺液からヒト OSCs と思われる細胞が分離抽出できたと報告した[7]．さらに最近，Silvestris らもヒト卵巣皮質からヒト OSCs を分離し，ごく一部が直径 80 μm までの大細胞に分化すること，これらの大細胞が *GDF-9* および *SYCP3* mRNA を発現した一倍体細胞であること，その他の小細胞が *DPPA3* mRNA を発現した二倍体細胞であることを報告するなど[8]，ヒト OSCs の存在を支持する知見も散見されるようになった．

ES 細胞や iPS 細胞からの生殖幹細胞の誘導と配偶子の産生

　上述のように卵巣組織から卵子幹細胞が単離される一方で，マウス胚性幹細胞（ES 細胞）やマウス人工多能性幹細胞（iPS 細胞）からも生殖幹細胞（始原生殖細胞: PGC）が分化誘導され，得られた精子や卵子から産仔が得られたと報告された[9-11]．まずマウス ES 細胞を KSR, Activin A, bFGF を添加した条件下で数日間培養することにより，エピブラスト様細胞（EpiLCs）に分化させた．次に EpiLCs を BMP4, BMP8a, SCF, EGF, LIF などのサイトカインによって始原生殖細胞様細胞（PGCLCs）に分化させた．PGCLCs への誘導の条件の最適化にあたっては，*in vivo* において胎生 6 日に PGC 前駆細胞で発現される *Blimp1* 遺伝子と，それに引き続く specification により胎生 7 日に発現される *Stella* 遺伝子に注目し，PGC で発現される両遺伝子（*Blimp1* および *Stella*）のプロモーター誘導下に蛍光タンパクが発現される ES 細胞株を用いた．

　卵子の作成にあたっては，雌 ES 細胞から得られた PGCLCs を PGC 特異的遺伝子 *Blimp1* と結合させた蛍光タンパクの発現を指標とした FACS を用いて単離した後，12.5 日齢のメス胎仔性腺から分離された体細胞（あらかじめメス胎仔性腺由来の PGC は除去してある）と共培養し，再構成卵巣を作成した．さらに再構成卵巣を免疫不全マウスの卵巣囊中に移植したところ，約 4 週間後に PGCLCs 由来の GV 期卵子を多層の顆粒膜細胞が包囲した卵胞が形成された．この PGCLCs 由来 GV 期卵子を器械的に単離し，*in vitro* maturation (IVM) によって MⅡ期成熟卵子を得て，ドナー精子との IVF によって受精卵を得た．この受精卵を仮親に胚移植したところ，PGCLCs 由来の産仔を得た（図 2）．同様の方法によって，iPS 細胞由来の PGCLCs からも精子や卵子を作成でき，産仔を得ることができた．産仔の発育やインプリンティング遺伝子メチル化パターンは正常で，生殖能力も正常だった．その後，ヒト ES 細胞やヒト iPS 細胞から PGCLCs を誘導できたと報告され[12,13]，ヒト生殖細胞を人為的に誘導できる可能性が示されたとも考えられる．ただし，ヒトにおける生殖細胞の研究は，倫理的な課題を慎重に検討することが不可欠である．

卵子幹細胞の臨床応用

　上述したように，OSCs から成熟 MⅡ期卵子を得るためには，これを卵巣組織中に注入して，卵巣組織中の顆粒膜細胞に包囲させた原始卵胞を形成させること

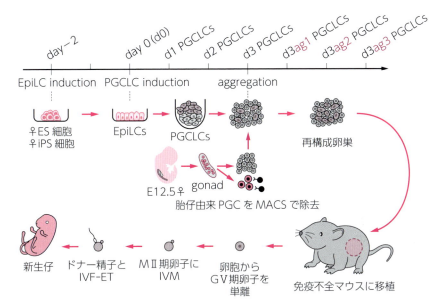

図2 ES細胞やiPS細胞からの卵子幹細胞（PGCLCs）の作成（Hayashi K, et al. Nat Protoc. 2013; 8: 1513-24[10]; Hayashi K, et al. Science. 2012; 338: 971-5[11] より改変）

が必要である．一方，すでに原始卵胞を含んだヒト卵巣組織を in vitro で培養し，前胞状卵胞まで発育させた後に単離して，アクチビンA存在下の卵胞培養によって胞状卵胞まで発育させる，2ステップ無血清卵胞培養法が報告されており[14]，最近世界で初めてヒトMⅡ卵子を得ることに成功している[15]．そこでヒトOSCs由来の原始卵胞を本法によって培養・発育させ，得られた胞状卵胞から卵子を単離し，in vitro maturation（IVM）によってヒトMⅡ期成熟卵子を得ることが計画されている．

さらに，OSCsは細胞エネルギー源としての有用性も期待されている．上述したように，若年ドナーの卵子から得られた少量の卵細胞質を反復不成功例の卵子に注入することは禁止されたが，患者自身から得られたヒトOSCsのミトコンドリアを顕微授精（ICSI）時に注入することによって卵子の質を改善し，ART成功率を上昇させる臨床研究が行われた．93人のART不成功歴を持つ不妊症患者を対象とした後ろ向き研究では有効性が報告された[16]．しかし，その後に施行されたPGT-Aを併用した前向き研究では有意な効果が得られず，むしろ胚盤胞発

育率の有意な低下を認めたため，59人の時点で研究は中止された[17]．

　卵巣組織由来の生殖幹細胞は，不妊症患者に対する生殖補助医療のみならず，悪性腫瘍患者に対するがん・生殖医療にとっても非常に有用な選択肢を提供できる可能性がある．現在，我が国でもがん・生殖医療としての卵巣組織の凍結保存が始められているが，将来的には卵巣組織から卵子幹細胞を分離し，がん細胞を含まない体外培養系で増殖させ，そのまま体外で成熟させたり，残存性腺組織に再移植することなどによって，多くの成熟配偶子を安全に得ることが可能になるかもしれない．

　一方，ES細胞やiPS細胞由来の生殖幹細胞（PGCLCs）も，ヒト卵巣組織由来のヒトOSCs同様に，ARTやがん・生殖医療への応用が期待される．また，卵巣組織由来とES細胞・iPS細胞由来という2種類の生殖幹細胞を用いた研究が並行して進展することによって，一方で得られた知見が他方の研究をさらに推し進める知見をもたらす可能性も期待される．

生殖幹細胞研究の今後の課題

　上述のように卵巣組織から生殖幹細胞（卵子幹細胞: OSCs）が単離される一方で，胚性幹細胞（ES細胞）や人工多能性幹細胞（iPS細胞）からも生殖幹細胞（始原生殖細胞様細胞: PGCLCs）が分化誘導され，マウスでは得られた精子や卵子から産仔が得られたと報告された[11,18]．最近，ヒト血球由来のiPS細胞で作ったヒトPGCLCsとマウス胎仔卵巣の体細胞を凝集させた再構成卵巣を構築して約3カ月間培養したところ，再構成卵巣中のヒトPGCLCsを培養77日目頃より卵原細胞へ分化させることに成功したと報告された[19]．作製された卵原細胞のDNAメチル化状態や遺伝子発現を解析したところ，ヒト胎児（妊娠9～11週）の体内にある卵原細胞と酷似していた．

　ただし，卵巣組織由来であれ，ES細胞・iPS細胞由来であれ，幹細胞から得られた精子や卵子そのものを用いたARTを施行するためには，なお一層の基礎的研究が必要である．例えば，成熟した卵子を得るためには，いったん卵巣組織中に注入することが必要だが，注入後に組織内で起こっている現象に関する知見は乏しい．また，幹細胞におけるヒストン修飾やDNA修飾といったエピジェネティック制御に関する知見も重要であろう．すでにマウスでは産仔が得られているが，ヒトへの応用には霊長類などの高等動物を用いた安全性の検証が必須と思われる．

6●将来展望・その他

　今後，種々の幹細胞を用いた生殖医学の研究がいっそう加速するとみられるが，技術の進歩に議論が追いついていないのが現状である．我が国は，ARTの研究に限って生体から採取した卵子と精子を受精させることを認めているが，幹細胞の取り扱いを定めた国の指針では「できた卵子や精子を受精させない」としている．研究の進展による成果への期待が高まる中，どの段階までの研究が認められるのか，具体的な幅広い議論が必要だろう．

☞文献

1) Johnson J, Canning J, Kaneko T, et al. Germline stem cells and follicular renewal in the postnatal mammalian ovary. Nature. 2004; 428: 145-50.

2) Zou K, Yuan Z, Yang Z, et al. Production of offspring from a germline stem cell line derived from neonatal ovaries. Nat Cell Biol. 2009; 11: 631-6.

3) White YA, Woods DC, Takai Y, et al. Oocyte formation by mitotically active germ cells purified from ovaries of reproductive-age women. Nat Med. 2012; 18: 413-21.

4) Zhang H, Panula S, Petropoulos S, et al. Adult human and mouse ovaries lack DDX4-expressing functional oogonial stem cells. Nat Med. 2015; 21: 1116-8.

5) Woods DC, Tilly JL. Isolation, characterization and propagation of mitotically active germ cells from adult mouse and human ovaries. Nat Protoc. 2013; 8: 966-88.

6) Woods DC, Tilly JL. Reply to Adult human and mouse ovaries lack DDX4-expressing functional oogonial stem cells. Nat Med. 2015; 21: 1118-21.

7) Ding X, Liu G, Xu B, et al. Human GV oocytes generated by mitotically active germ cells obtained from follicular aspirates. Sci Rep. 2016; 6: 28218.

8) Silvestris E, Cafforio P, D'Oronzo S, et al. In vitro differentiation of human oocyte-like cells from oogonial stem cells: single-cell isolation and molecular characterization. Hum Reprod. 2018; 33: 464-73.

9) Hayashi K, Ohta H, Kurimoto K, et al. Reconstitution of the mouse germ cell specification pathway in culture by pluripotent stem cells. Cell. 2011; 146: 519-32.

10) Hayashi K, Saitou M. Generation of eggs from mouse embryonic stem cells and induced pluripotent stem cells. Nat Protoc. 2013; 8: 1513-24.

11) Hayashi K, Ogushi S, Kurimoto K, et al. Offspring from oocytes derived from in vitro primordial germ cell-like cells in mice. Science. 2012; 338: 971-5.

12) Sasaki K, Yokobayashi S, Nakamura T, et al. Robust in vitro induction of human germ cell fate from pluripotent stem cells. Cell Stem Cell. 2015; 17: 178-94.

13) Irie N, Weinberger L, Tang WW, et al. SOX17 is a critical specifier of human

Ⅱ

生殖補助医療（ＡＲＴ）

primordial germ cell fate. Cell. 2015; 160: 253–68.

14) Telfer EE, McLaughlin M. In vitro development of ovarian follicles. Semin Reprod Med. 2011; 29: 15–23.

15) McLaughlin M, Albertini DF, Wallace WHB, et al. Metaphase II oocytes from human unilaminar follicles grown in a multi–step culture system. Mol Hum Reprod. 2018; 24: 135–42.

16) Fakih MH, Shmoury MEl, Szeptycki J, et al. The AUGMENTSM Treatment: Physician Reported Outcomes of the Initial Global Patient Experience. JFIV Reprod Med Genet. 2015; 3: 154.

17) Labarta E, de Los Santos MJ, Herraiz S, et al. Autologous mitochondrial transfer as a complementary technique to intracytoplasmic sperm injection to improve embryo quality in patients undergoing in vitro fertilization–a randomized pilot study. Fertil Steril. 2019; 111: 86–96.

18) Nakaki F, Hayashi K, Ohta H, et al. Induction of mouse germ–cell fate by transcription factors in vitro. Nature. 2013; 501: 222–6.

19) Yamashiro C, Sasaki K, Yabuta Y, et al. Generation of human oogonia from induced pluripotent stem cells in vitro. Science. 2018; 362: 356–60.

20) Telfer EE, Albertini DF. The quest for human ovarian stem cells. Nat Med. 2012; 18: 353–4.

6 将来展望・その他

2 ライセンス制若手医師教育

安藤寿夫

ここがポイント

1. 若手医師の ART 教育における客観的評価システムは患者・施設（組織）・本人のために必要である.
2. どの医師がどのライセンスを得ているかは表にして最新版を要所に掲示し，コメディカルも含む医療チームにわかるようにする.
3. 評価システムのバージョンアップも毎年検討する.

　専攻医を含む若手産婦人科医師の習得すべき実地臨床技術は，複雑・多岐に変貌している．生殖・周産期・腫瘍・女性ヘルスケアのすべての分野，ART からロボット支援手術まで何でも可能な当院は，習得すべき項目が全国屈指に多い産婦人科研修病院である．筆者は，少なくとも名古屋大学教官（独立行政法人化後は教員）時代も含めて 100 人近くの若手医師を直接指導してきたが，1 つのことだけに優れていたという若手医師は 1 人もいない．最終的なサブスペシャリティーの分野こそ違っても，骨盤内臓器を中心とした解剖学，生理学，内分泌学を中心として，最新の幅広い基礎医学・臨床医学からすべての学問，政治経済からカルチャーに至るまで，女性以上に女性の理解をめざす飽くなきプロフェッショナリズムへの追求は，産婦人科医全般に必要とされる素養といえよう．その時代の最前線の産婦人科学すべてを良き指導者に触れさせてもらい貪欲に学んだ経験は，色褪せることなくバックボーンとなるのだろう．

　だからこそ，たとえば目の前の先輩がスペシャリストになってから発展してきた分野，たとえば ART をやってこなかったからといって，これからの時代に対応していく若手医師が ART に触れる必要がないということは間違った考え方で

あり，最低限のことだけでも実地で経験できるとよい．しかし，自施設でART
が行われていても，特化した分野だけに患者はその施設の看板となる医師を頼っ
て受診している．その中でどう伝承させていくか，本人の達成感をどのように形
にしていくかは，指導者が考えてやる必要がある．高い医療水準を維持向上させ
ることは施設のブランド力としても必要不可欠で，コメディカルを含む職員全体
のモチベーションにも関わってくる．本項目では，産婦人科の専攻医研修周辺で
のライセンス制について，採卵・胚移植手術とそれ以外に分けて述べる．

なぜライセンス制か

　医療はチーム（組織）で行うものであり，チームのトップに一定の評価を得る
こと，平たく言えば気に入られることは重要な要素の1つである．しかし，トッ
プがどんな人格者であってもその評価には揺らぎが存在し，トップが独断で若手
に医療行為のライセンスを与えることは，患者にとって組織にとって本人にとっ
て決してよいとはいえない．もちろん，学会認定の専門医や技術認定医は一定の
医療水準を示してはいるが，ライセンス制は施設としての日常の業務の中での個
人と組織のレベルアップに寄与し，患者満足度を向上させる手段となる．
　チームにおける医師数が増えれば，評価基準もあいまいになりがちであり，気
の合う先輩後輩のペアやサブチームができるなど，医療水準にばらつきが生じや
すくなり，医師数が多いことのメリットが生かされにくくなる．複数の先輩医師
による屋根瓦式の評価を経てチームのトップがライセンスを与える方式を当院の
生殖医療では採用している．
　当院における生殖医療が，すべての項目においてライセンス制を採用している
ことは，患者に周知している．誰がどのライセンスを付与されているかは，外来
スタッフスペースや胚培養室（ラボ）に最新版を常時掲示し，リニューアルされ
るたびに産婦人科医師全員のレターボックスに配布している．早くライセンスを
取得すれば多くの症例を経験できるし，屋根瓦式システムの中で，教えながらさ
らに学ぶこともできる．採卵や胚移植の困難例では，最終的には常時筆者が支援
できる体制ができている．筆者が不在の時はいかなる場合も採卵や胚移植は行わ
ない．
　ライセンス制は，無用な医療トラブルを回避し，患者に安心感を与える有効な
手段になっている．本人にとっても当院でのライセンス実績は，転勤後に他院で
生殖医療に関わるチャンスがあった時に単に所属していたということを遥かに超

6 ● 将来展望・その他

えたキャリアアップのためのアピールポイントとなる.

　当院産婦人科若手医師教育では，内視鏡手術においても同様のライセンス制が始まっており，全体的な仕事効率の確保と産婦人科全体を統一的にとらえるために若手医師においては産科班，生殖班というようなチーム分けを行っていないので，均一な仕事量を保ちつつ卒後年数ではなく客観的な到達度に応じて任される仕事内容に違いが生じるように配慮されている.

採卵・胚移植手術のライセンス制

　採卵・胚移植手術のコンセプトとして，「安全に，患者さんがリラックスできるように，確実に，結果を伴うように，制限時間内に，なるべく出血させずに愛護的に」というフレーズを掲げ続けている.

　ほぼ隔年ごとに改定されてきた評価表の執筆時バージョンを図1に示した．当院では，採卵手術は大きく分けて麻酔ありと麻酔なしに分かれていて，別々の評価になっている．経腟超音波ガイド下で行う胚移植と合わせて，採卵・胚移植のライセンスを取得してからおおむね4〜6カ月を経過した医師がチームリーダー（センター長）である筆者が承認して下級医（医師免許取得年数による）に対して評価できる評価者になる．これまでに最短でライセンスを取得した医師は4カ月経過後であり，6カ月以内のライセンス取得者は少なからずいるが，ほとんどがARTを行っていない他院で1年間以上産婦人科専攻医としての研修を経験していた．これらの医師は経腟超音波の技量が一定レベル以上で少なくとも産婦人科プライマリケアや初心者レベルの開腹手術術者が可能であり，産婦人科全般の基本がベースにあって採卵・胚移植手術をより速く習得できたようである.

　まず評価者の手技を見学するにあたり，症例について把握してプレゼンテーションできることが必要条件で，見学が完了すると2ポイント（pt）が与えられて次回から評価者の監督下に実施できる．医療安全3pt，患者リラックス2pt，業務手順2pt，制限時間（内実施）2pt，技術技巧4ptというように評価ポイントが決まっており，見学時同様に症例が把握できていなければポイントはつかない．そして，患者入室から退室まで，評価者のサポートなしで通しで実施できれば評価者の合格サインがもらえてさらに7ptがつく．前年度に採卵または胚移植の成績がよかった評価者による技術技巧ポイントについては7ptとして評価者のモチベーション向上もねらっている．あくまでも患者中心の考え方に立ち，評価者の判断で通し実施をストップしてもよいことになっていて，麻酔あり・麻酔

Ⅱ

生殖補助医療（ART）

医師氏名：豊橋 花子　　30日を超えてがポイントが無ければ失効（ERローテ・他院研修期間等除外）　　見学のみ予備スペース：日付・ID・評価医師サイン↓

見学機が足りなくなった場合の下に配載は失効しその条件には必ずポイントは付かない↓

2tの見学を合格か手術記録に配載なき事項→

2018年度	麻有	麻無	移植	麻有	麻無	移植	麻有	麻無	移植	麻有	麻無	移植	麻有	麻無	移植	麻有	麻無	移植	麻有	麻無	移植	麻有	麻無	移植		
評価医師	遠州 灘 1	小坂井 雪 1	新城 條 1	遠州 灘 2	小坂井 雪 2	新城 條 2							東三河 悟 2	蒲郡 みか子 2	田原 菊乃 2	豊川 太郎 2									胚移植	
見学月日 (2)	東三河 悟 1	蒲郡 みか子 1	田原 菊乃 1	豊川 太郎 1																					センター長	
患者ID (2)																									累計ポイント	
通し実施月日																										
患者ID																										
患者ID																										
症例把握サイン																										
医療安全 (3)																										
患者Relax (2)																										
業務手順 (2)																										
制限時間 (2)																										
技術技巧 (4※)																							3	3		
妊娠反応※→																			3		3		3	3		
合格サイン (7)																									最終合格サイン	

2018年度	麻有	麻無	移植	麻有	麻無	移植	麻有	麻無	移植	麻有	麻無	移植
評価医師	遠州 灘 1	小坂井 雪 1	新城 條 1	遠州 灘 2	小坂井 雪 2	新城 條 2						
見学月日 (2)												
患者ID (2)												
通し実施月日												
患者ID												
症例把握サイン												
医療安全 (3)												
患者Relax (2)												
業務手順 (2)												
制限時間 (2)												
技術技巧 (4※)												
妊娠反応※→												
合格サイン (7)												

この上は、3回目試験予備スペース

・安全に、患者さんがリラックスできるように、確実に、制限時間内に、結果を伴うように、なるべく出血させず要護的に。
・1回見学後は、その評価医師の症例把握許可後、指導下に実施できる。通して実施できる。妥当と判断なら各項目に✓。全部✓が付き妊娠反応後自己記入後合格サインもらう。
・※妊娠反応（＋2pt、−Opt）記入あれば不合格でも通し実施月日の項目別ポイントは有効。※Dr東三河の採卵ポイントは✓Dr東三河の移植の技術技巧は7pt。
・麻酔有採卵例は、5回以上正常卵確保までの卵胞算刺のみ評価医師が行う事もできる。残り算卵卵胞数4以上で採卵率70%以上と実施（変性卵含む）なら通し実施と同等に扱う。
・評価医師の判断で通し実施をストップしてよい。採卵のベスト3名（うち麻酔無採卵1名）と胚移植3名の合格と胚移植後妊娠反応＋と累計150ptがセンター長の最終試験受験資格要件。
・培養室内に掲示。最終合格翌日から勤務可とが、最終原本はセンター長が保管、専門医取得等に必要取得時に必要なら早めにコピーを。

Ver.201805

図1 当院における評価表

6●将来展望・その他

なしに分けた採卵でのべ 3 人（うち麻酔なし採卵 1 人）と胚移植 3 人の合格が得られ，胚移植後妊娠反応陽性と累計 150 pt に達すると筆者による胚移植のみの最終試験を受けることができる．新臨床研修制度では他院での研修期間もあるが，そのような期間を除き 30 日を超えてポイントがなければそれまでのすべてのポイントは失効する．最終試験にあたり，それまでの採卵や胚移植の患者経過を把握しており，最終合格となれば，翌日から採卵・胚移植担当医師となることができ，勤務表に反映される．

　どのような場合でも，採卵日・胚移植日の朝にはセンター長が外来診察を行う．そして，施術時に卵胞穿刺困難や胚移植カテーテル困難であれば，センター長に連絡して必要に応じてセンター長が外来診療を中断し中央手術センターに向かい，交代して実施継続する仕組みも確立している．採卵時には血管走行をカラードップラーで確認することもできるようになっており，胚移植にあたっては，3 D エコーで確認できるようにもなっている．症例把握する予習段階では，センター長が外来診療で記録した経腟超音波エコー画像を子宮・卵巣全体のスキャン動画も含めて院内のどの電子カルテ端末からも確認できるようにもなっている．また，胚移植後の妊娠成立例は，胚移植実施医師が初回妊婦健診時から主治医となる．

その他の手技などのライセンス制

　子宮卵管造影，子宮内人工授精，一般不妊外来についても，屋根瓦方式を基本として習得し，最終的には単独で実施するためのライセンスがチームリーダー（センター長）により与えられる．生殖外科手術については，女性内視鏡外科設置後は，一部の内視鏡手術ならびに開腹手術のみを総合生殖医療センターで管轄するようになったが，当院での研修が中心となる者を優先してセンター長と数例実施して，生殖医療に配慮した手術ができると判断した若手医師は修了としている．

　ART 外来については，センター長のみが行っているが，希望者のみにセンター長の外来に付きながら学ぶ機会を与えている．そして，センター長とともに外来主治医になって平易な患者から担当していくことも可能としている．

おわりに

　このように，生殖医療におけるライセンス制は，伝承が難しいとされる生殖医療において，一定の責任を持って診療を実践し，産婦人科医としてのプロフェッ

Ⅱ

生殖補助医療（ART）

ショナリズムを向上させていくことを狙っており，我が国や米国[1]・ヨーロッパ[2]の専門医制度とは別の意味合いを持つ．当院に単に在籍していただけでなく，当院での研修により一定レベルに到達したことの証明となるものでもあり，本稿で述べたような患者・施設（組織）・本人にとってのさまざまなプラス効果が期待できる．

文献

1) Gambone JC, Segars JH, Cedars M, et al. Fellowship training and board certification in reproductive endocrinology and infertility. Fertil Steril. 2015; 104: 3-7.
2) Calhaz-Jorge C, Feki A, Farquharson R. European view of subspecialty training on behalf of the European Society of Human Reproduction and Embryology (ESHRE). Fertil Steril. 2015; 104: 8-11.

6 将来展望・その他

③ 日本の生殖補助医療の統計から見える課題

中島 章　佐久本哲郎　齊藤英和

ここがポイント

1. ARTの周産期予後について理解する.
2. ARTの出生児へ与えるインパクト，潜在的リスクを知り，真摯に診療へとりくむ姿勢が求められる.

　日本の人口構造は徐々に高齢化社会から少子高齢化社会という，いわゆる釣り鐘型に変化した．世界に先駆けこの人口構造変化を経験している我々は，さらにART大国として，現在17人に1人がART出生児という類をみない状況から，その将来像に世界的にも注目されていると考えられる.

　それを背景に，生殖補助医療がどのように社会に受け入れられているのかを十分にモニタリングし，そのアウトカムを出し続けていくことは，児の健康や患者個々の人生設計を考える上で，また社会学的な意味合いを含め，非常に重要である.

　日本産科婦人科学会の生殖医療に関する登録小委員会は，年別の生殖補助医療件数および治療内容，出生児の予後についてオンラインで登録を行っている．これまでの登録データを元に本邦より発信された情報について本稿において紹介する.

出生児体重について

　著者らは2007～2008年のART登録より出生児体重に関する解析を実施した[1]．当時はまだ新鮮胚移植での妊娠数と融解胚移植（FET）の妊娠数が同等な時期であるが，それぞれの単胎の正期産出生体重を，同年の日本の単胎全出生児体重と比較した．新鮮胚移植周期での出生児は，日本全体より50g程度体重が

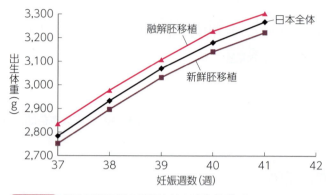

図1 単胎正期産児の妊娠方法と出生体重（Nakashima A, et al. Fertil Steril. 2013; 99: 450-5[1]より改変）

減少し，一方融解胚移植では40g程度体重が増加していることがわかった（図1）．また新鮮胚移植周期において，影響を与える因子について排卵誘発方法を比較し，クロミフェンやゴナドトロピンの使用周期では低出生体重児（LBW）となるリスクが1.6〜2.1倍へ増加することがわかった．また移植時期においても胚盤胞移植の方が，分割期胚移植より出生体重が大きくなることがわかった．

　左らは，2007〜2013年のART登録より，新鮮胚移植により単体妊娠し，出産に至った38,220人の周産期予後をさらに詳細に検討した．自然周期と比較し，何らかの排卵誘発により早産およびLBW, small for gestational age（SGA）のリスクが有意に上昇していたが，クロミフェンを使用した周期で最もそのリスクが上昇している（LBW: aOR 1.58, 95％CI 1.43-1.73, SGA: aOR 1.65, 95％CI 1.50-1.82）．採卵数が1個の症例に限定しても，新鮮胚移植の場合，クロミフェンの使用によりそのリスクが上昇していた（LBW: aOR 1.44, 95％CI 1.11-1.89, SGA: aOR 1.68, 95％CI 1.30-2.18）（未発表データ）．これらの結果は，排卵誘発が子宮内環境に何らかの影響を与えていることを示唆しており，特にクロミフェンの使用が児の生育環境に与える影響が懸念される．

単一胚移植が与えたインパクト

　2007年より単一胚移植を原則とする会告が告示されて以来，多胎妊娠が減少したことは言うまでもないが，それによる影響を石原らは2008〜2010年の登録より予後解析を行った[2]．これによると，FETにより，早産やLBWのリスクは

6●将来展望・その他

減少したが，やはり large for gestational age（LGA）が増加しており，また癒着胎盤の発症率が 3.16 倍（95％CI 1.71-6.23）に，妊娠高血圧症候群の発症は 1.58 倍（95％CI 1.35-1.86）に増加していることが確認された．また胚盤胞移植により LGA が 1.14 倍（95％CI 1.07-1.23）増加することが確認された．FET および長期培養が子宮内膜および胎盤環境に与える影響についても今後調査していく必要がある．

ART と性比について

人口統計からは通常出生する男女比率はやや男性が多いことが知られている．有川らは ART が性比に与える影響について報告した[3]．表 1 に示したように，IVF および胚盤胞移植で有意に男児出生率が上昇し，ICSI で女児出生率が上昇している．また IVF，ICSI 周期を精液所見で分類すると，精子無力症での IVF 児で有意に女児の割合が増加することが確認された（SSR 0.91，95％CI 0.82-0.999）．ICSI では精液所見にかかわらず Y 染色体をもつ精子から得られた受精卵を選択する確率がやや低下している可能性がある．合計するとほぼ同等か男児がやや多い程度ではあるが，全人口における ICSI を実施した出生児の割合が増えてくると，現在の人口比では，女性が長寿であることから男性の方が少ないという構造に対し，将来的に何らかの社会的インパクトが生じる可能性も否定できない．現段階でこれらの事象について言及することは難しいが，生殖医療を行う立場として，その傾向を知っておく必要はあると思われる．

表 1 媒精方法，培養期間と性比（Arikawa M, et al. Fertil Steril. 2016; 105: 897-904[3]より改変）

	男児 (n)	女児 (n)	性比（SSR）(%)	crude OR (95％CI)
合計	13,816	13,342	50.9	
受精方法				
IVF	7,959	7,035	53.1	reference
ICSI（射出精子）	5,549	5,969	48.2	0.82（0.78-0.86）
ICSI（非射出精子）	308	338	47.7	0.81（0.69-0.94）
胚培養期間				
分割期	9,186	9,212	49.9	reference
胚盤胞	4,630	4,130	52.9	1.1（1.07-1.2）

Monozygotic twinning（MZT）の発生について

　中筋らは，2010 年の統計結果より，monozygotic twinning（MZT）の発生について検討を行った[4]．これによると，ART 妊娠において 1.4％が MZT で出産しており，一般人口においての 0.4％と比較し，高い割合で発生している．内訳では，胚盤胞までの長期培養において 1.6％で発生しており，分割期胚移植の0.9％と比較した場合，1.84 倍（95％CI 1.38-2.44）に上昇することが確認された．また，池本らは，2007～2014 年の統計結果からより詳細な検討を行い，新鮮胚移植より FET で 1.34 倍（95％CI 1.16-1.55），胚盤胞培養により 1.79 倍（95％CI 1.54-2.09），さらに，人工的孵化法により 1.21 倍（95％CI 1.08-1.35）に増加することを報告した[5]．胚盤胞培養および人工的孵化により着床率が上昇することも十分に有意義なものではあるが，その適応を十分に検討し，患者へも周産期リスクについて説明しておく必要がある．

アロマターゼ阻害薬の使用について

　辰巳らは 2011～2013 年の統計より，新鮮胚移植および FET におけるアロマターゼ阻害薬の有用性について検討している．アロマターゼ阻害薬は乳がん治療薬として保険認可された薬剤であるが，排卵誘発への有用性に関して，クロミフェンより有意に妊娠率の向上が得られ，流産率が低下するとの評価は周知の通りである．しかしこの薬剤使用においては，これらの新生児に対するリスク評価が不透明であった．新鮮胚移植周期単一胚移植において，自然周期採卵と比較し有意に流産率が低下し（aOR 0.37，95％CI 0.30-0.47），その他の周産期予後や児の奇形発症率に差はなかった[6]．また FET においてアロマターゼ阻害薬を併用した排卵周期での移植は，自然周期やホルモン周期と比較し，臨床的妊娠率が高く（aOR 1.57，95％CI 1.48-1.66，aOR 1.71，95％CI 1.62-1.81），生産率も有意に高かった（aOR 1.45，95％CI 1.38-1.51，aOR 1.56，95％CI 1.49-1.63）．また先天奇形の発症率は 3 群で有意差はなかったと報告している[7]．

おわりに

　日本が ART 大国であることは周知の通りであるが，これらの技術が与える恩恵とともに，その潜在的リスクはまだ解決されたわけではない．生殖補助医療統計によるマクロな視点から ART の技術を再考することで，今後の課題が見えて

きていると思われる．培養環境，凍結および融解操作がエピジェネティックな変化を引き起こしているという基礎研究からの報告もあり[8]，より適切な技術の開発および習得に励む必要がある．また移植周期の内膜環境によって着床後の胎盤形成や周産期予後が変わってくる可能性は産科・新生児科の医師にも理解をしてもらう必要があり，密に連携をとりながら治療に取り組む姿勢が求められる．

☞**文献**

1) Nakashima A, Araki R, Saito H, et al. Implications of assisted reproductive technologies on term singleton birth weight: an analysis of 25,777 children in the national assisted reproduction registry of Japan. Fertil Steril. 2013; 99: 450-5.

2) Ishihara O, Araki R, Kuwahara A, et al. Impact of frozen-thawed single-blastocyst transfer on maternal and neonatal outcome: an analysis of 277,042 single-embryo transfer cycles from 2008 to 2010 in Japan. Fertil Steril. 2014; 101: 128-33.

3) Arikawa M, Jwa SC, Kuwahara A, et al. Effect of semen quality on human sex ratio in in vitro fertilization and intracytoplasmic sperm injection: an analysis of 27,158 singleton infants born after fresh single-embryo transfer. Fertil Steril. 2016; 105: 897-904.

4) Nakasuji T, Saito H, Nakashima A, et al. The incidence of monozygotic twinning in assisted reproductive technology: analysis based on results from the 2010 Japanese ART national registry. J Assist Reprod Genet. 2014; 31: 803-7.

5) Ikemoto Y, Kuroda K, Ochiai A, et al. Prevalence and risk factors of zygotic splitting after 937 848 single embryo transfer cycles. Hum Reprod. 2018; 33: 1984-91.

6) Tatsumi T, Jwa SC, Kuwahara A, et al. No increased risk of major congenital anomalies or adverse pregnancy or neonatal outcomes following letrozole use in assisted reproductive technology. Hum Reprod. 2017; 32: 125-32.

7) Tatsumi T, Jwa SC, Kuwahara A, et al. Pregnancy and neonatal outcomes following letrozole use in frozen-thawed single embryo transfer cycles. Hum Reprod. 2017; 32: 1244-8.

8) Hiura H, Hattori H, Kobayashi N, et al. Genome-wide microRNA expression profiling in placentae from frozen-thawed blastocyst transfer. Clin Epigenetics. 2017; 9: 79.

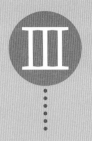

女性不妊症
男性不妊症
生殖補助医療（ART）

がん・生殖

不育症
その他

1 精子・精巣凍結

1 がんと生殖医療

白石晃司

ここがポイント

1. 近年のがん治療は cure とともに care も必要とされており，不妊症は cancer survivor の QOL を著しく下げる．
2. 治療，特に化学療法前の精子凍結保存が勧められる．
3. 抗がん剤投与後の無精子症であっても顕微鏡下精巣内精子採取術により治療可能である．

　近年 cancer survivor（CS）においては，治療後の豊かな QOL が求められるようになった．特に不妊症は若年者の CS 患者の QOL を著しく低下させ，そのマネージメントを追及する分野として oncofertility という概念が登場した．2007 年に Woodruff により "Oncofertility is a new interdisciplinary approach to address the reproductive future of young men, women and children facing a life-preserving but fertility threatening cancer diagnosis."[1]として初めて紹介されて以降，PubMed 上で "oncofertility" という言葉は 2009 年には 2 件であったものが 2018 年には 75 件へと増加している．本邦においては 2017 年に「小児，思春期・若年がん患者の妊孕性温存に関するガイドライン」が発刊され，がん治療に携わる多くの医療者に oncofertility という概念が浸透してきている．本稿では男性 CS 患者の現状と不妊治療について概説する．

がんおよびがん治療の精子形成への影響

　一般的には細胞の分化・増殖が活発である精細胞は，体細胞である Leydig 細胞や Sertoli 細胞よりも影響を受けやすい．つまり抗がん剤による精巣毒性は乏または無精子症などの男性不妊症というかたちで現れてくる．造精機能障害は使

1 ● 精子・精巣凍結

表1 化学療法および放射線治療による性腺機能障害のリスク分類
（米国臨床腫瘍学会のホームページより改変）

リスク	薬剤	投与量	疾患
高リスク	アルキル化剤＋全身照射		白血病への造血幹細胞移植前処置，リンパ腫，骨髄腫，Ewing肉腫，神経芽細胞腫
	アルキル化剤＋骨盤または精巣照射		肉腫，精巣腫瘍
	シクロホスファミド総量	7.5 g/m^2	造血幹細胞移植前処置
	プロカルバジン	MOPP＞3サイクル BEACOPP＞6サイクル	Hodgkinリンパ腫
	テモゾロミドまたはカルムスチン＋頭蓋照射		脳腫瘍
	精巣照射	＞2.5 Gy（成人男性）＞15 Gy（小児）	精巣腫瘍，急性リンパ性白血病，非Hodgkinリンパ腫，肉腫，胚細胞腫瘍
	全身照射		造血幹細胞移植
	頭蓋照射	＞40 Gy	脳腫瘍
中間リスク	重金属を含むレジメン BEP シスプラチン総量 カルボプラチン総量	2〜4サイクル ＞400 mg/m^2 ＞2 g/m^2	精巣腫瘍
	散乱による精巣への照射	1〜6 Gy	Wilms腫瘍，神経芽細胞腫
低リスク	アルキル化剤以外の薬剤を含むレジメン	ABVD, CHOP, COP, 白血病に対する多剤療法	Hodgkinリンパ腫，非Hodgkinリンパ腫，白血病
	精巣に対する放射線照射	0.2〜0.7 Gy	精巣腫瘍
	アントラサイクリン系＋シタラビン		急性骨髄性白血病
超低リスク，または影響なし	ビンクリスチンを用いた多剤療法		白血病，リンパ腫，肺がん
	放射線ヨウ素		甲状腺がん
	散乱による精巣への照射	＜0.2 Gy	多発がん
不明	モノクローナル抗体		大腸がん，非小細胞肺がん，頭頸部がん
	チロシンキナーゼ阻害薬		非小細胞肺がん，膵臓がん，慢性骨髄性白血病，消化管間質腫瘍

Ⅲ

がん・生殖

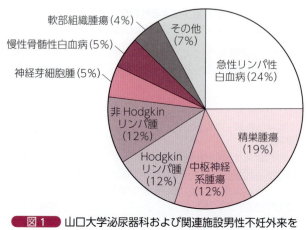

図1 山口大学泌尿器科および関連施設男性不妊外来を受診した cancer survivor 患者の原疾患
（2007年4月〜2018年12月，n＝214）

用される抗がん剤の種類や量に依存し，化学療法終了後数カ月から年単位で回復するケースもあるが，投与量の増加により不可逆的な造精機能障害を生じる．治療プロトコールや抗がん剤投与量などが精巣機能に及ぼす影響は高・中間・低・超低リスクおよび不明に分類されている（表1）．特にシクロホスファミド，イホスファミド，ブスルファンなどのアルキル化剤やシスプラチンなどの白金製剤は造精機能への影響が強い．我々が経験した CS 症例については図1に示すように血液腫瘍を原疾患とするものが多い．急性白血病に対する化学療法や Hodgkin リンパ腫の ABVD 療法，非 Hodgkin リンパ腫の CHOP 療法の場合は一時的には無精子症をきたすが，永続的な無精子症になる頻度は低い．一方で，アルキル化剤を大量に使用した場合や，放射線の照射線量が多い場合（7 Gy を超える）は精巣毒性が強く，これらを併用することの多い同種造血幹細胞移植の前処置では，永続的な無精子症となる確率が高い．

　中枢神経系腫瘍に対して視床下部や下垂体への照射が 35〜40 Gy を超えるとゴナドトロピン（LH および FSH）の分泌が低下し，低ゴナドトロピン性性腺機能低下症（male hypogonadotoropic hypogonadism: MHH）を生じるケースも稀ではない．

1 ● 精子・精巣凍結

妊孕性温存: 精子凍結保存

抗がん剤治療や，精巣腫瘍で両側精巣摘除のようながん治療により無精子症となるリスクの高い男性がん患者が挙児希望を有する場合には，治療前精子凍結保存が推奨されている[2]．マスターベーションが不可能な場合や射出精子の質が悪い場合には，精巣内精子採取術（testicular sperm extraction: TESE）も考慮する．精巣腫瘍の場合で術前から無精子症の場合は，高位精巣摘除術と同時の精巣精子採取術（onco-testicular sperm extraction: onco-TESE）により精子保存が可能である．治療前凍結精子の利用に関するシステマティックレビューにおいて，精子利用率は8%であるも破棄率も16%と低いため[3]，将来的な利用を予定しているケースが多いことや，自身の配偶子が存在するという安心感が治療中および治療後のQOLの向上につながっているのではないかと考えられる．また使用方法については顕微授精（ICSI）が多く成績も良好であるため，精子を凍結保存できたとしても，精子凍結の更新のコストや，将来的に不妊治療にかかるコストと配偶者への侵襲も高いことも説明しておくべきである．

性機能障害に対する妊孕性温存

精巣腫瘍では後腹膜リンパ節郭清術後の逆行性射精，消化器がんでは大腸がん根治術での下腹神経叢障害による勃起障害（ED）や射精障害などの性機能障害の頻度が高い．さまざまな神経温存術式が試みられているが，逆行性射精であれば膀胱内からの精子回収が可能であり，抗がん剤を使用しなかったり精巣毒性の少ない抗がん剤の使用であれば，TESEによる精子採取も高率で可能である．ホスホジエステラーゼ5阻害薬やプロスタグランジン陰茎海綿体内注射および陰圧式勃起補助具も，ED治療のみならず射精も可能となるので，不妊治療という点でも有用である．逆行性射精に関しては，三環系抗うつ薬であるアモキサピンが有用である．

中枢神経系腫瘍に対する妊孕性温存

頭部への放射線療法による視床下部-下垂体の機能障害では，MHHをきたす．低テストステロンにより外陰部の発育などの性腺機能低下症状をきたすため，思春期前の症例にはテストステロン投与が行われることが多いが，挙時希望のある場合にはhCG/rhFSH（recombinant human follicle stimulating hormone）

Ⅲ

がん・生殖

療法により，射出精子出現率や患者 QOL も高い[4].

Cancer survivor に対する男性不妊治療

化学療法後であっても精液所見が正常な症例から乏精子症および無精子症を呈するものまでさまざまであるが，精巣毒性のある薬剤を用いて根治に導かれた症例においては無精子症（post-chemotherapy azoospermia: PCA）を呈することが多い．PCA に対しては顕微鏡下精巣内精子採取術（microdissection testicular sperm extraction: micro-TESE）が勧められる[5].精子採取率は 30〜50％であるが，一般的な非閉塞性無精子症の場合よりも若干高い．その理由の 1 つとして PCA 患者において相対的に精巣がん治療後，つまり導入化学療法として精巣毒性の比較的少ない BEP（ブレオマイシン，エトポシド，シスプラチン）3〜4 コースの使用にとどまり，時間経過とともに造精機能の回復過程にある症例もあるためである．一方で，血液系腫瘍でアルキル化剤を大量に使用されているケースでは精子採取率は低い[6].PCA の場合は内分泌療法により精子形成を促進させることも可能である[6].

展望

がん治療にはがんからの患者の "cure" と同時に "care" が同時に求められる．NCCN のガイドラインでは，がん治療開始前の妊孕性温存に関する情報提供は，一般的に考慮されるべき重要事項の 1 つと考えられている．しかし本邦のがん治療医において CS 患者の不妊症などの supportive ケアについてはまだ興味が薄いため，今後泌尿器科および産婦人科医からの生殖医療の情報提供を患者に積極的に行い，がん治療医も生殖医療を十分に理解することが，本邦の CS 患者の QOL 向上に大いに貢献すると考えられる．

研究面ではマウスで試みられているように，精子形成の始まっていない若年がん患者の精巣組織を治療前に凍結保存し，必要時に解凍して組織内の生殖細胞を精子まで分化させるような試みがなされている．

☞文献

1) Woodruff TK. The emergence of a new interdiscipline: oncofertility. Cancer Treat Res. 2007; 138: 3-11.
2) Fertility Preservation for Patients With Cancer: ASCO Clinical Practice

Guideline Updata. J Clin Oncol. 2013; 31: 2500-10.

3) Ferrari S, Paffoni A, Fillippi F, et al. Sperm cryopreservation and reproductive outcome in male cancer patients: a systematic review. Reprod Biomed Online. 2016; 33: 29-38.

4) Shiraishi K, Oka S, Matsuyama H. Assessment of quality of life during gonadotrophin treatment for male hypogonadotrophic hypogonadism. Clin Endocrinol. 2014; 81: 259-65.

5) Shin T, Kobayashi T, Shimomura Y, et al. Microdissection testicular sperm extraction in Japanese patients with persistant azoospermia after chemotherapy. Int J Clin Oncol. 2016; 21: 1167-71.

6) Shiraishi K, Matsuyama H. Microdissection testicular sperm extraction and salvage hormonal treatment in patients with postchemotherapy azoospermia. Urology. 2014; 83: 100-6.

1 精子・精巣凍結

② がん化学療法に伴う精子凍結保存

千葉公嗣　藤澤正人

ここがポイント

1. がんの診断後，抗がん化学療法の開始前に精子凍結保存を含む妊孕性温存についての情報提供を行うべきである．
2. 凍結保存精子の使用率は 10％程度の報告が多い．顕微授精に使用した場合，一定の妊娠率が期待できる．
3. 小児では現段階では妊孕性温存のための有用な手段はない．

近年の悪性腫瘍に対する診断と治療の進歩により，がん治療はがんそのものの治療に終始するのではなく，いわゆる "がんサバイバーシップ" の概念が医療者側にも患者側にも広く認識される時代となっている．このような状況のなかで，がん化学療法による妊孕性の低下はがんサバイバーの QOL を低下させる大きな要因の 1 つである．特に思春期および若年成人（AYA: adolescent and young adult）では，がん治療に関連する妊孕性温存は重要な問題であり，悪性腫瘍の診断がなされ治療が開始されるまでの時間が限られているなかで，すべての患者に対して治療開始前に妊孕性温存に関する情報が提供されるべきである．本稿では男性のがん治療前の妊孕性温存の中心である射出精子の凍結保存について述べる．

抗がん化学療法と精子凍結保存

生殖年齢層の男性に頻度の高い悪性腫瘍は胚細胞腫瘍，血液腫瘍であるが，担がん患者においては栄養状態の低下，内分泌環境の変化，炎症反応の上昇などが原因となり，精子形成障害が問題となることがある．特に，胚細胞腫瘍の患者は治療前の精液所見が他の悪性腫瘍患者と比較して不良であることが知られている[1]．がん治療自体の妊孕性低下への関与としては，抗がん剤投与，放射線照射

の副作用による精子形成障害のほか，腹部手術による射精障害が挙げられ，このうち最も問題となることが多いのは抗がん剤投与による精子形成障害である．主な抗がん剤の精巣毒性について表1に示す[2]．このように治療による精子形成障害の程度はある程度推測することができるが，治療効果により抗がん化学療法の種類や投与量が変化することや，個々の患者によって精子形成障害の程度はさまざまであることより，治療前に治療後の精子形成障害の程度を完全に予測することは困難であると考えられる．したがって，抗がん剤治療開始前には妊孕性温存治療としての精子凍結保存について，少なくとも医療者側からの情報提供は必須である．ASCO（American Society of Clinical Oncology），NCCN（National Comprehensive Cancer Network）いずれのガイドラインでもがん治療開始前には妊孕性温存に関する情報提供を考慮するべきと記載されており[3,4]，2017年に刊行された日本癌治療学会のガイドラインでは「がん治療医は何よりもがん治療を最優先としつつも，がん治療によって生殖可能年齢内に不妊となる可能性に関する情報を患者に伝え，挙児希望がある場合，可能な限り早期に生殖医療専門医に紹介する」ことが推奨されている[5]．また，治療時に独身であっても，精子凍結をすることにより患者のがん治療に対する意欲が向上するとの報告がある[6]．

精子凍結保存の実際

　排卵誘発薬を用いた卵巣刺激を要する卵子凍結とは異なり，精子凍結は比較的容易に施行できる．具体的には，マスターベーションで採取した精液を検鏡後，洗浄濃縮した精子を精子保存液と混和し分注，液体窒素にて凍結保存する．将来的に凍結精子を使用する際は顕微授精に供することが多いため，精子凍結保存は生殖補助医療（assisted reproductive technology: ART）ができる施設で行われるが，がん治療を提供する施設内にARTを行う体制が必ずしもあるとは限らない．このような場合は，がん治療施設と近隣のART施行施設との円滑な連携が要求される．悪性腫瘍の診断から治療開始までの時間は限られているが，抗がん化学療法の開始により精子数や精子運動率が悪化するほか，精子DNAの損傷が起こるため，原則的には精子凍結保存は治療開始前に行われるべきである．

　このように比較的簡便に行うことができる精子凍結保存ではあるが，全身状態不良で射精が困難な症例や，検鏡で精子数がきわめて少ない，あるいは無精子症である症例などで精子凍結を断念せざるを得ない症例も経験する．このような症例で精子凍結を行うには精巣内精子採取術(testicular sperm extraction: TESE)

表1 抗がん化学療法による性腺毒性のリスク分類
(Lee SJ, et al. J Clin Oncol. 2006; 24: 2917-31[2]) より改変)

リスク	治療プロトコール	投与量	使用対象疾患
高リスク（治療後, 一般的に無精子症が遷延, 永続する）	アルキル化剤＋放射線全身照射		白血病への造血幹細胞移植の前処置, リンパ腫, 骨髄腫, Ewing 肉腫, 神経芽細胞腫
	アルキル化剤＋放射線骨盤または精巣照射		肉腫, 精巣腫瘍
	シクロホスファミド総量	7.5 g/m^2	多くのがん腫と造血幹細胞移植の前処置
	プロカルバジンを含むレジメン	MOPP＞3 サイクル BEACOPP＞6 サイクル	Hodgkin リンパ腫
	テモゾロミドまたはカルムスチンを含むレジメン＋頭蓋照射		脳腫瘍
中間リスク（治療後, 無精子症が遷延, 永続することがある）	重金属を含むレジメン		精巣腫瘍
	BEP	2～4 サイクル	精巣腫瘍
	シスプラチン総量	$>400 \text{ mg/m}^2$	精巣腫瘍
	カルボプラチン総量	$>2 \text{ g/m}^2$	精巣腫瘍
低リスク（一時的な造精機能低下）	アルキル化剤以外の薬剤を含むレジメン	ABVD, CHOP, COP, 白血病に対する多剤療法	Hodgkin リンパ腫, 非 Hodgkin リンパ腫, 白血病
	アントラサイクリン系＋シタラビン		急性骨髄性白血病
超低リスクまたは影響なし	ビンクリスチンを用いた多剤療法		白血病, リンパ腫, 肺がん
	放射性ヨウ素		甲状腺がん
不明	モノクローナル抗体（ベバシズマブ, セツキシマブなど）		大腸がん, 非小細胞肺がん, 頭頸部がん
	チロシンキナーゼ阻害薬（エルロチニブ, イマニチブなど）		非小細胞肺がん, 膵がん, 慢性骨髄性白血病, 消化管間葉腫瘍

アルキル化剤: ブスルファン, カルムスチン, シクロホスファミド, イホスファミド, メルファラン, プロカルバジンなど

1 ● 精子・精巣凍結

で精子採取を試みることになるが，がん治療開始のタイミングとの問題もあり，大半の施設では対応困難であると考えられる．特記事項としては，原疾患が精巣腫瘍の場合は当初の治療として精巣摘除術が施行されることが一般的であり，事前に射出精子の凍結が困難であることが判明している場合には，摘除した精巣の正常部位から採取した精細管を検鏡することにより精子採取が期待できる（onco-TESE）．胚培養士が術中の精細管の検鏡や凍結保存処理のために精巣摘除の手術時に同席することが必要であるが，非侵襲的かつ抗がん剤治療のタイミングを遅らせることなく精子凍結ができる治療として有用である．

凍結精子の使用状況

　抗がん化学療法前に凍結保存された精子がどの程度の頻度で使用されているかという情報は，精子凍結保存について患者に説明する際に有用である．本邦での報告では凍結精子の使用率は10％以下の報告が多く，決して高くはない[7-10]．約900例の精子凍結患者を長期間follow upした海外の報告においても，その使用率は10.7％とされている[11]．当科では院内でARTを施行する体制にないため，関連施設との密接な連携のもとに精子凍結保存を行っているが，2008年以降に精子凍結保存を施行した57例の検討において，凍結精子を使用していた症例は6例（10.5％）であり，このうち5例で顕微授精による妊娠出産が得られていた（表2）．凍結保存精子の使用率が高くない原因としては，未婚のままの患者が一定数存在すること，治療後に精子形成が回復し凍結精子を使用せずに挙児を達成している患者が存在することなどが挙げられる．このように凍結保存した精子は使用されないことも多いが，治療後に無精子症が持続した場合でも，凍結精子を使用した顕微授精で一定の割合で挙児が期待できることを，患者に情報提供する

表2 精子凍結保存の使用状況

使用した凍結精子: 57例中6例（10.5％）

原疾患	年齢 （凍結時）	妻年齢 （凍結時）	凍結時精液所見 （×10^6/mL, %）	生殖補助 医療	転帰
精巣腫瘍	29	29	0.3, 0%	ICSI	出産
精巣腫瘍	30	27	onco-TESE	ICSI	出産
精巣腫瘍	29	37	8, 63%	ICSI	妊娠せず
精巣腫瘍	40	33	58, 74%	ICSI	出産
精巣腫瘍	49	37	45, 51%	ICSI	出産
神経膠芽腫	36	36	75, 61%	ICSI	出産

ことが必要である.

治療後に精子形成が回復傾向にあるが, 依然 ART を要する所見である場合に, 凍結精子を使用するか射出精子を用いるかという点も重要な論点である. 担がん状態の患者で精子の DNA fragmentation が多いとの報告や[12], 凍結融解による精子への一定のダメージは避けられないことは凍結精子を使う上での demerit と考えられる. 一方で, 精子形成が回復傾向にあっても, 抗がん剤投与後 2 年程度は精子の DNA 損傷や染色体の異数性が持続するとの報告もあり[13], 挙児希望のタイミングや凍結できた精子の量にも左右されるが, 射出精子をまず使用するのが一般的ではないかと考える.

小児患者への対応

第二次性徴を終了した成人患者では上述の通りがん治療前に精子凍結保存が可能であるが, 小児患者では精巣内に精祖細胞と精母細胞しか存在しないため, 現時点での臨床上, 精子凍結保存は不可能である. 治療前に精巣組織を採取しておき将来移植する方法[14]や, 精巣組織を vitro で培養し精子形成を誘導する方法[15]が研究されており, この分野における将来的な臨床応用の発展が待たれるところである.

☞文献

1) van Casteren NJ, Boellaard WP, Romijn JC, et al. Gonadal dysfunction in male cancer patients before cytotoxic treatment. Int J Androl. 2010; 33: 73-9.

2) Lee SJ, Schover LR, Partridge AH, et al; American Society of Clinical Oncology. American Society of Clinical Oncology recommendations on fertility preservation in cancer patients. J Clin Oncol. 2006; 24: 2917-31.

3) Oktay K, Harvey BE, Partridge AH, et al. Fertility Preservation in Patients With Cancer: ASCO Clinical Practice Guideline Update. J Clin Oncol. 2018; 36: 1994-2001.

4) Coccia PF, Pappo AS, Altman J, et al. Adolescent and Young Adult Oncology, ver. 2 2014. Featured Updates to the NCCN Guidelines. J Natl Compr Canc Netw. 2014; 12: 21-32.

5) 日本癌治療学会, 編. 小児, 思春期, 若年がん患者の妊孕性温存に関する診療ガイドライン 2017 年版. 東京: 金原出版; 2017.

6) Saito K, Suzuki K, Iwasaki A, et al. Sperm cryopreservation before cancer chemotherapy helps in the emotional battle against cancer. Am Can Soc. 2005; 20: 521-4.

1 ● 精子・精巣凍結

7) 鈴木康太郎, 松崎純一, 窪田吉信, 他. 精子を凍結保存した患者のその後の経過. 泌尿紀要. 2007; 53: 539-44.
8) 宗田 武, 大久保和俊, 小川 修, 他. 長期精子凍結保存の現状と問題点: 日本のプライベートホスピタルでの 5 年間の経験. 泌尿紀要. 2009; 55: 9-13.
9) 谷口久哲, 日浦義仁, 松田公志, 他. 当科における悪性腫瘍患者の精子凍結保存の現状と保存システムに関する検討. 泌尿紀要. 2011; 57: 367-71.
10) 大久保和俊, 西山博之. 精巣腫瘍患者における妊孕性と長期精子凍結保存の現状. Urology View. 2009; 7: 111-5.
11) Muller I, Oude Ophuis RJ, Broekmans FJ, et al. Semen cryopreservation and usage rate for assisted reproductive technology in 898 men with cancer. Reprod Biomed Online. 2016; 32: 147-53.
12) Said TM, Tellez S, Evenson DP, et al. Assessment of sperm quality, DNA integrity and cryopreservation protocols in men diagnosed with testicular and systemic malignancies. Andrologia. 2009; 41: 377-82.
13) Rives N, Walschaerts M, Setif V, et al. Sperm aneuploidy after testicular cancer treatment: data from a prospective multicenter study performed within the French Centre d'Étude et de Conservation des Oeufs et du Sperme network. Fertil Steril. 2017; 107: 580-8.e1.
14) Goossens E, Van Saen D, Tournaye H. Spermatogonial stem cell preservation and transplantation: from research to clinic. Hum Reprod. 2013; 28: 897-907.
15) Sato T, Katagiri K, Gohbara A, et al. In vitro production of functional sperm in cultured neonatal mouse testes. Nature. 2011; 24; 504-7.

1 精子・精巣凍結

③ Onco-TESE

湯村 寧

ここがポイント

1. Onco-TESE とは妊孕性温存（精子保存）治療の際にオプションとして行われる，精巣内精子回収術である．
2. 対象はがん治療前に精子保存を行う予定の患者で精液中に精子が存在しない，精通がないもしくは射精できない患者である．
3. ガイドラインでも推奨されてはいるもののまだ認知度がそれほど高くないため今後本術式の知識・必要性を浸透させることが重要である．

Onco-TESE とは？　その適応疾患について

精巣内精子回収術（testicular sperm extraction: TESE）は主に無精子症患者を対象とした，精子を精巣内から直接回収する手術である．Conventional TESE（C-TESE）と microdissection TESE（micro TESE）の2種があるが，いずれも精細管を採取後，精子の有無を主に培養士が顕微鏡で探索する．回収された精子は多くの場合凍結され，後日顕微授精（ICSI）に用いられる．

この術式を妊孕性温存治療のオプションとして行うのが onco-TESE である[1]．本邦の妊孕性温存に関するガイドラインでは泌尿器科腫瘍（主に精巣腫瘍）・小児がん・骨軟部腫瘍における温存治療の項には記載があり，今後造血細胞腫瘍などの疾患でも取り上げられていくと思われる[2]．

一般的に若年性男性がん患者の妊孕性温存（精子保存）治療は，マスターベーションにより得た精液を液体窒素蒸気法にて凍結保存する．しかし，この方法では射出した精液中に精子が認められない場合や，まだ精通のない男児に対応できない．このような場合，精巣から直接精子を取り出し凍結保存しておく方法が必

要であり，onco-TESE はその際に行われる.

　この他，両側同時発生の精巣腫瘍，すでに何らかの事情で単精巣である患者が精巣腫瘍になった場合，骨盤内手術などにより射精できない状況となった患者が抗がん剤治療を行う場合なども適応として考えられる.

Onco-TESE の術式について

　術式は一般的な TESE と大きな差はないため TESE の稿に譲るが，不妊治療とは異なり患者の疾患や状態によって術式を検討する必要はある. 今のところ C-TESE を行うのか micro TESE を行うのかは特に定められた基準はない. がんやその治療により全身状態が低下した患者への手術でもあり治療臓器と無関係の部分の手術でもあるため合併症は極力避け，短時間のうちに終了させなくてはならない. と考えると初めから micro TESE で時間をかけてでも精子を探しにいくのか，C-TESE で開始し精子が発見できない場合 micro TESE へ conversion するのか，そこで終了するかを術前に患者や家族と打ち合わせておく必要がある. もちろん全身状態が良好な患者の場合はその限りではなく，micro TESE を行うことは問題ないと考える. この場合には術後に男性ホルモンが低下する場合があるため，がん治療などが終了した時点での男性ホルモンの確認も行っておいた方がよいだろう.

　両側同時発生もしくは単精巣における精巣腫瘍の場合には，精巣摘除術時に同時に TESE を行うことになる. 高位精巣摘除術ではがん細胞の播種を防ぐためまずはじめに鼠径管を開放して精索の動静脈を結紮切断する. この原則は遵守すべきと考えられるので，我々は精索の結紮後精巣を急いで切除しその場で精巣を切開，正常組織部から精巣組織を可能な限り切除する *ex vivo* での精子回収を施行している[3]. 腫瘍部から正常組織部の距離を確保するのが難しいが，辺縁部の正常組織の病理組織を提出し，がんの浸潤がないことを確認している.

治療成績と問題点

　Onco-TESE については，まだ施行されている施設も少なく，まとまった成績がないのが現状である. Onco-TESE の成績自体は文献上，約半数程度は精子回収可能である[4,5]. 2016 年度に行われた厚生労働省の配偶子凍結に関する全国調査では，本邦で onco-TESE を施行している施設は全国で 23 件で，1 年間で 51件が施行されていた. なお同じ厚生労働省の調査において，全国で 1 年間に精子

凍結のため凍結部門を受診した 820 人の患者のうち，67 人が無精子症・凍結に耐えられない精液所見・射精できないなどの理由で onco-TESE を行わずに凍結を断念していることを考えると，本術式が妊孕性温存の領域でも十分に浸透しているとはいいがたい[6]．

　僭越ながら当科における onco-TESE の成績を述べさせていただく．当科は 2012 年開設と同時に妊孕性温存のための精子保存外来も開始し，精液中に精子が見られない，精通がまだない患者に対して onco-TESE というオプションを勧めている．ここまで 8 人の患者に onco-TESE を施行し 5 人の患者で精子を凍結保存した．8 人のうち 4 例ではすでに抗がん剤治療が始まっており，抗がん剤治療の合間に骨髄抑制の回復を待って TESE を行った症例である．抗がん剤治療中の患者の精子回収に意義はあるのか今後の議論を待ちたいが，4 例のうち精子回収できた患者は 2 例であった．精巣摘除時に同時に行った *ex vivo* の TESE は 3 例施行し 2 例で精子が回収できている．なお，未成年の 3 例はいずれも精通がなかったため施行された症例であるが，両親と主治医が積極的に onco-TESE を希望し患児を説得し精子保存を行った．患者の両親のみならず，患者へもわかりやすい言葉で話し「インフォームドアセント」を得ている（表 1）．

　Onco-TESE の問題点として次に挙げるのは手術施設やスケジュールなどハード面の問題である．精子保存治療を受ける多くの患者は凍結後に化学療法が間近に控えていることが多く，患者は日程的に余裕がないため onco-TESE を行うなら手術を急ぐ必要がある．しかし緊急枠で手術を行うには手術枠・培養士などのスケジュール調整も難しく，TESE 施行可能な施設すべてで常時 onco-TESE が

表1 当センターにおける onco-TESE の治療成績

	年齢	婚姻の有無	原疾患	Onco-TESEの理由	化学療法	精子回収	Onco-TESEの術式
1	36	既婚	大腸がん　肝転移	射精障害	開始済み	可	*in vivo*
2	36	未婚	両側精巣腫瘍	無精子症	予定なし	不可	*ex vivo*
3	38	未婚	両側精巣腫瘍	無精子症	予定なし	可	*ex vivo*
4	35	既婚	両側精巣腫瘍	無精子症	予定なし	可	*ex vivo*
5	45	未婚	浸潤性膀胱がん	無精子症	開始済み	不可	*in vivo*
6	16	未婚	AML	精通なし	開始済み	可	*in vivo*
7	15	未婚	ALL	精通なし	開始済み	可	*in vivo*
8	14	未婚	ATL	精通なし	開始済み	不可	*in vivo*

行えるわけではない．当科で8例にonco-TESEを行ったことは前述しているが実際には患者や当科の手術スケジュールなどの問題でできなかったケースもみられた．

さらに小児，特に患児にまだ精通がなく本手術を施行したものの精子が発見されず精細胞のみが存在する場合，その組織の処遇などについては患者の家族や院内でのコンセンサスを得ておく必要もあると考える．現状ではヒトの場合精細胞から精子への培養はいかなる方法でも実現されていない．精子が発見できなかった場合は組織を廃棄するのか，将来への可能性を考えて精細胞があれば凍結保存しておくのか，患者家族・院内の各部門などへの確認は必要であると考える．

また，これからがん治療を控えた患者やその家族は妊孕性温存よりもがん治療の方を優先して考えており，治療と関係のない臓器にメスを入れられることへの抵抗感などから手術を拒否される場合もある．最近になって当科でも患者の両親から妊孕性温存治療の希望があり，手術を行う症例も増えてはいるが，まだまだ認知度はそれほど高くはない．Onco-TESEを普及させるには，今後妊孕性温存の重要性や本手術の認知度を高めていくことが重要であろう．

☞文献

1) Schrader M, Muller M, Sofikitis N, et al. "Onco-TESE": Testicular sperm extraction in azoospermic cancer patients before chemotherapy—New Guideline? Urology. 2003; 61: 421-5.

2) 日本癌治療学会，編．小児，思春期・若年がん患者の妊孕性温存に関する診療ガイドライン2017年版．東京: 金原出版; 2017.

3) Haddad N, Al-Rabeeah K, Onerheim R, et al. Is ex vivo microdissection testicular sperm extraction indicated for infertile men undergoing radical orchiectomy for testicular cancer? Case report and literature review. Fertil Steril. 2014; 101: 956-9.

4) Tournaye H, Verheyen G, Nagy P, et al. Are there any predictive factors for successful testicular sperm recovery in azoospermic patients? Hum Reprod. 1997; 12: 80-6.

5) Ishikawa T, Nose R, Yamaguchi K, et al. Learning curves of microdissection testicular sperm extraction for non-obstructive azoospermia. Fertil Steril. 2010; 94: 1008-11.

6) 鈴木　直．厚生労働省子ども・子育て支援推進調査研究事業 若年がん患者に対するがん・生殖医療（妊孕性温存治療）の有効性に関する調査研究 平成28年度総括・分担報告書．

1 精子・精巣凍結

4 精子・精巣組織凍結の実際

岩端威之　岡田　弘

ここがポイント

1. ヒト精子は細胞質が極端に少ないことから，凍結保存に適している．
2. 精子凍結保存方法は精子の数によっても，さまざまな方法が存在する．
3. 凍結操作により精子 DNA が損傷する可能性を考慮する．
4. 思春期前小児男児では精子形成が未熟であり，幹細胞を含む未熟精巣組織の凍結保存が唯一の妊孕性温存治療となると考えられている．しかし，その方法もいまだ確立されていない．

精子凍結

　凍結による細胞障害は，細胞外の水が凍結し細胞外に氷の結晶ができ，細胞内から細胞外へ水の浸透圧差による移動が起こり，細胞内は脱水状態になり収縮する．さらに過冷却が進行し細胞内にも氷の結晶が形成されると，細胞内細構造の破壊が起こる．この過程による細胞障害は，冷却速度と細胞内の水分量によって左右され，細胞の種類ごとに至適冷却速度が存在する．精子はその形成過程で，細胞質が濃縮されその容積が他の体細胞と比較して小さいため，冷却による細胞障害が起こりにくいとされている．特にヒト精子は細胞質が極端に少ないことから，最も凍結保存に適していると考えられている．

　これまでに，さまざまな凍結保存のプロトコールが開発されてきたが，液体窒素と凍結保存用のストローで，融解後に 70％以上の生存精子回収率を実現できている．しかしながら，精子になる以前の精子細胞を凍結保存するためには，他の体細胞と同じように，工夫がなされているが，いまだ理想的な標準法には到達

してない.

1 ▶ 精子凍結保存の実際の方法（少数精子凍結の工夫を含む）

　精子凍結には，グリセリンを主成分とした凍結保護剤が主として用いられている．以前は卵黄（yolk）を含有するものが多かったが，最近はアレルギー物質を排除したいことと無色透明な方が融解後の洗浄操作と精子探査がしやすいことから，アルブミンなどで置き換えたものが広く用いられている.

　TYB（Test Yolk Buffer, Irvine Science）と Sperm Freeze（Meci-Con International）などが市販されている代表的凍結保護剤である．凍結融解後の生存精子回収率に大きな差はない．実際の精子凍結保存方法を表1に示す.

　また全体で精子数が100以下などの極端に数が少ない症例（例：非閉塞性無精子症患者から顕微鏡下精巣精子採取術［microdissection testicular sperm extraction: MD-TESE］で回収した精子や高度乏精子症の患者の精子）の精子凍結法にはこれまでさまざまな工夫がなされている（表2）．基本的には，数少ない精子を見失わないように，なにがしかの容器に精子を入れて，これを凍結保存する方法が中心である.

　細胞質を除いた透明帯，培養液のマイクロドロップレット，ICSI のピペット，アルギニンビーズ，クライオループ，細いストローなどを用いる方法が報告されている．生物材料を用いる危険性や，精子を入れておく容器の形状から，ID や名前を記入しにくいため，他のヒトの凍結保存した精子との混同の危険性がある．現在のところ統一された方法はない.

表1 　精子凍結保存方法の実際

1. 射精液を十分液化させ，培養液（リン酸緩衝液などのアルブミンを含まないもの）で洗浄し精頭を除去する
2. 洗浄精子を1mL（初めの精子濃度により加減）の培養液に懸濁する
3. 凍結保存液と，1:1から1:0.7の割合で混和する
4. 室温（25℃）で10〜30分静置
5. 凍結保存用ストローに分注
6. 液体窒素に浮かべたフロート上に，ストローを置き液面から3cm，5分から30分静置
7. フロートを傾けて，液体窒素中にストローを落下させて，急速冷却する
8. 10〜30分液体窒素中におく
9. ストローを，ケーンに格納して液体窒素タンクに保管する

凍結解説動画が　https://www.nidacon.com/sperm-preparation/sperm-cryoprotec/　にて視聴可能

表2 少数精子の凍結保存方法

凍結保存の工夫	報告者	原理	利点	欠点
空の透明帯を用いる	Borini et al.[1] Cohen et al.[2]	ヒトないしは動物の核と細胞質を除去した透明帯を精子の格納容器として用いる	融解した後で精子が探しやすい	biological contamination の危険性がある
Microdroplets	Gil-Salom et al.[3]	精子と凍結保護剤の混和した微小滴をドライアイス上で急速凍結し，凍った微小滴ごと液体窒素中で保存	ピペット操作中に，精子が側面に張り付くことによるロスを減らせる	微小滴を保存するために適したIDを入れられる容器がないために，検体の取り違えの危険性がある
ICSI pipette	Gvakharia et al.[4] Sohn et al.[5]	ICSI用のピペットに入れて凍結保存する	融解後の精子回収が容易	ICSIピペットはもろいため，長期保存に適さない. 検体の取り違えの危険性がある
Alginate beads	Herrler et al.[6]	アルギニンビーズ中に精子を入れて凍結保存	生物活性がないため安全	精子をアルギニンビーズに入れる課程で運動性が減少する
Cryoloop	Nawroth et al.[7] Schuster et al.[8]	卵子のガラス化法による凍結保存に用いる cryoloop を用いて精子と凍結保護剤の混和物を急速冷凍	ガラス化法と同様に良好な凍結高率	開放システムのため，検体の取り違えの危険性がある
Straws	Koscinski et al.[9]	精子と凍結保護剤の混和物をミニストローに入れて凍結保存する	無菌で簡単操作	精子がストローの壁に付着し数が減少する

2 ▶ 精子凍結保存による，精子障害の可能性

　妊孕性温存に関する米国臨床腫瘍学会（ASCO）の最新の2013年公表ガイドライン（http://jco.ascopubs.org/cgi/doi/10.1200/JCO.2013.49.2678）によれば，初回の抗がん化学療法開始前に精子凍結することが推奨されている．こ

1 ● 精子・精巣凍結

れは抗がん剤の使用によるためである。しかしながら現実の問題として、がん化
学療法が開始されていることが多いため、ガイドラインのように理想的にはこと
が運ばないのが現状である。そこで1回目の抗がん化学療法が終わり、2回目が
開始されるまでの間に、精液検査をして精子が存在すれば、将来の挙児に備えて
これを凍結することを患者に説明するのが現実的であろう。

　しかしながら精子損傷は凍結保存操作そのものにも内在する危険性であり、こ
れまでにも多くの報告がある（表3）。大多数は精子DNAが損傷を受ける可能性
があるとしているが、一部の報告ではこれを否定している。報告ごとに凍結保存
方法が異なり（急速凍結法、プログラムフリーザーによる緩速凍結法、凍結保護
剤の種類の差）、またDNA損傷の評価法（Tunnel法、アクリジンオレンジ法、
SCSA法、COMET assay）も多岐にわたっており、結論を出すのは難しいが、
精子凍結保存−融解により、精子DNAは損傷を受けると考え、凍結保存に先立っ
て患者に説明しておく必要がある。

3 ▶ 男性がん患者で治療開始前に精子凍結保存がなされていない場合の対応

　抗がん化学療法を診断直後から開始する必要性のある急性白血病の場合には医
療者も患者もがん治療に専念しており、がんが治癒した後に起こる生殖（挙児）
の問題にまで考えが及ばないため、治療開始前・治療中を問わず精子保存がなさ
れていない患者が少なからず存在する。抗がん化学療法後に無精子症になった場
合に、治療終了後2年で多くの症例で精子の出現をみる。すなわち抗がん化学療
法後2年を経て無精子であれば、積極的な治療介入が必要となる。

　著者らの施設での抗がん化学療法後の無精子症患者での精子回収率は、おしな
べて50%程度で精巣精子の回収可能となっている[19]。妊娠が成立した場合の流
産率は23%であり、TESE-ICSIの流産率と同程度となっている。またこれまで
の出生児の外表奇形などは経験していない。

　がん治療の担当者と生殖医療の担当者が、抗がん化学療法を受けて精子凍結保
存していない場合でも、積極的に精巣精子採取について患者（cancer survivor）
に説明する必要があると考えられる。

精巣組織凍結保存

1 ▶ 精巣組織の凍結保存

　卵巣組織凍結保存は30年以上前から動物実験レベルでさまざまな研究がなさ

表3 凍結精子保存が精子 DNA を損傷する可能性

報告者	精子 DNA 損傷の評価方法	サンプル数	凍結保存法	凍結・融解操作による精子 DNA 損傷の可能性
Hammadeh et al.[10]	Acridine orange staining	59	Computerized slow-stage freezer+static liquid nitrogen vapour	あり
Donnelly et al.[11]	COMET assay	40	Equilibration at 37℃, freezing in liquid nitrogen vapour at −80℃ and then storage in liquid nitrogen at −196℃	あり
de Paula et al.[12]	TUNEL assay	30 normozoospermic 47 oligozoospermic	Use of freezer at −20℃, freezing in liquid nitrogen vapour, then strage in liquid nitrogen −196℃	あり
Petyim and Choavaratana[13]	Acridine orange staining	50	Freezing with liquid nitrogen vapour+computerized program freezer	あり
Thomson et al.[14]	TUNEL assay	320	Sample frozen with and without cryoprotectant by slow-controlled-rate method using a programmable freezer	あり
Kalthur et al.[15]	COMET assay+Acridine orange staining	44	Equilibration at 37℃, static cooling at 4℃, cooling vapour phase, then strage in liquid nitrogen at −196℃	あり
Ahmad et al.[16]	COMET assay	30 normospermic 166 infertile	Freezing with static-phase vapour cooling procedure	あり
Host et al.[17]	Immunoperxidase detection of digoxigenin-labelled genomic DNA	20 fertile 33 infertile	Conventional cryopreservation	なし
Paasch et al.[18]	TUNEL assay+flow cytometric kit for apoptosis	84	Freezing at −20℃, freezing in liquid nitrogen vapor at −100℃, then storage in liquid nitrogen at −196℃	なし

れてきたのに対し，精巣凍結保存の歴史は比較的浅く，1996年にAvarbockら
がマウスの精巣懸濁液をレシピエントに移植し，精子形成が観察された報告に遡
る[20]．本稿では現在研究されている主要な2つの精巣組織凍結方法について紹介
する．1つはdimethylsulphoxide（DMSO）などを凍結保護剤とし，プログラ
ムフリーザーを用いてゆっくり時間をかけて凍結する緩慢凍結法（slow freez-
ing）である．マウスでは自家移植により精子が誘導され生仔が得られてお
り[21,22]，このことからヒトへの臨床応用が期待されている．ヒト未熟精巣組織を
プログラムフリーザーにて緩慢凍結し解凍後，マウスに異種移植した実験では，
ヒト由来精子幹細胞の増殖ならびに分化開始が確認された．しかしながら減数分
裂中期（パキテン期）の精母細胞までの分化に限られ，精子は誘導されず，精子
幹細胞の急激な減少が認められている[23]．緩慢凍結法の短所として，プログラム
フリーザーは高価であること，凍結に時間がかかることなどが挙げられ，臨床応
用には，より手頃な方法が望ましいとされる．

　上記の緩慢凍結法に対し，プログラムフリーザーなどの高価な機器を用いるこ
となく，組織を高濃度の凍結保護剤に浮遊させ，直接液体窒素に投入し急速凍結
して保存する方法がガラス化法（vitrification）である．このガラス化法の利点
としては，高濃度の凍結保護剤で急速に凍結させることにより氷晶形成を防ぎ，
氷晶化による細胞害を防ぐこと[24]，先述したように高価な機器が必要のないこ
と，凍結するまでの時間が短いことなどが挙げられる．Wynsらのグループはヒ
ト未熟精巣組織をガラス化法にて凍結・解凍後，マウスに異種移植し，病理学的
検討を行っている．この検討では移植片由来の精細管の形態は比較的保たれ，免
疫染色では精子幹細胞の増殖能も確認され分化開始もみられるが，やはりパキテ
ン期の精母細胞までの分化でストップしていた[25]．

2 ▶ 妊孕性温存療法としての精巣組織凍結保存の今後の展望

　卵巣組織凍結においては昨今ではガラス化法が主流となりつつあるが，精巣組
織凍結に関しては緩慢凍結法，ガラス化法ともにまだまだ研究段階であり，どち
らの方法が適しているのか，いまだ確立されてはいない．またこれらの方法以外
にもプログラムフリーザーを用いない緩慢凍結法や，変動磁場環境下での凍結保
存などさまざまな手法が考えられている．現在いくつかの施設がその施設独自の
方法で試行錯誤して精巣組織凍結保存を試みているのが現状である．近年マウス
幼若精巣組織での器官培養法による*in vitro*精子形成法が報告され[26]，未熟精巣

組織凍結後に移植のみならず，体外器官培養で精子を誘導する可能性が拓けてきた．

　今後，精巣組織凍結がヒトにおいて臨床応用されるためには，最適な凍結方法の確立ならびに効率のよい精子形成誘導法の検討，そして安全性の確保が肝要となる．また妊孕性温存療法についてがん治療医師や患者への啓蒙活動も不可欠であり，このような社会的認知度の向上こそが，この分野での早い研究発展へつながるのではないかと思われる．

☞文献

1) Borini A, Sereni E, Bonu, et al. Freezing a few testicular spermatozoa retrieved by TESA. Mol Cell Endcrinol. 2000; 169: 27-32.

2) Cohen J, Garrisi GJ, Congedo-Ferrara TA, et al. Cryopreservation of single human spermatozoa. Hum Reprod. 1997; 12: 994-1001.

3) Gil-Salom M, Romero J, Rubio C, et al. Intracytoplasmic sperm injection with cryopreserved testicular spermatozoa. Mol Cell Endocrinol. 2000; 169: 15-9.

4) Gvakharia M, Adamson G. A method of successful cryopreservation of small numbers of human spermatozoa. Fertil Steril. 2001; 76: S101.

5) Sohn JO, Jun SH, Park LS, et al. Comparison of recovery and viability of sperm in ICSI pipette after ultra rapid freezing or slow freezing. Fertil Steril. 2003; 80: S128.

6) Herrler A, Eisner S, Bach V, et al. Cryopreservation of spermatozoa in alginic acid capsules. Fertil Steril. 2006; 85: 208-13.

7) Nawroth F, Isachenko V, Dessole S, et al. Vitrification of human spermatozoa without cryoprotectants. Cryo-Letters. 2002; 23: 93-102.

8) Schuster TG, Keller LM, Dunn RL, et al. Ultra-rapid freezing of very low numbers of sperm using cryoloops. Hum Reprod. 2003; 18: 788-95.

9) Koscinski I, Wittemer C, Lefebvre-Khalil V, et al. Optimal management of extreme oligozoospermia by an appropriate cryopreservation program. Hum Reprod. 2007; 22: 2679-84.

10) Hammadeh ME, Dehn C, Hippach M, et al. Comparison between computerized slow-stage and static liquid nitrogen vapour freezing methods with respect to the deleterious effect on chromatin and morphology of spermatozoon from fertile and subfertile men. Int J Androl. 2001; 24: 66-72.

11) Donnelly ET, McClure N, Lewis SE. Cryopreservation of human semen and prepared sperm: effects on motility parameters and DNA integrity. Fertil Steril. 2001; 76: 892-900.

12) de Paula TS, Bertolla RP, Spaine DM, et al. Effect of cryopreservation on sperm apoptotic deoxyribonucleic acid fragmentation in patients with Oli-

gozoospermia. Fertil Steril. 2006; 86: 597-600.

13) Petyim S, Choavaratana R. Cryodamage on sperm chromatin accoding to different freezing methods, assessed by AO test. J Med Assoc Thai. 2006; 89: 306-13.

14) Thomson LK, Fleming SD, Aitken RJ, et al. Cryopreservation-induced human sperm DNA damage is predominantly mediated by oxidative stress rather than apoptosis. Hum Reprod. 2009; 24: 2061-70.

15) Kalthur G, Adiga SK, Upadhya D, et al. Effect of in patients with teratozo-ospermia. Fertil Steril. 2008; 89: 1723-7.

16) Ahmad L, Jalali S, Shami SA, et al. Effects of cryopreservation on sperm DNA integrity in normospermic and four categories of infertile males. Systems Biol Reprod Med. 2010; 56: 74-83.

17) Host E, Lindenberg S, Kahn JA, et al. DNA strand breaks in human sperm cells: a comparison between men with normal and oligozoospermic sperm samples. Acta Obstet Gynecol Scand. 1999; 78: 336-9.

18) Paasch U, Sharma RK, Gupta AK, et al. Cryopreservation and thawing is associated with varying extent of activation of apoptotic machinery in subsets of ejaculated human spermatozoa. Biol Reprod. 2004; 71: 1828-37.

19) Shin T, Kobayashi T, Shimomura Y, et al. Microdissection testicular sperm extraction in Japanese patients with persistent azoospermia after chemotherapy. Int J Clin Oncol. 2016; 21: 1167-71.

20) Avarbock MR, Brinster CJ, Brinster RL. Reconstitution of spermatogenesis from frozen spermatogonial stem cells. Nat Med. 1996; 2: 693-6.

21) Shinohara T, Inoue K, Ogonuki N, et al. Birth of offspring following transplantation of cryopreserved immature testicular pieces and in-vitro microinsemination. Hum Reprod. 2002; 17: 3039-45.

22) Wu X, Goodyear SM, Abramowitz LK, et al. Fertile offspring derived from mouse spermatogonial stem cells cryopreserved for more than 14 years. Hum Reprod. 2012; 27: 1249-59.

23) Wyns C, Van Langendonckt A, Wese FX, et al. Long-term spermatogonial survival in cryopreserved and xenografted immature human testicular tissue. Hum Reprod. 2008; 23: 2402-14.

24) Amorim CA, Curaba M, Van Langendonckt A, et al. Vitrification as an alternative means of cryopreserving ovarian tissue. Reprod Biomed Online. 2011; 23: 160-86.

25) Poels J, Van Langendonckt A, Many MC, et al. Vitrification preserves proliferation capacity in human spermatogonia. Hum Reprod. 2013; 28: 578-89.

26) Sato T, Katagiri K, Gohbara A, et al. In vitro production of functional sperm in cultured neonatal mouse testes. Nature. 2011; 471: 504-7.

2 卵子・胚凍結

1 エストロゲン受容体陽性の 乳がん患者に対する卵巣刺激方法は

石川智則

ここがポイント

1. **エストロゲン上昇を回避するためにアロマターゼ阻害薬を併用し，GnRH アンタゴニスト法で排卵を抑制する．**
2. **アロマターゼ阻害薬は適応外処方のため，患者に十分に説明し同意を得る．**

　乳がんは我が国の成人女性のがん罹患率第 1 位の疾患であり，年間に 1 万人の生殖可能年齢の乳がん患者が発症している．このため妊孕性温存を希望する女性の原疾患としては，乳がんが最多である．腫瘍の免疫組織染色の結果により Luminal A like, Luminal B-like（HER2 negative），Luminal B-like（HER2 positive），HER2 positive, Triple negative の 5 つに乳がんは分類されるが，エストロゲン受容体陽性かつ HER2 陰性の Luminal type が多数を占めている．

　受精卵凍結および未受精卵子凍結を行う際には，妊孕性温存の有効性を考慮し複数の卵子を回収するため調整卵巣刺激（COS）が一般的に行われる．COS に伴い血中エストロゲンの濃度が上昇するため，多数を占めるエストロゲン受容体陽性の乳がん症例では腫瘍の発育を促す可能性が考えられ，エストロゲン合成を阻害するアロマターゼ阻害薬（AI）を併用した卵巣刺激が行われる．

アロマターゼ阻害薬（AI）

　AI は閉経後乳がんの治療薬として開発された．AI 内服により卵巣の顆粒膜細胞におけるエストロゲン産生が抑制され，血中エストロゲン値が低下する．その結果ネガティブフィードバックにより FSH，LH が上昇し卵胞の発育が促進される．

AI の卵巣刺激での有用性については，多囊胞性卵巣症候群（PCOS）患者を対象として AI 服用後の排卵率および生産率がクロミフェンクエン酸塩内服と比較し，いずれも有意に上昇していることが多施設ランダム化試験で示され[1]，近年ではクロミフェンクエン酸塩が無効の PCOS の卵巣刺激に使われることが増加している．

また，AI の排卵誘発目的の使用にあたり催奇形性の上昇が報告されたことがあったが，その後の検討では否定的である．我が国の ART オンライン登録データを用いた研究によると，自然排卵周期 3,136 例と AI であるレトロゾール周期 792 例の新鮮周期単一胚移植での新生児予後と先天奇形の発生率を比較した結果に，有意差は確認されなかった[2]．

卵巣刺激の目的での使用は適応外処方になるため，文章による説明と同意が必要である．

調節卵巣刺激方法

GnRH アンタゴニスト法は，アゴニスト法（ロングプロトコール）と比較してゴナドトロピン使用量が少なく，またトリガーに hCG ではなく GnRH アゴニストが使用できるため OHSS の発生が少なく，原疾患の治療の遅延と高エストロゲン状態への曝露を回避することが期待される．

AI を併用した調節卵巣刺激方法の例を図 1 に示した[3]．

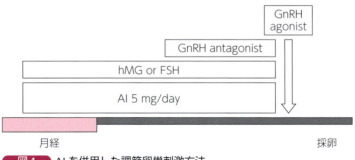

図1 AI を併用した調節卵巣刺激方法

■ エビデンス

CQ23-1　乳がん患者に調節卵巣刺激は勧められるか？

［推奨グレード B］

治療の有効性を考慮すると複数卵子の獲得のため調節卵巣刺激は勧められる．
ER 陽性症例では血中エストロゲン濃度の上昇のリスクを避けるために，卵巣刺激にアロマターゼ阻害薬（レトロゾール）の併用が勧められる．

「乳がん患者の妊娠・出産と生殖医療に関する診療の手引き　2017 年版」
p.109-11.

CQ23-2　乳がん患者の卵子獲得のため，GnRH アンタゴニスト法による卵巣刺激は勧められるか？

［推奨グレード B］

GnRH アンタゴニスト法による卵巣刺激は乳がん患者の卵子獲得のため勧められる．

「乳がん患者の妊娠・出産と生殖医療に関する診療の手引き　2017 年版」
p.111-3.

☞文献

1) Legro RS, Brzyski RG, Diamond MP, et al; NICHD Reproductive Medicine Network. Letrozole versus clomiphene for infertility in the polycystic ovary syndrome. N Engl J Med. 2014; 371: 119-29.
2) Tatsumi T, Jwa SC, Kuwahara A, et al. No increased risk of major congenital anomalies or adverse pregnancy or neonatal outcomes following letrozole use in assisted reproductive technology. Hum Reprod. 2017; 32: 125-32.
3) Reddy J, Oktay K. Ovarian stimulation and fertility preservation with the use of aromatase inhibitors in women with breast cancer. Fertil Steril. 2012; 98: 1363-9.

2 卵子・胚凍結

② 卵巣刺激はいつから開始するか

石川智則

> ### ここがポイント
>
> 1. 胚や卵子凍結のための調節卵巣刺激（COS）は，月経周期によらず開始できる．

　妊孕性温存のために胚や卵子を凍結する際には，できる限り多くの成熟卵子を得るために調節卵巣刺激（COS）が行われる．通常の ART では卵胞期初期より COS を開始するが，患者の受診のタイミングによっては通常の COS で対応すると最大約 4 週間の待機が必要になり，原疾患の治療開始までの期間に限りがある妊孕性温存を目的とする場合には，妊孕性温存の断念や原疾患の治療開始の遅延となりうる．そこで，月経周期によらず COS を開始するランダムスタート法が行われている．

ランダムスタート法

　卵胞期初期以外の月経周期から COS を開始するプロトコールを，ランダムスタート法と称している．卵胞期中期・後期から開始する場合と黄体期から開始する流れを図 1 に示した．

　卵胞期中期・後期から開始する場合には，内因性の LH サージにかかわらず卵巣刺激を投与し GnRH アンタゴニストを併用し，十分に卵胞が成熟したら採卵を行う．

　黄体期から開始する場合には，卵胞期開始と比べると採卵までに要するゴナドトロピンの投与量が増加し投与期間も延長するが，内因性に分泌されている黄体ホルモンが排卵抑制作用を持つため，GnRH アンタゴニストを併用せず採卵できることもある．

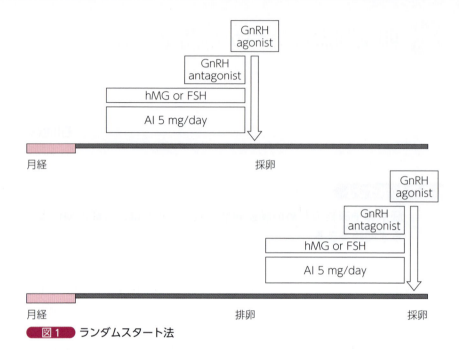

図1 ランダムスタート法

　通常のCOSと卵胞期後期および黄体期からCOSを開始したランダムスタート法を比較しても，回収卵数・成熟卵数および受精率に有意差はないことが示されている[1,2]．

　さらに，より多くの成熟卵子を得るために，1カ月の間に2回の採卵を行う（duo stimulation あるいは double stimulation）ことも，ランダムスタート法の組み合わせにより可能である．

　また，採卵のトリガーにはhCGではなくGnRHagonistを用いると，OHSSのリスクが減少し，次回卵巣刺激あるいは原疾患の治療の遅延を回避することにつながりうる．

エビデンス

CQ23-5　月経周期によらず排卵誘発（ランダムスタート法）は勧められるか？

[推奨グレードC1]

　胚（受精卵）または卵子を保存する際に，妊孕性温存治療に費やせる時間が限

2●卵子・胚凍結

られている場合には，月経周期にかかわらず卵胞期後期や黄体期から調節卵巣刺激を開始すること（ランダムスタート法）は考慮してもよい．

「乳がん患者の妊娠・出産と生殖医療に関する診療の手引き　2017年版」p.116-7.

☞文献

1) Cakmak H, Katz A, Cedars MI, et al. Effective method for emergency fertility preservation: random-start controlled ovarian stimulation. Fertil Steril. 2013; 100: 1673-80.

2) Nakasuji T, Kawai K, Ishikawa T, et al. Random-start ovarian stimulation with aromatase inhibitor for fertility preservation in women with Japanese breast cancer. Reprod Med Biol. 2019; 18: 167-72.

2 卵子・胚凍結

③ がん生殖医療（卵子凍結）の実際

堀江昭史

ここがポイント

1. 卵子凍結を行う場合，約2〜4週間を要する.
2. 一般不妊治療と比して妊娠率は10%と高くない.
3. 凍結未受精卵子使用による児の先天異常は増加しない.

1978年Edwards博士とSteptoe博士により世界で初めて体外受精による出生児が報告された．その後1983年にTrounsonらにより凍結胚からの妊娠・出産が報告されてから約40年という月日が経っている．今では体外受精は確立した技術となり，日本は世界でもトップクラスの体外受精大国である．この体外受精の手技を応用した技術ががん生殖医療における卵子凍結となる．本項では，若年がん患者における卵子凍結についてその病態，適応，方法およびその注意点などについて述べる.

病態，定義

2009〜2011年の小児がん（0〜14歳）の罹患率（粗罹患率）は12.3（人口10万人あたり）であるが，年齢の上昇とともに，15〜19歳で14.2，20歳代で31.1，30歳代で91.1（人口10万人あたり）と罹患率は上昇する．血液疾患においては，小児における悪性リンパ腫を含む血液疾患でも80〜90%の生存率に上昇してきており，罹患患者はがんサバイバーとなる可能性がより高くなってきた．さらに乳がん，子宮頸がんは生殖可能な年代であるAYA世代で発症率が上昇するがんであるが，その5年生存率は乳がんでは90%を超え，子宮頸がんは73%である（国立がん研究センター調べ）．一方で，がん治療においては，手術，化学療法，放射線照射による集学的治療によって性腺機能の廃絶する可能性があ

598　JCOPY 498-16000

2●卵子・胚凍結

る．そのような背景において小児・若年がん患者の妊孕性温存におけるガイドラインが作成されており[1,2]，早発閉経の中リスク（30～70%）・高リスク（<80%）にあたる治療を行う上では，妊孕能温存を考慮すべきである．確実性の高い妊孕能温存治療として卵子凍結および卵巣組織凍結が挙げられるが，より侵襲が低く第一選択となるのが卵子凍結であろう．

治療の具体的な内容

卵子凍結は確実性の高い治療である一方，初経を認めていない女児においては排卵誘発に反応しないため，選択肢とはならない．よって，初経発来後の女児から40歳頃までの生殖可能年齢の女性が対象となる．がん患者の卵巣組織凍結における最大の問題は，卵巣組織移植の際の，微小残存病変（MRD）の再移入であるが，卵子凍結にはその危険性はないため，比較的安全に行える手技である反面，排卵刺激開始から採卵まで約2～4週間を要することによる原疾患の悪化の危険がある．

1 ▶ 採卵方法

排卵誘発については一般的な月経周期の2，3日目から開始する一般的体外受精に準ずる方法と，排卵誘発開始時期をランダムに設定できるランダムスタート法による採卵がある[3]．卵巣にはゴナドトロピン刺激に反応性を持つ胞状卵胞が月経周期を問わず存在していることから，排卵後であっても排卵誘発にて卵子を獲得することが可能である（図1）．

2 ▶ 凍結方法

受精卵凍結に比べ未受精卵子（卵母細胞: MII卵子）凍結は浸透圧の関係から凍結時の損傷リスクが高い．ヒトにおいて卵母細胞は最大の細胞であり，表面積対体積比が低いため，凍結保存過程において細胞内氷晶形成によって物理的損傷を特に受けやすいことが大きな理由の1つである．また海外では一般的に緩慢凍結法であるのに対し本邦においてはガラス化法が一般的である．これらの方法の成績を評価する指標は，妊娠率および胚移植あたりの生存率であり，2014年のCochraneレビューではこれらの凍結法についてRCTが行われている．結果としてガラス化法は緩慢凍結法に比べ，妊娠率，融解後卵子生存率，着床率において有意に高値であった[4]．しかし一般的に体外受精における凍結受精卵からの妊

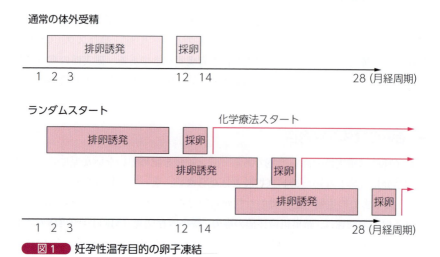

図1 妊孕性温存目的の卵子凍結

娠率が30〜40%であるのに対し，未受精卵子の妊娠率は10%前後であり，決して高いものではない[5]．これは凍結時の卵子への損傷リスクが原因として考えられる．一方で未受精卵子による妊娠・出生後の児の先天異常は増加しない．また卵子は加齢に伴い，妊娠率が低下することは証明されており[6]，採卵10個における妊娠率は35歳以下では70%であるのに対し，40歳では30%と低下する[7]．さらに異数性異常は第一減数分裂時の不分離が原因と考えられており，患者の年齢が高くなるとその発生頻度も上昇する．一般不妊治療と同様，加齢に伴う変化については，卵子凍結前に十分に説明する必要がある．妊娠した後の児への影響は現時点で一般体外受精児と同様に取り扱うべきであるが，長期的また慎重な検討は必要である[8]．

注意点

若年者における妊孕性温存療法は一般体外受精治療と異なり，若年者ゆえの問題もはらんでいる．AYA（adolescent and young adult）世代，特に10代の患者では連日の卵胞刺激に伴う注射や，婦人科的診察（我々は女性医師のみにより診察を行うが，通常診察は経直腸的超音波検査，採卵時のみ経腟的超音波ガイド下に行っている）に伴う精神的・身体的ストレスが大きい．また卵胞刺激に伴う過剰な卵胞発育に伴うエストロゲン上昇などにより発症する卵巣過剰刺激症候

群（OHSS: ovarian hyperstimulation syndrome）の発症リスクは一般体外受精患者と比して高い．OHSS により入院加療が必要となれば，がん治療の遅れにも繋がる可能性があり，より綿密な計画的排卵誘発が必要である．また，採卵には穿刺が必要となるため，白血病などの血液疾患や凝固能異常をきたした症例では止血困難となることもあり，採卵には細心の注意が必要となる．

エビデンス

がん患者ではその疾患特有の病態を理解する必要がある．一般的体外受精治療と異なり，エストロゲンの上昇や，治療開始時期の遅れによる原疾患への影響など注意すべき点がある．ホルモン受容体陽性腫瘍である乳がんを含む悪性腫瘍については排卵刺激に伴うエストロゲン上昇について十分配慮する必要がある[9,10]．アロマターゼ阻害薬併用排卵誘発法は血中エストロゲン値を上昇させず卵胞発育を行えるため，非常に有効な治療である[11]．がん治療の立場からは診断後，できるだけ早期に治療開始することを考えるが，乳がんなどについては手術終了後 12 週以内に抗がん剤治療を開始すれば対照群に比べて予後に影響がないことがわかっている[12]．このようにがんの種類により治療開始までに比較的余裕のあるものと血液疾患のように，治療開始までに余裕がないものがあるため，妊孕性温存を行う医療者（生殖医療医）は原疾患治療医とも密に連絡を取り，最適な時期の採卵を目指すべきである．

おわりに

いずれのがん種においても患者の予後がある程度期待できる場合は，卵子凍結を含む妊孕性温存療法の選択肢は提示すべきである．一方，卵子凍結を行った場合，間断なくがん治療に移行できるよう，がん治療医との綿密な連携のもと，計画的に行うことが生殖治療医に求められる[12,13]．

☞文献

1) Levine J, Canada A, Stern CJ. Fertility preservation in adolescents and young adults with cancer. J Clin Oncol. 2010; 28: 4831-41.
2) 日本癌治療学会，編．小児，思春期・若年がん患者の妊孕性温存に関する診療ガイドライン 2017 年版．東京: 金原出版; 2017.
3) von Wolff M, Montag M, Dittrich R, et al. Fertility preservation in women—a practical guide to preservation techniques and therapeutic strategies in

breast cancer, Hodgkin's lymphoma and borderline ovarian tumours by the fertility preservation network FertiPROTEKT. Arch Gynecol Obstet. 2011; 284: 427–35.

4) Glujovsky D, Riestra B, Sueldo C, et al. Vitrification versus slow freezing for women undergoing oocyte cryopreservation. Cochrane Database Syst Rev. 2014; (9): CD010047.

5) Practice Committees of American Society for Reproductive Medicine; Society for Assisted Reproductive Technology. Mature oocyte cryopreservation: a guideline. Fertil Steril. 2013; 99: 37–43.

6) Cobo A, García–Velasco JA, Coello A, et al. Oocyte vitrification as an efficient option for elective fertility preservation. Fertil Steril. 2016; 105: 755–64.

7) Goldman RH, Racowsky C, Farland LV, et al. Predicting the likelihood of live birth for elective oocyte cryopreservation: a counseling tool for physicians and patients. Hum Reprod. 2017; 32: 853–9.

8) Noyes N, Porcu E, Borini A. Over 900 oocyte cryopreservation babies born with no apparent increase in congenital anomalies. Reprod Biomed Online. 2009; 18: 769–76.

9) González–Arenas A, Hansberg–Pastor V, Hernández–Hernández OT, et al. Estradiol increases cell growth in human astrocytoma cell lines through ER α activation and its interaction with SRC–1 and SRC–3 coactivators. Biochim Biophys Acta. 2012; 1823: 379–86.

10) Tavares CB, Gomes–Braga Fd, Costa–Silva DR, et al. Expression of estrogen and progesterone receptors in astrocytomas: a literature review. Clinics (Sao Paulo). 2016; 71: 481–6.

11) Azim AA, Costantini–Ferrando M, Oktay K. Safety of fertility preservation by ovarian stimulation with letrozole and gonadotropins in patients with breast cancer: a prospective controlled study. J Clin Oncol. 2008; 26: 2630–5.

12) Lohrisch C, Paltiel C, Gelmon K, et al. Impact on survival of time from definitive surgery to initiation of adjuvant chemotherapy for early–stage breast cancer. J Clin Oncol. 2006; 24: 4888–94.

13) Richards MA, Westcombe AM, Love SB, et al. Influence of delay on survival in patients with breast cancer: a systematic review. Lancet. 1999; 353: 1119–26.

3 卵巣凍結

① 標準的な卵巣凍結保存法とは

川原 泰 鈴木 直

ここがポイント

1. 凍結時の卵巣組織内における氷晶形成を最小化する.
2. 耐凍剤の浸透をよくするため卵巣皮質を薄い断片にする.
3. 卵胞への影響を考慮し耐凍剤の使用は必要最小限に留める.

　卵巣組織凍結保存法は，小児から若年がん患者などの妊孕性温存を主な目的として開発され，2000 年以降多くの臨床応用が報告されてきた．現在では凍結卵巣組織の融解移植後の出産報告は世界で 130 例を超え[1]，この技術への信頼と社会的要請は次第に高まっている.

適応

　2017 年に日本癌治療学会がまとめた「小児，思春期・若年がん患者の妊孕性温存に関する診療ガイドライン」には，妊孕性温存のための卵巣組織凍結保存の適応となり得る主な悪性疾患として，乳がん・泌尿器がん・小児がん・骨軟部がん・脳腫瘍・消化器がん，などが挙げられている．また化学療法や放射線療法を必要とするその他の良性疾患や良性卵巣腫瘍，あるいは早期卵巣機能不全や Turner 症候群なども卵巣組織凍結保存の適応となり得る.

摘出卵巣組織の処理法

　妊孕性温存を目的とした卵巣組織凍結保存の際には，多くの場合，片側卵巣の摘出が行われる．これは残存卵巣が化学療法などで機能を失った場合にも，摘出卵巣組織の移植部位としての役割を担うためである．内視鏡手術により回収された卵巣は培養液に入れクリーンベンチのある環境に運ばれ，胞状卵胞が見られる

場合には18Gの針とシリンジで卵胞液と共に卵母細胞の回収を行う．回収された卵母細胞は未成熟卵であれば凍結前の体外成熟培養が考慮される．次にクーパーを用いて卵巣組織を切開し，中心部の髄質を除去する．これは凍結する卵巣組織を薄くすることで，耐凍剤が浸透しやすくするためである．卵巣組織の凍結融解後に生存する卵胞は主に原始卵胞や一次卵胞であり，これらは卵巣皮質の表面から1mmの範囲に大部分が存在するため，髄質を除いても失われる卵胞数は限定的である．耐凍剤の浸透が不十分であると，凍結の際に組織内に氷晶が生じ組織が障害されるため，卵巣皮質を十分に薄くする点は重要である．薄く処理された卵巣皮質組織は，凍結保存用のクライオバイアルやデバイスに入れるため，1cm四方程度の大きさに細分される．

卵巣組織凍結プロトコールの発展

卵巣組織の凍結法は，胚および卵子の凍結法をベースに発展し，氷晶形成を防ぐため凍結液には一般に耐凍剤が含まれている．しかし耐凍剤にはDMSOなど高濃度使用で卵胞への影響が指摘されるものもあるため，これらのバランスを考慮し，耐凍剤の種類・濃度・平衡化の時間などの点において改良が重ねられてきた．現在，世界的に広く用いられている標準的な卵巣組織凍結法は緩慢凍結法であるが，日本においてガラス化凍結法を用いたプロトコールが確立され，2013年にはこのガラス化凍結融解および移植法を用いた世界初の出産が報告されている[2]．

緩慢凍結法の実際（図1）

緩慢凍結法ではプログラムフリーザーを用いて凍結液を一定のスピードで冷却することで，卵巣組織は緩徐に脱水され，耐凍剤の濃度が次第に高まることで組

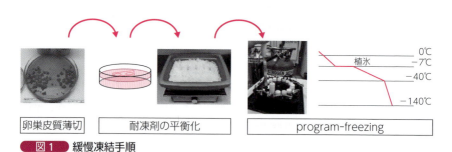

図1 緩慢凍結手順

織の障害が軽減される．Oktay らの報告を緩慢凍結法の一例として紹介する[3]．
① 1～3 mm 厚の卵巣皮質を 1.5 M DMSO，10％血清，0.1 M sucrose を含む凍結液と共にクライオバイアルに入れ，氷上で 30 分間平衡化する．
② クライオバイアルをプログラムフリーザーにセットし−2℃/min で−7℃まで冷却する．
③ 10 分間−7℃を保った後，手作業で植氷を行う．
④ −0.3℃/min で−40℃まで緩徐に冷却を続ける．
⑤ −10℃/min の速い速度で−140℃まで冷却する．
⑥ 保管のため液体窒素タンクに移す．

ガラス化凍結法の実際（図2）

一方，ガラス化凍結法では，より高濃度の耐凍剤を含む粘度の高い凍結液に組織を平衡化させた上で，液体窒素中に組織を瞬時に投入することで，氷晶形成の時間を与えずに凍結する．Hashimoto らの報告をガラス化凍結法の一例として紹介する[4]．
① 1 mm 厚の卵巣皮質を 1.61 M ethylene glycol（EG），20％血清を含む平衡化溶液に 10 分浸す．
② 卵巣皮質を 3.22 M EG，20％血清を含む平衡化溶液に移し 10 分浸す．
③ 卵巣皮質を 5.64 M EG，20％血清，5％ polyvinylpyrrolidone，0.5 M sucrose を含む凍結液に 5～20 分浸す．
④ 卵巣皮質を凍結用のデバイスに乗せ，液体窒素中に投入する．
⑤ デバイスを専用の金属製のホルダーに入れ液体窒素タンクに移す．

ガラス化凍結法では高価なプログラムフリーザーを用いないため，器機の設置場所や故障のリスクなどを考慮する必要がなく，また現在ではガラス化凍結法のための凍結液・融解液およびデバイスはキットとして市販されているため場所を

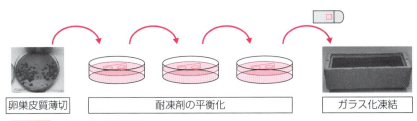

卵巣皮質薄切　　　耐凍剤の平衡化　　　ガラス化凍結

図2　ガラス化凍結手順

選ばず簡便に利用できる（Ova Cryo Kit Type M/Ova Cryo Device Type M,
北里コーポレーション）.

融解手順

　化学療法などの卵巣毒性のある治療が完了し，移植が可能な時が来たら，組織
を融解し残存卵巣など適切な場所に卵巣組織移植を行う[5]．－196℃の液体窒素
中に保管されていた卵巣組織を融解する際，緩徐に融解を行うと特にガラス化さ
れた組織では失透と呼ばれる現象が生じ，急激な氷晶形成により組織が障害され
る．そこで融解時は液体窒素中から，保温された融解液に卵巣組織を瞬時に移動
し一気に復温することが重要である．凍結液に近い濃度の溶液から低張液へと，
数ステップの融解液に組織を順に浸し，組織中に浸透した耐凍剤を除けば，融解
された組織は移植可能な状態となる.

エビデンス

　卵巣組織を腹壁などに異所移植した場合にも，移植部位において卵胞が発育し
採卵が可能である[6]ことから，凍結および融解後も組織内で卵母細胞が生存し移
植後に成熟を再開し得ることが証明されている．また残存卵巣への同所移植の場
合，生じた卵胞が移植片由来かどうかは時に判別困難であるが，化学療法などで
閉経状態となっていた残存卵巣が，凍結融解された卵巣組織の移植後に，機能を
回復する場合があることが知られており，これも移植片から何らかの因子が分泌
された結果であると考えられている[7].

当該診療における次のステップ

　鈴木　直，編．卵巣組織凍結・移植　新しい妊孕性温存療法の実際．東京: 医
歯薬出版; 2013 を参照.

　本稿により，妊孕性温存のための卵巣組織凍結保存法および移植法が，より身
近な選択肢となり，若くしてがんなどの困難に直面された方々の希望となれば幸
いである.

文献

1) Donnez J, Dolmans MM. Fertility preservation in women. N Engl J Med. 2017; 377: 1657-65.
2) Suzuki N, Yoshioka N, Takae S, et al. Successful fertility preservation following ovarian tissue vitrification in patients with primary ovarian insufficiency. Hum Reprod. 2015; 30: 608-15.
3) Oktay K, Karlikaya GG, Aydin BA. Ovarian cryopreservation and transplantation: basic aspects. Mol Cell Endocrinol. 2000; 169: 105-8.
4) Hashimoto S, Suzuki N, Yamanaka M, et al. Effects of vitrification solutions and equilibration times on the morphology of cynomolgus ovarian tissues. Reprod Biomed Online. 2010; 21: 501-9.
5) Oktay K, Taylan E, Kawahara T, et al. Robot-assisted orthotopic and heterotopic ovarian tissue transplantation techniques: surgical advances since our first success in 2000. Fertil Steril. 2019; 111: 604-6.
6) Stern CJ, Gook D, Hale LG, et al. First reported clinical pregnancy following heterotopic grafting of cryopreserved ovarian tissue in a woman after a bilateral oophorectomy. Hum Reprod. 2013; 28: 2996-9.
7) Oktay K, Türkçüoğlu I, Rodriguez-Wallberg KA. Four spontaneous pregnancies and three live births following subcutaneous transplantation of frozen banked ovarian tissue: what is the explanation? Fertil Steril. 2011; 95: 804. e7-10.

3 卵巣凍結

2 卵巣組織凍結保存のための卵巣摘出方法のコツは

白石絵莉子　高江正道　鈴木 直

ここがポイント

1. 卵巣組織凍結保存を行う患者の適応を慎重に検討する.
2. 原疾患の治療開始を遅らせないように，周術期のリスクマネージメントが大切である.（→麻酔科医，小児科医，小児外科医，看護師，心理士，薬剤師などによるチーム医療）
3. 卵巣摘出に際しては，卵巣の熱損傷を避けるために，最小限の焼灼止血にとどめる.
4. 卵巣を体外に搬出する際には，愛護的に行う.

　卵巣組織凍結保存は，腹腔鏡下手術などで一部の卵巣組織もしくは卵巣そのものを摘出した後に凍結保存する妊孕性温存療法の1つである. 本法は卵子（未受精卵子）や胚（受精卵）凍結保存などの妊孕性温存治療と比較し，短期間で妊孕性温存ができる点や月経周期に左右されないというメリットがある. すでに本法によって，130例以上の生児獲得が世界中で報告されており[1]，その出産率はおよそ30%程度であるとされている[2]. しかし，適応となるがん患者は原疾患の状態により，白血球数やヘモグロビン値，血小板数が低い場合があることから周術期のリスクが高いことを忘れてはならない. 当院では特に小児患者の場合には，術前カンファレンスを麻酔科医，小児科医，小児外科医，看護師，心理士と共に行っている.

卵巣組織凍結保存の適応

　本法は試験的な治療であり，有用性および安全性はいまだ確立したものではない（日本産科婦人科学会への登録義務あり）. 適応は原疾患の治療などで卵巣機能

表1 悪性腫瘍が卵巣に転移するリスク (Shenfield F, et al. Hum Reprod Open. 2017; 2017（1）: hox003[3]; Gellert SE, et al. J Assist Reprod Genet. 2018; 35: 561-70[4]）より改変)

高リスク	中リスク	低リスク
白血病 神経芽細胞腫 Burkitt リンパ腫 卵巣がん	乳がん (stageⅣ，浸潤性小葉がん) 大腸がん 子宮頸がん（腺がん） 非 Hodgkin リンパ腫 Ewing 肉腫	乳がん (stageⅠ〜Ⅱ，浸潤性乳がん) 子宮頸癌（扁平上皮がん） Hodgkin リンパ腫 骨肉腫 非遺伝性横紋筋肉腫 Wilms 腫瘍

表2 卵巣組織凍結の患者選択基準の例 (Wallace WH, et al. Fertil Steril. 2016; 105: 6-12[6]）)

・35 歳未満であること.
・15 歳以上であれば，化学療法および放射線療法未実施例であること．15 歳未満であれば，卵巣への障害が軽度な治療を受けた例でも許容される.
・5 年以上生存することが見込まれる.
・50%以上の確率で早発卵巣不全になると予見されること.
・インフォームドコンセントが両親および（可能な限り）本人に実施されること.
・HIV，梅毒，B 型肝炎ウイルス検査が陰性であること.
・子がおらず，妊娠していないこと.

低下をきたし妊孕性が失われる可能性があるが，がん治療後に安全な妊娠・分娩が見込める患者としている．米国臨床腫瘍学会（American Society of Clinical Oncology: ASCO）によると，卵巣組織採取・凍結術は主に小児患者で妊孕性温存を希望する場合に適応とされているが，諸外国および我が国の現状を鑑みた場合，「生殖年齢以下で妊孕性温存を希望するが，猶予期間などの因子により卵子もしくは胚凍結の実施が困難な患者」となっている．また，問題点として，凍結した卵巣組織に微小残存病変（minimal residual disease: MRD）がある場合，卵巣組織を移植することによってがんが再発する可能性のあることが挙げられる．現時点で MRD の有効な評価方法は確立されていないが，MRD が存在するリスクは原疾患によって異なり（表1），白血病やリンパ腫のような血液疾患は高リスクであることが指摘されている[3,4]．したがって，MRD の観点から白血病のような血液がんを適応外とする施設も多く存在するが，将来的な医療技術の革新に期待して凍結するという考え方もあり[5]，施設ごとに患者選択基準を設けている．

参考として Wallace らが提唱する，本法を実施する患者選択基準（The Edinburgh OTC selection criteria）を表2に示す．

腹腔鏡下卵巣切除術のコツ

1 ▶ ポートの配置

　侵襲を考慮し，reduced port surgery を心がけるべきであるが，手術の安全を第一に考え，ポートの数や配置を決定する．ポートの配置は単孔式，もしくは多孔式で行う．成人の場合は，卵巣の搬出が容易にできる，単孔式が有用である．一方，小児やハイリスク症例では鉗子操作がしやすい多孔式が有用である．小児のように体が小さいと，ダイアモンド法では下腹部正中と左下腹部のポートの間の距離が狭くなり，操作しにくくなることがある．そのような場合はパラレル法を選択することもある．また設置するポート径は，卵巣を体外へ搬出することを考慮して選択する（図1）．

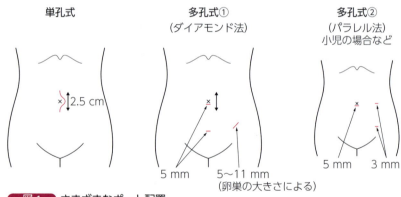

図1 さまざまなポート配置

2 ▶ 摘出卵巣の選択

　摘出する卵巣が片側のみである場合，できるだけ大きい方の卵巣を摘出するが，凍結効率を考え，黄体や主席卵胞がない側がよいと考える．また左右卵巣の大きさが同程度の場合は，生理的な癒着のあることが多い左卵巣を避け，右側の卵巣を摘出することが多い．

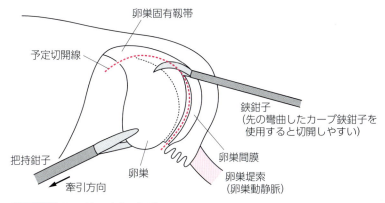

図2 切開線の決定と切除
切開ラインに沿って切除する．卵巣堤索側から切開を始めると切除が容易である．

3 ▶ 卵巣の切除

　摘出卵巣が決まったら，鉤付きの鉗子にて摘出卵巣を把持，牽引して切開線を決定する．バイポーラなどのパワーソースにて卵巣提索を焼灼止血処理し，卵管間膜を鋏鉗子にて切離する（カーブ鋏鉗子を使用すると，彎曲した切開線を切開しやすい）．卵巣への焼灼止血のダメージを最小限にするため，一般的には卵巣堤索と卵巣固有靱帯以外は止血をせずに卵巣を切離し，出血した箇所のみ止血を行う．しかし患者ごとの出血のリスクなどを考慮し，適宜切開前の焼灼止血やパワーソースの選択を行う必要があると考える（図2）．

4 ▶ 卵巣の搬出

　卵巣が切離できたら，回収バッグなど用い，卵巣を体外へ取り出す．この時，初経発来後の患者では，卵巣組織と一緒に卵子を回収できる可能性があるため，回収バッグを破損させることなく，ていねいに卵巣組織を搬出する必要がある．また，卵巣組織が予想以上に大きく，搬出すべきポート孔から搬出できない場合は，バッグを無理に牽引するのではなく，バッグ内で卵巣組織を切開したり，ポート孔を広げることも考慮すべきである．卵巣を切開する場合は組織凍結時の処理を考慮し，卵巣を長軸方向に中心から切開するとよい（図3）．

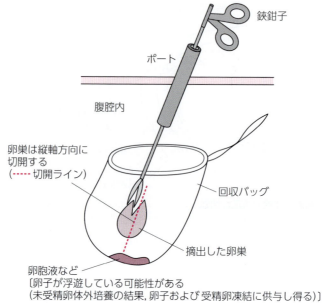

図3 摘出卵巣の回収方法の工夫

おわりに

　卵巣組織凍結保存を行う際の腹腔鏡下卵巣摘出術は，決して難しい手術ではないが，対象患者は担がん患者であり，さまざまなリスク因子を抱えている可能性があり，十分なリスクマネージメントと連携の取れたチーム医療が求められる．卵巣組織凍結保存により，患者の妊孕性を最大限に温存するための適切な卵巣組織摘出の方法と，原疾患の治療を遅延なく開始できるような周術期のケアが大切であり，施設ごとに対応方法を十分検討してから開始することを勧める．

文献

1) Donnez J, Dolmans MM. Fertility preservation in women. N Engl J Med. 2017; 377: 1657-65.
2) Van der Ven H, Liebenthron J, Beckmann M, et al. Ninety-five orthotopic transplantations in 74 women of ovarian tissue after cytotoxic treatment in a fertility preservation network: tissue activity, pregnancy and delivery rates. Hum Reprod. 2016; 31: 2031-41.

3●卵巣凍結

3) Shenfield F, de Mouzon J, Scaravelli G, et al. Oocyte and ovariantisse cryopreservation in European countries: statutory background, practice, storage and use. Hum Reprod Open. 2017; 2017(1): hox003.
4) Gellert SE, Pors SE, Kristensen SG, et al. Transplantation of frozen-thawed ovarian tissue: an update on worldwide activity published in peer-reviewed papers and on the Danish cohort. J Assist Reprod Genet. 2018; 35: 561-70.
5) Balduzzi A, Dalle JH, Jahnukainen K, et al. Fertility preservation issues in pediatric hematopoietic stem cell transplantation: practical approaches from the consensus of the Pediatric Diseases Working Party of the EBMT and the International BFM Study Group. Bone Marrow Transplant. 2017; 52: 1406-15.
6) Wallace WH, Kelsey TW, Anderson RA. Fertility preservation in pre-pubertal girls with cancer: the role of ovarian tissue cryopreservation. Fertil Steril. 2016; 105: 6-12.

4 その他

1 妊孕性温存を希望する患者が受診したら

石川智則

ここがポイント

1. 原疾患担当医との緊密な連携が重要である.

　がん治療の成績が近年向上しており，がんサバイバーの治療後の QOL の維持や向上を目的とした取り組みの 1 つに妊孕性温存が挙げられる. 原疾患担当医と緊密な連携を取りながら，日本生殖医学会の「未受精卵子および卵巣組織の凍結・保存に関するガイドライン」[1]と日本産科婦人科学会の「医学的適応による未受精卵子，胚（受精卵）および卵巣組織の採取・凍結・保存に関する見解」[2]を踏まえ，対応可能な生殖医療施設に紹介する.

原疾患担当医との連携

　妊孕性温存は原疾患担当医からの文章による紹介を必要とする. その際に必要

表 1 原疾患担当医から妊孕性温存担当医へ提供される診療情報

原疾患の状況	進行期，病理所見
予定される治療内容	手術，放射線，化学療法，その他 　手術: 部位 　放射線: 照射領域・線量 　化学療法: 薬剤名・総投与量
予定される治療の開始時期・スケジュール	遅延可能期間
既往歴	再発・初発，前治療の有無
患者背景	年齢，月経歴，結婚歴，妊孕性温存への期待度
原疾患担当医の見解	予後，妊孕性温存の適否，妊娠時の留意点，患者・家族への説明内容

4 ● その他

となる情報を表1に示した．原疾患の治療開始までの期間には限りがあるため，速やかな患者の紹介が求められる．原疾患担当医と診療情報の連携に際しては，日本がん・生殖医療学会作成のがん・生殖医療相談情報提供用紙が参考になる[3]．

がん治療による妊孕性低下のリスク

原疾患担当医から示される今後のがん治療の内容を詳しく確認し，ASCO 分類[4,5]を参考にがん治療に伴う妊孕性低下のリスクを検討する．がん治療（特に化学療法や放射線療法）によっては卵巣機能が大きく影響を受けることが知られている．シクロホスファミドなどのアルキル化薬は，総使用量の増加に伴い原始卵胞が減少する代表的な薬剤である．放射線療法も，同様に卵巣内の原始卵胞を減少させる．

卵巣予備能の評価

がん治療に伴う妊孕性低下を検討する際には，予定される治療の内容の確認に加えて，現時点での患者の妊孕性の評価も必要である．表2に示すように卵巣予備能のマーカーは多数挙げられるが，月経周期によらず評価が可能である点で血中 AMH 値が最も有用である．

また，原疾患の治療後妊娠が許可されるまでの時間の経過に伴う妊孕性の低下も考慮する必要がある．

表2 卵巣予備能のマーカー

マーカー	低下を示す状況
年齢	上昇
月経周期（卵胞期）	短縮
卵胞期初期の FSH 値	上昇
卵胞期初期の E_2 値	上昇
AMH（抗ミュラー管ホルモン）	低下
antral follicle count	減少
ovarian volume	減少

妊孕性温存の方法

女性がん患者の妊孕性温存の選択肢としては，未受精卵子凍結保存，胚凍結保

表3 妊孕性温存方法の比較

	受精卵	未受精卵子	卵巣組織
パートナー	必要	不要	問わない
治療期間	2〜6 週間	2〜6 週間	〜1 週間
出産例	多数	6,000 例以上	130 例
特徴	最も成績が安定	未婚でも可能	月経周期によらない 多くの卵子を保管できる 初経前でも可能
問題点	既婚のみ 治療期間が長い	卵子あたりの妊娠率が低い 治療期間が長い	侵襲が大きい がん再発の可能性

存，卵巣組織凍結保存の 3 者が考慮できる（表3）．パートナーの有無や治療に必要な期間など，それぞれに特徴と問題点があるため，患者および原疾患担当医と各方法を検討する．

診察のポイント

卵巣予備能のマーカーになる，胞状卵胞数や卵巣の大きさを評価する．

未受精卵子凍結保存と胚凍結保存を予定する症例では，経腟採卵の妨げになる子宮筋腫や卵巣腫瘍の合併がないか確認する．

エビデンス

CQ325　悪性腫瘍に罹患した女性患者に対する妊孕性温存について尋ねられたら？

1. 妊孕性温存の適否について，日本産科婦人科学会の見解などに従って，原疾患担当医と検討する．（A:〔実施すること等が〕強く勧められる）
2. 受精卵・卵子の凍結保存などを希望する患者に対しては，対応可能な生殖医療施設などを紹介する．（B:〔実施すること等が〕勧められる）

「産婦人科診療ガイドライン 婦人科外来編 2017」

☞**文献**

 1) 日本生殖医学会．未受精卵子および卵巣組織の凍結・保存に関するガイドライン．http://www.jsrm.or.jp/guideline-statem/guideline_2013_01.html
 2) 日本産科婦人科学会．医学的適応による未受精卵子，胚（受精卵）および卵巣組

織の採取・凍結・保存に関する見解. http://www.jsog.or.jp/modules/statement/index.php?content_id=23

3) 日本がん・生殖医療学会. がん・生殖医療相談情報提供用紙. http://www.j-sfp.org/cooperation/data/information_provision0120180307.pdf

4) 日本癌治療学会, 編. 小児, 思春期・若年がん患者の妊孕性温存に関する診療ガイドライン. 2017年版. 東京: 金原出版; 2017. p.14.

5) 日本癌治療学会がん診療ガイドライン. 妊孕性温存. 総説. http://www.jsco-cpg.jp/fertility/guideline/♯I

4 その他

② 女性がん患者に対する妊孕性温存の現状

髙井 泰

ここがポイント

1. がん診療と妊孕性温存の両立を目指す「oncofertility（がん・生殖医療）」の重要性が広く認識されつつあり，卵子や卵巣の凍結保存は，重要な妊孕性温存技術の1つである．
2. 卵子凍結保存ではすでに数千例の出産が得られているが，がん・生殖医療によるものはまだ少数に過ぎない．
3. 卵巣組織凍結保存でも緩慢凍結法やガラス化凍結法によってすでに130人以上の生児が得られているが，移植後の生着率の改善や移植卵巣に残存する腫瘍細胞（MRD）の検出など解決すべき問題も多い．
4. 母児の予後などを含め，検討すべき問題を見据えた長期的な取り組みが重要である．

卵子および卵巣凍結保存の意義

　がん診療と妊孕性温存の両立を目指す「oncofertility（がん・生殖医療）」の一環として，思春期以降の未婚女性では，未受精卵子の採卵・凍結保存が一部の施設で施行されている．しかしながら，卵子の凍結保存には排卵誘発剤による卵巣刺激がほぼ必須であり，これにより悪性腫瘍の治療が遅れることが懸念されること，多くとも20個程度の卵子しか得られないことが問題である．

　一方，卵巣組織の凍結保存は，低侵襲な腹腔鏡下手術を用いて比較的早期に検体が採取できるとともに，思春期以前の女児においても施行可能である．さらに，卵巣皮質に何千という卵母細胞を含むため，凍結・融解・移植などによる損傷を考慮しても得られる卵子の数，妊娠率が飛躍的に高くなることが期待できる．最

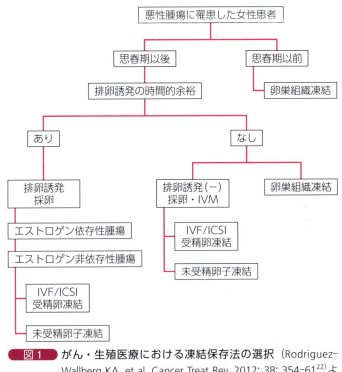

図1 がん・生殖医療における凍結保存法の選択（Rodriguez-Wallberg KA, et al. Cancer Treat Rev. 2012; 38: 354-61[22]より改変）

近では，摘出された卵巣組織内の未成熟卵子を採取し，体外成熟培養（in vitro maturation: IVM）後に凍結保存する方法[1]，凍結保存された卵巣組織から卵子幹細胞を分離する方法[2,3]も試みられている（他項参照）．また，卵巣がん症例の摘出卵巣から採取した未成熟卵子のIVMおよび顕微授精（ICSI）によって得られた受精卵を凍結保存し，化学療法後に温存した子宮に移植して生児が得られている[4]．

　以上のように，若年の女性がん患者の妊孕性温存には種々の方法があるが（図1），現状ではそれぞれに一長一短があるため（表1），個々の症例ごとに複数の方法を組み合わせて対応することが望ましいと考えられている．一側の卵巣の半分を採取して凍結保存し，その直後に排卵誘発による採卵および卵子凍結を施行したところ，卵子の数や質は同等だったとの報告もある[5]．

表1	悪性腫瘍女性患者の妊孕性温存法		
	受精卵凍結	卵子凍結	卵巣組織凍結
対象となる主な疾患	白血病，乳がん，リンパ腫，消化器がん，婦人科がん，悪性黒色腫，胚細胞腫瘍，脳腫瘍，肉腫など	白血病，乳がん，リンパ腫，消化器がん，婦人科がん，悪性黒色腫，胚細胞腫瘍，脳腫瘍，肉腫など	乳がん，リンパ腫など（自己移植を考慮する場合）
対象年齢	16～45 歳	初経～40 歳	0～40 歳（小児でも可能）
婚姻	既婚	未婚，既婚	未婚，既婚
治療期間	2～8 週間	2～8 週間	1～2 週間
凍結方法	ガラス化法	ガラス化法	緩慢凍結法，ガラス化法
費用	30 万～50 万円	20 万～40 万円	60 万～70 万円（＋移植 60 万～70 万円）
出産例	日本だけで年 4 万例	世界で 6,000 例以上	世界で 100 例以上〔研究段階〕
特徴・問題点	受精卵 1 個あたり妊娠率 30～40%	卵子 1 個あたり妊娠率 4.5～12%	移植 1 回あたり妊娠率 20～30%，移植で再発する可能性

　なお，卵子・卵巣凍結より簡便な妊孕性温存療法として，化学療法に対する卵巣保護作用を期待して GnRH アナログ製剤による偽閉経療法も従来行われてきた．乳がんに対しては卵巣機能や妊孕性に有意な改善効果を認めたというメタ解析[6]もあるが，その他の腫瘍に対しては有意な効果は得られておらず，妊孕性温存の手段として用いることは推奨されていない．

海外および我が国における卵子・卵巣凍結保存の現状

　海外では卵子バンキングなどに関連した卵子凍結が行われ，すでに数千人の出産例があると推定されている．ドイツなど 3 カ国にある 100 以上の施設からなる FertiPROTEKT というがん・生殖医療ネットワークでは，妊孕性温存に関するガイドラインを策定しており[7]，2015 年までに各々 500 例以上の卵子凍結および受精卵凍結，その数倍に及ぶ 2,500 例以上の卵巣組織凍結を施行している．米国生殖医学会（American Society of Reproductive Medicine: ASRM）や英国国立医療技術評価機構（National Institute for Health and Clinical Excel-

4●その他

lence: NICE）も，妊孕性温存の有効な手段として適切なカウンセリングのもとに進められるべきとするガイドラインを発表した[8,9]．一方，卵巣組織凍結および移植に関しては，現時点では研究段階だが，いくつかの国ではすでに研究段階ではなく，将来標準的治療として再考されるだろう，との条件付き意見が米国臨床腫瘍学会（American Society of Clinical Oncology: ASCO）のガイドラインで表明されている[10]．

　我が国ではガラス化凍結法が世界に先駆けて普及し，偶発的な卵子凍結保存による妊娠・出産例は稀ではない．また，A-PART（不妊・生殖補助医療国際学会）日本支部に所属する21施設では，白血病などに罹患した未婚女性に対する卵子凍結保存に2007年から取り組み，82人の患者から151周期の採卵を施行し，2012年3月には2例の妊娠例を報告した[11]．そして2013年末に日本生殖医学会および日本産科婦人科学会から医学的適応による卵子凍結・卵巣組織凍結のガイドラインが相次いで発表され，2017年に日本癌治療学会は『小児，思春期・若年（CAYA）がん患者の妊孕性温存に関する診療ガイドライン』を発刊した．2019年5月現在，102施設が日本産科婦人科学会に妊孕性温存実施施設として登録され，同学会が構築したART全例を対象としたオンライン登録システムを用いて，2015年からは卵子凍結が，2017年からは受精卵凍結が一般不妊症とは別に登録されている．また，日本がん・生殖医療学会は日本がん・生殖医療オンライン登録システムを構築し，卵子・受精卵のほか，卵巣・精子などすべての妊孕性温存症例の登録を2018年より開始している[12]．

卵子凍結保存の臨床成績と問題点

　乳癌や子宮内膜癌などのエストロゲン依存性腫瘍に罹患した患者に対する排卵誘発では，アロマターゼ阻害薬であるレトロゾールを併用して血中エストラジオール濃度の上昇を避けることが一般的である．一方，エストロゲン非依存性腫瘍の場合は様々な排卵誘発法が施行されており，前述したFertiPROTEKTのガイドライン[7]では，GnRHアゴニスト法に比べて卵巣過剰刺激症候群の少ないGnRHアンタゴニスト法による排卵誘発が推奨されている．

　また，時間的な余裕が乏しいがん・生殖医療症例では，月経周期に関係なく排卵誘発を開始する「ランダム・スタート法」が試みられるようになり，実施数が増えてきている．最近の報告[13,14]によると，ランダム・スタート法では卵巣刺激期間が1〜2日程度長くなり，これに伴い排卵誘発剤の投与量が増加するが，採

III

がん・生殖

卵数は同等と考えられる．妊娠率に関しては，不妊症症例では同等だったとの報告もあるが，通常の排卵誘発法と妊娠率を比較した報告はまだ少なく，妊孕性温存症例での報告はないのが現状である．

　我が国ではクロミフェンなどを用いた低卵巣刺激法（mild stimulation）が普及し，がん・生殖医療でも実績を上げつつある[11]．低卵巣刺激法と調節卵巣刺激法（GnRH アゴニスト法や GnRH アンタゴニスト法を含むゴナドトロピン製剤を多用する排卵誘発法）を比較した報告は十分とはいえないが，一般的な不妊症例を対象とした報告では妊娠率はほぼ同等で，凍結胚が得られた周期は調節卵巣刺激法で有意に多かった[15]．がん・生殖医療では安全かつ必要最小限の排卵誘発が特に重要であるが，排卵誘発法が卵子凍結保存の臨床成績に影響するか否かについての今後の検討が待たれる．

　がん・生殖医療では原疾患の治療成績を悪化させないことが大前提である．最近の報告では，基準を満たした 337 例の乳がん患者において，妊孕性温存（胚凍結または卵子凍結）を施行した 120 例と妊孕性温存を施行しなかった 217 例を比較したところ，再発率や生存率に有意差を認めなかった[16]．しかしながら，がん・生殖医療としての排卵誘発・ART を施行した症例のがん治療成績に関する報告はいまだ乏しいため，適応やガイドラインを慎重に議論しながら症例を蓄積・追跡し，がんの予後だけでなく妊娠予後を含めたさらなる解析・検証を継続していくことが不可欠である．

凍結卵巣の利用法と問題点

　凍結卵巣にはさまざまな利用法が想定されているが（図 2），現時点で臨床応用されているのは自己移植のみであり，移植後の卵巣で卵胞発育が再開し，卵巣機能が回復するには 2～9 カ月を要する．同所性移植では残存卵巣や広間膜内に組織片を移植し，異所性移植では腹直筋や前腕などに移植する．最近のレビューでは 130 人以上の生児が得られているが[17]，同所性移植によるものがほとんどである．異所性移植の利点は，移植手術や移植組織における悪性腫瘍再発時の摘出がより簡便であること，放射線照射などにより同所性移植が困難な症例にも適用できることであり，前腹壁に異所性移植した卵巣組織に対する ART によって生児が得られている[18]．

　移植あたりの生児獲得率は 30% 前後と諸家から報告されているが，移植前に卵巣機能不全となっていない症例や再移植症例も含んでいることが問題だった．

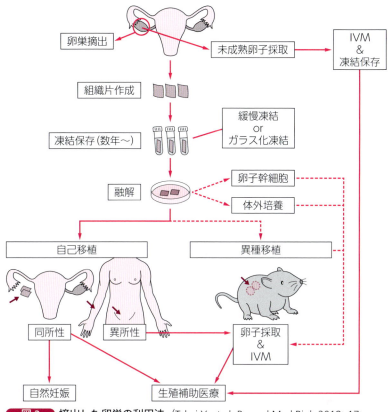

図2 摘出した卵巣の利用法 (Takai Y, et al. Reprod Med Biol. 2018; 17: 356-68[23]より改変)

　最近のFertiPROTEKTからの報告によると，卵巣機能不全40症例に対して1回のみ自己移植した場合の生児獲得率は22.5%だった[19].

　同所性移植であっても，移植部位や移植方法は施行施設によってさまざまであり，残存卵巣の断面や皮質下，卵巣切除後の場合は広間膜の前葉や後葉を切開した後腹膜腔などが報告されており，いずれが優れているかの結論は得られていない．このため，国際妊孕性温存学会（International Society for Fertility Preservation: ISFP）では卵巣組織移植に関するオンライン登録システムを立ち上げ，臨床成績の比較検討を開始している．

　卵巣組織の患者への自己移植では，移植する組織に腫瘍細胞が含まれている

(minimal residual disease: MRD) 可能性も指摘されている．エビデンスはいまだ十分とは言えないが，これまでに再移入による再発を認めた症例は報告されておらず，悪性腫瘍の種類や進行期を考慮すれば安全に施行できる可能性が高い．最近のレビュー[20]では，Hodgkin リンパ腫，非 Hodgkin リンパ腫，乳がんなどがヒト卵巣組織凍結保存の適応疾患になるとされている．一方，白血病での移植は現状では避けるべきと考えられてきたが，将来の研究の発展に期待して凍結保存が行われることも少なくない．最近，イスラエルのグループから，急性骨髄性白血病の寛解導入後に採取し凍結した卵巣組織を，MRD の十分な評価後に自己移植して生児が得られ，移植後 2 年を経過しても白血病の再発はみられなかったと報告された[21]．

凍結卵巣組織の融解・移植にあたっては，患者への十分な情報提供とともに，あらかじめ移植組織の一部を対象として，病理組織検査，免疫染色，PCR 法や次世代シークエンサなどによる変異遺伝子の検出などで MRD の有無を評価すべきである．現時点で最も有効な方法は，異種移植による 20 週間以上の観察と考えられている[20]．

☞文献

1) Huang JY, Tulandi T, Holzer H, et al. Combining ovarian tissue cryobanking with retrieval of immature oocytes followed by in vitro maturation and vitrification: an additional strategy of fertility preservation. Fertil Steril. 2008; 89: 567-72.

2) White YA, Woods DC, Takai Y, et al. Oocyte formation by mitotically active germ cells purified from ovaries of reproductive-age women. Nat Med. 2012; 18: 413-21.

3) 高井 泰. 生殖幹細胞からの配偶子形成. 医学のあゆみ. 2014; 249: 61-7.

4) Prasath EB, Chan ML, Wong WH, et al. First pregnancy and live birth resulting from cryopreserved embryos obtained from in vitro matured oocytes after oophorectomy in an ovarian cancer patient. Hum Reprod. 2014; 29: 276-8.

5) Huober-Zeeb C, Lawrenz B, Popovici RM, et al. Improving fertility preservation in cancer: ovarian tissue cryobanking followed by ovarian stimulation can be efficiently combined. Fertil Steril. 2011; 95: 342-4.

6) Lambertini M, Moore HCF, Leonard RCF, et al. Gonadotropin-releasing hormone agonists during chemotherapy for preservation of ovarian function and fertility in premenopausal patients with early breast cancer: a systematic review and meta-analysis of individual patient-level data. J Clin Oncol.

2018; 36: 1981-90.

7) von Wolff M, Montag M, Dittrich R, et al. Fertility preservation in women—a practical guide to preservation techniques and therapeutic strategies in breast cancer, Hodgkin's lymphoma and borderline ovarian tumours by the fertility preservation network FertiPROTEKT. Arch Gynecol Obstet. 2011; 284: 427-35.

8) Practice Committees of the American Society for Reproductive Medicine and the Society for Assisted Reproductive Technology: Mature oocyte cryopreservation: a guideline. Fertil Steril. 2013; 99: 37-43.

9) National Institute for Health and Clinical Excellence. Fertility problems: assessment and treatment. 2013. https://www.nice.org.uk/guidance/cg156.

10) Oktay K, Harvey BE, Partridge AH, et al. Fertility preservation in patients with cancer: ASCO Clinical Practice Guideline Update. J Clin Oncol. 2018; 36: 1994-2001.

11) 青野文仁. 卵子凍結保存に関する現状. 血液フロンティア. 2012; 22: 1829-38.

12) 高井　泰. 世界のがん生殖医療とわが国の補助金制度, 登録制度の取り組み. 産科と婦人科. 2019; 86: 411-6.

13) von Wolff M, Capp E, Jauckus J, et al. Timing of ovarian stimulation in patients prior to gonadotoxic therapy: an analysis of 684 stimulations. Eur J Obstet Gynecol Reprod Biol. 2016; 199: 146-9.

14) Boots CE, Meister M, Cooper AR, et al. Ovarian stimulation in the luteal phase: systematic review and meta-analysis. J Assist Reprod Genet. 2016; 33: 971-80.

15) Karimzadeh MA, Ahmadi S, Oskouian H, et al. Comparison of mild stimulation and conventional stimulation in ART outcome. Arch Gynecol Obstet. 2010; 281: 741-6.

16) Kim J, Turan V, Oktay K. Long-term safety of letrozone and gonadotropin stimulation for fertility preservation in women with breast cancer. J Clin Endocrinol Metab. 2016; jc20153878.

17) Gellert SE, Pors SE, Kristensen SG, et al. Transplantation of frozen-thawed ovarian tissue: an update on worldwide activity published in peer-reviewed papers and on the Danish cohort. J Assist Reprod Genet. 2018; 35: 561-70.

18) Stern CJ, Gook D, Hale LG, et al. Delivery of twins following heterotopic grafting of frozen-thawed ovarian tissue. Hum Reprod. 2014; 29: 1828.

19) Van der Ven H, Liebenthron J, Beckmann M, et al. Ninety-five orthotopic transplantations in 74 women of ovarian tissue after cytotoxic treatment in a fertility preservation network: tissue activity, pregnancy and delivery rates. Hum Reprod. 2016; 31: 2031-41.

20) Rosendahl M, Greve T, Andersen CY. The safety of transplanting cryopreserved ovarian tissue in cancer patients: a review of the literature. J Assist Reprod Genet. 2013; 30: 11-24.

21) Shapira M, Raanani H, Barshack I, et al. First delivery in a leukemia survivor after transplantation of cryopreserved ovarian tissue, evaluated for leukemia cells contamination. Fertil Steril. 2018; 109: 48-53.
22) Rodriguez-Wallberg KA, Oktay K. Options on fertility preservation in female cancer patients. Cancer Treat Rev. 2012; 38: 354-61.
23) Takai Y. Recent advances in oncofertility care worldwide and in Japan. Reprod Med Biol. 2018; 17: 356-68.

4 その他

❸ 遺伝性乳がん・卵巣がん症候群 （HBOC）におけるカウンセリング
（特に挙児希望を有する症例）

柿沼敏行　栁田 薫

ここがポイント

1. 遺伝性乳がん・卵巣がん症候群（HBOC）は，生殖細胞系列での *BRCA1/2* 遺伝子変異により，乳がんや卵巣がんなどのがんの罹患率が高くなる症候群であり，常染色体優性の遺伝形式を示す．
2. HBOC は，乳がん・卵巣がんの一般的な好発年齢より若年で発症することが示唆され，近年の女性の晩婚・晩産化から，生殖年齢の時期に重なるケースも少なくない．
3. HBOC の診療には，乳がん，卵巣がん発症後に遺伝学的検査によって HBOC と診断された患者に対するがん生殖のみならず，本人および血縁者の遺伝的リスクの評価，*BRCA1/2* 遺伝子変異保持者におけるがん予防のサーベイランスとリスク低減手術など，多岐にわたる課題を抱えている．
4. がん治療，生殖医療，臨床遺伝の専門家が密に情報交換し，がん患者への情報提供や決断の支援につなげられるよう，多職種間との連携と理解が重要である．

遺伝性乳がん・卵巣がん症候群（HBOC）とは

　HBOC（hereditary breast and ovarian cancer syndrome）は，生殖細胞系列での *BRCA1* または *BRCA2* 遺伝子変異を原因とする常染色体優性遺伝の遺伝形式を示すがんの易罹患性症候群である．

　BRCA1/2 遺伝子は，DNA の二本鎖切断に対する相同組み替え修復などの DNA 修復機構を司り，ゲノム安定性維持に関わっている．*BRCA1/2* はがん抑制遺伝子であり，通常は父方・母方由来の 2 つのアリルが存在するが，HBOC 患

者においては先天的に1アリルが病的変異によりその機能を失活しているため，正常な残り1アリルが後天性に失活すると，*BRCA1/2* としての機能を完全に失い，DNA 修復を行うことができない．DNA 異常が蓄積され，細胞はがん化をきたし，遺伝性腫瘍が散発性腫瘍に比べて一般に若年発症することとなり，生殖年齢の時期に重なるケースも少なくない．

がんに直面した患者が考えなければいけないことは多岐にわたるが，将来の妊娠について考える際に，臨床遺伝学的視点から以下のようなものがある．

HBOC における遺伝に関する情報提供

1 ▶ がんの遺伝性に関する情報提供

HBOC は，*BRCA1/2* 遺伝子のいずれかに病的変異があることが原因となっており，これらの遺伝子の病的変異を持つ女性における生涯がん発症リスクは非常に高く，70歳から75歳までに乳がんに罹患する頻度は *BRCA1* 変異保持者で57～65%，*BRCA2* 変異保持者で45～49%，卵巣がんに罹患する頻度は *BRCA1* 変異保持者で39～40%，*BRCA2* 変異保持者で11～18%とされている[1,2]．男性においても一般集団より高い乳がんリスクがあることが報告されているほか，膵臓がんや前立腺がんとの関連性も指摘されている．*BRCA1* または *BRCA2* 遺伝子の病的変異は，常染色体優性遺伝の遺伝形式を示すため，親から子へ1/2の確率で伝わり，遺伝的体質を受け継いだ子どもは一般の人々より高いがんリスクをもつことになる．がんの遺伝性の情報提供は，がん患者における挙児希望に少なからず影響するものと考えられる．

2 ▶ 児にみられる可能性のある一般的な疾患，先天異常についての情報提供

がん患者の将来の妊娠を考える際に，生まれてくる子どもの一般的な疾患，先天異常についての情報提供は重要である．一般的に生まれてくる子どもの3～5%にはなんらかの先天異常がみられ，心臓の形態異常は児の約1%にみられ，そのほかにも多様な先天異常が存在するが，形態的異常は外科的治療で治癒可能できる場合も多いこと，そうした先天異常はがん治療とは無関係で，胎児の段階で，妊娠中期以降の超音波検査による胎児スクリーニングで，身体や臓器の形態異常の有無をチェックできる．これらの情報をしっかり伝えることは重要である．

4 ● その他

3 ▶ 高年齢妊娠による遺伝カウンセリング

　がん患者が妊孕性温存することなく治療終了後に妊娠を試みる場合，すでに高年齢妊娠を考慮する段階でがんが見つり，がん生殖医療に基づいた妊孕性温存により将来，妊娠を試みる場合，高年齢妊娠におけるカウンセリングを要する．母体の高年齢により頻度が増加する胎児の染色体異常については，自然歴やケアの体制などについての説明が必要である．また，出生前診断の種類と結果の解釈，検査の限界，侵襲的検査の場合には，検査による合併症についても説明する必要がある．検査で特定の疾患が診断された場合，その疾患についての症状や治療から養育，社会的支援の現状などの詳細について，疾患に熟知している小児科医によるカウンセリングも重要である．

4 ▶ 家系内の疾患の遺伝性との評価と情報提供

　遺伝性腫瘍患者が将来の妊娠を考える際に，家系内の遺伝学影響について心配していることも少なくない．HBOC全般に関する情報提供，*BRCA*遺伝学的検査の実際の方法・料金，得られる結果とその後の対応などについて話し合うことは重要である．特に，対象が未発症者である場合には，*BRCA*検査判明後の対応，すなわちサーベイランスやリスク低減卵管卵巣切除術，リスク低減乳房切除術といった予防的手術に関する説明が必須である．

▍HBOCにおけるチーム医療

　HBOCをはじめとした遺伝性腫瘍は，多発・多重がんなど，複数のがんを発症しやすいという特徴をもち，生涯にわたる臨床的・社会的・精神的ケアを要する．HBOC診療の流れは，乳腺科，婦人科などによる患者の拾い上げから，遺伝診療部門での遺伝カウンセリング，遺伝学的検査，検査結果の解釈と結果を開示し，遺伝情報に基づいた検診・予防・治療の提供と多岐にわたる．このような各部門の連携には，診療科の医師，臨床遺伝専門医，認定遺伝カウンセラーだけでなく，コンパニオン診断により治療選択を行う腫瘍内科医，サーベイランスを行う画像診断医，若年発症がんで妊孕性温存の希望がある場合には生殖医療医，発端者および家族の心理的・社会的ケアを担う看護師，予防的治療や検診の自費診療の算定の調整を行う病院事務との連携も必要である．Multi-gene panel testingにより，*BRCA*関連乳がん・卵巣がん以外の症候群遺伝子変異を保持している場合には，消化器，小児科，整形外科，皮膚科，呼吸器内科などの標的臓器に

応じてさらに広い関連診療科との連携が必要になる.

　遺伝性腫瘍の診断に直面した挙児希望患者が，治療と並行して，将来の妊娠，出産について考えていくことは難しいことであるが重要なことである．がん治療による妊孕性喪失の可能性について検討を行い，生殖医療専門医との連携によるがん生殖医療は重要であることは言うまでもない．それと同時に，がんの遺伝性，および生まれてくる子どもの疾患や先天異常について，臨床遺伝学的見地から評価，検討を行い，それらに関して十分な情報の提供を行うことも，がん患者が自身の状況や全体像を把握して，今後の方向性を決める指針として重要であり，これらの情報を正確かつ的確な情報提供は，患者の不安の軽減にもつながっていく．臨床遺伝専門医，遺伝カウンセラーが充足していない現在，がん治療医，生殖医療専門医のみならず，がん生殖医療に携わるすべての health care provider が臨床遺伝学的情報を共有できる診療構築が急務である.

☞文献

1) Chen S, Parmigiani G. Meta-analysis of BRCA1 and BRCA2 penetrance. J Clin Oncol. 2007: 25: 1329-33.
2) Antoniou A, Pharoah PD, Narod S, et al. Average risks of breast and ovarian cancer associated with BRCA1 or BRCA2 mutations detected in case series unselected for family history: a combined analysis of 22 studies. Am J Hum Genet. 2003: 72: 1117-30.

4 その他

4 女性患者に対する妊孕性温存療法の エビデンスに関するアップデート

山田満稔　田中 守

ここがポイント

1. 本邦においてがん・生殖医療を行うにあたっては，日本産科婦人科学会（日産婦）の「医学的適応による未受精卵子，胚（受精卵）および卵巣組織の凍結・保存に関する見解」および「精子の凍結保存に関する見解」の理念を十分に理解し，遵守する.
2. 原疾患の治療を開始する前に，患者に対して十分な説明と心理的サポートを提供する必要がある.
3. 性腺機能の温存方法について理解に努める.
4. がん治療医は，何よりもがん治療を最優先とする.
5. がん治療医およびその診療に関わる医療従事者は，がん患者（およびその家族）と相談し，必要に応じて生殖医療専門医に紹介し，妊孕性温存に関して患者の意思決定の補助を行う必要がある.

近年，診断と集学的治療の進歩によって，思春期・若年成人（adolescent and young adult: AYA）（15〜39歳）の悪性腫瘍の5年生存率は上昇している．しかしながら生殖能力を有する年齢にあるがん患者は，化学療法や性腺に対する放射線曝露により，治療後に性腺機能が著しく低下あるいは消失し，その結果，不妊となりうる．本邦においては，2,055人の小児期（0〜14歳）および21,405人の若年成人のがん患者がいると概算されている[1].

妊孕性温存療法とは

女性における妊孕性を温存する方法として，悪性腫瘍治療の前に未受精卵子

（卵子），受精卵（胚），または卵巣組織を凍結・保存し，治療終了後で妊娠可能になった段階で，保存している卵子，胚，卵巣を用いて妊娠を目指す方法が考えられる．日本産科婦人科学会（日産婦）は妊孕性温存療法を悪性腫瘍の治療で発生する副作用対策の一環としての「医療行為」と位置づけており，悪性腫瘍の治療を受ける時期に挙児希望がない場合でも，本人が希望する場合には実施を認めている．

妊孕性温存療法を行う実施施設

がん治療医は，米国臨床腫瘍学会（American Society of Clinical Oncology: ASCO）ガイドライン 2018 や日本癌治療学会「小児，思春期・若年がん患者に妊孕性温存に関する診療ガイドライン 2017 年版」に従い，原疾患の治療を開始する前に，患者に対して十分な説明と心理的サポートを提供する必要がある．必要に応じて妊孕性温存療法を実施する生殖補助医療（assisted reproductive technology: ART）実施施設に依頼を行う．

ART 実施施設は，日産婦が示す精子凍結，ART およびがん・生殖医療関連の見解の理念を十分に理解・遵守し，妊孕性温存療法の実施が原疾患の予後に及ぼす影響，保存された卵子，胚，卵巣により妊娠する可能性と妊娠した場合の安全性など被実施者に十分な情報提供を行い，被実施者自身が自己決定できる環境を整えることが求められる．

胚（受精卵）・卵子凍結

思春期以降の女性で胚あるいは卵子凍結を計画する場合，パートナーがいる場合には胚凍結を行うのが原則である．いずれの凍結にもガラス化法を行うことが考慮される（図 1）．ガラス化法による凍結融解後の受精卵の生存率は 95〜99％以上，受精卵あたりの妊娠率は 30〜35％と良好な成績が得られている（表 1）．ガラス化法による凍結融解後の卵子は，緩慢凍結法と比較して，臨床的妊娠率が有意に高いと報告されている[2]．2012 年 10 月，アメリカ生殖医学会（American Society for Reproductive Medicine）は「卵子凍結はもはや研究的技術ではない」という見解を示した．

排卵誘発

がん・生殖医療では採卵までに許容される期間が限定される．そこで月経周期

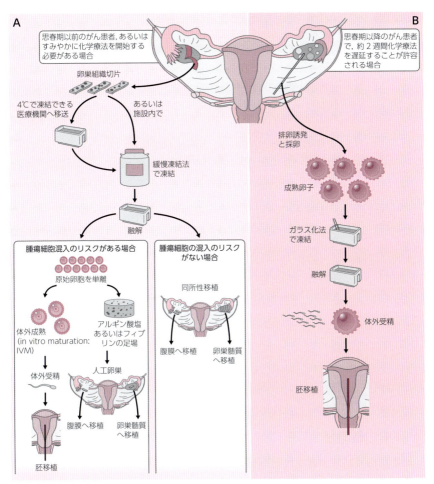

図1 妊孕性温存療法 (Donnez J, et al. N Engl J Med. 2017; 377: 1657-65[4]) より改変)

と関係なく誘発を開始するランダムスタート法や，短期間で採卵効率を上げるために同一周期の卵胞期，黄体期の両方から誘発を開始するダブルスティミュレーション法 (double stimulation in the same ovarian cycle: Duo Stim) といった工夫が必要となる．エストロゲン受容体 (ER) 陽性乳がんなどのエストロゲン依存性腫瘍の場合は，アロマターゼ阻害薬の併用によって血中エストラジオール濃度の上昇を抑制することが可能である．

表 1 女性がん患者の妊孕性温存療法（日本癌治療学会，編. 小児，思春期・若年がん患者の妊孕性温存に関する診療ガイドライン 2017 年版. 東京: 金原出版; 2017[3]）および Donnez J, et al. N Engl J Med. 2017; 377: 1657–65[4]）より改変引用）

	胚凍結（受精卵凍結）	未受精卵子凍結	卵巣組織凍結
対象となる主な疾患	白血病，乳がん，リンパ腫，消化器がん，婦人科がん，悪性黒色腫，胚細胞腫瘍，脳腫瘍，肉腫など	白血病，乳がん，リンパ腫，消化器がん，婦人科がん，悪性黒色腫，胚細胞腫瘍，脳腫瘍，肉腫など	乳がん，リンパ腫など（自己移植を考慮する場合）
対象年齢	16～45 歳	16～40 歳	0～40 歳
婚姻	既婚	未婚	未婚，既婚
治療期間	2～8 週間	2～8 週間	1～2 週間
凍結方法	ガラス化法	ガラス化法	ガラス化法，緩慢凍結法
融解後生存率	95～99%	90%以上	90%以上？
出産例	多数	6,000 例以上	130 例以上
特徴	胚あたり妊娠率30～35%	卵子あたり妊娠率4.5～12%	移植あたり妊娠率20～30%
問題点			悪性細胞の再移入（minimal residual diseases: MRD）リスク，卵胞の生着効率が悪い，研究段階の手法

卵巣組織凍結

　卵巣組織凍結は思春期以前の女児に対する唯一の妊孕性温存療法である（図1）．卵巣組織凍結は ASCO ガイドライン 2018 においてもいまだ臨床試験段階とされている．2017 年 6 月時点で，非がん患者，がん患者両方を含めて世界で130 例あまりの卵巣凍結組織移植後の生児獲得が得られている[4]．卵巣組織凍結のデメリットとして，移植部位による卵巣組織の生着の可否，および凍結組織移植時の微小残存病変の再移入（minimal residual diseases: MRD）リスクが指摘される．MRD を検出するための確立した手法はなく，卵巣転移を引き起こす白血病に対しては，現時点で卵巣組織凍結，移植は勧められない[5]．

卵巣位置移動術

放射線照射野外への卵巣移動は骨盤照射を行う場合に考慮される．しかし，常に放射線の散乱による曝露を防ぐことができるわけではない．

卵巣機能抑制

初経開始後の女性における化学療法による卵巣保護を目的として，GnRH アゴニスト（GnRHa）を用いた卵巣機能抑制が行われてきた．しかし卵巣保護には十分な根拠がなく，ASCO ガイドライン 2018 は現段階で GnRHa 療法は確立した妊孕性温存療法として用いられるべきではないとしている[6]．ただし副効用として化学療法後の汎血球減少に伴う機能性子宮出血の予防が期待される．

妊孕性温存療法の障壁

妊孕性温存療法はいまだ十分に行われているとは言えない．その背景に（ⅰ）がん治療医と生殖医療担当医の連携が不十分，（ⅱ）金銭的負担，（ⅲ）ヘルス・リテラシーに関する知識の欠如，（ⅳ）妊孕性温存療法に関する十分な研修を受けたスタッフの不足，（ⅴ）患者が妊孕性温存療法に関する情報にアクセスすることが難しい，といった複数の要因が指摘されている[7]．妊孕性温存療法に関する正しい知識を持ち，適切な医療サービスを紹介できるヘルスケアプロバイダーの育成を行うとともに，妊孕性温存療法の実施や非実施まで含めた自己決定を支援する体制の整備が求められている．

エビデンス

妊孕性温存療法ががんや妊娠・出産の予後にもたらす影響はわかっておらず，今後の詳細な検討とエビデンスの蓄積が求められている．

文献

1) Katanoda K, Shibata A, Matsuda T, et al. Childhood, adolescent and young adult cancer incidence in Japan in 2009–2011. Jpn J Clin Oncol. 2017; 47: 762–71.
2) Glujovsky D, Riestra B, Sueldo C, et al. Vitrification versus slow freezing for women undergoing oocyte cryopreservation. Cochrane Database Syst Rev. 2014; (9): Cd010047.

3) 日本癌治療学会，編. 小児，思春期・若年がん患者の妊孕性温存に関する診療ガイドライン 2017 年版. 東京: 金原出版; 2017.

4) Donnez J, Dolmans MM. Fertility preservation in women. N Engl J Med. 2017; 377: 1657-65.

5) Loren AW, Mangu PB, Beck LN, et al. Fertility preservation for patients with cancer: American Society of Clinical Oncology clinical practice guideline update. J Clin Oncol. 2013; 31: 2500-10.

6) Oktay K, Harvey BE, Partridge AH, et al. Fertility Preservation in Patients With Cancer: ASCO Clinical Practice Guideline Update. J Clin Oncol. 2018; 36: 1994-2001.

7) Anazodo A, Laws P, Logan S, et al. How can we improve oncofertility care for patients? A systematic scoping review of current international practice and models of care. Human Reprod Update. 2019; 25: 159-79.

4 その他

5 当院でのがん・生殖医療における生殖補助医療胚培養士の業務

中嶋真理子　杉下陽堂　鈴木 直

ここがポイント

1. 妊孕性温存患者を対象とした培養士の業務を理解する.
2. 卵巣運搬方法，培養士タイムスケジュール，練習について理解する.

　当院では 2010 年 1 月にがん・生殖医療外来を設置し，全国から妊孕性温存希望のがん患者の紹介を受け入れている. 2018 年 10 月までに，がん・生殖医療外来にて妊孕性温存療法を希望した症例に対して，延べ採卵 174 件，精子凍結 71 件，卵巣凍結 85 件を実施してきた.

　対応する培養士は 3~5 人であり，当院が行っている採卵・卵子凍結方法，タイムスケジュールなど，妊孕性温存患者を対象とした採卵・および卵巣組織凍結保存における培養士の業務とその注意点を紹介する.

IVM

　がん・生殖医療外来を紹介受診するがん患者は手術日や化学療法開始日が決定しており，妊孕性温存療法を実施できる期間が限定されている場合が多い. 当院ではタイムリミットのある中での採卵で，より多くの卵子を獲得するために通常では穿刺しない小卵胞も採卵し，IVM（in vitro maturation）を行っている.

1 ▶ 採卵時 IVM

① 当院では妊孕性温存目的の採卵症例では IVM medium を準備している.
　使用 medium: IVM medium（Origio）
　使用ディッシュ: 5 ウェルディッシュ 16005（Vitrolife）

② 採卵した卵丘細胞卵子複合体はG-MOPS（Vitrolife）で洗浄後fertilization medium（Cook）に入れ前培養する．採卵約3時間後に卵丘細胞を除去し，第2極体が確認できないものをIVM mediumにて培養する．また除去前に未熟卵子と判断できるものは卵丘細胞を剥がさずに培養する．
③ GV（germinal vesicle）期卵子，MⅠ（metaphase Ⅰ）期卵子はウェルを分けて培養し，GV期卵子であったものは当日の観察は行わない．
④ MⅠ期卵子は夕方5時頃1回目の成熟確認を行い，成熟していれば卵子凍結もしくは受精に導く．翌日は午前中に1度観察，成熟段階が判断できるまでに裸化し，成熟していれば1 day oldで顕微授精（intracytoplasmic sperm injection: ICSI）もしくは卵子凍結を行う．MⅠ期卵子は夕方5時ごろ再度観察する．それ以降は翌々日の午前中と午後に観察し夕方まで培養する．
⑤ ICSI使用精子は，翌日はインキュベーター内で保管した精子を，翌々日は採卵当日に一部を凍結保存したものを使用する．
⑥ 一般体外受精: Conventional IVF（in vitro fertilization）希望の場合は卵丘細胞卵子複合体の状態で極体が確認可能であったものを媒精させ，できなかったものはIVM mediumに入れ翌日上記手順でICSIする．

2 ▶ 卵巣組織凍結保存時におけるIVM

① 卵巣組織凍結時に採取した卵子は未成熟であるために，G-MOPSで洗浄後すぐIVM mediumを用いて培養する（図1）．

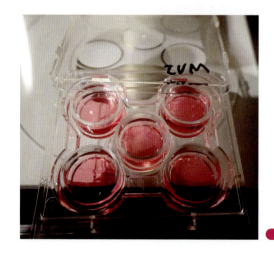

図1 IVM時のディッシュ

＊＊＊

② 卵巣組織凍結から約 24 時間後に 1 度目の観察を行う. 卵丘細胞が膨潤化している, もしくは囲卵腔が形成しているならば裸化し, M II の場合は ICSI・卵子凍結を行う. 以降採卵と同様に day 3 まで培養する.

③ 卵巣から採取した卵子は未熟卵子である場合が多く, 当日受精処理が可能であることは稀であるため, 凍結精子を使用するか, 卵巣組織凍結の翌日に新鮮精子を提出してもらう. 射出精子は採卵時 IVM と同様に一部を凍結して保存しておく.

凍結保存

1 ▶ 胚凍結・卵子凍結保存

当院では胚・卵子凍結保存に Rapid-i（Vitrolife）システムを使用している.

① Rapid-i プロトコールに従って凍結し, すべての胚・卵子は 1 個ずつ充填している.

② 分割期胚は day 3 胚凍結を行い, Veek 分類の G4 または 5 cell 以下の胚は胚盤胞まで追加培養を行う. 胚盤胞では Gardner 分類の CC 以外は day 5/6 で凍結する.

③ 卵子は極体が確認されたものを凍結の対象としている.

2 ▶ 精子凍結保存

① 精子凍結保存には Cryo Sperm（Origio）を使用し, そのプロトコールに従って凍結している. 当院では凍結精子は全例 ICSI を行うため, 特に精子濃度が薄い場合を除いて 8 本に分けて凍結している.

② 原疾患の治療後の精液検査で所見が不良であった症例や, 精巣摘出など射精ができない症例に限り, ICSI 後に残存精子の再凍結を行っている. 再凍結のタイミングは ICSI 終了直後に行っている. 凍結中の凍結精子検体の融解・使用の使用順は, 通常の凍結精子を優先とし, 再凍結の凍結精子検体を融解することは最後としている.

卵巣組織凍結保存

当院では卵巣組織凍結を医師と培養士が担当している. オペ室で摘出した卵巣を培養室に運びクリーンベンチ内で凍結・保存をしている. 卵巣組織凍結の手順については当院実施のハンズオンセミナーや, 鈴木　直, 編. 卵巣組織凍結・移

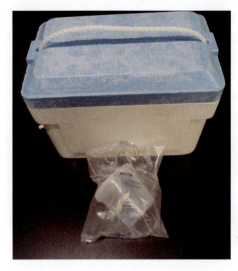

図2 卵巣運搬時の発泡スチロールと培養カップ

植 新しい妊孕性温存療法の実践（東京: 医歯薬出版; 2013）などで紹介しているので，そちらを参照されたい．本項ではオペ室から培養室までの運搬方法・タイムスケジュール・練習について紹介する．

1 ▶ 卵巣運搬方法
① 発泡スチロールの箱に，培養カップ（Falcon）を入れ運搬している（図2）．手術室にて卵巣摘出直前に，培養カップに38℃に温めた生理食塩水を卵巣が浸る程度（40～80 mL程度）入れ，そこに摘出卵巣を投入し，ただちに培養カップを発泡スチロールに入れ，培養室まで運搬する．当院では培養室とオペ室は同じフロアにあり，運搬の所要時間は2分程度である．

2 ▶ 卵巣組織凍結タイムスケジュール
① 当院では卵巣組織凍結に培養士1～2人＋医師1人であたっており，卵巣は2等分し，それぞれ作業を並行して行う．また，卵巣から成熟卵子が獲得できた場合は同日に受精・卵子凍結を行うことを考慮し，卵巣摘出術は午前中に開始することとしている（表1）．

4 ● その他

表1 卵巣組織凍結時タイムスケジュール

	培養士A	培養士B	培養士C
8：30	一般体外受精，採卵準備 卵巣組織凍結準備	培養中の胚チェック	培養中の胚チェック
9：00	一般体外受精，採卵介助	一般体外受精における採卵の検卵実施	IVF用に提出された精子処理実施
9：30			手術室にて卵巣組織を回収し，卵巣組織凍結実施
10：00			
10：30			
11：00	卵巣組織凍結実施（介助）	卵巣組織凍結時におけるディッシュ中の検卵実施	
11：30			
12：00			

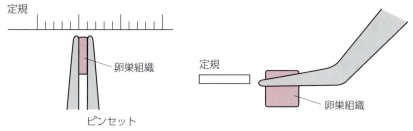

図3 卵巣組織片厚の測定方法

3 ▶ 卵巣組織凍結練習法

① 当院では練習に動物卵巣を使用している．フナコシ（https://www.funakoshi.co.jp/）から購入が可能で，価格は時価のため問い合わせが必要である．

② 冷凍での輸送の場合，冷蔵庫内で解凍後に使用する．解凍後の卵巣は組織が壊れるため水っぽくなる傾向がある．

③ 動物種により卵巣に特徴がある．ウシ卵巣はヒトよりも大きいことが多く，硬い．ブタ卵巣はヒトよりも小さいことが多く，柔らかく，脂肪が多い．卵胞が多数ある．

④ 練習時にはあらかじめ，厚紙などで卵巣凍結デバイスに乗る大きさ（1 cm角程度）の型を作製し，それを目安として卵巣組織片を作成するとよい．卵巣組織片厚は卵巣組織片をピンセットで摘み定規に合わせて測るか，同程度の面積の切片が同じくらいの重さであることをひとつの目安にしている（図3）．

4 その他

⑥ 挙児希望を有する若年がん患者が不妊外来を受診したら

岩端秀之　洞下由記　鈴木 直

ここがポイント

1. がん治療が何よりも最優先されるべきであることを理解する.
2. がん治療医と生殖医療を専門とする医師との間の密な連携のもと，妊孕性温存療法の適応やその有無を確認し，実施時期を検討する.
3. 必要に応じて意思決定のための心理支援を患者が受けられるよう配慮する.

　がん治療の進歩や診断方法の改良に伴い，がん治療後に長期間の生存が見込める小児・若年世代，いわゆる CAYA（child, adolescent and young adult; 0～39 歳）のがんサバイバーは増加している．それに伴い，がん治療終了後の患者の生活の質（quality of life: QOL）の向上，つまり治療を終えたがんサバイバーが治療の合併症や恋愛，結婚，出産，育児，就学，就労，経済的問題などのさまざまな問題を抱えてどのように生活をしていくのかということに関心が高まってきている．がん・生殖医療とはがん治療によって引き起こされる性腺機能不全や不妊症に対する取り組みであり，妊孕能低下・消失を回避するためにがん治療前に行う妊孕性温存療法やがん治療などによって医原性に引き起こされた卵巣機能不全に対する生殖医療，子どもを持たない選択をされた際や持てなかった際の心理的なサポートなどが含まれる．がん・生殖医療には「いかなる状況であってもがん治療が優先であり，生殖医療を行うためにがん治療を遅延，変更することはあってはならない」という大原則がある[1]．患者ががん患者であることを忘れずに患者を通してではなくがん治療医と直接連携をとりながら，がんの状況に関して正しい情報収集に努めなければならない.

4 ● その他

妊孕性温存療法について

　妊孕性温存療法には男性では「精子凍結」や「精巣組織凍結」，女性では「胚（受精卵）凍結」，「卵子（未受精卵子）凍結」，「卵巣組織凍結」などの方法がある．これらは患者の年齢，思春期発来の有無，配偶者の有無などの社会的背景を考慮し，予定されているがん治療の妊孕能低下に対するリスクを判断した上で，治療開始までの期間に行うことができる方法を決定していく．女性において胚凍結や卵子凍結は確立された治療であるが，規則的な卵胞発育が認められる思春期以降で可能であり，さらに経腟操作を必要とするため小児には不適当である．また一度に多数の卵子を採取するには，約2週間連日の卵胞刺激ホルモンの注射が必要になる．また卵巣刺激によるエストロゲンやプロゲステロンなどの女性ホルモン値の上昇がホルモン感受性乳がんや子宮体癌に悪影響を及ぼす可能性は否定できない．それらに対して，新しい卵巣刺激法として月経周期を問わずに採卵周期を組むランダムスタート法[2]や血中エストロゲン値を上げずに多数の卵胞を発育させるためにアロマターゼ阻害薬を併用する方法が試みられ，効果と安全性が検証されつつある[3]．月経発来前の小児患者に対しては卵巣組織凍結が唯一の妊孕性温存療法である．本邦における女性の妊孕性温存療法の選択肢およびそれぞれの特徴・注意点を表1にまとめた．

情報提供について

　これまでは妊孕性が失われる可能性があるという情報提供をされずにがん治療を受け，妊孕性を喪失してしまう患者が少なからず存在していた．がん診断後治療を開始する前にできるだけ早く患者に妊孕性に関する情報提供を行うことが推奨されており[4,5]，National Comprehensive Cancer Network（NCCN）のガイドラインにおいても，「全てのがん患者に対してがん治療前に妊孕性温存療法の情報が提供されるべき」と強く明言されている[6]．日本においても2017年に日本癌治療学会から「妊孕性温存に関する診療ガイドライン」が発行され，これからがん治療を受ける予定の患者に対し妊孕能低下・消失のリスク評価を行い，必要に応じて妊孕性温存療法に関する情報提供を行うことがガイドラインに示された．妊孕性温存療法の方法と治療選択の流れを図1にまとめた[7]．

　CAYA世代のがん患者に対してがん・生殖医療のインフォームドコンセントを得る際は，個々の認知発達段階に合わせて情報提供されることが望ましい．同

表 1 妊孕性温存療法のそれぞれの特徴・注意点

〈男性〉

方法	精子凍結	精巣組織凍結（研究段階）
治療内容	・がん治療前に射精または精巣精子採取術などにより精子を獲得し，凍結保存を行う	・がん治療前に外科的に精巣組織を摘出し凍結保存を行う
特徴・注意点	・比較的低侵襲で採取することができる ・射出された精液に精子が少ないまたは認められない場合は精巣内精子採取術が必要となることがある	・精子形成が未熟な思春期以前の患者にも適応となる ・精巣摘出の手術侵襲がある ・精巣組織融解後，成熟精子の作出方法は確立されておらず研究段階の治療である

〈女性〉

方法	胚（受精卵）凍結	卵子（未受精卵子）凍結	卵巣組織凍結（臨床研究段階）
治療内容	・がん治療前に採卵にて卵子を獲得し，パートナーの精子を用いて受精させてから凍結保存をする ・がん治療終了後に融解胚移植を行う	・がん治療前に採卵にて卵子を獲得し，未授精のままの卵子を凍結保存をする ・がん治療終了後，卵子融解し受精させ胚移植を行う	・がん治療前に外科的に卵巣組織を摘出し凍結保存し，がん治療終了後に卵巣組織片を自己移植する ・その後必要に応じて体外受精などの不妊治療を行う
特徴・注意点	・最も確立された方法 ・パートナーの精子が必要となる ・融解後の生存率は95％以上である ・凍結できる胚の数に限りがある	・未婚女性にも適応となる ・融解後に受精障害や胚発育不良などで移植できないことがある ・胚に比べて卵子1個当たりの妊娠率は低くなる ・凍結できる卵子の数に限りがある	・月経周期に関係なく行うことができる ・多量の卵胞を保存できる可能性がある ・思春期以前の患者でも適応になる ・がん治療開始まで時間的猶予がなくても可能である ・卵巣摘出・移植時の手術侵襲がある ・卵巣移植時にがん細胞を移植（がん細胞の再移入）してしまう可能性があり，疾患によっては（造血器腫瘍や，卵巣がん）安全性が確立されていない
	・排卵誘発のために約2〜6週間の期間を要する ・採卵時にがん細胞の播種を引き起こす可能性がある ・ホルモン感受性腫瘍に対する排卵誘発の影響は明らかになっていない ・血液検査の状態が悪い場合には，感染や出血などの合併症を引き起こす可能性がある		

4 ● その他

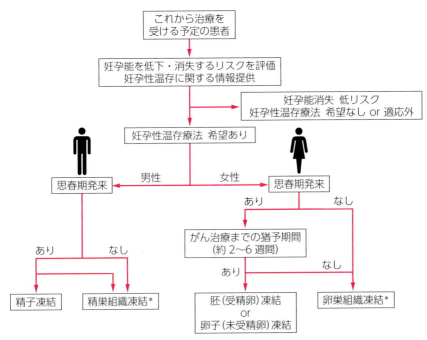

図1 本邦での妊孕性温存療法の方法と治療選択の流れ
(Burns KC, et al. Cancer. 2018; 124: 1867-76[7])より改変)
*臨床研究段階の治療

意能力をもたない小児患者に対して,年齢に応じた情報提供がなされた上で治療を受けることに合意するインフォームドアセントという概念がある.米国小児学会の指針では医師が7～14歳の子どもに対してインフォームドアセントを得ること,また15歳以上にはインフォームドコンセントを得ることを推奨している[8].しかし,小児患者に対するインフォームドコンセントやアセントの明確な指針は本邦には存在しないため,情報提供は施設または説明する医師の裁量によって差が大きいのが現状である.患者の年齢や発達段階に合わせた遊びやアニメーションなどを取り入れた情報提供を行い,病態や治療に関する理解を促し,治療を受け入れやすくするプリパレーションという方法がある.発育・発達の個人差が大きい小児患者に対して,がん治療による性腺毒性や妊孕性喪失のリスク,さらに妊孕性温存療法に関する情報提供を行うには,思春期前の小児患者にも一定の理解を得ることができるプリパレーションツールが非常に有用であると

考える.

患者の意思決定の支援について

　がん・生殖医療外来を受診する患者は，がん告知と妊孕能消失という大きな不安を抱えて受診する．複雑な心理状態にある患者にとって，がん治療開始までの限られた時間の中でがんと生殖医療に関する正しい知識を理解し「妊孕性温存療法」を行うかを選択することは，大きな負担であり容易ではない．我々医療従事者は，がんの診断から治療開始までの短期間で患者のリスク評価と的確な医療情報の提供を十分に行うことが求められる．また，妊孕性温存治療施行の有無にかかわらず，患者が納得のいく意思決定ができるように，がん治療医や生殖医療を専門とする医師のみでなく，看護師やカウンセラーなどのコメディカルとも密に連携を取り多職種による心理サポートを行っていくことが重要である．

エビデンス

　日本癌治療学会の「妊孕性温存に関する診療ガイドライン」では，挙児希望を有するがん患者に対して，「女性ではパートナーがいる場合，胚（受精卵）凍結保存（推奨グレードB）」，「パートナーがいない場合未受精卵子凍結保存（推奨グレードC1）」，「時間的猶予がない場合や思春期前で施行可能な施設においては研究段階である卵巣組織凍結保存が考慮される（推奨グレードC1）」となっている[9]．男性がん患者に対しては，「精子凍結保存が推奨される（推奨グレードB）」となっている[10]．

☞文献

1) 挙児希望を有するがん患者に対して，どのような妊孕性に関連する情報を提供するべきか？　In: 日本癌治療学会, 編　小児, 思春期・若年がん患者の妊孕性温存に関する診療ガイドライン 2017 年版. 東京: 金原出版; 2017. p.22-4.

2) Cakmak H, Katz A, Cedars MI, et al. Effective method for emergency fertility preservation: random-start controlled ovarian stimulation. Fertil Steril. 2013; 100: 1673-80.

3) Rodgers RJ, Reid GD, Koch J, et al. The safety and efficacy of controlled ovarian hyperstimulation for fertility preservation in women with early breast cancer: a systematic review. Hum Reprod. 2017; 32: 1033-45.

4) Oktay K, Harvey BE, Partridge AH, et al. Fertility preservation in patients with cancer: ASCO Clinical Practice Guideline Update. J Clin Oncol. 2018;

36: 1994-2001.

5) von Wolff M, Montag M, Dittrich R, et al. Fertility preservation in women—a practical guide to preservation techniques and therapeutic strategies in breast cancer, Hodgkin's lymphoma and borderline ovarian tumours by the fertility preservation network FertiPROTEKT. Arch Gynecol Obstet. 2011; 284: 427-35.

6) Coccia PF, Pappo AS, Altman J, et al. Adolescent and young adult oncology, version 2.2014. J Natl Compr Canc Netw. 2014; 12: 21-32; quiz 32.

7) Burns KC, Hoefgen H, Strine A, et al. Fertility preservation options in pediatric and adolescent patients with cancer. Cancer. 2018; 124: 1867-76.

8) Informed consent, parental permission, and assent in pediatric practice. Committee on Bioethics, American Academy of Pediatrics. Pediatrics. 1995; 95: 314-7.

9) 挙児希望を有する女性がん患者に対して，どのような生殖補助医療が勧められるか？　In: 日本癌治療学会，編．小児，思春期・若年がん患者の妊孕性温存に関する診療ガイドライン2017年版．東京: 金原出版; 2017．p.25-9.

10) 挙児希望を有する男性がん患者に対して，どのような生殖補助医療が勧められるか？　In: 日本癌治療学会，編．小児，思春期・若年がん患者の妊孕性温存に関する診療ガイドライン2017年版．東京: 金原出版; 2017．p.30-4.

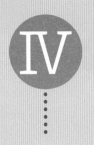

女性不妊症
男性不妊症
生殖補助医療（ART）
がん・生殖
不育症
その他

1 接遇

1 不育症患者への接し方

福井淳史

ここがポイント

1. 不育症診療において tender loving care が有効である可能性がある.
2. 有効性があると考えられる検査を適切に施行し，十分に結果を説明することが必要である.

不育症患者へ接するにあたって

不育症はリスク因子が多岐にわたるため，診断方法や治療方法が複雑となってしまう．このため多くの産婦人科医にとって難解な疾患と思われているのが実状である．患者サイドとしても，なぜ自分が流産を繰り返しているのか，その原因が何であるのかが判然としない状況から，大きな不安を抱えており，患者周囲あるいは医療者のちょっとした一言が，そして患者を気遣ってかけたつもりの一言が，不信感や不安へとつながってしまうことも少なくない．不育症は，適切な検査による診断を行い，その結果を十分に説明した上で治療に望むことにより良好な治療成績が期待できる疾患である．そのことを十分に説明した上で検査・治療を進めていき，さらには精神状態の把握やそれに基づいたカウンセリングを行うことは，不育症診療上きわめて有効である．

不育症患者への接し方

何度も流産を繰り返し，次の妊娠が怖い．妊娠が成立しても喜べず，怖くて仕方がない．不育症患者たちは，常にそのような思いを有している．そしてなぜ自分ばかりが流産を繰り返すのかがわからず強い不安を抱えている．

このとき診療にあたる産婦人科医は，「流産しても大丈夫，すぐまた妊娠するか

ら」「また次に頑張ればいいよ」「流産はよくあること」「まだ2回目の流産だよ」といった言葉を患者への心遣いのつもりでかけているかもしれない．しかし，不育症患者は常に妊娠継続への恐怖を抱えている．「大丈夫」「次，頑張れ」「よくある」など患者を思った言葉のつもりが，患者にとっては，「何が大丈夫なのか？」「頑張れって何を？」「次はどうしたらよいの？」「よくあるといわれても…」というように，自分はこの後どのようにしたらよいのかとの不安をあおっていることになっているかもしれない．すなわち，じっくりと患者の話を傾聴し，その患者が抱えている問題を抽出し，適切な対応を考えていかなければならない．このような点が不育症診療をより煩雑・複雑にしていると考えられる．このなかで不育症診療においてよく用いられる方法に tender loving care という手法がある．

Tender loving care は，包み込むような優しいケアということであり，そこには，カウンセリングのほか，リスクを十分にスクリーニングして説明すること，治療方針を明確にすること，家族や友人が話を聞いてあげること，職場や近所で気を遣わなくてよい配慮，妊娠後に超音波で胎児の状態を観察することなどが含まれるとされている．すなわち患者が安心して治療を受けられるように医療者が，そして家族や周りが心遣いをしてあげることであるといえる．Tender loving care は，体重コントロール，コーヒー・たばこ・アルコール摂取に対するアドバイスとともに，ESHRE（欧州生殖医学会）のガイドラインでは唯一確立された治療であるとされている[1]．以上のように，不育症患者は，現在の自分のおかれている状況について非常に困惑し，悩み，答えのない不安に苛まれている．これらを少しでも解決できるように，不育症患者に接する祭には，可能な限り治療方針を明確にしていく必要があると思われる．このためには，適切な検査を施行することが必要であり，我々は AMED 不育症研究班より出された提言[2]（表1）に則って検査を施行している．また同不育症研究班で選択的検査，研究的段階の検査に含まれている項目についても可能な限り精査し，リスク因子不明不育症を減らす試みを行っている．なお AMED 不育症研究班の提言では「推奨されない検査」についても記載されているので参考にされたい．検査結果を十分に説明することにより，患者が治療に前向きになり，良好なその後の治療成績が得られるのはよく経験することである．

不育症患者へのカウンセリング

不育症患者に対するカウンセリングは非常に重要である．Pedersen らはリス

表1 AMED「不育症の原因解明，予防治療に関する研究」研究班による不育症管理に関する提言 2019 による不育症の検査項目

【不育症一次スクリーニング】
＜推奨スクリーニング＞
1. 問診　年齢，既往流産回数，身長・体重・BMI，喫煙歴，アルコール歴，カフェイン摂取
2. 子宮形態異常の検査
3. 甲状腺機能検査（TSH，TPO 抗体，fT$_4$）
4. 夫婦染色体検査
5. 抗リン脂質抗体の検査（抗 CL β_2GPI 複合体抗体，抗 CL IgG 抗体，抗 CL IgM 抗体〔保険診療外〕，LAC）
＜選択的検査＞
6. 血栓性素因スクリーニング（プロテイン S 活性，第 XII 因子活性）
7. その他の抗リン脂質抗体（抗 PE-IgG 抗体〔保険診療外〕，抗 PE-IgM 抗体〔保険診療外〕）
8. 流産検体の病理学的検査
9. 流産検体の染色体検査

【研究段階の検査〔保険診療外〕】
1. 免疫学的検査（末梢血 NK 細胞活性・NK 細胞率・制御性 T 細胞率，子宮内膜 CD56^{bright}陽性率，CD56^{dim}陽性率，KIR 陽性率，制御性 T 細胞率）
2. その他の抗リン脂質抗体（抗 PS/PT IgG 抗体，抗 PS/PT IgM 抗体）

【推奨されない検査】
1. 免疫学的検査（夫婦 HLA 一致率，ブロッキング抗体，リンパ球混合培養，抗 HLA 抗体，サイトカイン定量，サイトカイン polymorphism）
2. 内分泌学的検査（LH，P$_4$，androgen，AMH，インスリン）

ク因子を持たないリスク因子不明不育症患者に対して妊娠前の十分なカウンセリングと，精神的サポートを行った場合の治療成功率が 86％（32/37）であったのに対し，何もサポートをしなかった場合の治療成功率が 33％（8/24）と，tender loving care の有効性を示している[3]．しかし，本論文作成時は抗リン脂質抗体症候群の概念がなかったため，現在の不育症検査項目とは一部異なることには注意が必要である．また Clifford らは原因不明習慣流産女性に対して，次回妊娠後に妊娠初期から 1 週間ごとに超音波を施行し，胎児の状態を確認した群の治療成功率が 74％（118/160）であったのに対し，妊娠成立後も電話や手紙のみでフォローした場合の治療成功率が 49％（20/41）と，診察などにより妊娠女性の不安感を低減させることが有効であったと報告している[4]．なお妊娠成立後の超音波検査は，連日のように超音波することで安心して過ごせるものがいる一方，頻回に超音波検査をすることで，逆に不安となるものもいるので，患者と相談しながら診療回数を決定していくのがよい．筆者らは妊娠初期から妊婦健診が開始される時

期までの超音波検査について，患者の希望とも相談しながら週に1～3回の超音波検査を施行している．ただし妊娠5～16週未満の超音波検査は，切迫流産の診断であったとしても保険診療上認められるのは外来診療で1回/週，入院診療で2回/週であることに注意が必要である．

　本邦でも厚労省不育症研究班での解析で，カウンセリングの有効性が示されている．胎児絨毛染色体異常を除いた次回治療成功率は，不育症のリスク因子を有さない原因不明不育症では，カウンセリングを施行した場合の治療成功率が87.1％（54/62）であったのに対し，カウンセリングを施行しなかった場合の治療成功率は63.3％（31/49）であり，カウンセリングを施行した方が有意に治療成功率が高値であった（P<0.01）．さらに何らかの不育症リスク因子を有する不育症においても，カウンセリングのみを施行した場合の治療成功率が66.7％（14/21）であったのに対し，カウンセリングを施行せず，他の治療も施行しなかった場合の治療成功率は31.0％（13/42）であり，リスク因子の治療を行わずともカウンセリングを施行したのみで有意に治療成功率が高値となった（P<0.05）[5]．

　不育症の約60％はリスク因子不明の原因不明不育症と診断される．一般に不育症に関するリスク因子を検索したものの原因を指摘できない場合でも，患者側は何らかの治療を求めてくることが多い．さらに医療者側にとっても何もしないで経過を見るということはあまり好まれず，患者からの要望もあれば，"とりあえず"アスピリンや漢方薬などを処方することもあるのではないかと推察される．しかし，原因不明不育症に対するアスピリン療法やヘパリン療法の有効性は否定的である[6,7]．精査を行ってもリスク因子を有さない原因不明不育症であった場合，安易にアスピリンやヘパリンなどの薬剤を使用するのではなく，十分にカウンセリングを行い，次回妊娠に対する不安を取り除き，患者および家族の理解を得た上で，無治療で次回妊娠に臨んでも妊娠は継続する可能性は高いといえる．

文献

1) Jauniaux E, Farquharson RG, Christiansen OB, et al. Evidence-based guidelines for the investigation and medical treatment of recurrent miscarriage. Hum Reprod. 2006; 21: 2216-22.

2) 国立研究開発法人日本医療研究開発機構委託事業成育疾患克服等総合研究事業「不育症の病因解明，予防治療に関する研究」研究班．AMED研究　不育症の原因解明，予防治療に関する研究を基にした不育症管理に関する提言2019. 2019.

3) Stray–Pedersen B, Stray–Pedersen S. Etiologic factors and subsequent reproductive performance in 195 couples with a prior history of habitual abortion. Am J Obstet Gynecol. 1984; 148: 140–6.

4) Clifford K, Rai R, Regan L. Future pregnancy outcome in unexplained recurrent first trimester miscarriage. Hum Reprod. 1997; 12: 387–9.

5) 齋藤　滋, 杉浦真弓, 丸山哲夫, 他. 不育症 over view. 産婦人科の実際. 2011; 60: 1401–8.

6) Kaandorp S, Di Nisio M, Goddijn M, et al. Aspirin or anticoagulants for treating recurrent miscarriage in women without antiphospholipid syndrome. Cochrane Database Syst Rev. 2009: Cd004734.

7) Schleussner E, Kamin G, Seliger G, et al. Low–molecular–weight heparin for women with unexplained recurrent pregnancy loss: a multicenter trial with a minimization randomization scheme. Ann Intern Med. 2015; 162: 601–9.

2 診断と治療

① 流・死産を2回以上繰り返したら

齋藤 滋

ここがポイント

1. 2回以上の流・死産を繰り返した際に，不育症と診断される．たとえ生児がいたとしても，流・死産を2回以上経験すれば，不育症となる．
2. 不妊症治療例では，妊娠反応が陽性だが子宮内に胎嚢を認めない生化学的妊娠が稀ではないが，日本の分類では生化学的妊娠は流産回数に入らない[1]．しかし，ESHRE では，生化学的妊娠も流産回数に含めることになったので[2]，今後の検討が必要となる．

不育症例が受診した場合の対応

1 ▶ 問診

　まずは，流・死産の妊娠週数，胎児心拍の有無を確認する．死産の場合，抗リン脂質抗体陽性例や protein S 欠乏症の可能性がある．しかし，胎児染色体異常例では，不育症とは異なる要因があるため，十分に情報を得ておくことが必要である．

　その他，合併症についても問診する．胎児発育不全（FGR）や妊娠高血圧腎症の既往ならびに，SLE や Sjögren 症候群では，抗リン脂質抗体陽性例が多いので注意が必要である．また血栓症の既往例でも抗リン脂質抗体陽性となる可能性がある．

2 ▶ 不育症リスク因子の同定

　患者に対して，リスク因子を精査すると，約35％にリスク因子が同定され，同

表1 不育症のリスク因子の頻度

リスク因子	〜2011年 (n＝527)	2011〜2018年 (n＝1,340)
エビデンスが明確なもの 　子宮形態異常 　染色体構造異常 　　(均衡型，Robertson) 　抗リン脂質抗体陽性	 7.8% 4.6% 10.2%	 7.9% 3.7% 8.7%
エビデンスが不十分だが 関与する可能性があるもの 　甲状腺機能異常 　第Ⅻ因子欠乏症 　Protein S 欠乏症	 6.8% 7.2% 7.4%	 9.5% 7.6% 4.3%
原因不明*	65.3%	65.2%

＊上記の検査すべてが陰性であるもの，一部重複して陽性例があるため，
　上記の陽性率の総和と数値が一致しない.

因子に対しての治療を行うことができること，リスク因子が判明しなかった場合
(65%)，安心して次回の妊娠に臨んでもらうと説明した上で，不育症のスクリーニングを行う.

　表1に示したごとくのリスク因子がある.

　子宮形態異常を観察するために，以前は増殖期に子宮卵管造影を行っていたが，最近では分泌期に3D超音波検査を行うことで，子宮形態異常が正確に診断できるようになった.

　血液検査で夫婦染色体，抗リン脂質抗体(ループスアンチコアグラント，β_2GPI依存性抗カルジオリピン〔CL〕抗体, 抗 CL IgG, 抗 CL IgM の4種類) を測定する. 明らかな不育症のリスク因子ではないが，第Ⅻ因子活性，protein S 活性を測定しても，臨床的にある一定の意義はある[3].

3 ▶ リスク因子ごとの治療方針

　子宮形態異常は明らかな流産のリスク因子となるが，中隔子宮の中隔の長さ
(D) と内腔の長さ (C) の比 (D/C 比) が0.61以上であると，流産のリスクが高まる[4]. そのため，D/C 比が0.61未満の際は，手術をしないで次回の妊娠に臨んでよいかもしれない. 一方，D/C 比が0.61以上の症例に対して Jones-Jones 手術などの手術を行うことのメリットは，RCT では証明されていない. 手術後の約6カ月の避妊を要することや，手術のリスクも勘案して，患者に説明す

る必要がある．最近になり，子宮鏡下に，中隔部の先端から子宮底部に向かって切開を加えると，開腹の必要がなく，手術時間も短かく，避妊期間も必要としないことがわかった[5]．新しい侵襲の少ない手術として注目される．

　染色体検査をする際に，十分な説明を行い，また夫婦どちらかに染色体構造異常があった場合，どちらかを特定せずに染色体構造異常の保因者であることを知らせる選択肢について，予め意思の確認をしておくことが望ましい[3]．また，流産に至らずに出産した児の染色体異常は，通常の均衡型染色体構造異常ではごく稀である．13，18，21 染色体の Robertson 型転座では，トリソミーとなり出生する場合があるので，出生前検査につき説明しておいた方がよい．

　抗リン脂質抗体陽性例では，妊娠初期から LDA 内服とヘパリンカルシウム（5,000 U×2/日）を開始する．アスピリンは 81～100 mg/日が一般的であり，妊娠 28 週まで内服する．欧米では LDA 投与は妊娠 36 週までが一般的であるが，日本では薬剤添付文書に妊娠 28 週以降の投与は禁忌となっているため，妊娠 36 週までの投与の際には，よく説明しておくことが望まれる．しかし，妊娠 28 週以降に投与しても動脈管閉鎖などの副作用は報告されていない．ヘパリンについては，自己注射を指導し，最初の 2 週間はヘパリン起因性血小板減少症（HIT）の発生率が高いため，1 週ごとの血小板検査を行う．また血栓症（下肢静脈血栓，脳梗塞，肺梗塞など）の症状があればただちに来院するように指導する．

　第XII因子欠乏症や protein S 欠乏症に対するエビデンスのある治療法はない．最近になり，第XII因子や protein S の EGF domain に対する自己抗体が，これらの欠乏症例で検出されており，血栓形成により流産に至るというよりは，EGFを中和することにより胎盤形成障害や血管新生障害を引き起こし，流産を誘発する可能性が指摘された[6]．AMED 研究班のデータでは，症例数は少ないが第XII因子欠乏症で無治療群，LDA 群，LDA＋ヘパリン群での生児獲得率は 33.3%（3/9），68.2%（30/44），73.9%（17/23）であり治療群で有効性が認められている．Protein S 欠乏症では無治療群 20%（1/5），LDA 群 78.3%（18/23），LDA＋ヘパリン群 90.9%（10/11）と，やはり治療群で成績が良好であった．これらは RCT ではないが，前向き臨床データの結果であるので，エビデンスレベルは低いが，LDA を勧めてもよいかもしれない．

　リスク因子が不明な際は，tender loving care を行う[3]．産科の診察を 1 週間ごととして GS の増大，胎児の発育などを示すことで，妊婦の安心感は増す．筆者らは妊娠 4～8 週までは，可能であれば毎週診察している．また家族，特に夫

表2 リスク因子ごとの治療法

リスク因子	治療法	エビデンスの有無
子宮形態異常 　中隔子宮	手術療法（開腹，子宮鏡下手術）	・明らかなエビデンスはないが，有効例は存在する．
重複子宮	手術療法（開腹）	・明らかなエビデンスはないが，有効例は存在する．
染色体構造異常	遺伝カウンセリングと正しい知識を伝える	・正しい知識を伝えることにより，妊娠を諦めることはなくなる．RCTなどの比較試験はない．
抗リン脂質抗体症候群	低用量アスピリン（LDA）＋ヘパリン療法	・RCTにて有効性が示されている．
偶発的リン脂質抗体症候群	LDA	・前向き臨床研究でLDAとLDA＋ヘパリン療法で差がなかったことより，LDAと考えられる．
甲状腺機能異常	内科的治療	・不育症に対して有効かどうかのRCTはないが，全身症状の改善のため治療は必要．
第Ⅻ因子活性欠乏症	LDA？	・RCTはないが，前向き臨床研究でLDA群の方が無治療より生児獲得率が高い．
Protein S欠乏症	LDA？ LDA＋ヘパリン	・RCTはないが，前向き臨床研究でLDA群の方が無治療より生児獲得率が高い． ・妊娠10週以降の胎児異常のない流・死産既往のある不育症例にLDA＋ヘパリンがLDAより有効であったとするRCTあり．
原因不明	Tender loving care（TLC）	・TLCを行った方が生児獲得率が高い．

には，できるだけ早く帰宅して，患者の不安を取るために，ゆっくりと話をする，また話を聞いてあげるなどの指導を心掛けている．家族と医療者側の双方の心遣いにより，精神的に安定が得らえるようになる．

　その他のリスク因子として患者年齢の高年齢化（特に40歳以上）があるが，検査を行い，治療方針を明示し，早く妊娠することを推奨する．また，治療したのにもかかわらず流産に至った場合，病理学的検査で脱落膜に血栓，栓塞がないか，絨毛にフィブリン沈着がないか，好中球の浸潤がないかも調べておく必要がある．前二者は抗リン脂質抗体や凝固因子異常の可能性があり，好中球の浸潤は感染の可能性がある．また，保険収載されていないが，胎児染色体検査も重要である．胎児染色体が正常であれば，現在の治療法が不十分で何らかの追加治療が

必要と考えられるが，胎児染色体異常であれば，その必要はない．

おわりに

　不育症には多くのリスク因子があり，また精神的なストレスや年齢などの要素が加わり，治療が難しいが，医師と患者との信頼関係を形成し，適正な治療を提供することが重要と考えられる．

☞文献

1) 反復・習慣流産患者の取り扱いは？　In: 日本産科婦人科学会/日本産婦人科医会，編集・監修．産婦人科診療ガイドライン　産科編 2017．東京: 日本産科婦人科学会; 2017．

2) Recurrent pregnancy loss. In: Guidline of European Society of Hyman Reproduction and Embryology. 2017.

3) 厚生労働科学研究費補助金．成育疾患克服等次世代育成基盤研究事業．不育症治療に関する再評価と新たなる治療法の開発に関する研究班を基にした不育症管理に関する提言．

4) Sugiura-Ogasawara M, Ozaki Y, Kitaori T, et al. Midline uterine defect size is correlated with miscarriage of euploid embryos in recurrent cases. Fertil Steril. 2010; 93: 1983-8.

5) Ono S, Yonezawa M, Watanabe K, et al. Retrospective cohort study of the risk factors for secondary infertility following hysteroscopic metroplasty of the uterine septum in women with recurrent pregnancy loss. Reprod Med Biol. 2017; 17: 77-81.

6) Sato Y, Sugi T, Sakai R. Antigenic binding sites of anti-protein S autoantibodies in patients with recurrent pregnancy loss. Res Pract Thromb Haemost. 2018; 2: 357-65.

2　診断と治療

② 不育症に対する
低用量アスピリン療法

竹下俊行

ここがポイント

1. 低用量アスピリン療法は，不育症既往妊婦の治療に広く用いられているが，有効性に関するエビデンスに乏しい.
2. 抗リン脂質抗体症候群合併妊娠にはヘパリンとの併用を行う.
3. 流産防止などの目的ではアスピリンの保険適応はない.

　不育症の領域では低用量アスピリン療法（low-dose aspirin: LDA）が幅広く行われているが，実はその有用性に関するエビデンスレベルの高い報告はない．唯一，抗リン脂質抗体症候群（APS）合併妊娠に対するヘパリンとの併用療法において，その有用性が示されているだけである．ここで用いられた対照群はアスピリン単独療法で，この研究結果をそのまま解釈すればアスピリンは APS には無効ということになる．しかし実際には APS をはじめ，血液凝固異常を合併する多くの不育症既往妊婦にアスピリンが投与されているのが現状である．

■ アスピリンの抗血栓作用機序

　アスピリンはシクロオキシゲナーゼ（COX）を不可逆的に阻害することで，血小板では血小板凝集抑制作用を持つトロンボキサン A2（TXA2）の生成を抑制し，血管内皮細胞では，血小板凝集抑制作用を有するプロスタグランジン I2（PGI2）の生成を抑制する．核を持たない血小板は，アスピリンによりいったん COX を阻害されると TXA2 を生成できずに 7〜10 日で寿命を終える．一方，血管内皮細胞は核を持つので，一時的に PGI2 生成能が阻害されてもアスピリンが低用量であればすぐに PGI2 生成が行われるようになる．アスピリンが低用量で用いられるのはこうした理由による．

2●診断と治療

APS に対する LDA 療法

1990 年代の前半には，APS 合併妊婦に LDA 投与を行い予後が改善されたという報告は散見されるが，その後の RCT では LDA 単独投与の有効性は確認されていない．1996 年，1997 年に小規模ではあるが APS に対する LDA・ヘパリン併用療法の RCT が行われ，LDA 単独療法に対する優位性を示す報告がなされた[1,2]．以後，LDA・ヘパリン併用療法は APS 合併妊娠に対する標準的な治療となった．2017 年 ESHRE のガイドラインでも，妊娠前からの LDA（75～100 mg/日）と妊娠反応陽性確認後にヘパリンの投与を開始することが弱く推奨（conditional）されている[3]．したがって，LDA はもっぱらヘパリンとの併用においてのみその効果を発揮すると考えられるが，APS の分類基準を満たさないがそれに限りなく近い状態では LDA 単独療法がしばしば行われているのが実情である．抗リン脂質抗体が一過性に陽性を示した症例では，LDA が有効であるとの報告がある[4]．また，APS の分類基準に記載のない抗ホスファチジルエタノラミン抗体などが陽性である症例にも，我が国では多くの施設で LDA 単独療法が行われている．

血栓性素因を持つ不育症既往妊婦に対する LDA

遺伝性血栓性素因には凝固第 V 因子ライデン変異，プロトロンビン変異，プロテイン C，S 欠乏症，アンチトロンビン欠損症などが含まれ，不育症のリスク因子になるという報告がある．しかし，第 V 因子ライデン変異は日本人に存在せず，プロテイン C，S 欠乏症以外の血栓性素因は稀である．プロテイン S 欠乏症は日本人に多いとされ，実際に不育症患者にスクリーニングするとかなりの頻度で検出される．プロテイン C，S 欠乏症による血栓症は主に静脈血栓症であるので，理論的には LDA は効かないと考えられエビデンスもないが，多くの施設で LDA が行われている．

凝固第 XII 因子欠乏症に対する LDA

第 XII 因子凝固活性低下と不育症の関連を示す報告はいくつかあり，そのすべてが強い関係を示唆している．一方，治療に関する報告は少ないが，Sugiura らが少数例の比較で LDA の有効性を示している[5]．海外のガイドラインでは，第 XII 因子の測定すら推奨されていないが，我が国では第 XII 因子欠乏症に対して LDA が

IV

不育症

行われることが多い.

原因不明不育症に対する LDA

最近のデータで最も信頼できるのは，KaandorpらによるRCTである[6]．この研究は低分子ヘパリン（nadroparin）+LDA，LDA，プラセボの3群に分けて検討されたもので，生児獲得率はそれぞれ，69.1%，61.6%，67.0%で，3群間に有意差はなかった．それ以前にも小規模ながらRCTや横断研究が行われているが，いずれも有効性は示されていない[7]．RCTではないが，後期流産の既往がある妊婦ではLDA群が非LDA群に比し有意に高い生児獲得率を得たとの報告がある[8]．

LDA の実際

現在低用量アスピリン製剤として，バファリン81®（81 mg）とバイアスピリン®（100 mg）が市販されている．いずれも1日1回1錠を内服する．これだけ広く用いられているアスピリンであるが，狭心症，心筋梗塞などの心疾患，冠動脈バイパス術後における血栓・塞栓形成の抑制，川崎病以外には保険適応がないので「適応外使用」ということになることに注意する．

開始時期は，妊娠前からとする施設や妊娠反応陽性確認後，子宮内GS確認後など施設によりさまざまである．当科では妊娠企図周期の黄体中期からの服用を推奨している（図1）．ESHREのガイドラインでは，妊娠前からの服用を推奨している[3]．

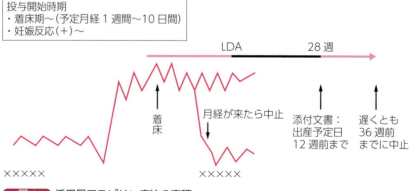

図1 低用量アスピリン療法の実際

2 ● 診断と治療

　終了時期については，薬剤添付文書の禁忌に「出産予定日 12 週以内の妊婦」という項目があることから，妊娠 27 週 6 日で終了することになる．注釈として，「妊娠期間の延長，動脈管の早期閉鎖，子宮収縮の抑制，分娩時出血の増加につながるおそれがある」という記載がある．このうち，最も重篤な副作用は動脈管の早期閉鎖であるが，LDA を 28 週以降に投与して動脈管の早期閉鎖が起こったという報告は，知る限りでは皆無といってよい．また，Miyazaki らは超音波ドプラにより 20 週から 37 週にわたり胎児動脈管の血流計測を行い，LDA 群と対照群で差がないことを報告している[9]．しかしながら欧米では 36 週までの投与が推奨されており，妊娠高血圧症候群や FGR の発症予防の観点からも 36 週までの投与が望ましく，添付文書の改訂が必要である．

LDA の催奇形性について

　バイアスピリン®錠 100 mg の添付文書には，「妊婦または妊娠している可能性のある婦人には治療上の有益性が危険性を上回ると判断される場合にのみ投与すること」との記載があり，動物実験での催奇形性について触れている．Kozer らによるメタアナリシスでは，第 1 三半期のアスピリン服用によって総合的な奇形発生の増加はないと結論している．ただし，神経管欠損，腹壁披裂，兎唇・口蓋裂については統計学的に有意なリスク増加があり，特に腹壁破裂に関してはリスク上昇の可能性を否定していない[10]．LDA 開始にあたり，これら催奇形性に関する情報提供は必須である．

☞文献

1) Kutte WH. Antiphospholipid antibody–associated recurrent pregnancy loss: Treatment with heparin and low–dose aspirin is superior to low–dose aspirin alone. Am J Obstet Gynecol. 1996; 174: 1584–9.

2) Rai R, Cohen H, Dave M, et al. Randomised controlled trial of aspirin and aspirin plus heparin in pregnant women with recurrent miscarriage associated with phospholipid antibodies (or antiphospholipid antibodies). BMJ. 1997; 314: 253–7.

3) ESHRE Early Pregnancy Guidline Development Group. Recurrent Pregnancy Loss; Guideline of the European Society of Human Reproduction and Embryology November 2017. https://www.eshre.eu/Guidelines-and-Legal/Guidelines/Recurrent-pregnancy-loss.aspx

4) Sugiura–Ogasawara M, Ozaki Y, Nakanishi T, et al. Occasional antiphospholipid antibody positive patients with recurrent pregnancy loss also merit

aspirin therapy: a retrospective cohort-control study. Am J Reprod Immunol. 2008; 59: 235-41.

5) Ogasawara MS, Iinuma Y, Aoki K, et al. Low-dose aspirin is effective for treatment of recurrent miscarriage in patients with decreased coagulation factor XII. Fertil Steril. 2001; 76: 203-4.

6) Kaandorp SP, Goddijn M, van der Post JA, et al. Aspirin plus heparin or aspirin alone in women with recurrent miscarriage. N Engl J Med. 2010; 362: 1586-96.

7) Kaandorp S, Di Nisio M, Goddijn M, et al. Aspirin or anticoagulants for treating recurrent miscarriage in women without antiphospholipid syndrome. Cochrane Database Syst Rev. 2009; 1: CD004734.

8) Rai R, Backos M, Baxter N, et al. Recurrent miscarriage—an aspirin a day? Hum Reprod. 2000; 15: 2220-3.

9) Miyazaki M, Kuwabara Y, Takeshita T. Influence of perinatal low-dose acetylsalicylic acid therapy on fetal hemodynamics evaluated by determining the acceleration-time/ejection-time ratio in the ductus arteriosus. J Obstet Gynaecol Res. 2018; 44: 87-92.

10) Kozer E, Nikfar S, Costei A, et al. Aspirin consumption during the first trimester of pregnancy and congenital anomalies: a meta-analysis. Am J Obstet Gynecol. 2002; 187: 1623-30.

2 診断と治療

③ ヘパリン療法の実際

伊藤理廣

ここがポイント

1. ヘパリン療法は血栓リスクのある不育症患者に有効な治療である.
2. さまざまな副作用があり, 慎重な管理が必要である.
3. 保険で管理料を請求する場合には患者教育が必須である.

　不育症や子宮内胎児発育遅延の原因の1つとして, 血栓症リスクをが挙げられている. すなわち血栓, 梗塞ができることで, 胎児に十分な栄養, 酸素が供給されず, 胎児死亡や発育低下が起こるものである. 妊娠そのものが血栓症のリスクとなるが, 血栓症リスクを持つ妊婦はさらにリスクを上げることになる. そのため, 抗凝固療法を必要とするが, 一般に抗凝固療法に用いられているワルファリンは, 胎盤を通過して胎児形態異常や胎児の出血傾向を引き起こすことがあるため, 妊娠期間は原則禁忌である. このような症例にヘパリン注射を行うことで妊娠予後改善が期待できる. これらの患者が毎日朝・夕の2回ヘパリン注射のため通院することは, 精神的, 肉体的, 社会的に大きな負担となっていた. 平成24年1月からヘパリン在宅自己注射が保険適用されている. それに先立ち, 平成23年9月に5学会（日本産科婦人科学会, 日本産婦人科医会, 日本産科婦人科, 新生児血液学会, 日本血栓止血学会）からヘパリン在宅自己注射療法の適応と指針が示された. この指針を引用しながら説明する.

　ヘパリン在宅自己注射の目的は, 通院の際に生じる身体的, 時間的, 経済的負担軽減である.

適応基準

以下の（1）〜（6）のすべてを満足していること.

(1) ヘパリンに対してのアレルギーがなく，ヘパリン起因性血小板減少症（HIT）の既往がないこと.

(2) 他の代替療法に優る効果が期待できるヘパリン治療の適応患者であること.

(3) 在宅自己注射により通院の身体的，時間的，経済的負担，さらに精神的苦痛が軽減され，生活の質が高められること.

(4) 以下の①〜③のいずれかを満足し，担当医師が治療対象と認めた患者.

① 血栓性素因（先天性アンチトロンビン欠乏症，プロテインC欠乏症，プロテインS欠乏症，抗リン脂質抗体症候群など）を有する患者

② 深部静脈血栓症，肺血栓塞栓症既往のある患者

③ 巨大血管腫，川崎病や心臓人工弁置換術後などの患者

なお，抗リン脂質抗体症候群の診断における抗リン脂質抗体陽性は国際基準に則るものとし，抗CL β_2 GPI複合体抗体，抗CL IgG，抗CL IgM，ループスアンチコアグラント検査のうち，いずれか1つ以上が陽性で，12週間以上の間隔をあけても陽性である場合をいう[1]. 現在のところ抗ホスファチジルエタノールアミン抗体，抗ホスファチジルセリン抗体陽性者は抗リン脂質抗体陽性者には含めない. このコメントが出された後に，新しい抗リン脂質抗体として，ホスファチジルセリン依存性抗プロトロンビン抗体（sPS/PT）IgG，IgMが示されているが，適応のエビデンスはまだない.

(5) 患者ならびに家族（特に未成年者の場合）が，目的，意義，遵守事項などを十分に理解し，希望していること.

(6) 医師，医療スタッフとの間に安定した信頼関係が築かれていること.

患者教育

医師，看護師，薬剤師で相談の上教育プログラムを作成し，それに従った患者教育，パンフレットの交付が必要である. 短期間の入院による教育指導が効率的であり，積極的に行うことが望ましい. 初診で算定すると査定される.

＜教育プログラムの内容＞

(1) 血液凝固，血栓症に関する基礎知識

（2）ヘパリンの薬理作用

（3）副作用と発現時の対応

（4）ヘパリンの管理と記録

（5）注射の方法と実技

（6）注射針などの医療廃棄物の処理

（7）緊急時の連絡など

　教育にあたっては，製薬会社が上記内容を満たした患者用パンフレットを作成しており，テキストとして用いることで効率的な教育が可能である．

　保険算定はC101 在宅自己注射指導管理料 2 1以外の場合にて算定する．（初期加算：初回の指導を行った日の属する月から起算して3月以内の期間に当該指導管理を行った場合には，導入初期加算として，3月を限度として，580点を所定点数に加算する．）導入前に，入院または2回以上の外来，往診もしくは訪問診療により，医師による十分な教育期間をとり，十分な指導を行った場合に限り算定する．また，指導内容を詳細に記載した文書を作成し患者に交付すること．なお，第2節第1款の在宅療養指導管理料の通則の留意事項に従い，衛生材料などについては，必要かつ十分な量を支給すること．当院では2泊3日の教育入院を全例行っている．

方法

（1）皮下注射用ヘパリンを1回につき5,000単位，12時間ごと（1万単位/日）に29ゲージ針あるいは30ゲージ針を用い，皮下に自己注射する．

（2）注射部位は，腹部，大腿外側，上腕とする．

　海外においては低分子量ヘパリンも使用され，我が国においても有効性や安全性の面から推奨する意見がみられるが，現状では妊婦は禁忌扱いである．

管理と記録

（1）ヘパリンは規定の方法で管理する．

（2）処方された薬剤の名称，処方量，注射日時，注射量（単位数），回数，注射部位，副作用の有無，疑問点などを記録する．

（3）担当医師は，定期的に確認してカルテに記載し，必要な指導を行う．

（4）定期的にAPTT，血小板数，AST，ALTなどを測定し，ヘパリン投与量や投与継続の可否を決定する．APTTは妊娠時には若干短縮する．一般的な未

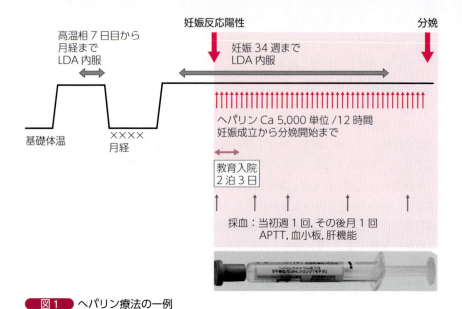

図1 ヘパリン療法の一例

　分画ヘパリン投与の目安とされる基準値の 1.5～2 倍は，妊娠中はそのまま適用できないが，過度の延長には注意する．

　HIT を予防するため，投与開始 2 週間以内に複数回検査を行う．以降は 1～2 カ月ごとに検査を行う．標準的は治療プロトコールを図 1 に示す．

おわりに

　ヘパリン療法の安全な運用のため，指針に沿った診療が必要である[2]．

文献

1) Miyakis S, Lockshin MD, Atsumi T, et al. International consensus statement on an update of the classification criteria for definite antiphospholipid syndrome (APS). J Thromb Haemost. 2006; 4: 295-306.
2) Gelber SE, Salmon JE. Autoimmunity: effectiveness of treatments for pregnant women with APS. Nat Rev Rheumatol. 2010; 6: 187-9.

2 診断と治療

4 ヘパリンカルシウム療法と好酸球

伊藤理廣

ここがポイント
1. ヘパリン療法を施行するにあたり，メリット・デメリットを熟知する．
2. 多くの患者で好酸球増多とそれに伴う掻痒感が出現する．
3. 症状は個人差があり，診察のたびに問診が重要．

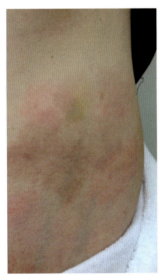

図1 ヘパリンカルシウム注射部位の発赤

不育症のなかで，抗リン脂質抗体症候群合併妊娠などに対する抗凝固療法（低用量アスピリン＋ヘパリン自己注射併用療法）の有用性と安全性についてはすでに広く検証されてきた．抗リン脂質抗体症候群合併妊娠に対する有用性は明らかになってきているが，安全性については今なお検討中である．この治療法の高頻度に現れる副作用には，血小板低下と肝機能上昇がある．ヘパリン自己注射を行った血栓性素因を持つ妊婦317例を対象とした後ろ向き調査において，AST（GOT）・ALT（GPT）上昇13.2％，注射部位掻痒感10.1％，注射部位腫脹3.8％，刺入部位以外の出血1.3％，刺入部位出血0.3％，骨量減少0.3％が認められたことが報告されている[1]．

実際に治療中に患者が自覚症状で訴えるのはヘパリンカルシウム注射部位の発赤とかゆみである（図1）．症状は注射開始2〜4週間後に現

れることが多く，症状に一致して採血で好酸球の増多を認めることが多い．製品の添加物はグルコン酸カルシウム水和物 2 mg，トロメタモール 1.2 mg，塩酸 適量，水酸化ナトリウム 適量であり，それぞれに薬物アレルギーの報告はない．我々はこれまでヘパリンカルシウム使用症例で血中好酸球の上昇が認められることを報告した[2]．

好酸球増多症候群について

好酸球増加症候群（hypereosinophilic syndrome: HES）は原因不明の骨髄での好酸球増殖亢進に伴う持続性の好酸球増加症を特徴とし，しばしば臓器浸潤を伴う疾患の総称である hypereosinophilia (HE) は，一般に好酸球数が 1,500/μL を超える末梢血好酸球数と定義されており，組織損傷と関連する可能性がある．Eosinophilia は末梢血の好酸球絶対数＞500/μL と定義される[3-7]．

治療方法

一般に抗リン脂質抗体症候群で，抗凝固療法が必要と診断した症例に十分なインフォームドコンセントの上，妊娠可能性のある黄体期中期よりアスピリン 100 mg 内服開始し，妊娠判明時より 3 日間の教育入院の後，ヘパリンカルシウム 5,000 単位を 12 時間ごとに皮下に自己注射し以後外来管理で行う．その後，適宜血液検査で副作用の有無を確認する．

ヘパリンカルシウム療法と好酸球増多

当院の検討では，ヘパリンカルシウム導入初期から血液像を測定し得た 29 例中，19 例で好酸球が上昇開始した（65.5％）．上昇開始時期はヘパリンカルシウム自己注射導入後，2 週間から 1 カ月の間であった．図 2 に 4 回流産後ヘパリンカルシウム＋低用量アスピリン療法にてはじめて挙児に至った症例の好酸球数の変動を示す．妊娠 17 週ごろをピークとし，最高値は 21,870/μL と，HES の基準値を超えていた．なお好酸球数が最も上昇した例では好酸球数が 45％（5,850/μL）に達し，他のほとんどが 30％（2,500/μL 程度）に達した．ほとんどの例では好酸球数は徐々に低下し，分娩終了後の断薬後速やかに正常に復した．一方，治療中まったく好酸球数の変動のない症例が存在したが，症状出現の有無の予測因子は知られていない．次回妊娠時に再度治療した症例でもやはり初回同様好酸球の増多を見たが，前回よりも軽度の場合が多かった．

1例は切迫早産で入院になり，塩酸リトドリンの持続点滴開始に伴い，ヘパリンカルシウム皮下注射をヘパリンナトリウム持続点滴に変更したところ，速やかに好酸球は低下した．また分娩終了した症例では，分娩終了後7日目に血液像測定したところ，好酸球数はほぼ正常化していた（図3）．当院の好酸球の正常上限の6％を超えた時点で，各患者よりかゆみの訴えがあった．今回の治療経過中，肝機能，APTT，PT，血小板数に大きな変動を認めなかった．胎盤病理所見で好酸球の増加を認めなかった．また新生児にアレルギー症状は認めなかった．

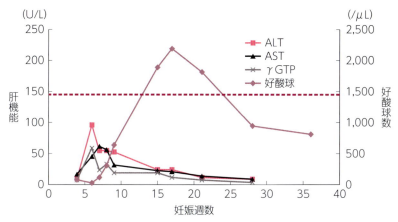

図2 妊娠週数と好酸球数，肝機能の変動

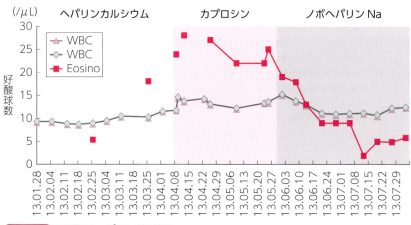

図3 3種類のヘパリン使用例

結論

　好酸球増加は通常アレルギーやアトピー性疾患，寄生虫感染（主に蠕虫）薬剤
への過敏症で起こるとされている．好酸球増多症候群は慢性好酸球性白血病，白
血病（急性骨髄性白血病，B細胞性ALL），リンパ腫（Hodgkin，T/B細胞性）
と関連するといわれており，長期の好酸球増多状態は，臓器に異常をきたす可能
性もある．ヘパリンカルシウム療法施行時は好酸球の測定と，皮膚症状のチェッ
クが必要と考えるが，今後も症例の集積と原因の究明が必要である．

エビデンス

● Cantini F, Salvarani C, Olivieri I, et al. Possible association between
eosinophilic fasciitis and subcutaneous heparin use. J Rheumatol.
1998; 25: 383-5.（レベルV）

● Empson MB, Lssere M, Craig JC, et al. Prevention of recurrent miscar-
riage for women with antiphosholipid antibody or lupus anticoagulant
(Review). Cochrane Database Syst Rev. 2005; (2): CD002859.

☞文献

1) 齋藤　滋，丸山哲夫，田中忠夫，他．血栓性素因のある不育症に対するヘパリン
カルシウム自己皮下注射の安全性についての検討．日本産婦人科・新生児血液学
会誌．2011; 21: 9-13.
2) Itoh M, Ota K, Katsumata Y, et al. The eosinophilic leukocytosis of a hepa-
rin calcium treatment（the 2nd report）. J Reprod Immunol. 2014; 106: 5.
3) Roufosse F, Weller PF. Practical approach to the patient with hypereosino-
philia. J Allergy Clin Immunol. 2010; 126: 39-44.
4) Valent P, Klion AD, Horny HP, et al. Contemporary consensus proposal on
criteria and classification of eosinophilic disorders and related syndromes. J
Allergy Clin Immunol. 2012; 130: 607-12.
5) Gotlib J. World Health Organization-defined eosinophilic disorders: 2014
update on diagnosis, risk stratification, and management. Am J Hematol.
2014; 89: 325-37.
6) Gotlib J. World Health Organization-defined eosinophilic disorders: 2015
update on diagnosis, risk stratification, and management. Am J Hematol.
2015; 90: 1077-89.

2 診断と治療

5 子宮形態異常の診断について
（不妊症の HSG も含む）

福井淳史

ここがポイント

1. 子宮形態異常の評価には 3 D 超音波あるいは sonohysterography が有用である.
2. MRI も子宮形態評価に使用可能である.
3. HSG では，拡散像も含めて子宮形態と卵管の通過性の詳細を評価する.

子宮形態異常

　子宮形態異常には，中隔子宮・双角子宮などの先天的子宮形態異常と子宮筋腫，子宮内膜ポリープ，子宮腔癒着症（Asherman 症候群）などによる後天性子宮形態異常とがある.

　先天性子宮形態異常は妊娠第 2 三半期での流早産や，早産，胎位異常，帝王切開率の増加に関与することが知られており[1]，子宮形態異常の評価は非常に重要である. 現時点では，第 1 三半期における流産との関連については，いまだ明らかではないが，各ガイドラインにおいて子宮形態異常の評価が推奨されている[1,2]. 一般に先天的な子宮形態異常は，医学的には子宮奇形(uterine anomaly)というが，奇形という言葉により心を痛める患者さんも少なくないため，特に患者さんへの説明の際には子宮奇形よりは先天性子宮形態異常という表現の方がよい. 子宮形態異常についてはこれまでいくつかの分類法が報告されているが，米国生殖医学会（ASRM）（図 1)[3]および ESHRE（図 2)[4]から出されている分類法が用いられることが多い. また最近 ASRM から子宮中隔に関する分類法が報告された（図 3)[5]. なかでも双角子宮と中隔子宮の区別は非常に重要であり，子宮卵管造影（hysterosalpingography: HSG）を施行した際などに，子宮腔が 2 つ

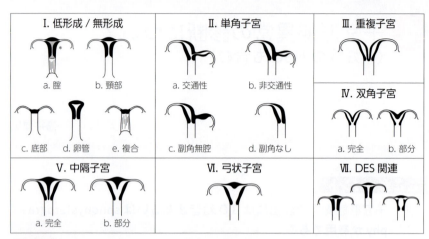

図1 米国生殖医学会による子宮形態異常の分類

に分かれているからといって安易に双角子宮と診断するのでなく，以下に示すような方法で子宮筋層の状態を評価し，診断をしていく必要がある（図4）．子宮形態異常の検査・評価法としては，HSGを行うことが多いかと思われるが，HSGには被曝の問題があり，生殖年齢女性に対する被曝量をできる限り減らすことを考えると，不育症症例などで卵管通過性を確認する必要がないのであれば，3D超音波あるいはsonohysterography（SHG）により子宮形態を把握することが望ましい．不妊症症例では卵管通過性の確認は非常に重要であり，HSGを施行する意義は大きい．3D超音波では非常に簡便な方法で子宮形状を描出することが可能である（図5）．なおMRIによる子宮形態評価も非常に有用な子宮形態評価法ではあるが，欧州のガイドラインにおいてもfirst lineの検査法としては推奨されておらず，3D超音波が行えない場合に行われるべきであるとされている[2]．実際3D超音波を施行することにより子宮形態の把握は十分可能である．さらに子宮形態を把握したい時には，子宮鏡検査を併用すると実際の形態の詳細を把握することができる．また先天性子宮形態異常を有する場合，腎欠損など腎尿路系の異常を有する場合があるので，超音波，MRI，CTなど腎尿路系の確認を行う．後天性子宮形態異常については，不育症のリスク因子になるかどうかについては結論が得られていない．

　HSGは，卵管通過性を確認する検査として第一選択の検査法として用いられ

2 ● 診断と治療

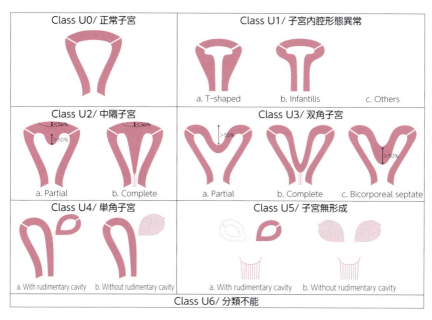

Uterine anomaly		Cervical/vaginal anomaly	
Main class	Sub-class	Co-existent class	
U0 Normal uterus		C0	Normal cervix
U1 Dysmorphic uterus	a. T-shaped b. Infantilis c. Others	C1	Septate cervix
U2 Septate uterus	a. Partial b. Complete	C2	Double "normal" cervix
U3 Bicorporeal uterus	a. Partial b. Complete c. Bicorporeal septate	C3	Unilateral cervical aplasia
		C4	Cervical aplasia
U4 Hemi-uterus	a. With rudimentary cavity (communicating or not horn) b. Without rudimentary cavity (horn without cavity/no horn)	V0	Normal vagina
		V1	Longitudinal non-obstructing vaginal septum
U5 Aplastic	a. With rudimentary cavity (bi- or unilateral horn) b. Without rudimentary cavity (bi- or unilateral uterine remnants/aplasia)	V2	Longitudinal obstructing vaginal septum
		V3	Transverse vaginal septum and/or imperforate hymen
U6 Unclassified malformations		V4	Vaginal aplasia

図2 欧州ヒト生殖医学会による子宮形態異常の分類

Class U2の中隔子宮は子宮の漿膜側の凹みが子宮筋層厚の50％を超えないものであり，かつ内腔への突出が子宮筋層厚の50％を超えるものである．Class U3の双角子宮は子宮の漿膜側の凹みが子宮筋層厚の50％を超えるものである．さらに双角中隔子宮（U3c）は中隔の厚さが子宮筋層厚の150％を超えるものである．

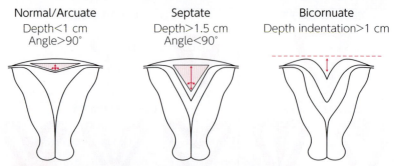

図3 米国生殖医学会による中隔子宮・双角子宮の分類

正常子宮/弓状子宮: 子宮内腔への凹みの突出が両側卵管を結んだ線から1 cm以上突出していないもの，かつ凹みの角度が90°以上であるもの．
中隔子宮: 子宮内腔への凹みの突出が両側卵管を結んだ線から1.5 cm以上突出しているもの，かつ凹みの角度が90°未満であるもの．
双角子宮: 子宮漿膜側の凹みが1 cmより大きいもの．内腔の形状は中隔子宮と同じ．

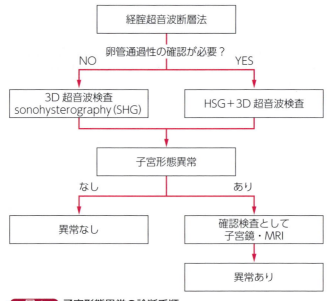

図4 子宮形態異常の診断手順

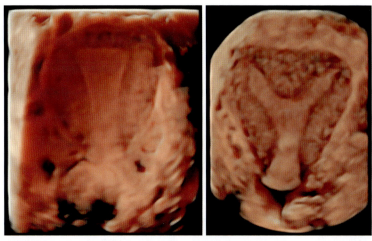

図5 3D超音波検査（左: 正常形態子宮，右: 中隔子宮）

る．しかし卵管通過性の評価法としてHSGは有用であるものの，腹腔鏡検査との比較において卵管通過性の感度は0.65，特異度は0.83であるとも報告されており，HSGによる卵管通過性の診断には限界がある．またHSGで卵管閉塞と診断された例のうち60％では，その後のHSGで卵管通過性が確認されている[6]．これは粘液栓や剥脱した子宮内膜，あるいは卵管の攣縮によるものであり，1回のHSGのみで診断を行うとoverdiagnosisをしてしまう可能性がある．この時はHSGを再施行するか選択的卵管造影あるいは選択的通水を施行するなどして，確実な診断をすることが肝要である．また卵管狭窄や卵管閉塞が疑われる場合には通気検査を施行して確認してもよい．ただし，複数回のHSGを行うと複数回の被曝が起こっているということを忘れてはならない．また卵管狭窄の診断は非常に主観的であり，患者の緊張により卵管の攣縮が起こっている可能性があるため，閉塞と同様に卵管狭窄が疑われる場合にも複数回の確認が必要である．

　HSGを施行する際には，① 子宮形態異常の有無，② 両側卵管通過性，③ 造影剤の腹腔内への拡散の3点を評価する．正常の子宮腔は，辺縁が滑らかで明瞭な1.2〜2.2 mLほど[7]で充満される軽度内方に彎曲した逆二等辺三角形として描出される．なお子宮形態を確認する時は，通常の正面像（図6A）に加え，カテーテルの牽引あるいは腹部圧迫により子宮形状を明らかにした像（図6B）も撮影するとわかりやすい．さらに側面像も撮影し子宮形状を把握する（図6C）．卵管

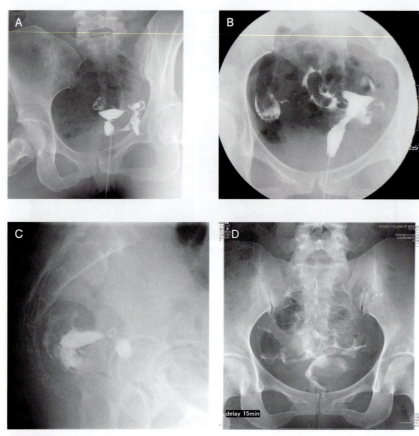

図6 子宮卵管造影
A：正面像
B：カテーテルの牽引による子宮正面像
C：側面像
D：拡散像

は卵管の通過性と左右差，造影時の疼痛，抵抗の有無を評価する．最後に拡散像を撮影し卵管周囲および卵管采周囲癒着の有無と腹腔内への造影剤の拡がりを評価する（図6D）．

　なおHSGの際に使用されるヨード造影剤は甲状腺機能に影響を及ぼす可能性があり，油性造影剤では重篤でコントロールされていない甲状腺疾患がある場合，HSGは禁忌である．甲状腺疾患がある場合には油性造影剤，水性造影剤とも

慎重投与とされており，甲状腺機能をコントロールしてからの HSG 施行が望ましい．また油性造影剤による子宮卵管造影検査を行う場合は，検査前に潜在性甲状腺機能低下症の場合，3 人に 1 人の方で検査後数カ月にわたって顕性甲状腺機能低下症となり，検査前甲状腺機能が正常な場合でも 5 人に 1 人が潜在性甲状腺機能低下症となる可能性があり，注意が必要である[8]．このような場合水溶性造影剤を用いる方が望ましい．

📖 文献

1) Practice Committee of the American Society for Reproductive Medicine. Evaluation and treatment of recurrent pregnancy loss: a committee opinion. Fertil Steril. 2012; 98: 1103–11.

2) Group EEPGD. Recurrent pregnancy loss Guideline of the European Society of Human Reproduction and Embryology. 2017.

3) The American Fertility Society classifications of adnexal adhesions, distal tubal occlusion, tubal occlusion secondary to tubal ligation, tubal pregnancies, mullerian anomalies and intrauterine adhesions. Fertil Steril. 1988; 49: 944–55.

4) Grimbizis GF, Gordts S, Di Spiezio Sardo A, et al. The ESHRE/ESGE consensus on the classification of female genital tract congenital anomalies. Hum Reprod. 2013; 28: 2032–44.

5) Practice Committee of the American Society for Reproductive Medicine. Uterine septum: a guideline. Fertil Steril. 2016; 106: 530–40.

6) Dessole S, Meloni GB, Capobianco G, et al. A second hysterosalpingography reduces the use of selective technique for treatment of a proximal tubal obstruction. Fertil Steril. 2000; 73: 1037–9.

7) Weisman AI. The volumetric capacity of the human nulliparous uterus. Am J Obstet Gynecol. 1951; 61: 202–4.

8) Mekaru K, Kamiyama S, Masamoto H, et al. Thyroid function after hysterosalpingography using an oil–soluble iodinated contrast medium. Gynecol Endocrinol. 2008; 24: 498–501.

2 診断と治療

6 不育症に対する子宮鏡検査

石橋ますみ　立花眞仁

ここがポイント

1. 子宮鏡検査は，子宮内を直接観察することによって多くの情報を得ることが可能な検査である．
2. 子宮鏡が診断の一助となる不育症のリスク因子は，先天性子宮形態異常や，子宮筋腫や子宮内膜ポリープ，子宮腔内癒着などの後天性器質性疾患，慢性子宮内膜炎である．
3. 子宮鏡検査は不育症の原因精査のみならず，悪性腫瘍を含めた子宮内病変の発見にも繋がるためスクリーニングとして有用である．

子宮鏡検査は比較的小さな侵襲でありながら，簡単に子宮内を直接観察することで多くの情報を得ることが可能である．不育症のリスクとなる子宮形態異常や慢性子宮内膜炎の診断のみならず，治療が必要な腫瘍性病変の発見にも繋がるためスクリーニングとして有用な検査である．

子宮鏡検査の実際

子宮鏡検査は内視鏡を子宮腟部から子宮腔内へ挿入し，外部光源からファイバーを通して照明光を送り，灌流液を流して子宮腔内を拡張しながら子宮内を観察する検査法である．灌流液を患者の上方に吊るして落差圧を利用し子宮腔を拡張する．

子宮鏡には硬性鏡と軟性鏡がある．硬性鏡は直線的に到達可能な視野に観察範囲が限られるが，軟性鏡より画質がよく，さまざまな鉗子などデバイスを検査と同時に使用可能であるため，病変が確認された際には摘出も行うことができると

いう利点がある.

軟性鏡には診断用軟性鏡と，処置用チャンネルを装備された処置用軟性鏡がある．軟性鏡は硬性鏡よりも径が細く，狭い子宮頸管に挿入することが比較的容易であり，また手元でハンドル操作を行い先端を屈曲させることが可能であるため，子宮内腔が変形していても全体を観察しやすいが，硬性鏡よりも画質は劣るとされる．子宮内の観察のみを目的とする場合は軟性鏡が有用であり，本邦では外来診療における子宮鏡検査では軟性鏡が用いられることが多い.

1 ▶ 実施時期

子宮腔内の器質性病変の観察には，子宮内膜が薄く子宮が拡張しやすい時期，すなわち月経直後が適している．ただし，不正出血が主訴の場合の検査であれば時期を選ばずに早急な検査を行うべきである.

2 ▶ 準備

子宮鏡一式，モニター，光源，記録装置，灌流液（生理食塩水や5％ブドウ糖液など）.

患者は砕石位とし，灌流液は患者よりも高い位置に吊るして落差圧で子宮内腔を拡張する.

予防的抗菌薬投与には有効性はないとの報告がある[1].

麻酔や頸管拡張は軟性鏡では不要な場合が多いが，硬性鏡では子宮鏡挿入が困難な症例で吸湿性頸管拡張材やヘガール拡張器による頸管拡張や，頸管周囲ブロックや鎮痛薬投与などによる疼痛コントロールが必要となる場合がある[2].

3 ▶ 手技

灌流液を流しながら，子宮鏡を外子宮口から挿入する．頸管内や内子宮口を観察しながら子宮鏡を子宮内へ進め，子宮腔内，子宮底，左右卵管角，卵管口などを観察する．子宮鏡先端が子宮壁に接触すると出血により視野が不良となる場合があるため，子宮腔内が十分に拡張されている状態で観察を行うべきである．拡張不良の場合は，灌流液の灌流圧を上げるなどの対策が必要である.

4 ▶ 禁忌

骨盤や子宮内に急性炎症を認める場合，妊娠時（初期），頸管拡張を試みても子

宮鏡挿入が困難な症例では子宮鏡検査を行うべきではない.

子宮鏡所見

子宮形態異常の診断には内診, 腔鏡診, 子宮鏡検査, 子宮卵管造影, 超音波断層検査, 骨盤 MRI 検査, 腹腔鏡検査などが用いられる. 子宮鏡は直接内腔を観察することで, 子宮内の詳細な情報を得ることが可能である. 子宮形態異常の診断には, 外観を評価できる腹腔鏡と子宮鏡を併用した検査が最も精度が高いとされている[3].

以下に不育症のリスク因子として報告されている子宮形態異常の子宮鏡所見を述べる.

1 ▶ 先天性子宮形態異常

先天性子宮形態異常の分類には, アメリカ生殖医学会 (American Society for Reproductive Medicine: ASRM) のミュラー管奇形の分類 (674 頁, 図 1 参照) や, ヨーロッパ生殖医学会 (Europian Society of Human Reproduction and Embryology: ESHRE) およびヨーロッパ婦人科内視鏡学会 (Europian Society for Gynaecological Endoscopy: ESGE) の子宮形態異常の分類 (675 頁, 図 2 参照) が用いられる.

先天性子宮形態異常は, 一般女性での頻度が 3.8~6.7% であるのに対し, 不育症症例では 6.3~16.7% と高い[4,5]. 一般女性における子宮形態異常の頻度は, 弓状子宮が最も多いが, 流産既往のある患者においては中隔子宮と双角子宮が多いと報告されている[6,7].

正常子宮 (図 1) および不育症のリスクとなる中隔子宮 (図 2) と双角子宮 (図 3) の子宮鏡所見を示す. 中隔子宮も双角子宮も, 子宮鏡では子宮が双角に分かれる所見が認められ, 左右それぞれの内腔を子宮底付近まで観察すると, それぞれに 1 つずつ卵管口が確認される. 中隔子宮と双角子宮の鑑別には子宮の外形の評価が必要であるため, 子宮鏡のみでの確定診断はされず, MRI, 超音波や腹腔鏡所見も併せて総合的に判断される. 近年は子宮形態異常の診断における 3-D 超音波検査の有用性も報告されている[8].

2 ▶ 後天性子宮形態異常

子宮筋腫 (図 4) や子宮内膜ポリープ (図 5), 子宮腔内癒着が挙げられる.

2 ● 診断と治療

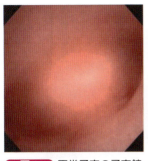

図1 正常子宮の子宮鏡所見
子宮壁に不整は認められない.

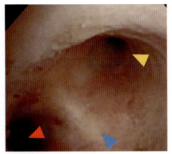

図2 中隔子宮
子宮鏡で中隔が認められる.

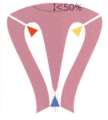

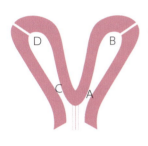
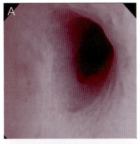
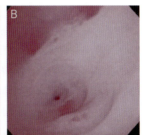
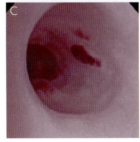
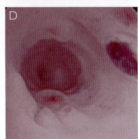

図3 双角子宮
A: 左子宮. B: 左子宮底に卵管開口部を認める.
C: 右子宮. D: 右子宮底に卵管開口部を認める.

2 cm 以上の子宮内膜ポリープは不育症のリスク傾向があるとの報告[9]や, 5 cm 以上の子宮筋腫は不育症のリスクがあるとの報告[10]もあるが, 不育症に寄与する頻度の詳細は不明である.

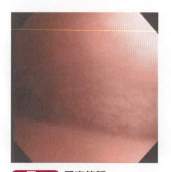 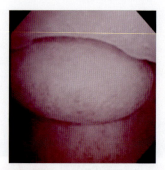

図4 子宮筋腫
前壁5cm大の筋層内筋腫により内腔が圧排されている

図5 子宮内膜ポリープ
子宮前壁に隆起性病変を認める．

臨床的に子宮内膜ポリープと診断された症例のうち，6.3％が病理組織検査の結果，前がん病変またはがんであったとの報告があるため[11]，内膜ポリープが観察された場合は組織学的検索が必要である．外来では診断用の軟性鏡が用いられている場合が多く，以前は内膜ポリープを発見した際には，処置が可能な子宮鏡に変更してポリープの摘出または生検を行う必要があった．また処置が可能な子宮鏡は，診断目的の軟性鏡より径が太いため，頸管拡張や疼痛対策を要する場合があった．近年，Lin式スネアシステムが開発され，診断用軟性鏡での観察下にポリープ切除が可能となった．

3 ▶ 慢性子宮内膜炎

近年は不育症のリスク因子として慢性子宮内膜炎が注目されており，原因不明の習慣流産の女性の12％に慢性子宮内膜炎を認めたという報告がある[11]．慢性子宮内膜炎の確定診断は病理組織診断によってなされるが，補助診断として子宮内膜の発赤や浮腫状肥厚，マイクロポリープ（1～2mmの小型隆起性病変が局所的に群発する）などの子宮鏡所見の有用性が報告されている[12]．

文献

1) Gregoriou O, Bakas P, Grigoriadis C, et al. Antibiotic prophylaxis in diagnostic hysteroscopy: is it necessary or not? Eur J Obstet Gynecol Reprod Biol. 2012; 163: 190-2.

2 ● 診断と治療

2) Cicinelli E. Hysteroscopy without anesthesia: review of recent literature. J Minim Invasive Gynecol. 2010; 17: 703-8.

3) Sotirios HS, Karen AC. Prevalence and diagnosis of congenital uterine anomalies in women with reproductive failure. Hum Reprod Update. 2018; 14: 415-29.

4) Francisco R, Celia B. Reproductive impact of congenital Mullerian anomalies. Hum Reprod. 1997; 12: 2277-81.

5) Pedro A. Reproductive performance of women with uterine malformations. Hum Reprod. 1993; 8: 122-6.

6) Venetis CA, Papadopoulos SP, Campo R, et al. Clinical implications of congenital uterine anomalies: a meta-analysis of comparative studies. Reprod Biomed Online. 2014; 29: 665-83.

7) Chan YY, Jayaprakasan K, Tan A, et al. Reproductive outcomes in women with congenital uterine anomalies: a systematic review. Ultrasound Obstet Gynecol. 2011; 38: 371-82.

8) Ahmadi F, Zafarani F, Haghighi H, et al. Application of 3 D ultrasonography in detection of uterine abnormalities. Int J Fertil Steril. 2011; 4: 144-7.

9) Wang Y, Han M, Li C, et al. The value of hysteroscopy in the diagnosis of infertility and habitual abortion. Chin Med Sci J. 1992; 7: 226-9.

10) Bajekal N, Li TC. Fibroids, infertility and pregnancy wastage. Hum Reprod Update. 2000; 6: 614-20.

11) Kitaya K. Prevalence of chronic endometritis in recurrent miscarriages. Fertil Steril. 2011; 95: 1156-8.

12) Cicinelli E, Resta L, Nicoletti R, et al. Endometrial micropolyps at fluid hysteroscopy suggest the existence of chronic endometriosis. Hum Reprod. 2005; 20: 1386-9.

2 診断と治療

7 中隔子宮と診断したら

福原理恵

> ### ここがポイント
>
> 1. 中隔子宮は，流産率が高く，生児獲得率が低い子宮形態異常である．
> 2. 不育症や不妊症患者において，中隔子宮と診断した際には，患者個々での手術適応を十分に判断した上で，子宮鏡下子宮中隔切除術を考慮する．

　中隔子宮は先天性の子宮形態異常のなかで頻度が高い．中隔部分は血流が乏しい線維筋組織であることが流産に至る一因とされ，流産率は40～80％と高く，中隔による子宮内腔の狭小化や伸展不良により早産，胎位異常や子宮内胎児発育遅延が高率に起こり，生児獲得率は43％と低いことが知られている[1]．線維筋組織からなる中隔部を除去し，内腔を広くすることが妊娠予後の改善につながると期待され，以前より中隔を切除するJones手術やTompkins手術が開腹術で行われてきた．現在では，低侵襲である子宮鏡下子宮中隔切除術が治療の主流である．

妊娠への影響

　子宮形態異常の妊娠への影響については，Chanらがreviewしている報告がある[2]．表1に示したとおり，中隔子宮では妊娠率が有意に低く，不妊症の発生率が高い．また初期流産率，早産率，胎位異常率も有意に高く，中隔子宮が妊娠に与える影響は少なくない．

治療（手術）の適応

　詳しい診断法については別項にゆずるが，中隔子宮に対する手術適応か否かを

2 ● 診断と治療

表1 子宮形態異常の種類による妊娠への影響 （Chan YY, et al. Ultrasound Obstet Gynecol. 2011; 38: 371-82[2])）

子宮形態異常	妊娠率	初期流産	中期流産	早産	胎位異常
弓状子宮	1.03 (0.94-1.12)	1.35 (0.81-2.26)	**2.39 (1.13-4.27)**	1.53 (0.70-3.34)	**2.53 (1.54-4.18)**
中隔子宮	**0.86 (0.77-0.96)**	**2.89 (2.02-4.14)**	2.22 (0.74-6.65)	**2.14 (1.48-3.11)**	**6.24 (4.05-9.62)**
双角子宮	0.86 (0.61-1.21)	**3.40 (1.18-9.76)**	**2.32 (1.05-5.15)**	**2.55 (1.57-4.17)**	**5.38 (3.15-9.19)**
重複子宮	0.9 (0.79-1.04)	1.10 (0.21-5.66)	1.39 (0.44-4.41)	**3.58 (2.00-6.40)**	**3.70 (2.04-6.70)**
単角子宮	0.74 (0.39-1.41)	2.15 (1.03-4.47)	2.22 (0.53-9.19)	**3.47 (1.94-6.22)**	**2.74 (1.30-5.77)**

値は相対リスクを示す．太字は対照群と比較して P<0.05 で有意差を認める項目．

考慮する場合，診断を適切にすることがまず肝要である．その判断の礎となる中隔子宮の定義についてはまだ世界標準的基準はない．ESHRE-ESGE の分類[3]では中隔子宮は，子宮底部筋層の厚みの 50％以上が内腔に突出している場合と定義される．ASRM からは中隔子宮に関するガイドラインに，鑑別が重要となる他の子宮形態異常との鑑別方法とともに，定義について記載されている（676 頁，図 3 を参照）[4]．Ludwin ら[5]は，ESHRE-ESGE 分類では中隔子宮と診断される症例が，ASRM 分類よりも約 3 倍多くなり，ESHRE-ESGE 分類で中隔子宮と診断される症例の中には，ASRM 分類[6]においては正常もしくは弓状子宮と分類される場合があることを報告している．このため，ESHRE-ESGE 分類で中隔子宮と診断されても ASRM 分類で正常である場合には，子宮中隔切除術は過剰な治療となりうる可能性を指摘している．今後の症例蓄積による報告が待たれるところであるが，現時点では下記に記す患者の背景などを考慮し，個々の症例に応じて手術の要否を決定することになる．

　中隔子宮は不育症のリスク因子となるが，子宮鏡下子宮中隔切除術の手術効果については，Homer ら[7]が後ろ向き研究で流産歴のある中隔子宮をもつ女性で，術後の流産率が 88％から 14％に低下したと報告している．また厚生労働省研究班報告[8]でも，不育症での中隔子宮に対する内視鏡的中隔切除術は生児獲得のために有効であるとされている．不妊症に対する手術効果については，切除が妊娠に寄与したという報告も多いが，その有効性はまだ確定的ではなく，手術をすす

めるには慎重な姿勢が必要である．Homer らは子宮鏡下子宮中隔切除術が低侵襲であることを考慮すると，以下の場合には手術の適応としてよいだろうと述べている．

① 他の不妊原因がない長期不妊
② 35 歳以上の高年齢女性
③ 他の理由で腹腔鏡もしくは子宮鏡手術を行う際に中隔切除を同時に行うことが適切で合理的であると考えられる場合
④ 生殖補助医療を考慮する場合

子宮鏡下子宮中隔切除術の実際

1 ▶ 術前準備

内膜が薄い月経終了直後の早期内膜増殖期が最も手術の施行しやすい時期であるが，術前に GnRH アゴニストを投与して子宮内膜を菲薄化させたうえで行ってもよい．また，あらかじめラミナリア桿などを挿入して頸管拡張を行う．

2 ▶ 手術

腟中隔がある場合には，子宮鏡下手術や分娩の際に支障があるため，切除する．子宮頸管を使用する子宮鏡の太さに応じて拡張し，子宮鏡を頸管内に挿入して，子宮内を観察する．子宮鏡の挿入によって子宮がローテーションすることもあるため，子宮中隔と両側卵管口の位置関係を確認して切除すべき中隔部のオリエンテーションをつける．そして，両側の卵管口の間の中隔部分を少しずつ切除する．両側卵管口をむすぶ線を意識しながら切除をすすめ，切除の際に出血がみられるようになってきたら筋層に達しているサインであるため終了する．中隔の切除は過剰になると術中の子宮穿孔や妊娠時の子宮破裂のリスクが高くなり，切除が不十分だと，手術効果が乏しくなる可能性があるため，どの程度まで中隔を切除するかということは手術の成否を決める最も重要なポイントとなる．中隔の完全切除は必ずしも必要ではないが，残存する中隔が 1 cm 以下であれば妊娠への影響は変わらないという報告もある[9]ため，少なくとも 1 cm 以下となるよう中隔を切除する．また子宮穿孔を防ぐために術中に腹腔鏡や経腹超音波を併用して行ってもよいが，子宮卵管造影検査もしくは 3 D 超音波検査を併用すれば，残存中隔部分も客観的に評価可能であり，より適切に中隔を切除できる可能性がある．

2 ● 診断と治療

3 ▶ 術後管理

内腔の癒着予防のため IUD の挿入と Kaufmann 療法などのホルモン療法を行うが，その効果には否定的な意見もある．筆者らは IUD 挿入とホルモン療法を 2 カ月間行い，術後 2 カ月目に second look hysteroscopy を施行した上で，妊娠許可としている．

エビデンス

適切な症例選択のもとで，中隔子宮に対する子宮鏡下手術は選択肢の 1 つである（推奨度 2，エビデンスレベル C）と記載がある[10]．

☞**文献**

1) Chan YY, Jayaprakasan K, Zamora J, et al. The prevalence of congenital uterine anomalies in unselected and high risk populations: a systematic review. Hum Reprod. 2011; 17: 761-71.

2) Chan YY, Jayaprakasan K, Tan A, et al. Reproductive outcomes in women with congenital uterine anomalies: a systematic review. Ultrasound Obstet Gynecol. 2011; 38: 371-82.

3) Grimbizis GF, Gordts S, Di Spiezio Sardo A, et al. The ESHRE/ESGE consensus on the classification of female genital tract congenital anomalies. Hum Reprod. 2013; 28: 2032-44.

4) ASRM. Uterine septum: a guideline. Fertil Steril. 2016; 106: 530-40.

5) Ludwin A, Ludwin I. Comparison of the ESHRE-ESGE and ASRM classifications of Mullerian duct anomalies in everyday practice. Hum Reprod. 2015; 30: 569-80.

6) American Fertility Society. The American Fertility Society classifications of adnexal adhesions, distal tubal occlusion, tubal occlusion secondary to tubal ligation, tubal pregnancies, mullerian anomalies and intrauterine adhesions. Fertil Steril. 1988; 49: 944-55.

7) Homer HA, Li TC, Cooke ID. The septate uterus: a review of management and reproductive outcome. Fertil Steril. 2000; 73: 1-14.

8) 齋藤　滋，杉浦真弓，竹下俊行，他．子宮奇形を持つ反復流産患者の妊娠帰結調査　手術・非手術症例の比較多施設共同研究．厚生労働省研究班「不育症治療に関する再評価と新たなる治療法の開発に関する研究」平成 22 年度総合研究報告．

9) Fedele L, Bianchi S, Marchini M, et al. Residual uterine septum of less than 1 cm after hysteroscopic metroplasty does not impair reproductive outcome. Hum Reprod. 1996; 11: 727-9.

10) 中隔子宮．In: 日本産科婦人科内視鏡学会，編．産婦人科内視鏡手術ガイドライン 2019 年版．2019．p.180-5.

2 診断と治療

8 リスク因子不明不育症を減らすための免疫学的アプローチ

福井淳史

> **ここがポイント**
>
> 1. 不育症の原因検索を行っても約60%はリスク因子不明と診断される.
> 2. リスク因子不明不育症の中には免疫学的異常を有するものが含まれていると推測される.
> 3. NK細胞やT細胞の異常に対してさまざまなアプローチが行われているが,現時点では有効といえる治療法はない.

不育症とは

2回以上の流産,死産の既往がある場合を不育症（recurrent pregnancy loss: RPL）という.また,すでに生児がいる場合でも,2回以上の流産・死産の既往があれば不育症という.異所性妊娠や絨毛性疾患（全胞状奇胎,部分胞状奇胎）は,流産回数に含めないことに注意が必要である.

不育症のリスク因子

不育症となり得る原因を有しているとしても,必ずしも流産となるわけではないことから,不育症となりうる要因を原因ではなくリスク因子ということが多い.本邦における不育症のリスク因子の解析は厚労省不育症研究班,AMED不育症研究班で行われており,その詳細はフイク-ラボ（http://fuiku.jp/index.html）で見ることができる.これによると既知の不育症リスク因子として判明するのは40%ほどであり,残りの60%はリスク因子不明（原因不明）不育症と診断される.既知の不育症リスク因子には,子宮形態異常,甲状腺機能低下症・高プロラクチン血症などの内分泌異常,プロテインS低下やXII因子低下などの血栓性素

2 ● 診断と治療

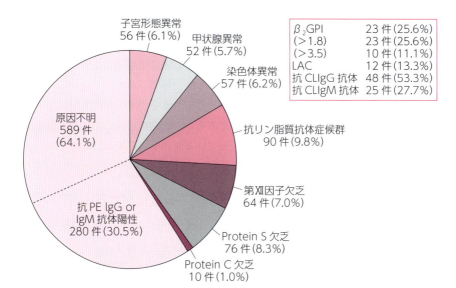

図1 不育症のリスク因子別頻度（厚生労働研究班不育症データベース 2013）
N＝919（年齢 34.5±4.7 歳，既往流産回数 3.0±1.5 回）

因，抗リン脂質抗体症候群，転座などの夫婦染色体異常が挙げられる．リスク因子不明不育症の中には母体の免疫異常を有するものが含まれているものと推測されるが，現在は母体 NK 細胞や母体 T 細胞などの免疫機能異常は，不育症のリスク因子には含まれておらず，リスク因子不明不育症の中に分類されている（図1）．

リスク因子不明不育症と NK 細胞異常

　遺伝学的に非自己である受精卵が子宮内膜に着床し，成長していくためには精妙な免疫機能の調整機構が存在し，胎芽の拒絶を阻止しその発育を保証する必要がある．子宮内および末梢血中に存在する NK 細胞，T 細胞などの免疫担当細胞は，複雑な免疫ネットワークを形成し，妊娠の成立・維持に関わっている．NK 細胞は，その細胞表面に発現する CD56 の発現強度により CD56^{bright}細胞と CD56^{dim}細胞とに分類することができる．CD56^{bright}細胞は，子宮 NK 細胞の主たる構成成分であり，主としてサイトカイン産生に働き細胞傷害性は強くない．一方，CD56^{dim}細胞は，末梢血 NK 細胞の主構成成分であり，主として細胞傷害性に働く．黄体期中期から妊娠初期にかけて子宮内に存在する NK 細胞はその数

を増し，実に子宮内に存在するリンパ球の約70％がNK細胞であることが知られている．これらのNK細胞が妊娠の成立や維持に何らかの働きを持っていることに異論はないと思う．不育症患者におけるNK細胞の機能異常を明らかにすべく多くの検討が行われており，その詳細は少しずつ解明されてきてはいる．我々も不育症におけるNK細胞の表面抗原発現異常やサイトカイン産生異常について検討を行っており，子宮内でのNK細胞そのものの細胞傷害性の増加や細胞傷害性サイトカインの増加について報告を行っているが，その詳細はいまだ不明である点が多い．

（免疫異常を有する）リスク因子不明不育症に対するさまざまな治療法

先に述べたように，NK細胞やT細胞などの免疫異常を有する不育症の病態についてはいまだ研究段階にあり，免疫グロブリン（IVIG），脂肪乳剤（イントラリピッド），副腎皮質ホルモンなどを用いてNK細胞の機能を調整する試みが行われているものの，その有効性については一定の見解が得られてはいない．このうちリスク因子不明不育症に対する免疫グロブリン療法については，その有効性が報告されている一方，否定的な意見もある．最近報告された免疫グロブリン療法に対するガイドラインによれば，免疫グロブリン療法は，免疫学的検査をしないで投与を行っても有効性は確認できないが，細胞性免疫異常を有する場合（NK細胞活性の上昇やTh1/Th2比の上昇，いずれも外注検査により測定可能）に有効であるとされている[1]．現在，本邦においてもリスク因子不明不育症に対する免疫グロブリン大量療法（胎嚢確認後可及的速やかに免疫グロブリン大量療法を行う）の臨床試験が行われており，近い将来，リスク因子不明不育症に対する免疫グロブリン療法の効果が明らかになると思われ，結果が待たれるところである．我々は末梢血NK細胞活性高値例，あるいは子宮内膜において細胞傷害性NK細胞（CD16[+]/CD56[dim]細胞）が増加している不育症症例に対し免疫グロブリン療法を施行している．免疫グロブリン投与によりNK細胞活性が低下すること[2]や，妊娠継続のためには継続してNK細胞活性を低値に保つことが必要である[3]との考えから，我々は妊娠成立（妊娠反応陽性確認）後可及的速やかに投与（15～20 g/回）を開始し，免疫グロブリンの半減期を考慮して4週間ごとの周期的投与を行っている．他にもイントラリピッドや抗TNF-α製剤が不育症の治療として有効である可能性があり，今後有効性について検討されていくものと思わ

れる.

NK 細胞は何を調べればよいのか？

さて不育症の検査の中で末梢血を用いた NK 細胞活性の測定が行われている．これは末梢血 NK 細胞が標的細胞をどれだけ傷害するかを％で表したものである．確かに NK 細胞活性が高値である場合，末梢血の NK 細胞が強い細胞傷害性を持っていると考えられる．絨毛間腔には末梢血が流れているため，高い NK 細胞活性により胎児が傷害される可能性はありうる．しかし先に述べたとおり，子宮内膜と末梢血の NK 細胞は表現型が異なるため，末梢血の異常が子宮内膜の状態を反映しているわけではない．我々は子宮内膜を採取し，内膜細胞中の NK 細胞の分布を調べることにより，妊成立時の子宮腔の状態を知る試みを行っている．ただし妊娠成立前後では子宮 NK 細胞の分布が異なることが報告されており，妊娠時の子宮内の状態を知るのは非常に難しい．NK 細胞には多くの細胞傷害性および抑制性の受容体が発現している．これらの中には末梢血と子宮内膜で相関が見られるものも報告されており，これらを調べることにより子宮内の状態を知ることができるようになる可能性がある．

☞文献

1) Sung N, Han AR, Park CW, et al; IVIG Task Force, Korean Society for Reproductive Immunology. Intravenous immunoglobulin G in women with reproductive failure: The Korean Society for Reproductive Immunology practice guidelines. Clin Exp Reprod Med. 2017; 44: 1-7.
2) Fukui A, Kamoi M, Funamizu A, et al. NK cell abnormality and its treatment in women with reproductive failures such as recurrent pregnancy loss, implantation failures, preeclampsia, and pelvic endometriosis. Reprod Med Biol. 2015; 14: 151-7.
3) 福井淳史. 流産の原因と対策 免疫機構から見た流産の病態解明とその対策. 日産婦誌. 2011; 63: 2167-84.

2 診断と治療

⑨ 免疫グロブリン大量療法

出口雅士　山田秀人

ここがポイント

1. 母児接点の免疫異常を想定し，不育症に対する免疫グロブリン療法が行われるが，母児接点の免疫異常を的確に診断する方法は確立されていない．
2. 観察研究でリスク因子不明の不育症患者に対する妊娠初期免疫グロブリン大量療法の有効性が示唆された．
3. 現時点では，初期免疫グロブリン大量療法は研究的治療であり，国内で RCT が進行中である．

　不育症の夫婦（男女）のうち精査により原因やリスク因子が明らかになるのは半数以下とされている．リスク因子不明の不育症患者の一部には，母児接点の免疫学的異常の関与が想定されている[1]．これまでリスク因子不明の不育症の治療法として夫リンパ球免疫療法，ヘパリンや低用量アスピリン（LDA）による抗凝固療法，ステロイド投与，黄体ホルモン補充などが行われてきたが，いずれもはっきりとした有効性は確認されていない[2]．

　免疫グロブリン静注療法（IVIG）は 1980 年代より低γグロブリンと感染を繰り返す先天性免疫不全の治療薬として広く用いられるようになり，同時期より自己免疫疾患に対する応用が進んだ．まず特発性血小板減少性紫斑病（idiopathic thrombocytopenic purpura: ITP）でその有効性が確認されて以来，Guillain-Barré 症候群，慢性炎症性脱髄性多発根神経障害，重症筋無力症，皮膚筋炎，川崎病，移植片対宿主病，多発性硬化症，自己免疫性ブドウ膜炎，抗好中球細胞質自己抗体陽性血管炎などの自己免疫疾患や炎症性疾患に対して有効性が示されてきた．これらの免疫グロブリンの免疫調節作用は，種々のメカニズムの相乗作用

2 ● 診断と治療

表1 海外における習慣流産に対する IVIG 治療のランダム化比較試験の報告

著者 (発表年)	既往流産 回数	症例数 (例)	IVIG の用法・用量	生児獲得 率（%）
The German RSA/ IVIG group (1994)[8]	3 回以上	G) 33 P) 31	初回 30 g 約 25 週まで 20 g を 3 週ごと	G) 60.6 P) 67.7
Christiansen OB et al. (1995)[9]	3 回以上	G) 17 P) 17	5, 6 週に 35 g, 7〜26 週に 25 g, 28, 30, 32, 34 週に各 30 g	G) 52.9 P) 29.4
Coulam CB et al. (1995)[4]	2 回以上	G) 47 P) 48	毎黄卵胞期に 0.5 g/kg, 4 周期 内に妊娠成立すれば 0.5 g/kg を 妊娠 28 週〜出産まで 4 週ごと	G) 62.1 P) 34.4 P＝0.04
Perino et al. (1997)[10]	3 回以上	G) 22 P) 24	妊娠 5〜7 週に 25 g×2 日間 児成長を確認し 8 週に 25 g 追加	G) 72.7 P) 83.3
Stephenson MD et al. (1998)[11]	2 回以上	G) 32 P) 30	初回は卵胞期に 0.5 g/kg 以後最大 6 月経周期までの卵胞 期に 0.5 g/kg	G) 58 P) 56
Jablonowska B et al. (1999)[12]	3 回以上	G) 22 P) 19	6〜7 週より 20 g を 3 週ごとに 5 回投与 （4 例は 8〜9 週より開始）	G) 77.3 P) 78.9
Christiansen OB et al. (2002)[13]	4 回以上	G) 29 P) 29	5〜10 週 0.8 g/kg 毎週 10〜20 週 0.8 g/kg 隔週 20〜26 週 1 g/kg 隔週	G) 44.8 P) 44.8
Stephenson MD et al. (2010)[14]	3 回以上	G) 23 P) 24	毎黄体期に 0.5 g/kg, 6 周期内 に妊娠成立すれば 0.5 g/kg を妊 娠 18〜20 週まで 4 週ごと	G) 69.6 P) 62.5
Christiansen OB et al. (2015)[7]	4 回以上 続発性	G) 42 P) 40	妊娠反応陽性から妊娠 15 週ま でに 25 g（体重 75 kg 以上なら 35 g），を計 8 回投与	G) 54.8 P) 50.0

G) IVIG 群, P) プラセボ群

によると考えられている[3].

　不育症の治療としては，母児接点の免疫学的異常を想定して，1990 年代後半から数々のランダム化比較試験（RCT）が実施されてきたが（表1），有効性を示した報告は Coulam らの 1 件[4]のみである．免疫グロブリン製剤の不育症に対する免疫調節作用としては，① Mφ や細胞傷害性細胞の FcγR の競合的阻害，② 細胞性免疫の調節（Th2 への誘導，制御性 T 細胞の増加，NK 細胞の細胞障害活性抑制），③ 自己抗体に対する抗イディオタイプ作用などによる液性免疫の調節などが考えられている．

　2005 年以降，メタアナリシス解析[5]やシステマティックレビュー[6]による再評

価で続発性習慣流産に対する免疫グロブリン療法の有効性が示唆され，2015年には続発性習慣流産のみを対象としたRCTが行われたが，有効性は確認されなかった[7]．しかし，これら海外のRCTでの免疫グロブリンの投与量は週あたり20～50gであり，一般的に400 mg/kg，5日間の大量投与で有効とされる自己免疫疾患の治療用量に比べ少ない．

難治性習慣流産に対する妊娠初期免疫グロブリン大量療法

山田らは1993年より，①4回以上の妊娠初期自然流産歴を有する，②リスク因子不明の難治性習慣流産患者で，③IgA欠損やグロブリン製剤に対するアレルギーがない症例を対象に，同意を得て妊娠初期免疫グロブリン大量療法（HIVIg）を実施してきた．これは胎嚢確認後の早い時期に20gのインタクト型免疫グロブリンを5日間にわたり連日投与（総投与量100g）する方法である．これまでの海外のRCTと異なり，対象を難治性で4回以上の妊娠初期流産を有しかつリスク因子不明例に限定したことと，妊娠早期に20 g/日×5日間のグロブリン投与を完了するのが特徴である[15,16]．

これは妊娠5～7週における母児接点での免疫調整作用をグロブリンの薬効として想定したためであり，投与量も免疫調整作用と臨床的有効性が確認されているITPなどの自己免疫疾患に対する治療用量と用法に準じた．

2018年12月までに70妊娠にHIVIgを実施した．対象者の年齢は24～44歳，既往流産回数は4～14回であった．70妊娠中51例で生児を獲得し，18例は自然流産，1例は31週で急激に発症した妊娠高血圧症候群と常位胎盤早期剝離により子宮内胎児死亡となった（表2）．胎児染色体異常による流産を含む生児獲得率は72.9%（51/70）であるが，自然流産の全例に流産絨毛染色体検査を実施し，13例に胎児染色体異常が確認された．3例は胎児染色体正常で，残りの2

表2　妊娠初免疫グロブリン大量療法の治療成績と有害事象

妊娠帰結		有害事象		
生児獲得	51	胎児側		
胎児死亡（31週）	1	早産	10/51	19.6%
自然流産	18	胎児発育不全	6/51	11.8%
〔流産絨毛染色体検査〕		児異常（口唇裂）	1/51	2.0%
正常核型	3	母体側		
異常核型	13	発疹・発熱	8/70	11.4%
核型不明	2	D-dimer上昇	4/70	5.7%

例は絨毛培養不良のため核形分析はできなかった．染色体異常胎児はいかなる治療でも予後を改善できないため，この流産を除いて計算した生児獲得率は89.5%（51/57）にのぼる．染色体異常流産が多かったのは，対象が比較的高年齢だったことによるものと考える．厚生労働省不育研究班[17]から報告されている，4回以上の既往流産歴を有する女性の素の生児獲得率51.9%（98/189），および胎児染色体異常を除く生児獲得率57.0%（98/172）に比較して，HIVIgによるそれぞれの生児獲得率は高いため，HIVIgは難治性習慣流産の治療として有用であると考える．

　一方で重大な副作用は認めず，有害事象として早産を19.6%に，胎児発育不全を11.8%に，口唇裂を1児（2.0%）に認めたが，薬剤との直接の因果関係はないものと考えられた．母体側有害事象としては，薬剤との関連が疑われる発熱・発疹を11.4%に，D-dimer上昇を5.7%に認め，1例でグロブリン投与を1日延期したが，グロブリン治療を中止するほどの副作用は認めなかった．

難治性習慣流産に対する妊娠初期中用量（60 g）免疫グロブリン療法

　4回以上の自然流産歴のあるリスク因子不明の難治性習慣流産にHIVIgが有効である可能性があるが，グロブリン製剤は不育症に対する保険適用がなく，自費診療となる．薬剤費のみでおよそ100万円と非常に高価であり，治療の普及において大きな障壁となっている．ITPや川崎病，Guillain-Barré症候群では中用量（60 g）でも有効な場合があることが知られているため，神戸大学では2010年から2013年に，倫理委員会承認のもと妊娠初期中用量免疫グロブリン療法の効果を評価した[18]．対象者は，①6回以上の妊娠初期自然流産歴を有する，②リスク因子不明の難治性習慣流産患者で，③アスピリン＋ヘパリンなどの抗凝固療法を行っても生児が得られず，④IgA欠損やグロブリン製剤に対するアレルギーがない症例とし，同意を得て胎嚢確認後できるだけ早期に20 gのインタクト型免疫グロブリンを3日間にわたり連日投与（総投与量60 g）し，追加投与は行わなかった．対象者の年齢は29〜40歳，既往流産回数は6〜14回で全例が抗凝固療法は無効であった．14妊娠中4例においては妊娠36〜40週の分娩で生児を獲得できたが，8例は自然流産，残る2例は妊娠17週と21週で絨毛膜羊膜炎に伴う前期破水から死産に至った．自然流産の8例のうち1例は絨毛染色体異常を認めたが，4例は染色体正常，3例は核形分析ができなかった．生児獲得率は28.6%

表3 妊娠初免疫グロブリン大量療法と中用量免疫グロブリン療法の生児獲得率

	免疫グロブリン大量療法 (全70例のうち流産歴 6回以上の22例)		中用量免疫 グロブリン療法		6回以上の 習慣流産患者 (齋藤班)[17]
生児獲得率	63.6% (14/22)	>	28.6% (4/14)	≒	28.9% (13/45)
染色体異常を除く 生児獲得率	87.5% (14/16)	>	30.8% (4/13)	≒	34.2% (13/38)

(4/14),胎児染色体異常が確認された1例を除く生児獲得率は30.8%(4/13)であり,これは厚生労働省不育研究班[17]から報告されている,6回以上の既往流産歴を有する女性の生児獲得率と差がなかった.また我々のHIVIgを実施した70例のうち,流産歴6回以上を有する22例の生児獲得率(表3)よりも低いため,中用量ではHIVIgと同じ効果は期待できないと考える.

不育症に対する免疫グロブリン大量療法の今後

　不育症に対する免疫グロブリン大量療法は,生物由来製剤であるリスクを除いては副作用が少なく,我々の観察研究の成果からはリスク因子不明の不育症患者にとって有効である可能性がある.その有効性を明確にするにはRCTが必要であり,本邦で現在,4回以上の流産歴を有し,かつ1回以上の染色体正常流産が確認されているリスク因子不明の原発性習慣流産患者を対象に,妊娠初期免疫グロブリン大量療法の多施設RCT「原因不明の不育症を対象としたGB-0998の二重盲検群間比較試験」が現在進行中である.2020年には,その結果が明らかになる予定である.

　一方で母児接点の免疫機構については不明な点が多く,基礎研究は多くなされているものの,実際に臨床の場での検査・治療の進歩には直結していない.つまり,母児接点の免疫異常による不育症を抽出する方法がないため,現状はリスク因子不明の不育症患者を対象に免疫グロブリン大量療法を行っており,その中には母児接点の免疫異常を伴わない例も含まれていると考えられる.そのような例には免疫グロブリン大量療法の有効性を期待できないため,今後は母児接点での免疫異常をいかに捉えるかが課題になると考える.

2 ● 診断と治療

☞文献

1) Laird SM, Tuckerman EM, Cork BA, et al. A review of immune cells and molecules in women with recurrent miscarriage. Hum Reprod Update. 2003; 9: 163-74.

2) Toth B, Jeschke U, Rogenhofer N, et al. Recurrent miscarriage: current concepts in diagnosis and treatment. J Reprod Immunol. 2010; 85: 25-32.

3) Omwandho CO, Gruessner SE, Roberts TK, et al. Intravenous immunoglobulin (IVIG): modes of action in the clinical management of recurrent pregnancy loss (RPL) and selected autoimmune disorders. Clin Chem Lab Med. 2004; 42: 359-70.

4) Coulam CB, Krysa L, Stern JJ, et al. Intravenous immunoglobulin for treatment of recurrent pregnancy loss. Am J Reprod Immunol. 1995; 34: 333-7.

5) The Practice Committee of the American Society for Reproductive Medicine. Intravenous immunoglobulin (IVIG) and recurrent spontaneous pregnancy loss. Fertil Steril. 2006; 86: S226-7.

6) Hutton B, Sharma R, Furgusson D, et al. Use of intravenous immunoglobulin for treatment of recurrent miscarriage: a systematic review. BJOG. 2007; 114: 134-42.

7) Christiansen OB, Larsen CE, Egerup P, et al. Intravenous immunoglobulin treatment for secondary recurrent miscarriage: a randomised, double-blind, placebo-controlled trial. BJOG. 2015; 122: 500-8.

8) The German RSA/IVIG Group. Intravenous immunoglobulin in the prevention of recurrent miscarriage. The German RSA/IVIG Group. Br J Obstet Gynaecol. 1994; 101: 1072-7.

9) Christiansen OB, Mathiesen O, Musth M, et al. Placebo-controlled trial of treatment of unexplained secondary recurrent spontaneous abortions and recurrent late spontaneous abortions with i.v. immunoglobulin. Hum Reprod. 1995; 10: 2690-5.

10) Perino A, Vassiliadis A, Vacetich A, et al. Short-term therapy for recurrent abortion using intravenous immunoglobulins: results of a double-blind placebo-controlled Italian study. Hum Reprod. 1997; 12: 2388-92.

11) Stephenson MD, Dreher K, Houlihan E, et al. Prevention of unexplained recurrent spontaneous abortion using intravenous immunoglobulin: a prospective, randomized, double-blinded, placebo-controlled trial. Am J Reprod Immunol. 1998; 39: 82-8.

12) Jablonowska B, Selbing A, Palfi M, et al. Prevention of recurrent spontaneous abortion by intravenous immunoglobulin: a double-blind placebo-controlled study. Hum Reprod. 1999; 14: 838-41.

13) Christiansen OB, Pedersen B, Rosgaard A, et al. A randomized, double-blind, placebo-controlled trial of intravenous immunoglobulin in the prevention of recurrent miscarriage: evidence for a therapeutic effect in women with secondary recurrent miscarriage. Hum Reprod. 2002; 17: 809-

16.

14) Stephenson MD, Kutteh WH, Purkiss S, et al. Intravenous immunoglobulin and idiopathic secondary recurrent miscarriage: a multicentered randomized placebo-controlled trial. Hum Reprod. 2010; 25: 2203-9.

15) Yamada H, Kishida T, Kobayashi N, et al. Massive immunoglobulin treatment in women with four or more recurrent spontaneous primary abortions due to unexplained aetiology. Hum Reprod. 1998; 13: 2620-3.

16) Yamada H, Takeda M, Maezawa Y, et al. A high dose intravenous immunoglobulin therapy for women with four or more recurrent spontaneous abortions. ISRN Obstet Gynecol. 2012; 2012: 512732.

17) 齋藤　滋, 研究代表. 本邦における不育症のリスク因子とその予後に関する研究 厚生労働科学研究費補助金成育疾患克服等次世代育成基盤研究事業　不育症に関する再評価と新たなる治療法の開発に関する研究. 平成 20 年度〜22 年度総合研究報告書. 2011. p.53.

18) Yamada H, Deguchi M, Maesawa Y, et al. Medium-dose intravenous immunoglobulin therapy for women with six or more recurrent miscarriages. J Reprod Immunol. 2015; 109: 48-51.

2 診断と治療

⑩ 不育症と抗リン脂質抗体

谷村憲司　出口雅士　山田秀人

> ### ここがポイント
>
> 1. 不育症，妊娠高血圧症候群や胎児発育不全など産科異常の現症や既往歴を有する女性には抗リン脂質抗体を測定する．
> 2. 抗リン脂質抗体症候群合併妊娠に対して標準治療を行った場合，生児獲得率は70〜80％である．
> 3. 抗リン脂質抗体陽性で抗リン脂質抗体症候群の臨床診断基準を満たさないケースでも，流死産予防のために適切に治療を行う．

　抗リン脂質抗体（aPL）は，不育症や血栓塞栓症と関連する自己抗体として広く認識されている．抗リン脂質抗体症候群（APS）はaPL陽性の患者が血栓塞栓症や産科合併症をきたす疾患群であり，APS合併妊娠が無治療の場合はおよそ90％が流死産や早産に終わる．一方，適切な治療が行われた場合には70〜80％が生児を得ることができるため，正確な診断と適切な治療が妊娠予後の改善に直結する疾患である．APSの臨床診断基準を満たさず，aPL陽性のみの女性についても，妊娠に際して治療を要する場合がある．本稿では主に，aPL陽性の不育症女性における診療上のポイントを解説する．

■ 抗リン脂質抗体とは

　aPLとは，種々のリン脂質あるいはリン脂質・血漿蛋白の複合体に結合する抗体群の総称である．aPLの主要な対応抗原はβ2グリコプロテインⅠ（β2GPⅠ）とされるが[1]，ホスファチジルエタノールアミン（PE）やプロトロンビン（PT）を標的抗原とするaPLも病原性を有する自己抗体と考えられている．一方，抗リン脂質抗体症候群（APS）は，抗カルジオリピン抗体（aCL），抗β2 glyco-

| 表1 | 抗リン脂質抗体症候群の改訂分類基準 (Miyakis S, et al. J Thromb Haemost. 2006; 4: 295-306[2]) より改変) |

[臨床所見]
1. 血栓症
2. 妊娠合併症
   a. 妊娠 10 週以降で他に原因のない正常形態胎児の 1 回以上の死亡，ないし
   b. 重症妊娠高血圧腎症，子癇または胎盤機能不全による妊娠 34 週以前の形態学的異常のない胎児の 1 回以上の早産，ないし
   c. 妊娠 10 週以前の 3 回以上連続した他に原因のない習慣流産

[検査基準]
1. LA
2. aCL IgG, IgM ＞40GPL（MPL）or ＞99％ile
3. aβ2GPI IgG, IgM ＞99％ile
   Category Ⅰ（複数陽性），Ⅱa（LA），Ⅱb（aCL），Ⅱc（aβ2GPI）

臨床所見の 1 項目以上，かつ検査項目のうち 1 項目（12 週おいて 2 回以上陽性）以上が存在する時抗リン脂質抗体症候群とする

protein Ⅰ 抗体（aβ2GP Ⅰ）とループスアンチコアグラント（LA）のいずれかの aPL を有し，かつ血栓塞栓症や産科合併症をきたす疾患である（表1)[2]．一方，APS の臨床診断基準を満たさなくとも，aPL と不育症との関連については国際的にもコンセンサスが得られており，平成 22 年度成育疾患克服等次世代育成基盤研究事業「不育症治療に関する再評価と新たなる治療法の開発に関する研究」研究班による本邦における不育症リスク因子の頻度に関する調査では，不育症患者において aPL 陽性の割合は 11.0% であった[3]．

病態

aPL による流産発生機序については，母児接点での血栓による血流障害だけでなく，絨毛細胞の障害作用（アポトーシス誘導，増殖傷害，合胞体細胞への分化障害）が知られている．

診療におけるコツ

1 ▶ どのような場合に抗リン脂質抗体検査を実施するか？

下記の現症や既往歴がある場合に aPL 検査の実施を考慮する．
　① 血栓症，膠原病（特に SLE）
　② 1 回以上の妊娠 10 週以降の流死産，2 回以上の妊娠 10 週未満の流産
　③ 妊娠高血圧症候群（HDP），特に 34 週未満発症の重症例

2 ● 診断と治療

④ 胎児発育不全（FGR），特に胎盤機能不全が疑われる例

⑤ 妊娠 34 週以前の原因の明らかでない早産

⑥ 血小板減少，APTT 延長，梅毒反応の生物学的偽陽性

2 ▶ 実施すべき抗リン脂質抗体の種類と結果解釈の際の注意点は？

① ループスアンチコアグラント（LA）

　LA は，個々の凝固因子活性を阻害することなくリン脂質依存性凝固反応を阻害する免疫グロブリンと定義され，リン脂質依存性凝固時間の延長として検出されるが，責任抗体は明らかではない．血栓症発症や妊娠予後不良と強く関連するとされるが，感度は低い[4,5]．測定方法として，リン脂質中和法，希釈ラッセル蛇毒時間法（dRVVT）など複数あるが，一方の測定法のみ陽性となる場合もしばしば経験され，注意を要する．しかし，リン脂質中和法と dRVVT による LA の同時測定は一方のみの保険適用となる．また血小板混入で偽陰性，逆に，ヘパリンや特異的抗凝固因子の混入で偽陽性となるため，LA は適切な検体処理のもとで，抗凝固療法開始前に測定する必要がある．

② 抗カルジオリピン抗体（aCL）

　リン脂質（カルジオリピン）とリン脂質結合蛋白（試薬に含まれるウシ血清中 β2GPⅠ）の複合体に対する抗体を酵素結合免疫吸着法（ELISA 法）によって測定している．しかし，病原性の低いカルジオリピンに直接結合する抗体も含めて測定されている可能性が示唆されている．また，APS の検査基準（表 1）では，aCL IgG，IgM ともに 99 パーセンタイル超となっているが，本邦で広く用いられている臨床検査では，aCL IgG 10 U/mL（95 パーセンタイル）以上，aCL IgM 8 U/mL（95 パーセンタイル）以上が陽性判定基準とされている．なお，aCL IgG は保険収載されているが，aCL IgM は保険適応外である．ちなみに，aCL IgG の 99 パーセンタイルは 10.2〜14 U/mL とされる[6]．

　（1）β2GPⅠ依存性抗カルジオリピン抗体（aCLβ2GPⅠ）

　APS の診断基準（表 1）では，γ 線照射などで陰性荷電させたプレートに固相化した β2GPⅠに結合する抗 β2GPⅠ抗体（aβ2GPⅠ）を ELISA 法で測定し，aβ2GPⅠ IgG，IgM ともに 99 パーセンタイル超を検査基準とすることとなっている．しかし，本邦の臨床現場では，リン脂質（カルジオリピン）とリン脂質結合蛋白（ヒト β2GPⅠ）の複合体に結合する抗体（aCLβ2GPⅠ）の ELISA 法を aβ2GPⅠ測定の代用としている．3.5 U/mL（+6 SD）以上が陽性判定基準とさ

Ⅳ

不育症

れ，99 パーセンタイルは 1.6～1.9 U/mL である[6]．コマーシャルベースでは，aCLβ2GP I IgM は測定できない．

(2) ホスファチジルセリン依存性抗プロトロンビン抗体（aPS/PT）

APS の検査基準に含まれない aPL で，リン脂質（ホスファチジルセリン）とリン脂質結合蛋白（プロトロンビン）の複合体に対する抗体を ELISA 法によって測定している．LA と強い相関を示すとされるが[7]，aPS/PT 単独陽性例でも産科合併症を引き起こすことが報告されている[8]．臨床症状から APS を疑うが，検査基準に含まれる aPL がいずれも陰性の場合に測定を考慮する．保険適用はない．

(3) 抗ホスファチジルエタノールアミン抗体（aPE）

検査基準に含まれない aPL で，細胞膜構成リン脂質（ホスファチジルエタノールアミン）とリン脂質結合蛋白（キニノーゲン）の複合体に対する抗体を ELISA 法によって測定している．aPE は，キニノーゲンの抗血小板活性を抑制し[9]，血小板を介して流産や血栓の原因となるとされる．本邦の多施設共同研究において aPE 陽性不育症例で無治療群よりも抗凝固療法群で有意に妊娠成功率が増加したが[3]，aPE 単独陽性の不育症女性に抗凝固療法を行うべきかについては controversial である．

抗リン脂質抗体陽性不育症女性への治療のポイントは？

1 ▶ APS と診断された女性に対する治療

APS 合併妊娠に対する標準的治療として，低用量アスピリン（LDA）と未分画ヘパリン（UFH）の併用療法（LDA＋UFH）は世界的にも認められている[10]．本邦でも平成 27 年度成育疾患克服等総合研究事業「抗リン脂質抗体症候群合併妊娠の治療及び予後に関する研究」研究班の多施設調査においても，LDA＋UFH 療法は，流死産のリスクを低下させた（オッズ比［OR］0.12，95％信頼区間［CI］0.01-0.70）．同研究班が作成した診療ガイドラインに記載された管理治療指針を図 1 に示す[6]．実際には妊娠前から LDA 内服（アスピリン 50～100 mg/日内服，妊娠前に投与できなかった場合は妊娠後可及的早期に開始）のうえ，妊娠診断後のできるだけ早い時点より UFH を併用する．また妊娠前からのワルファリン治療例では，遅くとも妊娠 5 週末までに UFH に切り替える．UFH は血栓歴のない症例では予防的用量（5,000～12,000 単位/日，皮下注）を，血栓既往もしくは現症のある例には治療的用量（12,000～20,000 単位/日，皮下注）を投与する．治療終了時期に関して，LDA は海外では妊娠全期間を通しての投与が

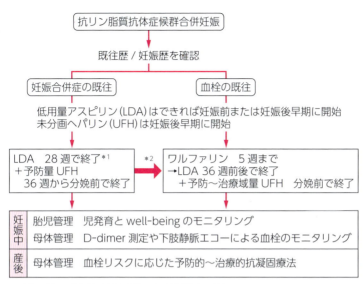

図1 抗リン脂質抗体症候群合併妊娠の治療管理指針（抗リン脂質抗体症候群合併妊娠の診療ガイドライン[6]より改変）

行われているが，本邦では添付文書上，妊娠28週以降は禁忌とされており，妊娠28週以降の使用については必要性を十分に検討し，患者の同意を得ておく必要がある．UFHの終了時期については分娩時の出血傾向や麻酔合併症の問題を考慮して妊娠36週を目安とするが，各施設の状況により判断されるべきである．一方aPL複数陽性例，aPL抗体価著明高値の場合，妊娠予後不良となることが報告されており[11]，aPL複数陽性，高値陽性例では治療を強化する．またヘパリン投与に際してはヘパリン起因性血小板減少症（HIT）や出血傾向，肝機能異常などに注意する．APTTはAPS患者ではヘパリンの効果の指標として不適切な場合があり，出血時間も適宜，測定する．

2 ▶ APSの臨床診断基準は満たさないがaPL陽性の女性に対する治療

自己免疫疾患の精査で，偶然aPL陽性が見つかった場合などで，APSの臨床診断基準を満たさない妊婦の管理・治療指針はいまだ確立されていない．aPL陽

性というだけで LDA＋UFH 療法を行うことは過剰医療と考えられるが，流死産の既往歴，産科異常症の既往歴や SLE などの自己免疫疾患合併状況を勘案して，エビデンスに乏しいが抗凝固療法が行われる場合もある．

　神戸大学では APS の臨床診断基準を満たさないが aPL 陽性女性の管理方針を以下のようにしている．

　①既往産科合併症がない場合には，妊娠 28 週まで LDA を投与する．

　②妊娠初期の反復流産既往の場合には，妊娠 28 週まで LDA を投与し，予防量（5,000～12,000 単位/日）のヘパリンを妊娠 16 週前後まで併用する．なお，いずれの場合も SLE の合併例，aPL 複数陽性，高値陽性例ではさらに治療を強化して，APS 合併妊娠に準じた治療を行っている．

エビデンス

　European Society of Human Reproduction and Embryology（ESHRE）の 2017 年のガイドラインでは，反復流産女性に対して，LA, aCL IgG, aCL IgM 測定による aPL スクリーニングを推奨（推奨レベル: Grade C）し，aβ2GP I 測定を考慮してもよい（推奨レベル: Grade D）と記載されている[12]．

☞文献

1）　McNeil HP, Simpson RJ, Chesterman CN, et al. Antiphospholipid antibodies are directed against a complex antigen that includes a lipid-binding inhibitor of coagulation: b 2-glycoprotein I （apolipoprotein H）. Proc Natl Acad Sci U S A. 1990; 87: 4120-4.

2）　Miyakis S, Lockshin MD, Atsumi T, et al. International consensus statement on an update of the classification criteria for definite antiphospholipid syndrome （APS）. J Thromb Haemost. 2006; 4: 295-306.

3）　齋藤　滋，杉浦真弓，田中忠夫，他．本邦における不育症のリスク因子とその予後に関する研究．日本周産期・新生児医学会雑誌．2009; 45: 1144-8.

4）　Lockshin MD. Update on antiphospholipid syndrome. Bull NYU Hosp Jt Dis. 2008; 66: 195-7.

5）　Galli M, Luciani D, Bertolini G, et al. Lupus anticoagulants are stronger risk factors for thrombosis than anticardiolipin antibodies in the antiphospholipid syndrome: a systematic review of the literature. Blood. 2003; 101: 1827-32.

6）　平成 27 年度日本医療研究開発機構成育疾患克服等総合研究事業「抗リン脂質抗体症候群合併妊娠の治療及び予後に関する研究」研究班，編．抗リン脂質抗体症候群合併妊娠の診療ガイドライン．東京: 南山堂; 2016.

2 ● 診断と治療

7) 大友耕太郎, 渥美達也. 抗リン脂質抗体測定の意義. 日本臨床免疫学会会誌. 2013; 36: 63-70.

8) Žigon P, Perdan PK, Tomšič M, et al. Antiphosphatidylserine/prothrombin antibodies are associated with adverse pregnancy outcomes. J Immunol Res. 2015; 2015: 975704.

9) Sugi T, McIntyre JA. Autoantibodies to phosphatidylethanolamine (PE) recognize a kininogen-PE complex. Blood. 1995; 86: 3083-9.

10) Committee on Practice Bulletins-Obstetrics, American College of Obstetricians and Gynecologists. Practice Bulletin No. 132: Antiphospholipid syndrome. Obstet Gynecol. 2012; 120: 1514-21.

11) Yamada H, Atsumi T, Kobashi G, et al. Antiphospholipid antibodies increase the risk of pregnancy-induced hypertension and adverse pregnancy outcomes. J Reprod Immunol. 2009; 79: 188-95.

12) European Society of Human Reproduction and Embryology (ESHRE) Early Pregnancy Guideline Development Group. Recurrent pregnancy loss. Guideline of the ESHRE. 2017.

IV

不育症

2 診断と治療

11 不育症における甲状腺機能異常症の対応

小林真以子　岡田英孝

ここがポイント

1. 甲状腺疾患は生殖年齢の女性に多く，妊娠・出産について特に配慮が必要である．
2. 甲状腺機能は，中毒症でも低下症でも流産リスクを上昇させる．
3. 近年，潜在性甲状腺機能低下症や甲状腺自己抗体陽性と不育症の関連性が示唆されており，甲状腺ホルモンの補充により流・早産の予後を改善できるとの見解がある．

　甲状腺ホルモンは妊娠の成立や維持，胎児の発育に重要な役割を持つ．妊娠中の甲状腺機能は生理的に大きく変化するが，一方で妊娠中の甲状腺機能異常は母体の妊娠経過や胎児の発育に大きな影響を与える．未治療またはコントロール不良の甲状腺疾患合併妊娠は，不育症をはじめ，さまざまな産科転帰に影響する．しかし，甲状腺機能を適切に管理すれば妊娠中の甲状腺機能異常による合併症の諸リスクは軽減される．

定義・病態

　不育症とは，妊娠はするが，流産や死産を2回以上繰り返し生児が得られない病態である．不育症の原因には，染色体異常，免疫学的異常，子宮の形態異常，および内分泌機能異常などがあり，多様である．厚生労働省の研究班によれば，不育症のリスク因子別頻度において，甲状腺機能異常は6.8％を占めている．妊娠中の甲状腺機能異常として，甲状腺中毒症（甲状腺ホルモン過剰状態）または甲状腺機能低下症（甲状腺ホルモン不足状態）が挙げられるが，いずれも高率に流・早産の原因となり得る．

1 ▶ 甲状腺中毒症

　甲状腺中毒症は，生理的な量を超える甲状腺ホルモンに曝されることで，全身の代謝が亢進した臨床的症候群と定義される．症状は動悸・頻脈，手指振戦，易疲労感，体重減少，精神不安定，月経異常などである（図1）．生殖年齢女性における甲状腺中毒症の最も多い病態は甲状腺機能亢進症であり，甲状腺機能亢進症の最も多い原因は Basedow 病である．自己免疫疾患である Basedow 病は，妊

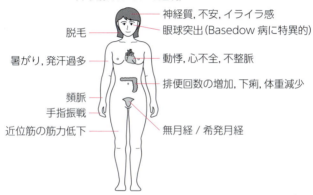

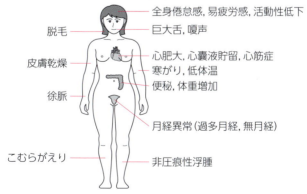

図1　甲状腺機能異常に伴う症状（Strauss Ⅲ JF, et al. Yen & Jaffe's Reproductive Endocrinology[5]より改変）

娠中の免疫寛容によって一般的には臨床的に軽快を示す．他の甲状腺中毒症の原因としては，甲状腺機能性結節や無痛性甲状腺炎や亜急性甲状腺炎，甲状腺ホルモンの過剰投与などがある．また，妊娠 10 週をピークとして胎盤から分泌される hCG は弱い甲状腺刺激作用を有し，妊娠性一過性甲状腺中毒症（gestational transient thyrotoxicosis: GTT）をきたすことがあるが，通常は妊娠転機に影響を及ぼさない．

2 ▶ 甲状腺機能低下症

甲状腺機能低下症では，甲状腺ホルモンの生理作用の低下がみられる．代謝の低下に伴い，浮腫，便秘，体重増加，皮膚乾燥，寒がり，月経異常などの症状がある（図 1）．甲状腺機能低下症は不妊や流・早産の原因となる妊娠や周産期の転帰だけでなく，児の精神神経的予後にも影響するとされる．胎児の甲状腺からのホルモン分泌は 12 週以降であり，それ以前の胎児甲状腺機能は母体由来のホルモンに依存している．原発性甲状腺機能低下症の原因としては，先進国では自己免疫性甲状腺疾患である橋本病（慢性甲状腺炎）が最も一般的であるが，発展途上国ではヨウ素欠乏症である．橋本病では自己抗体である抗甲状腺ペルオキシダーゼ抗体（TPOAb）・抗サイログロブリン抗体（TgAb）のいずれか，あるいは両方が陽性となる．しかし，一般的には橋本病であっても約 70% は甲状腺機能正常であり，この場合は甲状腺機能低下に起因する諸症状は呈さない．近年では潜在性の甲状腺機能低下症や甲状腺自己抗体の存在と不育症の関連性が示唆されており，いまだざまざまな議論がある．その他の甲状腺機能低下症の原因としては，甲状腺摘出術後や^{131}I 治療後，中枢性甲状腺機能低下症などがある．

検査

甲状腺機能異常の臨床的指標となるのは，血清 TSH 濃度である．子宮卵管造影検査，hMG/FSH 療法などは甲状腺機能に影響を及ぼすことがあるため，甲状腺機能の評価の際には留意する．妊娠時にはエストロゲンの増加によってサイロキシン結合グロブリン（TBG）が増加し，血中総サイロキシン（TT$_4$）は増加する．生理作用を反映する遊離 T$_4$（FT$_4$）は TBG の影響を受けないため，妊娠中の甲状腺機能の評価には TT$_4$ ではなく FT$_4$ を用いる．

1 ▶ 甲状腺中毒症

FT$_4$が高値なら甲状腺中毒症と診断する. FT$_4$が基準値内でTSHが低値のものを潜在性甲状腺中毒症という. 甲状腺機能亢進症では, トリヨードサイロニン (T$_3$) の合成が優位になるため, FT$_3$も測定する. Basedow病の診断には抗TSH受容体抗体 (TRAb) の測定が有用である. 甲状腺機能亢進症の持続があれば, 一般血液検査でALP(骨型)が高値を示す. TRAbは胎盤を通過するため, TRAbが10 IU/L以上の場合は胎児甲状腺機能亢進症を引き起こすリスクが高い. 無痛性甲状腺炎(橋本病が基礎にあることが多い)との鑑別のため, TPOAbとTgAbを測定する.

2 ▶ 甲状腺機能低下症

原発性甲状腺機能低下症は, 基準範囲を超えるTSHの上昇とFT$_4$の低下で診断される. FT$_4$が基準値内でTSHが高値のものは潜在性甲状腺機能低下症である. 中枢性甲状腺機能低下症ではTSHは上昇しない. 前述の通り, 橋本病ではTPOAb・TgAbのいずれかあるいは両方が陽性となる. 一般血液検査では, 高LDL-C血症, 高CK血症, 低Na血症, 正～大球性の貧血などを認める. 米国甲状腺学会ガイドライン2017ではTPOAbやTgAbが陽性の甲状腺機能正常妊婦では, 妊娠の診断時から妊娠中期までは4週間ごとに血清TSHを測定することが推奨されている[1]. TSH値はヨウ素摂取量などを背景とした人種差や測定アッセイなどにより影響を受ける. そのため同ガイドラインでは, 妊娠中のTSHの至適上限値は, 施設やラボで作成した各妊娠期の基準値を用いるが, 同基準値を利用できない場合はリファレンス上限を4.0 μIU/mLを使用することとした[1].

問診のコツ

- ・甲状腺疾患の既往歴, 家族歴
- ・内服薬の服用歴: 甲状腺機能異常を起こしうる薬剤は多い.
- ・ヨウ素を含む食品の嗜好: 特に昆布などの海藻類やポビドンヨード含嗽液は, 大量のヨウ素が含まれており, 甲状腺ホルモン合成が抑制される (Wolff-Chaikoff効果).
- ・卵管造影検査などヨウ素を含む造影剤を用いた検査歴
- ・甲状腺機能異常に伴う諸症状の有無 (図1参照)

診察のポイント

　正常妊娠でもみられる臨床所見は，甲状腺疾患の徴候および症状と重複し得るため，妊娠中の甲状腺機能異常の診断は必ずしも容易ではないこともある．通常，甲状腺機能異常症における臨床的な重症度は甲状腺ホルモンの多寡と関連するが，潜在性甲状腺機能異常症では明確な自覚症状を認めない場合も多い．自己免疫性甲状腺疾患である Basedow 病や橋本病では，びまん性の甲状腺腫大をきたすため，診断の一助となることがある．

治療

　妊娠継続に向けての最良の甲状腺機能のコントロールを目指すことが重要である．

1 ▶ 甲状腺中毒症

　特に産科転機に影響を及ぼす Basedow 病の治療について概説する．抗甲状腺薬で治療中の女性では，少量のチアマゾール（MMI）（≦5～10 mg/日）またはプロピルチオウラシル（PTU）（≦100～200 mg/日）で甲状腺機能が正常に維持されている場合に妊娠を許可する[1]．一般的には MMI の方が効果および副作用の観点からも優れており，非妊娠時には MMI を第一選択とする．しかし，妊娠初期の MMI の胎児への曝露が，頭皮欠損，食道閉鎖など複数の先天奇形と関連することが明らかとなり，器官形成期である妊娠4～7週には MMI の使用を避けるべきである．Basedow 病の妊娠前管理としては，甲状腺機能が良好にコントロールされている状態で，事前に PTU に変更しておく，もしくは基礎体温測定や妊娠検査薬による早期妊娠確認後に，MMI から PTU への薬剤変更や MMI の中止を指導しておくなど，症例に応じた管理方法を選択する必要がある．また抗甲状腺薬の過量投与は胎児および新生児の甲状腺機能低下症を招くため，妊娠中は FT_4 の非妊娠時の正常上限程度を目標に母体の甲状腺機能を管理する．

2 ▶ 甲状腺機能低下症

　レボチロキシン（LT4）治療中の甲状腺機能低下症の場合は，妊娠前から TSH 値のコントロール目標を正常下限～2.5 μIU/mL とする[1]．また，自己抗体の有無にかかわらず体外受精や顕微授精などの生殖補助医療を行う際には，潜在性甲

2 ● 診断と治療

| 表1 | 妊娠中の甲状腺機能低下症の管理 |

TSH（μIU/mL）	TPO 抗体	
	−	+
<2.5	LT4 治療を推奨しない	LT4 治療を考慮
2.5〜妊娠中の基準値上限*		
妊娠中の基準値上限*〜10	LT4 治療を考慮	LT4 治療を推奨
TSH 10 以上か顕性機能低下	LT4 治療を推奨	

*妊娠中の基準値がない時は 4.0 μIU/mL を使用してもよい．この値は非妊娠者の
（TSH 上限値−0.5 μIU/mL）とほぼ近似値となる．

状腺機能低下症に対しても LT4 療法を積極的に行うことが推奨された[1]．妊娠成立後は甲状腺ホルモンの需要が高まるため，すでに LT4 で治療中の女性では，すみやかに LT4 の増量が必要である．妊娠中の甲状腺機能低下症の管理については表1に示す．LT4 補充療法中，特に妊娠中に服用することが多い酸化マグネシウムや鉄剤，胃薬などの併用は LT4 の吸収を阻害するため，服薬タイミングなども考慮する必要がある．

エビデンス

潜在性甲状腺機能低下症における妊娠を考慮した際の至適な TSH 値については，いまだ議論の余地がある．吉岡らは，生殖年齢の甲状腺疾患を有さない日本人の健康女性における TSH が 0.39〜3.04 μIU/mL であったことに基づき，TSH 上限を 3.0 μIU/mL と定めている[2]．日本はヨウ素摂取過剰国であり，我が国におけるカットオフ値設定のためのさらなるエビデンスの構築が必要である．

また，現在までに，潜在性甲状腺機能低下症と不育症，甲状腺自己抗体と不育症の関連性を示す報告が数多くある一方で，いずれも妊娠転機に影響しないとする報告も散見される．甲状腺自己抗体陽性の不育症例では，他の自己抗体である抗カルジオジピン抗体やその他の自己抗体陽性率も高い[3]ことや，血清ビタミンDが低値である[4]ことも知られており，これらが間接的に流産を引き起こしている可能性もある．甲状腺自己抗体陽性の甲状腺機能正常女性に LT4 治療が不育症リスクを低下させるか否かについてのエビデンスは十分ではないが，自己抗体陽性の甲状腺機能正常の不育症女性への LT4 投与は，リスクは少なく潜在的な利益を得られる可能性はある．

そのような中，現在進行中でイギリスの TABLET 試験とオランダの T4-LIFE

試験が行われている．前者は不妊症または不育症の既往のある TPO 抗体陽性女性にプラセボまたはLT4を投薬して，その効果を検討している．後者は不育症の病歴を有する甲状腺機能正常妊婦におけるLT4治療の効果を検討している．今後の研究の進展が待たれる．

☞文献

1) Alexander EK, Pearce EN, Brent GA, et al. 2017 Guidelines of the American Thyroid Association for the Diagnosis and Management of Thyroid Disease During Pregnancy and the Postpartum. Thyroid. 2017; 27: 315-89.
2) Yoshioka W, Amino N, Ide A, et al. Thyroxine treatment may be useful for subclinical hypothyroidism in patients with female infertility. Endocr J. 2015; 62: 87-92.
3) Kim NY, Cho HJ, Kim HY, et al. Thyroid autoimmunity and its association with cellular and humoral immunity in women with reproductive failures. Am J Reprod Immunol. 2011; 65: 78-87.
4) De Vivo A, Mancuso A, Giacobbe A, et al. Thyroid function in women found to have early pregnancy loss. Thyroid. 2010; 20: 633-7.
5) Strauss III JF, Barbieri RL, Gargiulo AR. Yen & Jaffe's Reproductive Endocrinology: Physiology, Pathophysiology, and Clinical Management. 8th ed. Amsterdam: Elsevier; 2018. p.604-8, 681-90.

2 診断と治療

12 染色体異常

丸山哲夫

ここがポイント

1. 不育症カップルに対する染色体検査では，検査の意義や検査結果への対応などについて検査前に十分な遺伝カウンセリングを行い，理解と同意を得てから検査を行う．
2. 均衡型構造異常保因者に対しては，遺伝カウンセリングを通じて，反復流産リスクや不均衡児出産の可能性など生殖への影響，および着床前診断や自然妊娠予後に関して十分情報提供を行う．
3. 不育症カップルに対して精査のうえ適切な対応を行ったにもかかわらず再度流産になった場合は，その流産絨毛の染色体検査を行うのが望ましい．

　ヒトの流産の原因で最も多いのは胎児側の要因であり，妊卵の元になる配偶子の形成過程（減数分裂時）において偶発的に起こる染色体数的異常に因る[1,2]．一般的に流産は，自然妊娠の約15％の頻度で起こり，女性年齢の上昇に伴って卵子の染色体不分離が多くなるため，流産の頻度は増加する．20〜24歳では約10％だが，40〜44歳では約50％，45歳で約70〜80％が流産となる．近年は女性の晩婚化・晩産化のため，生殖医療の現場で不育症に遭遇する機会が多くなってきた．

　不育症の原因（リスク因子）として海外のガイドラインなども含めて高いエビデンスレベルが示されているのは，抗リン脂質抗体症候群（頻度は約10％），中隔子宮などの子宮形態異常（約8％），カップルの均衡型染色体構造異常（約4％）である[3,4]．なお，最も頻度が多い「原因不明」は約60〜70％を占める．

診断の進め方と対応

　不育症における染色体検査は，不育症カップルが均衡型染色体構造異常を有しているか否かを調べるものと，流産の原因となる妊卵の染色体異常の有無を調べる流産絨毛組織染色体検査（以下，流産染色体検査）の２つに大別される（着床前診断については後述）[2,3]．これらの検査に際しては，検査前に検査の意義や予想されるさまざまな結果とその対応について予め情報提供を行い，理解と同意を得たうえで検査を行う．検査後，たとえば前者においては，染色体異常がない場合はそのまま結果を伝えるが，均衡型構造異常が判明した場合は，遺伝カウンセリングを通じて，反復流産リスクや不均衡児出産の可能性など生殖への影響を中心に，判明した異常について十分にカップルへ説明する．さらにその異常への対応として，着床前診断の選択や自然妊娠予後などに関して，医療者側が確かな知識のもと適切なカウンセリングを行うことを通じて，不育症カップルへの心理的支援を図ることが重要である．

均衡型構造異常に対する遺伝カウンセリング

　染色体構造異常は，遺伝子量の過不足を伴う不均衡型と伴わない均衡型に分けられる．通常は均衡型構造異常の保因者では表現型に異常を認めることはないが，配偶子形成の際の減数分裂において，構造異常を有する異常染色体と正常染色体とで対合が起きるため，その後の分離様式によって均衡型ならびにさまざまな種類の不均衡型配偶子が生成される．

　均衡型構造異常のうち相互転座やロバートソン転座の対合では，それぞれ四価染色体と三価染色体が形成される[1,4-6]．一般に交互分離では正常配偶子か均衡型の構造異常を有する配偶子が生成される．相互転座では，交互分離以外の隣接Ⅰ型/Ⅱ型分離，3:1分離，4:0分離により不均衡型配偶子が生成されることになる．ただし，交互分離においても，相互転座部位とセントロメアの間で組み換えが生じると，不均衡型配偶子を生成する可能性がある．均衡型構造異常のうち逆位では，減数分裂の際に逆位を含むセグメント内で組み換えが起きると，腕間逆位では不均衡型配偶子の妊娠/出産になる可能性があるが，腕内逆位では生成される不均衡型配偶子はすべて致死的となる[1,4,5]．

　このように，不育症カップルにおいて均衡型構造異常保因者由来の不均衡型配偶子により妊娠が成立した場合は，不均衡児出産の可能性はあるものの，ほとん

2 ● 診断と治療

どは致死的ゆえに流産となる[5]．均衡型転座を有する不育症カップルでの次回妊娠における生児獲得率は相互転座で約50〜60％，ロバートソン転座では約60〜70％である[2,7,8]．しかし，個々の構造異常の種類・部位によって，減数分裂で生成される不均衡型配偶子の割合は大きく異なる．あくまでも上記の生児獲得率は，構造異常を相互転座やロバートソン転座に分類したうえで得られたトータルの率に過ぎず，本来は異なる核型の構造異常に対してそれぞれ生殖リスクを算出すべきではある．同じ核型の報告があれば参考にすることはできるが，実際には困難なことが多い．参考までに，相互転座での不均衡児発症のリスク判定法として，Stengel-Rutkowski らによる推定法やWebベースのHC-Forumなどがある[6]．

一方，均衡型構造異常保因者由来の均衡型配偶子により妊娠が成立した場合は，その構造異常が次世代へ伝播されることになる．すなわち，染色体構造異常保因者の血縁関係にある家族・親族には同様の保因者が存在する可能性がある．

なお，卵子では精子に比べて不均衡型が多く発生する傾向にあり，実際に流産や不均衡児を出産する確率は，均衡型保因者が男性である場合より女性である場合の方が一般に高い．

不育症における着床前診断

従来は不育症検査で均衡型構造異常が検出されても，自然経過に委ねて均衡型の配偶子が妊娠することを期待する待機的対応だけであったが，近年では着床前診断 (preimplantation genetic test for structural rearrangement: PGT-SR) を用いることにより，不均衡型胚ではない胚のみを選択して移植し妊娠させることで，流産を可能な限り回避させることが可能となっている．現在我が国では，症例ごとに日本産科婦人科学会の手続きに則った審査のもと，転座による反復流産と重篤な遺伝性疾患の場合に限定して，着床前診断（後者はPGT for monogenic/single gene defects: PGT-M）が実施されている．

均衡型構造異常を有する不育症患者に対してPGT-SRを適応するうえで考慮すべき点は，自然妊娠が可能な患者に対して体外受精を行うことの是非と，自然妊娠による妊娠成績との比較である．体外受精の一連の処置に伴う肉体的・経済的・精神的負担に加えて，胚細胞生検の中長期的な児への安全性は未確立である．また，得られた胚がすべて不均衡型か診断不能のため，胚移植ができずすべてを棄却せざるを得ない状況になることもある．一方，着床前診断のメリットと

IV

不育症

して流産率を低下させる[2,4,5,9]. しかし，自然経過に委ねて成立した妊娠の成績も決して悪くはなく，最終的な生児獲得率は約80％に達するとする報告もある[2]. 我が国での多施設共同研究の結果でも，均衡型構造異常を有する不育症カップルの次回妊娠での生児獲得率は60～70％である[7,8]. 自然妊娠と着床前診断の累積生児獲得率を比較した報告でも両者に有意な差を認めていないが[9]，転座の核型や保因者の性差などが生児獲得率に大きく影響することを考慮すると，すべての転座の症例を同じように評価するのは適切ではないともいえる.

これまでは分割胚の割球生検と FISH（fluorescence in situ hybridization）法が胚診断法に用いられてきており，国内の報告では分析胚あたりの移植可能胚の割合が約25％であった[4]. これに対して，遺伝学的検査の進歩により，胚盤胞の栄養外胚葉から5～10細胞を採取して行う CGH（comparative genomic hybridization）法，さらには次世代シークエンサー（next-generation sequencing: NGS）法が導入されてきている. これらの方法は，良好な胚を選択したうえでダメージの少ない生検を施し，診断の精度を上げて誤診断や判定不能例なども減らすことを通じて，着床前診断の成功率を改善させる可能性がある. ただし FISH 法と異なり全染色体の情報が得られることから，遺伝学的情報のより慎重な取り扱いが求められる[4].

このように，今後着床前診断の成功率は高まっていくことが期待されるが，現状では症例ごとに着床前診断をすべきか慎重に判断する必要がある. 前述のリスク判定や既往流産の核型分析の結果，体外受精の必要性などを考慮し，自然妊娠と着床前診断の妊娠成績や問題点を十分に説明し，最終的には保因者カップルの意見を尊重して決定されるべきである.

一方，染色体異常のないカップルにおいて偶発的に起こる受精卵の染色体数的異常の有無を検索する着床前診断（preimplantation genetic testing for aneuploidy: PGT-A）は，海外において生殖補助医療の妊娠率の改善・流産率の低下を図るために行われている[4]. 不育症症例ではない集団に対する生殖補助医療施行例において PGT-A の有効性を示す報告はあるが，反復流産症例の後方視的コホート研究では，PGT-A 実施群と自然妊娠待機群で臨床妊娠率，流産率とも同等であり，PGT-A の有用性は示せていない[4,5]. 現在国内において日本産科婦人科学会による反復流産症例・反復着床不全症例への PGT-A の臨床研究が進行中である.

流産絨毛組織染色体検査における遺伝カウンセリング

　流産染色体検査の目的は，流産の原因が染色体異常であったか否かの確認であり，特に X モノソミーや常染色体にトリソミーなどの数的異常が認められた場合は，原則として「流産の原因は妊卵の染色体異常であり，避けられない流産であった」と判断する[3]．正常核型であった場合には，染色体よりミクロなレベルでの遺伝学的異常が胎児側にあった可能性も否定できないが，実臨床ではその検証は困難なので，母体側要因のさらなる不育症リスク検索および治療を行うことを考慮する．また，流産染色体検査において不均衡型構造異常が認められた場合には，カップルのいずれかが均衡型構造異常保因者である可能性が高い．

　このように，流産染色体検査の結果は，不育症治療の評価，検査・治療方針の見直し，および流産後の管理を行ううえで，重要な情報になるため，可能な限り行うのが望ましい[2]．しかしその際も検査の意義と予想される結果について検査前に十分説明し理解を得る．

　本検査では採取した流産組織を培養して解析するため，組織の損傷が激しい，細菌汚染がある，また致死性の高い染色体異常がある，などの場合は，絨毛細胞が増殖せずに結果が得られないことがある[3]．分析不成功率は約 10％程度あることも事前に説明する．無菌的な検体が望ましいので，自然排出検体でも検査可能な場合はあるが，原則は子宮内容除去術により検体を採取する．掻爬術による子宮内膜損傷や子宮内腔癒着のリスク回避のために，吸引法による処置を行うなど掻爬処置は必要最小限に留めることが望ましい．その際，検体からは母体組織や血液成分を可能な限り洗浄などして取り除き絨毛成分のみを得ることが重要である．検体の性染色体が XX であった場合には，母体細胞の混入の可能性を考慮して患者には説明・対応する[3]．

おわりに

　染色体異常は治療不可能であることに加えて，染色体構造異常の保因者であることが判明した場合は，その血縁関係にある家族・親族にも同様の保因者が存在する可能性が生じる．したがって，染色体検査を十分な説明と理解・同意なしに漫然と施行すると，その結果いかんによっては，医療者側・患者側双方がその対応に困惑・難渋するだけでなく，場合によっては保因者の家族・親族関係の崩壊に発展する場合もある．「知らないでいる権利」は尊重されなければならない．他

方，これらの問題を医療者側が斟酌して，十分に説明することなく染色体検査を一方的に省略して不育症診療を進めていくことも望ましくない．染色体検査の前も後も十分な遺伝カウンセリングが推奨される（推奨レベル B—日本産科婦人科学会ガイドライン 2017 年版 CQ326 より—）[2]．

☞文献

1) Gardner RJM, Sutherland GR, Shaffer LG. Chromosome Abnormalities and Genetic Counseling. 4rd ed. New York: Oxford University Press; 2012. p.67-111, 140-60, 161-82, 295-332.
2) CQ326　不育症に関する染色体異常の取り扱いは？　In: 日本産科婦人科学会/日本産婦人科医会，編集・監修．産婦人科診療ガイドライン　婦人科外来編 2017. 東京: 日本産科婦人科学会; 2017．p.218-21.
3) 丸山哲夫．流産を繰り返す女性をみたら．産婦人科の実際．2017; 66: 1127-35.
4) 内田明花，小澤伸晃，丸山哲夫．不育症と遺伝カウンセリング．産婦人科の実際．2019; 68: 157-62.
5) 小澤伸晃，丸山哲夫．染色体構造異常．臨婦産．2018; 72: 185-9.
6) 池田敏郎，尾崎　守．染色体転座による不育症と重篤度予測．臨婦産．2017; 71: 815-21.
7) Sugiura-Ogasawara M, Aoki K, Fujii T, et al. Subsequent pregnancy outcomes in recurrent miscarriage patients with a paternal or maternal carrier of a structural chromosome rearrangement. J Hum Genet. 2008; 53: 622-8.
8) Ozawa N, Maruyama T, Nagashima T, et al. Pregnancy outcomes of reciprocal translocation carriers who have a history of repeated pregnancy loss. Fertil Steril. 2008; 90: 1301-4.
9) Ikuma S, Sato T, Sugiura-Ogasawara M, et al. Preimplantation genetic diagnosis and natural conception: a comparison of live birth rates in patients with recurrent pregnancy loss associated with translocation. PLoS One. 2015; 10: e0129958.

3 ケア

1 ART 専門医が実践する 効果的な不育症ケア

安藤寿夫

ここがポイント

1. 不育症女性の多くが，妊娠成立時に喜び以上に恐怖心が生じてくる．過去への自責の念に性差があることが不妊症との違いである．
2. 加齢により流産率が上昇すると，不育症治療で改善できる生児獲得のための『糊しろ』が減ってくるし妊娠確率も下がってくる．それでも診断と治療は行うべきである．
3. 妊娠成立を妨げる不妊因子の一部を不育症因子としても認識することを忘れてはいけないし，このような因子に対しては卵胞期・増殖期からケアする必要がある．

本書においてもそうであるように，不育症は不妊症とは独立した章の中で別に扱われるのが普通である．不育症に関する知識がなければ，不育症の治療はできない．生まれてくるはずの子どもをなくしてしまったという経験を，人生最後の妊娠経験にしないために，実地臨床家が心得ておくべきこととして，筆者が ART の専門家として長年感じていたことを述べる機会を得たのでここに述べる．

実地臨床では不妊症と不育症は別々の疾患概念ではない

疾患定義上は 2 回死産でも 2 回流産でも不育症であるが，実地臨床では反復流産が不育症のほとんどを占める．筆者の施設が ART を中心に生殖医療を行っているためか，数年前に少し遠方の大学病院から地元の習慣流産患者を逆輸入のように紹介された時，患者本人から元々受診した地元開業医で当院が不育症を扱っていないと聞かされ，紹介された大学病院にわざわざ受診していたということ

だった．当院の情報提供不足もあったが，産婦人科医師でも例外的とはいえ不妊症と不育症を別の概念で考えていたことに唖然とした．

そもそも着床環境がよくなければ妊娠は成立しないが，着床環境が少々悪くても妊娠成立後しばらくの間は妊娠が維持されることにより，結果として流産となる．単にプロゲステロン値の問題ではなく，どこに着床したかにより妊娠予後が決まる要素が大きい．このことは，卵管妊娠をはじめとした異所性妊娠の予後を考えれば明白である．理想に近い形で分泌期子宮内膜変化を時間的・空間的に起こしてベストタイミングで胚着床が起こるような管理をすることが，一般不妊治療・ART・不育症管理に共通して妊娠の成立と維持に必須である．

流産確率がゼロとなる妊娠は存在しない

胚盤胞はすでに hCG を産生しており[1]，妊娠反応検査の hCG 検出力は進歩したので，着床プロセスが少々遅延して不完全でも陽性の判定が出ることがしばしばある．さらに ART を専門とする産婦人科医は，患者の子宮内膜を妊娠成立前からエコーで観察しているので，胎嚢の出現やその後の推移を画像記録ログで評価することができる．また多数の妊娠成立周辺の診療を日常的に経験しているため，流産確率がゼロとなる妊娠が存在し得ないことを体得しており，治療前から患者に伝えている．

不育症に加齢要素を加味して考える

不育症患者の多くは不育症の原因が単一だと思っており，第1段階として不育症の検査を進めていくプロセスで，検査異常が1つ明らかにならないと自分は妊娠しても生児が得られることはないと信じて疑わない．その一方で自分は妊娠までなら簡単にできるから，妊娠した後のことを考えて，そこだけ医学的に介入してもらえればよいと考えている傾向がある．このことによって不育症に特化した何らかの異常値が1つでも出なければ妊娠することへの不安のみが増幅し，妊娠することを躊躇して加齢が進行していくことで治療上不利になっていく．また妊娠率が低下して流産率が上昇するカーブが著しくなる30歳代後半にさしかかっている女性も少なくない．

不育症患者に対して，100%生児を得る治療ゴールは絶対になく，不育症でない女性の年齢等同条件の生児獲得率以上にはなり得ないことを筆者は最初に説明している．とはいえ，43歳の女性の流産率がたとえば70〜80%だからといっ

て，不育症ならばそれが100%になっているかもしれない．検査・治療により，それを70〜80%に下げることが当面の目標であり，当然その確率は診断治療を適切に行ったとしても，妊娠が成立しなければ加齢とともに年々上昇していくことも知らせている．

不育症は男性が原因のこともある

不妊症が男女カップルの病気であることは広く知られるようになってきたが，不育症は女性側の異常で起こるという意識が強く植え付けられており，妻のみが当事者意識をもって悩み苦しみ，夫が妻を気遣うという構図が日常臨床の一般的風景である[2]．

しかし精液に病原細菌が存在すると活性酸素の上昇で精子DNAが損傷し，遺伝子異常が生じて流産の原因になっている．自験例においてもARTの反復不成功例や不育症例において精液細菌培養検査で病原細菌が検出された場合には，男性への抗生物質投与により挙児が得られることもある．

心理的ストレスは視床下部機能を低下させ，早発排卵や黄体機能不全を生じる

心理的ストレスは月経不順や排卵障害の原因となる．このメカニズムは視床下部性卵巣機能低下を介している．このような心理的ストレスにより，卵胞が小さく子宮内膜が薄い頃に早発LHサージによる早期排卵や，黄体期のLH分泌不全，小さい卵胞から形成された黄体が原因となった黄体機能不全により良好な着床期子宮内膜が形成されない状態をもたらす．LHも黄体ホルモンも血中消失が速いので，任意に濃度を測定しても評価力に乏しい．不安の強いストレス状態が深い眠りを妨げれば基礎体温もばらばらになり，基礎体温表をつけている患者にとっては基礎体温の毎日の変化が心理的ストレスを助長することにもなる．妊娠反応陽性や妊娠成立にあわせてプロゲスチンの投与を強化しても時すでに遅しであり，子宮内膜の分泌期変化を適切に起こすことこそ着床や妊娠の成立維持に重要だという考え方がARTのエキスパートにはある．不育症患者の治療はすでに卵胞期・増殖期から始まっている．

甲状腺機能低下症・子宮内膜症・肥満による流産率上昇は不育症管理の盲点である

甲状腺機能低下症は，厚生労働省不育症研究班の推奨する検査項目にも入れられて検査項目としての普及が進んできた[3]が，潜在性甲状腺機能低下症の診断基準を $2.5\,\mu U/mL$ 未満とする新しい考え方が普及していないこと，治療において free T_4 値を正常範囲内の高めに管理すること，妊娠成立後に投与量を増やすことが必要なことはまだまだ知られておらず，流産を防げない原因になっている．

子宮内膜症が活性酸素や IL-8 などのサイトカインが原因となって卵子の質的低下をもたらすことや，子宮内膜そのものへの液性因子の影響により着床不全・流産をきたしやすくなることは意外と知られていない[4]．

肥満もまた着床不全の原因となり，BMI 27 以上で流産率の上昇がみられる．BMI 30 以上（欧米の定義による肥満）で反復流産が上昇することは米国の研究[5]でも示されているが，日本人をはじめアジア人は内臓脂肪がより多い傾向にあることから，日本肥満学会の定義で BMI 25 以上で肥満と定義されていることに留意する．また，低体重（やせ）は視床下部性卵巣機能低下の典型的原因となる．不育症患者ではストレス性肥満やストレス性やせが顕著となっていて，これが放置されているケースは臨床現場でよく遭遇する．

生まれてくる子どもを中心に思考させる

流産や胎児死亡を経験した女性が妊娠をめざすにあたり，共通しているのは妊娠反応が陽性となった時の喜びよりも恐怖心が目立つことである．今回の子どもにとっては着床して発育することは初めてのことでも，母親が育てられるかを心配している．そんな時，筆者は，今回やってきてくれた赤ちゃんの立場に立って考えてやってください．育つものは育つし，育たないものは育たないので，どうかストレスを感じて赤ちゃんを苦しめることがないようにしてください．今回が初めての妊娠だと思い込んでください．……というように声をかけてきた．もちろん，医学的な問題点を可能な限り明らかにし，その上での心理サポートである．このようにして多くの患者さんにとって奇跡に近いような結果を何度か起こしてきた頃に，テンダーラビングケア[6]という言葉が見直されるようになり，同じようなことを考えるエキスパートが，同じ時代に同じような問題点を見出して同じような成果をあげているのだと確信した．

おわりに

　不育症は生殖メカニズムやその加齢・劣化とともにあり，多くの研究者はそのことを前提として着目したテーマについて抽出し医学的に掘り下げて解明しようとしているが，実地臨床家がそこだけを切り離して考えると，患者さんは不育症から救われない．不育症関連の重要文献を読み解くにあたっては，身近にいる仲間や地域・全国のエキスパートと内容をディスカッションすること，座学と実践を通じて目の前の患者さんの悩み苦しみに対応するテンダーラビングケアと，それを裏打ちするプロフェッショナリズムを磨いていくことが大切と考える．

☞文献

1) Butler SA, Luttoo J, Freire MO, et al. Human chorionic gonadotropin (hCG) in the secretome of cultured embryos: hyperglycosylated hCG and hCG-free beta subunit are potential markers for infertility management and treatment. Reprod Sci. 2013; 20: 1038-45.

2) Bellieni CV, Buonocore G. Abortion and subsequent mental health: Review of the literature. Psychiatry Clin Neurosci. 2013; 67: 301-10.

3) 反復・習慣流産（いわゆる「不育症」）の相談マニュアル．平成23年度厚生労働科学研究費補助金（成育疾患克服等次世代育成基盤研究事業）「地域における周産期医療システムの充実と医療資源の適正配置に関する研究」平成24年3月．

4) Tomassetti C, Meuleman C, Pexsters A, et al. Endometriosis, recurrent miscarriage and implantation failure: is there an immunological link? Reprod Biomed Online. 2006; 13: 58-64.

5) Boots CE, Bernardi LA, Stephenson MD. Frequency of euploid miscarriage is increased in obese women with recurrent early pregnancy loss. Fertil Steril. 2014; 102: 455-9.

6) Li TC. Recurrent miscarriage: principles of management. Hum Reprod. 1998; 13: 478-82.

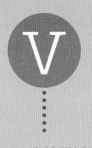

女性不妊症
男性不妊症
生殖補助医療（ART）
がん・生殖
不育症

その他

1 社会的卵子凍結

梶原 健

ここがポイント

1. 現在，未受精卵子凍結における体外受精の成績は，新鮮卵子を用いたものとほぼ同等である．
2. 社会的卵子凍結に関する指針が日本生殖医学会から出ている．
3. 社会的適応の卵子凍結はあくまでも，何らかの事情で生殖年齢の適齢期に妊娠や出産ができない人のための特別な手段である．

　未受精卵子凍結による最初の出産例が 30 年前に報告されたが，当時はまだ成功率は低かった．しかし，その後のさまざまな技術向上により 2000 年以降卵子凍結からの出産例の報告が増加し，最近では新鮮卵子を用いた体外受精と比較した成績においても，その成功率もほぼ同等となった．未受精卵子凍結は当初は若年発症の悪性腫瘍患者に対して行われていたが，近年は加齢などの要因により性腺機能が低下する可能性を懸念し，独身女性に対して「社会的適応」(social oocyte freezing) として卵子の凍結保存が一部で行われるようになった．

卵子凍結の現状と歴史

　未受精卵子の凍結保存は 1986 年に初めて報告[1]されたが，当初は凍結された未受精卵子を用いた出産例は少なく，成功率も非常に低かった[2]．しかし，卵細胞質内精子注入法 (intracytoplasmic sperm injection: ICSI) による凍結融解未受精卵子の受精率の改善，vitrification 法 (急速凍結保存法) の導入による未受精卵子凍結技術の向上により，その出産例の報告が増加し，900 例以上の出生児の検討からその安全性も証明されている[3]．

　一方，加齢などの要因により性腺機能が低下する可能性を懸念し，欧米諸国で

は独身女性に対して,「社会的適応」として卵子の凍結保存が一部で行われていた. これに対してヨーロッパ生殖医学会 (ESHRE) は,当初 2004 年には否定的なコメントを出したが[4],2012 年には「社会的適応」の卵子凍結に対して肯定的な立場をとるようになり,社会的卵子凍結に関する recommendation が出され[5],アメリカ生殖医学会 (ASRM) からも同様に社会的卵子凍結に関するガイドラインが出されている[6].

女性の加齢による妊孕性の低下

本邦においても諸外国と同様,さまざまな女性の社会進出などのライフスタイルの変化により,女性の晩婚化が進んだ. 厚生労働省の人口動態統計特殊報告[7]によると,女性の平均初婚年齢と第 1 子出産時の平均年齢は,共に最近 25 年の間に約 3.5 歳上昇している. その結果,必然的に挙児を希望する女性は高年齢化し,実際の不妊治療の現場においても加齢による不妊が大きな問題となっている. 女性の妊孕性は 35 歳以降に急激に低下するといわれており,そのことを裏付けるように,本邦での ART の治療成績[8]においてもその生産率は 35 歳を過ぎると急激に低下し,流産率は逆に上昇している. その妊孕性低下の原因に関しては卵子の老化が大きく関与しており,特に卵子の染色体異常の増加と細胞質のミトコンドリアなどの機能低下が関与していると考えられている. このことは提供卵子を用いた体外受精の妊娠率はレシピエントの年齢にかかわらず一定である[9]ことからも裏付けられる.

我が国における社会的卵子凍結に対する学会ガイドライン

我が国においても,諸外国と同様に独身や高学歴の女性において卵子凍結・保存の強い希望があることが推測され,実際一部の施設では行われていた. しかし,我が国では卵子の凍結・保存に対する明確な指針はなく,各施設の基準によっていた. 日本生殖医学会倫理委員会では,約 1 年半にわたる協議を行い,「未受精卵子および卵巣組織の凍結・保存のガイドライン」として提示し,パブリックコメントを募った上で,2013 年 11 月に正式決定し,その後 2018 年 3 月に改定された[10].

本ガイドラインは,「医学的適応」と「社会的適応」にわけて提示されており (表 1),また同ガイドラインでは卵子凍結・保存を実施する施設についてもその要件を定めた. また日本産科婦人科学会は,医学的適応にのみに対象をしぼり,

表1 医学的適応のない未受精卵子あるいは卵巣組織の凍結・保存について
（社団法人日本生殖医学会ホームページより）

（対象）

1) 加齢等の要因により性腺機能の低下をきたす可能性がある場合には，未受精卵子あるいは卵巣組織（以下「未受精卵子等」という）を凍結保存することができる.

2) 凍結・保存の対象者は成人した女性で，未受精卵子等の採取時の年齢は，36歳未満が望ましい.

3) 同意取得にあたっては，口頭および文書を用いて，未受精卵子等の採取，凍結と保存や，凍結された未受精卵子等による生殖補助医療（ART）について十分に説明し，インフォームド・コンセント（IC）を得る.

（実施施設）

4) 未受精卵子等の保存施設と，それらを用いてARTを実施する施設は，同一であることを原則とする.

（未受精卵子等の保存）

5) 未受精卵子等の保存においては，各施設が十分な長期間にわたり保存する設備を備える必要がある. また，各施設は定期的に対象者と保存の意思を確認することが望ましい.

6) 未受精卵子等は，対象者から破棄の意志が表明されるか，対象者が死亡した場合は破棄する. また，対象者の生殖可能年齢を過ぎた場合は，通知の上で破棄することができる.

（その他）

7) 凍結保存された未受精卵子等の売買および譲渡は認めない.

8) 未受精卵子等を，対象者の生殖以外の目的で使用することはできない.
ただし例外として，対象者から破棄の意志が表明され，凍結された未受精卵子等を対象者が生殖医学の発展に資する研究に利用することを許諾した場合は，法律や国・省庁ガイドラインに沿い，ICなどを含めた必要な手続きを改めて施行した上で使用することができる.

9) 凍結保存した未受精卵子等の使用にあたっては，加齢による周産期リスクの上昇を十分に考慮する.

10) 医学的適応のない未受精卵子等の凍結・保存を行う医療機関は，日本産科婦人科学会への登録申請（施設および症例）を要する.

注釈
項目3)のICにおいては，生殖医療担当医は以下の諸点について説明する.
(1) 未受精卵子等の凍結保存の方法ならびに予想される成績とリスク
(2) 凍結保存した未受精卵子等の保存期間および破棄の手続き
(3) 凍結した未受精卵子等を用いたARTの詳細および将来妊娠する可能性と妊娠した場合の安全性
(4) 凍結および保存の費用，その他

「医学的適応による未受精卵子および卵巣組織の採取・凍結・保存に関する見解」を発表し，2014年4月の総会で承認を得た[11]. したがって日本産科婦人科学会は，社会的卵子凍結については，その会告で触れていない.「社会的凍結」については，基本的に医療行為ではないという理由で，会告に含めなかった. 実際のところ「社会的凍結」は，多くの事例において，自己決定による選択という色彩が

強くなることが考えられるため，この判断は妥当に見える．しかし明らかに原発性無月経あるいは早発閉経が予想されるような疾患，たとえば Turner 女性の卵巣組織凍結などを想定した場合，これが医学的適応なのか社会的適応なのか，その判断の境界は微妙なものとなる．

社会的卵子凍結の問題点

　社会的卵子凍結による妊娠では，卵子提供と異なり遺伝的につながりのある子を持つことができ，また高年齢妊娠で問題となる染色体異常のリスクを下げることができる．しかし，高年齢になって凍結・保存していた卵子を使用し妊娠・出産した場合，妊娠高血圧症候群などの母体合併症のリスクが増大すること，さらに凍結卵子の顕微授精による妊娠率や生産率がいまだ低く，凍結・保存することが，将来に妊娠，出産できることを決して担保しているものではないことを，この技術を希望する女性に医療者は十分説明しなければならない．女性は 25 歳から 35 歳の生殖年齢の時期に自然妊娠・出産することが理想で，そのため社会的適応の卵子凍結は，必ずしも推奨されるべき技術とは言えないと考えられる．この技術はあくまでも，何らかの事情で生殖年齢の適齢期に妊娠や出産ができない人のための特別な手段であると，希望者も医療者も十分認識しなければならない．

☞文献

1) Chen C. Pregnancy after human oocyte cryopreservation. Lancet. 1986; 1: 884–6.
2) Stoop D, Cobo A, Silber S. Fertility preservation for age-related fertility decline. Lancet. 2014; 384: 1311–9.
3) Noyes N, Porcu E, Borini A. Over 900 oocyte cryopreservation babies born with no apparent increase in congenital anomalies. Reprod Biomed Online. 2009; 18: 769–76.
4) ESHRE Task Force on Ethics and Law. Taskforce 7: Ethical considerations for the cryopreservation of gametes and reproductive tissues for self use. Hum Reprod. 2004; 19: 460–2.
5) ESHRE Task Force on Ethics and Law, Dondorp W, et al. Oocyte cryopreservation for age-related fertility loss. Hum Reprod. 2012; 27: 1231–7.
6) The Practice Committees of American Society for Reproductive Medicine; the Society for Assisted Reproductive Technology: Mature oocyte cryopreservation: a guideline. Fertil Steril. 2013; 99: 37–43.
7) 厚生労働省ホームページ．平成 26 年人口統計．http://www.mhlw.go.jp/english/database/db-hw/index.html

8) 日本産科婦人科学会登録・調査小委員会/ART オンライン登録. 2016. http://plaza.umin.ac.jp/~jsog-art/2016data_20180930.pdf
9) Broekmans FJ, Soules MR, Fauser BC. Ovarian aging: mechanisms and clinical consequences. Endocr Rev. 2009; 30: 465-93.
10) 日本生殖医学会ホームページ. 倫理委員会報告「未受精卵子および卵巣組織の凍結・保存に関する指針」. http://www.jsrm.or.jp/guideline-statem/guideline_2018_01.html
11) 日本産科婦人科学会ホームページ. http://www.jsog.or.jp

② 精子提供

久慈直昭

ここがポイント

1. 現在の我が国では匿名の AID のみが公的に認められている.
2. 告知はできるだけ早い時期に行った方がよい.
3. 今後この治療を続けていくためには，① 出自を知る権利の確保，② 提供者募集，③ 適応の拡大，を考える必要がある.

　精子提供は第三者から提供された精液を，人工授精あるいは体外受精・顕微授精に用いて挙児をはかる方法であり，現在は AID（提供精子を用いた人工授精）だけが社会的には認められている．今後遠くない将来に認められるであろう提供精子を用いた体外受精や顕微授精を含めて，精子提供で創られる血のつながらない親子関係をもつ家族と，いまだ問題のあるこの治療をどのような方向にすべきなのか，本項では読者と一緒に考えてみたい.

用語の定義

　告知とは，親が子どもに対して AID で生まれた事実を伝えることである．出自を知る権利とは，子どもが提供者を特定できる情報を得る権利のことである．精子提供が匿名で行われる場合，子どもや親となった夫婦は提供者の情報を知ることができないので，この権利は認められていないことになる.

AID のいま

1 ▶ 現在の枠組み[1]（2018 年 12 月現在）

　AID は，我が国では法的婚姻関係にある夫婦に対してのみ，匿名で行われている.

提供者は遺伝性疾患のない健康な男性で，近親婚の危険性を減らすために1人の提供者から生まれる子どもの数は10人以内とされている．生まれる子どもの数を確認するため，提供者情報は長期間の保存が望ましいとされている．

　AID では，かつて HIV 感染が実際に起こったことでもわかるように，精液を介して感染が起こる危険性がある．そのため肝炎・HIV などの感染症の定期的なチェックと，凍結精液の使用が必要とされている．

2 ▶ AID が夫婦の配偶子を用いた不妊治療との相違点

　AID は，血のつながっていない特別な家族を創る治療である．

　そのため，夫婦の配偶子を用いる治療では必要でない，さまざまなことを考えなければならない．わかりやすい例は告知をするかどうかであるが，他にも AID の事実を周囲の誰にどのようにいつ伝えるか，子どもが AID に関した質問をしてきた時にどう答えるかなど，生涯にわたって親が考えなければならないことは多くなる．

　ただ妊娠成立時から不妊夫婦の子どもとして生まれ，その戸籍に嫡出子として入るため，見かけ上も，法的にも自然妊娠でできた家族と変わらないように見える．そのため夫婦は（主として子どもや周囲を守るためと考えて）子どもに告知をせず，自然妊娠でできた子どもとして育てることが多い．

　AID には後述するように告知や出自を知る権利など，これから解決しなければならない多くの問題点がある．

3 ▶ AID を希望する夫婦が来院した時

　無精子症の診断を受け，家族を創るためには AID などの方法しかないことを医師から告げられた夫婦の衝撃は大きい．加えて夫は基本的に生涯血のつながった子どもを持つことができないのに対して，妻は血のつながった子どもを持てる可能性があるなど，夫婦の立場が通常の不妊とは決定的に異なる．

　そのため多くの夫婦が治療を選択した時点でさえも，何らかの意味で自分たちの状況を受容できず，治療を始める前に夫婦で話し合うべき重要なことを話し合えないでいる．時間をかけて，夫婦が無精子症という現実を受容し，2人で新しい家族をどのように創っていくかを考えられるようにサポートすべきである．

4 ▶ 告知

夫婦は子どもが生まれたら，できるだけ早い時期に告知をして，AID の事実を家族の歴史の1つとして子どもに伝えるべきである．

実際に就学前に親からきちんと告知を受けた場合，多数例の調査でも悪影響はおおむね見られないと報告されている[2]．逆に告知をしないでいて，子どもが思春期を過ぎて偶然 AID で生まれた事実を知った場合にはきわめて大きな衝撃を受け，子どもの人生と親子関係を破壊する危険性がきわめて高い（表1）．子どもがこのような状況に陥った時の葛藤の詳細については，実際に日本で生まれた子どもたちがその経験を述べている[3]．

ただし告知をしたとしても，子どもが10～14歳になった時には父親と子どもの暖かな関係が，自然妊娠でできた家庭に比べてやや少なくなるという報告も見られる[4]．

表 1 偶然知ってしまった子どもの受ける衝撃

（親子関係・自己の確立）
1. 秘密により生じる家庭内の違和感・緊張感
2. 事実を突然知ることによる，親への信頼感消失
3. これまでの自分が覆されるため，アイデンティティの崩壊
4. 相談できる人や機関の欠如
（遺伝情報の欠如）
5. 自己の遺伝的背景が不明であるため，
   1) 特異体質や遺伝病の可能性
   2) 医学的な処置を受ける際の不安
   3) 近親婚の可能性

AID の将来

1 ▶ 出自を知る権利

早くに告知を受け，親子関係は安定している子どもの手記を見てもやはり子どもは提供者への興味があり[5]，どうしても提供者と話をしてみたいと考える子どももいる．しかし現在我が国は匿名で AID を行っているため，子どもは提供者の情報を得ることができない．

子どもにとっては提供者の情報がどうして必要であるかは，父親の友人から提供を受け，早くに告知を受けた子どもの言っていることをみればよくわかる[6]．彼女は提供者のことをおじさんのようなもの，また同じ提供者から生まれた子ど

もは本当の兄弟ではないが家族のような強いつながりがあり，提供者やこれら同胞の遺伝的形質（どのようなことが得意，どのようなことが好き，など）は大変重要な情報だという．そして彼女が，告知を受けずに偶然AIDの事実を知って苦しんでいる人たちをみて，「私たちは同じ方法で生まれてきたが，まったく違う人生を歩んでいる」といっていることは興味深い．

　以上のことから提供者の情報を子どもが知ることができるように我が国においても枠組みを変えていくのが理想であるが，これを認める前提として，少なくとも提供者が親ではないということを法的に規定する必要があるなど，現状ではさまざまな問題がある．

2 ▶ 治療対象

　遠い将来かもしれないが，この治療は独身女性や，レズビアンカップルに対しても門が開かれるかどうか，議論する必要があろう．しかしそのためには結婚の定義など，法律も含めて社会制度を整備する必要がある．

3 ▶ 提供者の問題

　AIDという治療は，精子提供者がいなければ成立しない．しかし，いつの日か子どもが会ってよかったと思えるような提供者を，希望する夫婦に見合う数だけ募集することは必ずしも容易ではない．実際，自国での募集が足りずに輸入精子が増加している国や，ほとんど自国での提供がなく輸入精子に頼っている国も存在する．

　子どもが会ってよかったと思える提供者を募集するためには最低限，2つの条件が必要であろう．第1に，子どもに会った時にきちんと提供した動機を伝えられるよう，将来子どもに会う可能性があることを理解した提供者を集める必要がある．第2に，社会がこの治療を臓器提供と同じように，善意のボランティア精神によるものであると認識できる環境の整備であり，そのためには治療の必要性を継続的に発信する必要がある．できれば公的な機関がこの社会への発信を受け持つことが望ましいであろう．

☞文献

1) 日本産科婦人科学会会告 提供精子を用いた人工授精に関する見解. 2018年12月22日最終アクセス. http://www.jsog.or.jp/modules/statement/index.php?-

content_id=24

2) Lycett E, Daniels K, Curson R, et al. Offspring created as a result of donor insemination: a study of family relationships, child adjustment, and disclosure. Fertil Steril. 2004; 82: 172-9.

3) 非配偶者間人工授精で生まれた人の自助グループ(DOG: DI Offspring Group), 長沖暁子. AID で生まれるということ—精子提供で生まれた子どもたちの声. 東京: 萬書房; 2014.

4) Freeman T, Golombok S. Donor insemination: a follow-up study of disclosure decisions, family relationships and child adjustment at adolescence. Reprod Biomed Online. 2012; 25: 193-203.

5) Donor Conception Network. Zannah's thoughts. 2018 年 12 月 22 日最終アクセス. https://www.dcnetwork.org/story/zannah's-thoughts

6) 久慈直昭, 伊東宏絵, 井坂惠一. 提供精子を用いた人工授精（AID）における告知と出自を知る権利. 心身医学. 2016; 56: 705-11.

V

その他

3 生殖医療とファミリープラニング: 最後の子どもの不妊治療から逆算する新しい考え方

安藤寿夫

ここがポイント

1. 子どもを何人望み，最後の子どもを健康に産み終える目標年齢は何歳で，西暦何年なのかを積極的にカップルに考えてもらう.
2. 最後の子どもを産む予定の日から逆算して生殖医療の計画を立てていくバックワードスケジューリングの方法で進める.
3. 最後の子どものための治療法が ART になると考えれば，前倒しして ART を治療開始から行い胚凍結（貯胚）しておく.

　病気を治すことが医療の本質であることは古来より変わりないが，100 歳まで健康に生きることを目標とする時代となり，分子標的薬，ロボット支援手術，遺伝子診断，医療ビックデータや人工知能の活用など，医療も新しい時代を迎え，働き方改革や女性活躍社会といった私たちを取り巻く医療環境や社会環境も大きく変化してきている.

　とりあえず 1 人子どもがほしいという夫婦（カップル）の希望を超えて，加齢とともに低下する生殖医療の成功率や，希望する最後の子どもを産み終える時，さらにその先の未来を見据えた健康的な状態をめざしていけるように，生殖医療は夫婦の止まった時間を再起動させ，未来志向での積極的取り組みを促すように展開していく必要がある.

　昭和の時代は産児制限のための避妊を目的として家族計画という言葉が用いられていたが，これからの時代は何人の子どもを望み，最後の子どもを何歳の時に産み終えるかというバックワードスケジューリング（backward scheduling）をベースとして，必要に応じて生殖医療を積極的に取り入れていく時代である. 本項では，混同を避けるべくファミリープランニングと命名して詳しく述べる.

男女そろっての初診が基本

　挙児希望患者の外来初診は，男女（夫婦/カップル/婚約者）2人での受診から始める[1]．男女双方の意思に大きな隔たりがあれば，2人そろっての受診には至らない．挙児を希望することで一致した2人の意思確認を診療録に残しながら，遅滞なく初期検査を遂行することにも役立つ．夫が受診しようとしないことによる心の悩みを相談された場合は，都道府県など自治体に設置された不妊専門相談センター[2]などを紹介する方法などがある．

　当院の挙児希望初診患者の問診票は，産婦人科一般の問診票と異なる男女別々の様式を用意している．内容的には特別な工夫はないが，何人のお子さんを希望していますかという男女共通の質問がある．夫婦に対しては問診票記載にあたり，そういう共通の設問があるということにも相談して記載することを是とするか非とするかにもあえて触れず，それぞれの自由意思と行動に委ねている．希望する子どもの数についての2人の回答は一致していることが多いが，妻が2人に対して夫が2〜3人という回答を時々目にする．診療でそのことを話題にすると，遠慮がちな夫のコメントを聞くことが多く，本音が見え隠れする．

　筆者は，不妊症に限らず子宮内膜症・子宮筋腫などの妊孕性温存治療希望や不育症などの少しでも挙児希望を訴える患者に対しては女性単独での来院は原則認めずあらためて夫婦で受診させ，挙児希望患者専用の男女別問診票に希望挙児数を記載させることによりファミリープラニングの意識を患者夫婦に持たせ，診察室に2人並んで着席してもらい，その話題から診療をスタートすることを提案する．ファミリープラニングが重要なこと，その主体となるのは夫婦双方であり，産婦人科医はその実現のために親身になってサポートするのだということを示すことができる．

ファミリープラニングにおけるステップアップの考え方

　一般不妊治療では，実施している治療が適切であっても最低3〜4周期は経過をみなければ累積妊娠率はプラトーに達せず一定の結論は出ない．さらには，一般不妊治療では解決困難な卵管采からの卵子ピックアップ障害や体外受精により *in vitro* で初めて明らかになる受精障害は，初診後速やかに行う初期検査では異常として検出できない．

　タイミング療法や人工授精を3〜6周期に限って行い，妊娠できなければ次の

治療（ステップ）に移行（アップ）していくというステップアップという言葉は，適切な医学用語がないので 2000 年頃から我が国で頻繁に使われている．不妊症という病気のために時が止まってしまった患者夫婦をエンカレッジ（鼓舞）する優しい気持ちが込められており，カウンセリングケアの精神に満ちあふれている．

　晩婚化が進行した近年の我が国においては，画一的なステップアップ理論は通用しなくなってきた．また，2019 年頃から働き方改革が本格的にスタートしたものの，女性活躍社会の職場環境における頻回で長時間の通院は望ましくない．筆者は，古典的ともいえる 6 カ月程度のタイミング療法と 6 カ月程度の人工授精を経て ART へというのは，2〜3 人の挙児をゆったり望む初期検査で特に問題のなかった 25 歳前後の女性に限られるのではないかと考えている．子どもは 1 人でいいというファミリープランの場合を除けば，30 歳以上ではタイミング療法と人工授精を合わせて 6 カ月以内を目安，2 人目以降はその時の年齢も考慮に入れ改めて考え直すことを原則とすべきというのが，10 年間恵まれた環境で生殖医療に専念してきた筆者の考えである．

■ ファミリープラニング ART について

　ファミリープラニングを取り入れた ART（ファミリープラニング ART）の新しい考え方としてあてはまる内容は，医学的適応を基本とすべきだが，非医学的な内容も含め，絶対的もしくは相対的適応が存在する．これを表 1 にまとめた．

表 1 ファミリープラニング ART の適応

	項目	絶対的適応	相対的適応
1	カップルの年齢	妻の高年齢	夫の高年齢
2	産婦人科疾患	婦人科がん	子宮筋腫，子宮内膜症，子宮腺筋症，既往産科合併症
3	全身疾患	妻の悪性疾患や妊娠一時不許可	夫の悪性疾患などによる精子凍結，今後改善または増悪が見込まれる妻の疾患
4	健康状態・生活習慣	肥満，低体重（やせ）	妊娠成立を一時的に猶予したい状態（栄養不全，運動不足，心理ストレス，仕事などにより安定した妊娠・出産・育児が確保できない状態）
5	人生設計		家計・仕事・親の介護などの家庭環境に影響を受けた希望挙児数や挙児獲得時期に関する希望

| 表2 | ファミリープラニング ART を検討する女性年齢とカップルの希望挙児数 |

	31歳まで	32～33歳	34～35歳	36～37歳	38歳以上
1人希望				A	A
2人希望			B	B	C
3人希望		B	B	C	C

A: ステップアップにこだわらず ART を治療選択肢として初期段階から検討
B: ART による最終子のための貯胚を治療選択肢として初期段階から検討
C: ART による最終子のための貯胚を治療選択肢として初期段階から推奨

医学的には，周産期リスクを伴う病的状態により適応が存在し，がん生殖もこれに含まれる．非医学的には仕事などによる妊娠成立の猶予を加齢とのバランスを取りながら希望する場合などが該当する．すでに筆者が始めていることを2つ述べたい．

　1つ目は，2人以上の挙児を希望する夫婦で最終子の分娩時年齢が40歳前後になる見込みの ART 患者に対して，1人目をめざす ART において可能な限り2人目以降のための分も含めて余剰凍結胚を確保しておく試みである（表2）．患者希望があれば合併症である卵巣過剰刺激症候群（OHSS）の発症に注意しながら，余剰凍結胚を多めに確保することも視野に入れた調節卵巣刺激を行っている．この試みは，いわゆる one-and-done approach[3] のような一律に1回の採卵周期で複数の生児獲得をめざすのではなく，希望挙児数や年齢や不妊因子などにより条件が異なることに配慮しながら個別化調節卵巣刺激を行い，全胚凍結を必須とするものではない．表2の B や C のゾーンや流産率が高くなる40歳以上では，1人のみの希望であっても複数回の採卵周期で毎回全胚凍結を行い十分な凍結胚数を確保した後に胚移植を行っていく方針を選択する患者もいる．決して故意に誘導すべきではないが，2人目以降の挙児希望にあたり急速に妊娠率が下がり流産率が上がる年齢で採卵をめざすよりも，1人目の治療にあたり凍結胚を確保しておく試みは，がん患者の妊孕性温存が現実的になってきた今の時代において，広く検討してもよいのではと思う．筆者らのデータでは，挙児を得た周期に凍結してあった余剰胚で次子を獲得できたのは38.8％で，おおむね5個の胚盤胞凍結ができていれば次子獲得が100％近く達成できる結果だった．人工知能（AI）的機能を有する次世代タイムラプスや着床前診断の導入などが，ファミリープラニング ART にどのように役立っていくかが今後の発展につながるであろう．

2つ目は，妊孕性温存を希望する40歳超の子宮筋腫核出術希望の過多月経などの症状を有しない多発子宮筋腫女性に対する手術予定の無期限延期と凍結胚確保への試みである．これまでにもこのような症例に対しては，手術前後に複数回採卵を実施して凍結胚確保をめざしてきた．しかし卵巣予備能が低下した症例では十分な凍結胚が確保できず，結果的に頻回の採卵周期を経ても挙児に至らず，新たな子宮筋腫が出現して再手術が必要となることもあった．手術を無期限延期という新しい試みは，生殖医療断念も前提とした自己決定のためのプロローグも兼ねている．

おわりに

ファミリープランニングにより生殖医療は，若い世代に生殖について考えてもらうリプロダクティブライフプランニング（RLP）[4]をさらに具体化し，プレコンセプションケア[5]・健康長寿・女性活躍推進・少子化対策といった個人レベル・社会レベルの方向性を同じベクトルに集約する処方箋として，筆者が提唱する新しい概念であり，バックワードスケジューリングにより最終子のためのARTを前倒しするファミリープランニングARTの導入推進は，個人レベルの救済と逆説的な晩産化防止の両方の役割を果たしていくだろうと考えている．

☞文献

1) 安藤寿夫. 体外受精へのステップアップのタイミングと治療機関の連携. 産婦人科の実際. 2017; 66: 1143-50.
2) 安藤寿夫, 岩瀬　明, 原田統子, 他. 行政サービスとしての不妊カウンセリング: 愛知県の試み. 日本不妊カウンセリング学会誌. 2004; 3: 1-9.
3) Vaughan DA, Leung A, Resetkova N, et al. How many oocytes are optimal to achieve multiple live births with one stimulation cycle? The one-and-done approach. Fertil Steril. 2017; 107: 397-404.
4) Liu F, Parmerter J, Straughn M. Reproductive Life Planning: A Concept Analysis. Nurs Forum. 2016; 51: 55-61.
5) WHO. Preconception care: Report of a regional expert group consultation, 6-8 August 2013, New Delhi, India. http://www.searo.who.int/entity/child_adolescent/topics/adolescent_health/sea-cah-16/en/

④ 不妊患者の精神的サポート

杉本公平

ここがポイント

1. 不妊患者が「孤立感」や「仕事との両立」に苦しんでいないか確認して適切に支援する.
2. 「情報過多」で混乱している患者に対しては，1人で意思決定しなくてはならないわけではないことを説明する.
3. 不妊患者は治療が不成功になるたびに自尊心を傷つけられていることを理解する.
4. 不妊患者特有の心理的問題を理解してコミュニケーションスキルを用いて患者を精神的にサポートする.

不妊患者の心理的問題

不妊患者の心理的な問題を扱うために，不妊患者が陥りやすい心理面での特徴を把握しておく必要がある. そのポイントを列挙する.

① 孤立感が強い，すなわち，不妊という危機に直面しているのは自分だけであると思いこんでしまう.
② 仕事との両立に苦しんでいる.
③ 情報過多のために混乱して意思決定が困難になっている.
④ 治療不成功を反復するたびに自尊心が傷つき，自己評価が低下する.

各々について解説していく.
①の「孤立感」であるが，SNS などが発達していない時代にはもっと深刻な問題であったように感じる. 不妊という目に見えず，他人に相談しにくい問題を抱

えた時に多くの患者は「なぜ私だけ？」という孤立感に苦しむことになる．実際には6組に1組のカップルが不妊であるとされ，ARTによる出生児が約20人に1人と言われており，それほど珍しいことではなくなっているにもかかわらずである．近年ではSNSの発達などにより「孤立感」の問題は軽減してきている可能性があるように感じている．

②の問題であるが，以前の調査で「不妊患者は不妊治療を行っていることを職場で理解してもらっていても仕事との両立に困難を感じる」と報告されている[1]．日本人がもつ仕事に対する責任感の高さを示しているものと考えられる．

③の問題であるが，不妊治療は夫婦2人に跨る治療であり，原因が多様であるために患者個々にとっての最良の治療というのは明確にすることが難しい．そのために患者はインターネットなどで自分に合う治療を探し続けてしまうことが多い．その結果得られた過剰な情報が混乱に拍車をかけることになると考えられる．

④の問題，これは我々が最も想像しにくいところであるが，十分に理解しておく必要がある．我々は成長する過程の中で，努力に対しては何らかの報酬を得るということを経験しているはずである．100％満足な報酬ではないにしてもそれに見合った報酬を受け取る，それによって自分の価値を認識するということを繰り返してきたはずである．不妊治療は多くの時間と経済的犠牲を払いながら，その報酬は妊娠・出産に至る以外には何もない，いいかえれば0点か100点しか結果がないのである．つまり不妊治療を受けて妊娠に至らないという経験を繰り返すことは，あらゆる犠牲を払って勉強しても毎回0点の答案を返されるという経験を繰り返すことに等しいのである．そのような経験をすることは「おまえには価値がない」と言われ続けているに等しく，いかに自尊心が傷つくか想像できるだろう．自分たちが接している不妊患者はそのように自尊心を傷つけられている存在であることを知っておく必要がある．

精神的サポートの実際

それではこのような苦しみを抱えている不妊患者を我々はどのように支えるのか考えてみる．まずは患者の孤立感であるが，女性の不妊患者にとってパートナーの支えが心理的サポートにとって重要であることが知られている[1-3]．心理的にストレスを感じていると見受けられる女性不妊患者に対しては機をみて「ご主人とは今後の方針など話し合われていますか？」などと問いかけを行うことは他の項目でスピリッチュアルケアについて説明した通り有用である．特に孤立感

が高まっているような患者に対しては，ネットなどで不妊患者の掲示板，ブログなどを覗いてみることを勧めてもよいかもしれない．たいていの患者は自分以外に多くの人が不妊治療に悩み苦しんでいることを理解して孤立感が和らぐはずである．

　仕事との両立に苦しんでいる患者に対しては，我々医療者も思うように治療を進めることができずに時にいら立ちを感じることがある．しかしそのいら立ちを表に出してしまうと，患者はますます追い詰められた気持ちになってしまうので，そういう時こそ「他の患者さんも同じように両立に困っているからね，あなただけじゃないからね」と声をかけると患者は安心する．自分だけではないと思えることで孤立感の苦しみが和らぎ，さらにはスピリッチュアルケアの目指すところである，我々が苦しみの理解者にみえるという効果ももたらすのである．診療の最後に一言「仕事も頑張ってね」と声をかけるとさらに効果的である．

　情報過多で混乱をきたしている患者に対しては，他項で述べるシェアード・ディシジョンメーキングの考え方について説明することが効果的である[4,5]．すなわち意思決定を自分だけで行わなくてはならないと思いつめなくてもよい，と伝えるのである．不妊症の原因は多因子にわたり，明確なエビデンスが少なく臨床的な不確実性が高い診療である．そのような最適ではあるとは限らない複数の選択肢の中から選択を迫られるような場合には自分だけで意思決定しその責任を負うという考え方は正しくない，我々と意思決定の負担をシェアする，一緒に折り合いをつける場所を探すという姿勢でいいことを伝えるのである．時に意思決定を我々医療者に委ねることも意思決定の1つであることも伝えれば，患者を混乱から救い出すことができ，よりよい意思決定に導くことができると考える．

　自尊心の傷つきに対しては，診療を始めてなるべく早い時期に，なぜ自分の自尊心が傷つくのか，そのメカニズムについて説明しておくことが重要である．それまでに不妊の苦しみ，不妊治療の苦しみを経験している患者であれば，自分の自尊心を傷ついていることを理解してもらえていること自体がスピリッチュアルケアの観点からも大きな支えとなると考えられ，その後の不妊治療を継続していく中での心理的サポートとして役立つと考えられる[7]．

　上述した通りに不妊患者の苦しみの特徴にフォーカスした心理的サポートを行うことは大切であるが，他項でも述べたとおりに患者に「悲しんでいい，泣いていい，その方が早く立ち直れる」ことを伝えることもグリーフケアの観点から心理的サポートとして有効である．

不妊患者の精神的サポートに関連する学会，資格など

　本邦で不妊患者の心理的問題に対する関心が払われるようになったのは 21 世紀に入ってからである．日本不妊カウンセリング学会，日本生殖医療心理カウンセリング学会（現日本生殖心理学会）などの学会が発足してこの領域での中心的役割を果たしてきた．これらの学会はさまざまな心理的サポートに関わる職種を養成しており，それらの職種と連携していくことも重要であると考える．

☞文献

1) 杉本公平，窪田尚弘，田中忠夫，他．不妊患者のストレスと患者を取巻く環境についての検討―アンケート調査と心理テストの結果より．日本受精着床学会雑誌．2007; 24: 226-31.

2) Matsubayashi H, Hosaka T, Makino T, et al. Increased depression and anxiety in infertile Japanese women resulting from lack of husband's support and feelings of stress. Gen Hosp Psychiatry. 2004; 26: 398-404.

3) 杉本公平，窪田尚弘，田中忠夫，他．不妊患者に対する医療者の接し方についての検討―不妊患者の環境とアンケート結果からの考察．日本受精着床学会雑誌．2008; 25: 223-31.

4) 杉森裕樹．がん・生殖医療におけるシェアード・ディシジョン・メイキング．産婦人科の実際．2015; 64: 1039-46.

5) 杉本公平．がん・生殖医療における情報提供と意思決定の支援．日本産科婦人科学会誌．2018; 70: 1297-303.

6) 藤本修平，今　法子，中山健夫．共有意思決定〈Shared Decision Making〉とは何か？　インフォームドコンセントとの相違．日本医事新報．2016; 4825: 20-2.

7) 杉本公平，岡本愛光．不妊症とメンタルヘルス．産婦人科の実際．2017; 66: 299-304.

5 生殖医療における シェアード・ディシジョンメーキング

杉本公平

ここがポイント

1. 治療終結の意思決定を支えるために，シェアード・ディシジョンメーキングの考えを説明し，意思決定の責任を患者のみが背負わなくていいことを伝えて安心させる.
2. 治療を終結した後も継続的に患者を支えていく意思がある姿勢を示すことによって患者を安心させる.

意思決定の在り方の変遷

　数十年前には『白い巨塔』でみられるがごとく医師の権威は大きく，治療方針の意思決定は患者・家族の意向というよりも，医師の考えで決定され，それに患者・家族は従うという形をとることが多かったように思われる．いわゆるパターナリズム（父権的）な意思決定が行われていることが受け入れられていた．治療法の選択肢も今ほど多くはなく，患者の権利意識も低かったためにその在り方が問題であるとは考えられていなかったのだろう.

　そのうちにインフォームドコンセントが定着するようになり，1997年の医療法で「説明と同意」を行う義務が明文化されるに至った．これにより治療方針の意思決定は，医療者からの十分な説明の元に患者・家族が行うものとなった．患者はていねいな説明を受け，自分が同意した治療を享受できるようになったのである．しかし，インフォームドコンセントが浸透し，意思決定は患者・家族が行うべきであるという風潮が強まるにつれて違う形での弊害がみられるようになったことも否めない．複雑な内容で患者・家族にとって理解が容易ではない医療・治療方法の選択などにおいても患者・家族が意思決定をしなくてはならないというケースがみられるようになったのである．少し前までであれば「先生の判断に

お任せします」と言って医師に判断を任せるようなケースが許されなくなったのである．実際には，「先生ならどうされますか？」と質問し，意見を聞きそれを選択することで医師に判断を委ね，患者・家族が意思決定をしたという形にはなっているものの，やはり窮屈な感は否めない．医療者の側にも，インフォームドコンセントを「医療者が最善と考える（好む）選択肢に患者を同意させ，それが後で法的に問題視されないように証拠書類を残す作業」としてしまっていたところもある[1]．患者の意思決定を尊重するためのインフォームドコンセントが少しゆがんだ形になる場合もある．このような現状を改善するための考え方として，シェアード・ディシジョンメーキングが現在浸透しつつある[2,3]．

　シェアード・ディシジョンメーキングは共有意思決定，あるいは協働意思決定などと翻訳される．医療者はよりわかりやすく情報提供を行い，患者・家族はリテラシーを高めて，お互いに歩み寄って治療方針を決めていくという考え方である．もっと俗な表現を用いると，一緒に「折り合いをつける場所を探す」，「落としどころを見つける」ということである．医療の内容によっては患者・家族のみが意思決定を行うことが望ましいが，重要でかつ複雑な意思決定が必要とされる場面においてはある程度時間をかけて話し合い，100％の納得が得られない状態で意思決定にたどり着かざるをえないことがある．そこを十分に認識したうえで治療方針を決定していくのである．もちろんそのような曖昧さを理解した上での意思決定であるので，途中で方針を変更することも可能である．重要なことは意思決定した方針そのものより，意思決定の過程を医療者と患者・家族が可能な限り共有する姿勢を持つということである．そのような姿勢を医療者が示し，患者に伝えることにより患者は意思決定という言葉が内包する責任の重さから解放され，明確な正解がない診療の方向性を選択できるようになるものと考える．

シェアード・ディシジョンメーキングとインフォームドコンセントの使い分け

　先述した中でもすでに触れているが，シェアード・ディシジョンメーキングが最も有効な状況は，明確なエビデンスがない状況，すなわち「治療結果の不確実性が高い場合，すなわち最善の治療法が確立しておらず，治療の選択肢が複数存在する場合」である．まさに生殖医療の現場に相応しい考え方である．生殖医療の現場では排卵誘発方法に始まり，使用する薬剤の量，採卵のタイミング・方法，胚の培養方法，黄体期管理と施設ごとにかなり異なり，さらには施設内でも患者

の個々の状況に応じて細かく診療指針が異なっている．さまざまなケースでの意思決定の場面でシェアード・ディシジョンメーキングは有用であると考えるが，最も有効になることが期待できるのは，患者の治療終結の場面ではないかと考える．最後の項では筆者が行っている治療終結でのシェアード・ディシジョンメーキングの実際について述べる．

治療終結におけるシェアード・ディシジョンメーキング

不妊治療の終結という問題に関するいくつかの研究報告があるが，その指標について明確に言及しているものは少ない．日本産科婦人科学会のARTデータで45歳での生児獲得率が1％を切ることから，45歳を治療終結の1つの指標とする考えもある[4]．筆者の以前の研究では年齢などの指標ではなく，医師の心理的サポートが重要であるという結論が得られた[5]．その当時はシェアード・ディシジョンメーキングという考え方が普及していなかったため，具体的な手法が見いだせていなかった．スピリッチュアルケアやグリーフケアのコミュニケーションスキルを用いて患者の意思決定をただ待つという手法しか行えていなかった．現在行っている不妊治療終結について，不妊相談外来で相談を行う場合の手順について説明する．

① それまでの治療の振り返り
② 日本産科婦人科学会のARTデータの説明
③ 意思決定の在り方について説明
④ 里親制度・特別養子縁組制度の説明

まずは①についてだが，これまでの治療経過について確認する．その中で患者からその治療過程で経験したスピリッチュアルペインや喪失体験の苦しみの訴えがあれば，その言葉を反復して共感を示すなどのサポートを行う．結果が出ても出なくても不妊治療を行うことは大変な努力が必要であることを説明し，患者の努力を肯定する．時に患者が泣きだすことがあっても，グリーフケアの観点からそれは正常な反応であり，子どもを諦めるという喪失体験から立ち直るためのグリーフワークをたどっているものと捉えて懐深く見守る．

次に②に移るが，日本産科婦人科学会のARTデータ集のグラフの意味についてかみ砕いて説明する．各々の折れ線グラフが持つ意味をていねいに説明し，45

表1	医療における意思決定の形

パターナリズム
　医療者からの命令によって方針決定がなされる.

インフォームドコンセント
　医療者からの情報提供に基づいて患者が同意して意思決定を行う.

シェアード・ディシジョンメーキング（共有意思決定）
　医療者は適正かつ理解しやすい情報提供を行い，患者もヘルスリテラシーを向上させてお互いに歩み寄って意思決定する.

歳で生児獲得率が1%未満，すなわち99%無理である，という事実を伝える. この情報を伝える時には伝える側も苦しみを伴うがそれは決して隠さなくてもいいと考える. 苦しみの共感者にみえるように振る舞うことはスピリッチュアルケアの基本であり，大げさにならない程度に自分たちもこの情報を伝えることは苦しいことが伝わることは重要である.

　次にシェアード・ディシジョンメーキングについて説明する. その際にはそれまで医療での意思決定の形としてパターナリズム，インフォームドコンセントが用いられてきたことを説明する（表1）. しかし，これらの考え方は生殖医療のような複雑でかつ明確でない医療では適切ではない場合があることを伝える. シェアード・ディシジョンメーキングの考え方について説明し，一緒に折り合いをつける場所を探している，あるいは落としどころを見つけていることを伝える. 意思決定の責任を1人で負う必要がないこと，意思決定は覆すことがあってもいいことを伝える. そして，治療終結後であっても何度でも相談する意志があることを伝える. つまり，治療終結したから無関係になる，医療者と患者・家族の関係は解消するというのではなく，今後も継続的にサポートをしていく覚悟があることを伝えるのである.

　最後に家族を作る選択肢が他にもあることを伝える. 日本では普及が遅れているだけで里子・養子を迎えるという家族形成の選択肢が海外では珍しくないことを伝える[6]. ここで改めて子どもを産みたかったのか，それとも育てたかったのかという不妊治療の原点である問いかけを行う. 興味があるのであれば，相談に乗り児童相談所や特別養子縁組あっせん団体の紹介を行う. 筆者はトランプのカードに例えて，「これまでこれが最後の1枚のカードという気持ちで治療を受けてきたかもしれないけど，家族を作るという意味ではまだ別のカードがあるのですよ」と説明している[3].

上記のような順番で説明を行った後に，話した内容をもう一度確認して，今後治療を継続するのか，終結するのか，里親・養親を目指すのか，考えてきてほしいと伝える．「慌てなくてもいいし，途中で考えが変わってもいいんですよ」と最後に一言付け加える．

　以上のような説明にはたいてい 30 分から 1 時間程度は必要になる．通常診療とは別枠でこのようなカウンセリング枠，あるいは相談外来枠を作っておく必要がある．事前にどのような内容について説明するか簡単に話しておいた方が当日スムーズに話が進む．事前に患者の方から確認したいことがあれば予め知っておいて，当日の相談内容に付け加えて準備しておくとよい．

☞文献

1) 藤本修平, 今　法子, 中山健夫. 共有意思決定〈Shared Decision Making〉とは何か？　インフォームドコンセントとの相違. 日本医事新報. 2016; 4825: 20-2.
2) 杉森裕樹. がん・生殖医療におけるシェアード・ディシジョン・メイキング. 産婦人科の実際. 2015; 64: 1039-46.
3) 杉本公平. がん・生殖医療における情報提供と意思決定の支援. 日本産科婦人科学会誌. 2018; 70: 1297-303.
4) 京野廣一, 橋本朋子. 不妊治療の終結点, ART の限界は？　産婦人科の実際. 2017; 66: 1561-8.
5) 杉本公平, 田中忠夫, 他. 治療終結に関する不妊患者の意識調査. 日本受精着床学会雑誌. 2010; 27: 313-7.
6) 後藤絵里. 産まなくても育てられます. 東京: 講談社; 2016.

6 円錐切除術と不妊治療

脇本 剛

ここがポイント

1. 円錐切除術による不妊治療への影響は少ないことを説明する.
2. 妊娠成立時には流早産のリスクが高く, 特に頸管狭窄症例はハイリスク妊娠と認識する.

近年, 我が国で晩婚化や女性の社会進出に伴い初産年齢が高年齢化していることから, 子宮頸がんあるいはその前駆病変 CIN (cervical intraepithelial neoplasia) を合併した挙児希望女性が不妊外来を訪れる機会が増加している. 本稿では不妊治療中の子宮頸がん前駆病変 (CIN) の対応と円錐切除術後の不妊女性を診るポイント解説する. CIN 合併の患者に不妊治療を実施するには, その後の妊娠・出産に関わる問題点を理解した上で, 治療にあたる必要がある.

不妊治療中の CIN 病変

婦人科検診の受診歴のない患者が不妊治療目的に受診し, スクリーニングの細胞診で異常が見つかることは少なくない. 大抵の不妊クリニックで実施するのは頸部細胞診とハイリスク HPV の検査までであり, コルポスコピー・組織診は他施設へ紹介となることが多い. 組織診で CIN 3 の場合, 病理診断および治療のために円錐切除術が必要となる. 病変の全範囲がコルポスコピーで確認でき, 頸管内病変がない場合は症例により, LEEP (loop electrosurgical excision procedure) が許容され, さらに若年女性であればレーザー蒸散が許容される. 我が国のガイドラインでは CIN 1 は 6 カ月ごとの細胞診と適宜コルポスコピーによる経過観察, CIN 2 は 3~6 カ月ごとの細胞診とコルポスコピー併用による厳重な経過観察となっている. CIN 2 に関しては, 以下のケースでは治療介入が容認さ

れている[1]. ① HPV16/18/31/33/35/45/52/58のいずれかが陽性である場合, ② 本人の強い希望がある場合, ③ 1〜2年間のフォローアップで自然消退しない場合, ④ 継続的な受診が困難な場合, では CIN 2 は治療対象としてもよい. つまり, 挙児希望がある場合には経過観察は許容される. しかし, CIN 2 の組織診の結果を聞いた患者は将来がんになるかもしれないという漠然とした不安を抱えることになり, 紹介先施設で安易に円錐切除術を受けるケースもある. 円錐切除術は手技的には難しいものではなく, 生殖医療の経験のない専攻医が担当するケースも多い. CIN 2 の治療方針を紹介先に一任するのではなく, 患者の将来の妊娠・出産を考えて, CIN 2 に対する正しい捉え方(相当数が自然消退する, 定期的な細胞診フォローが可能であれば CIN 3 になったタイミングで治療しても予後に影響はない)を生殖医療の立場からもしっかり説明をすることも重要である. CIN の自然史(図1)を踏まえて説明をすると患者の理解が得られやすい[2]. CIN 1 は大抵の場合は自然に消失し, がんに進行するのは 1％, CIN 2 で 8％, CIN 3 で 23％である[3]. 最近の論文では, CIN 2 を 3 カ月以上の経過観察を行った 36 研究(3,160 人)のメタアナリシスがあり, 24 カ月間の経過観察の時点で 50％が退縮, 32％が現状維持, 18％が CIN 3 以上に進行した. 経過観察中に浸潤がんとなったのは 0.5％(15 人)であり, 13 人は I A1 期であった[4].

患者に以上の説明をした上で, 治療希望がある場合はより低侵襲なレーザー蒸

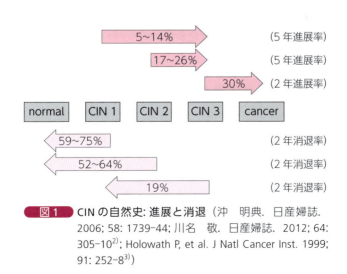

図1 CIN の自然史: 進展と消退(沖　明典. 日産婦誌. 2006; 58: 1739-44; 川名　敬. 日産婦誌. 2012; 64: 305-10[2]; Holowath P, et al. J Natl Cancer Inst. 1999; 91: 252-8[3])

散法についても説明する．レーザー蒸散法による早産率の増加は報告されていない[5]．レーザー蒸散法のデメリットは組織標本が得られないことである．そのため，適応はコルポスコピーで全病変が確認可能で，頸管内病変のない症例に限定される．経過観察を選択するにせよ，円錐切除術あるいはレーザー蒸散術を選択するにせよ，患者が十分に理解して，意思決定することが大切である．なお，円錐切除術の4～6週後には創傷部は扁平上皮に覆われ，術後8週で完全に治癒する．円錐切除術後の不妊治療再開までの期間に関しては，一定の見解はないが，我々の調査では術後から妊娠許可まで2～6カ月としている施設が多かった[6]．

円錐切除術の生殖機能への影響

円錐切除術が生殖機能に影響を与える主な原因として，頸管長の短縮，頸管粘液の減少および手術瘢痕による影響が挙げられる．子宮頸部組織の切除は頸管腺および頸部間質に影響をきたす．頸管腺が減少すると頸管粘液の性状が変化し，正常な精子の運動が阻害されるため，不妊の原因になると考えられている．

頸管粘液の減少により腟内の細菌叢は変化し，デーデルライン桿菌の総数が減少する．さらに頸管長短縮により腟内の細菌叢の変化は子宮腔内に影響を及ぼしやすくなる．したがって，円錐切除術による頸管腺の喪失と頸管短縮は上行性感染のリスクとなる．

円錐切除術後の手術瘢痕は子宮頸部の可塑性を低下させ，卵膜はずり応力に対して影響を受けやすくなり，前期破水の原因となる．また頸部の切除範囲が大きい場合は，術後瘢痕により頸管狭窄をきたすリスクがある．分娩時は瘢痕部位の伸展が悪く，頸管裂傷が増加する．

円錐切除術後の不妊治療

円錐切除術によって妊孕性が損なわれるというエビデンスは現在のところない．15論文のメタアナリシスではCIN治療を受けた群と受けていない群で妊娠率に差は認めなかった．また挙児希望から妊娠成立までに1年以上の期間を要した患者の割合に関しても差は認めなかった[7]．頸管粘液の減少がある症例では人工授精（IUI）が有効との意見もあるが，明確に検討されたものはない．フィンランドの研究では全出生児の1.5％はIVF妊娠由来であり，円錐切除術の既往例ではこの割合は1.6％であり，円錐切除術の既往はIVFの必要性を増加させないと結論づけている[8]．円錐切除術はその後の妊娠率には影響を与えないが，妊娠

成立時には早産率は8〜15%と早産リスクは対照群の1.5〜3倍と有意に高い．患者に尋ねられた場合は，円錐切除術後の妊娠は早産ハイリスクと説明するように産科ガイドラインには明記されている[9]．

子宮頸管狭窄症

円錐切除術後の瘢痕形成により，子宮内腔へのアクセスが制限され，各種不妊検査が実施困難な症例に出くわすことは少なくない（図2）．頸管狭窄症は円錐切除術後の重要な合併症の1つである．狭窄が強いと経血の流出が妨げられ，月経モリミナや子宮留膿腫の原因となる．頸管狭窄の定義は報告者によって異なり，2.5〜3 mmの頸管拡張器の挿入が困難，頸管内への細胞採取器具の挿入が困難，子宮留血腫を認めるなどが定義となる．

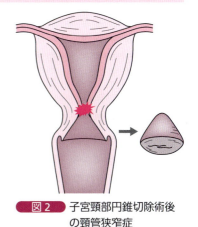

図2 子宮頸部円錐切除術後の頸管狭窄症

円錐切除術後の頸管狭窄症の発症頻度の報告はさまざまであり，0〜27%となっている[10]．国内の不妊治療42施設に実施したアンケート調査では23施設に円錐切除術後の患者が402例あり，46例（11%）に頸管狭窄症を認めた[6]．頸管狭窄症のリスク因子は切除範囲の深さおよび円錐切除の回数である．言い換えれば，切除された組織量ということになる．切除の深さが1〜2 cm以上で有意に頸管狭窄症が増加したという報告がある[11]．

不妊治療において問題となるのは，頸管狭窄のために子宮卵管造影やソノヒステログラフィー，子宮鏡検査といった不妊検査が実施できないケースや，人工授精針や胚移植用カテーテルなどの不妊治療のための器具が挿入困難なケースである．狭窄の程度が強く頸管の同定が困難な時は，月経時に診察することで頸管が同定できることもある．頸管狭窄の治療はゾンデやヘガール型頸管拡張器（1号2.7 mm，2号3 mm）による頸管拡張，ラミナリアなどによる頸管拡張，超音波下や子宮鏡下に鋭的に切開し子宮腔内に到達する方法など種々の方法があるが，いずれも痛みを伴い静脈麻酔や局所麻酔を必要とすることも多い．

いずれの方法にせよ，頸管を同定し拡張し得たら，再狭窄をきたさないよう，2週間ほどネラトンカテーテルを留置するか，定期的にヘガールなどで拡張する

ことが望ましいが、実際には再狭窄をきたすことも多い。そのため、円錐切除後の瘢痕形成の過程で狭窄症予防のために子宮内避妊具（IUD）やネラトンカテーテルを留置する施設もあるが術後の頸管狭窄症が予防できるというエビデンスは確立していない。

　妊娠成立時には、切除された組織量が多いため流早産が多く、我々のアンケート調査では頸管狭窄症合併の妊娠成立症例の68％（15/22例）が流早産であった[6]。患者側にもハイリスク妊娠であることを自覚させ、妊娠早期より高次の周産期施設で管理することが望ましい。

■ エビデンス

1. CIN 2は消退する病変が多く、厳重な経過観察が許容される[1-4]。
2. CINへの治療はその後の妊娠率に影響を与えない[5,7]。
3. CIN治療により、IVFが必要となる可能性は増加しない[8]。
4. 円錐切除術は早産ハイリスク群となる。レーザー蒸散法による治療では早産率の増加はない[1,5,9]。
5. 円錐切除術の合併症として、頸管狭窄症を認識する[10,11]。

☞文献

1) 日本産科婦人科学会/日本産婦人科医会，編集・監修．産婦人科診療ガイドライン　婦人科外来編 2017．東京: 日本産科婦人科学会; 2017．p.53-5.
2) 川名　敬．CINの経過観察と治療の判断．日産婦誌．2012; 64: 305-10.
3) Holowath P, Miller AB, Rohan T, et al. Natural history of dysplasia of the uterine cervix. J Natl Cancer Inst. 1999; 91: 252-8.
4) Karoliina T, Antonios A, Kari AOT, et al. Clinical course of untreated cervical intraepithelial neoplasia grade 2 under active surveillance: systematic review and meta-analysis. BMJ. 2018; 360: K499.
5) Kyrgiou M, Koilopoulos G, Wartin-Hirsch P, et al. Obstetric outcomes after conservative treatment for intraepithelial or early invasive cervical lesions: systematic review and meta-analysis. Lancet. 2006; 367: 489-98.
6) 第137回近畿産科婦人科学会．内分泌・生殖研究部会アンケート調査．2017.
7) Kyrgiou M, Mitra A, Arbyn M, et al. Fertility and early pregnancy outcomes after treatment for cervical intraepithelial neoplasia: systematic review and meta-analysis. BMJ. 2014; 349: g6192.
8) Jakobsson M, Gissler M, Tiitinen A, et al. Treatment for cervical intraepithelial neoplasia and subsequent IVF deliveries. Hum Reprod. 2008; 23: 2252-5.

9） 日本産婦人科学会/日本産婦人科医会，編集・監修. 産婦人科診療ガイドライン 産科編 2017. 東京: 日本産科婦人科学会; 2017. p.324-5.

10） Monteiro AC, Russomano FB, Camargo MJ, et al. Cervical stenosis following electrosurgical conization. Sao Paulo Med J. 2008; 126: 209-14.

11） Suh-Burgmann EJ, Whall-Strojwas D, Chang Y, et al. Risk factors for cervical stenosis after loop electrocautery excision procedure. Obstet Gynecol. 2000; 96: 657-60.

7 広汎子宮頸部切除術後の不妊治療

古井辰郎　寺澤恵子　村瀬沙姫　森重健一郎

ここがポイント

1. 広汎性子宮頸部切除術の術後合併症として頸管狭窄，子宮頸管炎，卵巣機能低下などがある．
2. 術後合併症の結果として不妊，流早産リスクが上昇する．
3. 妊娠を希望する場合，早期からの生殖補助医療の適応も選択肢となる．

　近年，子宮頸癌は若年者を中心に増加傾向にあり，罹患者は20歳以降急速に増加し，そのピークは40歳代前半となっている[1]．生殖年齢がまさにこの世代にあたるため，治療における妊孕性温存のニーズは非常に高い．

　1990年代半ば以降，広汎性子宮頸部切除術（radical trachelectomy）が報告された[2,3]．開腹術，腟式での手術としてそれぞれ，radical abdominal trachelectomy（RAT），radical vaginal trachelectomy（RVT）があり，子宮頸部体部側の一部を残し，子宮頸部を基靱帯とともに広汎な切除と骨盤内リンパ節の郭清を行う手術（図1）で，国内ではRATや腹腔鏡下での術式を行っている施設が多い．

　再発率は数％であり，従来の広汎子宮全摘術と同等で[4-6]，適正な適応症例に対する十分なインフォームドコンセントの上で，子宮頸癌治療の選択肢の1つとして提示されるべきであろう．日本癌治療学会「小児，思春期・若年がん患者の妊孕性温存に関する診療ガイドライン2017」では，扁平上皮癌と腺癌患者で，子宮頸部にとどまる径2cm以下の腫瘍の患者で考慮されるとしている[7]．さらに十分な術前評価によって，リンパ節転移がないこと，神経内分泌腫瘍など悪性度の高い組織型の可能性を十分に鑑別する必要性がある[4,8]．

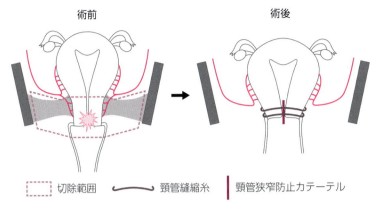

図1 広汎性子宮頸部切除術の切除範囲
子宮頸部の体部側の一部を残し，子宮頸部と腟の一部を基靱帯とともに切除する．残存した子宮頸部には頸管縫縮を行い，頸管狭窄防止目的でシリコンなどのカテーテルを術後一定期間留置する．

周産期管理の問題点

一般に頸管長が短くなるほど子宮口が開きやすく，早産のリスクが上昇する．すなわち大部分の子宮頸部を摘出する頸部摘出術は早産ハイリスクになるため，頸部摘出術時に残存頸部を全周性に縫縮し，妊娠時の頸管開大予防（早産リスクの低減）が行われる．しかしながら，本手術後の妊娠例では，文献的には術式にもよって異なるが，全体として妊娠率は妊娠企図あたり 30～50％，生産率は 70～80％，早産率は 20～40％程度と報告されている[9,10]．破水に伴う早産の増加や手術後の残存頸管長が分娩週数と関連し，特に残存頸管長 13 mm 未満の症例では妊娠 34 週未満の早産となる可能性が高いことなどが指摘されている[11-14]．

また，腟内細菌叢のバランスのくずれである"細菌性腟症"や頸管縫縮糸の留置などの局所感染の誘因となり，慢性頸管炎，絨毛膜羊膜炎やそれに伴う破水に伴う早産[15,16]のリスクとなる．

生殖医療

本手術の術後合併症として，通常の広汎性子宮全摘後に見られるリンパ囊胞などに加え，頸管狭窄，頸管炎，排卵障害などが認められる．子宮頸部の体部側の断面が腟部になるため，腟との境界の不明瞭化や頸管の高度な狭窄や閉塞を認め

る[17,18]ことが少なくない．また，卵巣への血流変化によると思われる卵巣機能低下[14,19]なども加わり，妊娠成立に困難を伴う場合が少なくない．

また前述の頸管短縮や頸管縫縮糸の留置を原因とする頸管炎の発生しやすさなどを考えると，こういったリスクを回避する目的からも生殖補助医療による妊娠が望ましいとも考えられる．現在までに報告されている多数の妊娠報告例において，患者の背景などの要素にもよるところが多いと思われるものの生殖補助医療によるものが若干多くみられる[11,13,14]．我々も術後自然妊娠成立の後，重篤な子宮頸管炎を発症し流産を経験し，その後生殖補助医療で妊娠，正期産に至った症例を経験している．

これらを総合的に考慮すると，本手術を行った患者が妊娠を目指す場合には，早期からの生殖補助医療の適応も考慮されてもよいと思われる．

頸管狭窄が高度で拡張が困難な場合もある．そういった場合の胚移植には，経子宮筋層胚移植（transmyometrial embryo transfer: TMET）法も選択肢となる．

☞文献

1) 国立がん研究センターがん情報サービス．がんに関する統計データのダウンロード．がん登録・統計．https://ganjoho.jp/reg_stat/statistics/dl/index.html Accessed 12/6, 2018.

2) Dargent D, Martin X, Sacchetoni A, et al. Laparoscopic vaginal radical trachelectomy: a treatment to preserve the fertility of cervical carcinoma patients. Cancer. 2000; 88: 1877–82.

3) Smith JR, Boyle DC, Corless DJ, et al. Abdominal radical trachelectomy: a new surgical technique for the conservative management of cervical carcinoma. Br J Obstet Gynaecol. 1997; 104: 1196–200.

4) Gien LT, Covens A. Fertility–sparing options for early stage cervical cancer. Gynecol Oncol. 2010; 117: 350–7.

5) Pareja R, Rendon GJ, Vasquez M, et al. Immediate radical trachelectomy versus neoadjuvant chemotherapy followed by conservative surgery for patients with stage I B1 cervical cancer with tumors 2 cm or larger: A literature review and analysis of oncological and obstetrical outcomes. Gynecol Oncol. 2015; 137: 574–80.

6) Guo J, Zhang Y, Chen X, et al. Surgical and oncologic outcomes of radical abdominal trachelectomy versus hysterectomy for stage I A2– I B1 cervical cancer. J Minim Invasive Gynecol. 2018; 26: 484–91.

7) どのような子宮頸がん患者が妊孕性温存療法の適応となるか？ In: 日本癌治療学会，編．小児，思春期・若年がん患者の妊孕性温存に関する診療ガイドライン

2017 年版. 東京: 金原出版; 2017. p.43-5.

8) 慶應義塾大学医学部産婦人科学教室. 子宮頸がんに対する広汎性子宮頸部摘出術. 子宮頸がんに対する妊孕性温存術式. http://www.obgy.med.keio.ac.jp/clinical/gyneco/circularneck.php Accessed 12/6, 2018.

9) Bentivegna E, Maulard A, Pautier P, et al. Fertility results and pregnancy outcomes after conservative treatment of cervical cancer: a systematic review of the literature. Fertil Steril. 2016; 106: 1195-211.e1195.

10) Plante M, Renaud MC, Hoskins IA, et al. Vaginal radical trachelectomy: a valuable fertility-preserving option in the management of early-stage cervical cancer. A series of 50 pregnancies and review of the literature. Gynecol Oncol. 2005; 98: 3-10.

11) Kasuga Y, Nishio H, Miyakoshi K, et al. Pregnancy outcomes after abdominal radical trachelectomy for early-stage cervical cancer: a 13-year experience in a single tertiary-care center. Int J Gynecol Cancer. 2016; 26: 163-8.

12) Kasuga Y, Miyakoshi K, Nishio H, et al. Mid-trimester residual cervical length and the risk of preterm birth in pregnancies after abdominal radical trachelectomy: a retrospective analysis. BJOG. 2017; 124: 1729-35.

13) Ayhan A, Tohma YA, Sahin H, et al. Oncological and obstetric outcomes after fertility-sparing radical abdominal trachelectomy for early stage cervical cancer: a tertiary centre's 10 years' experience. J Obstet Gynaecol. 2019; 39: 248-52.

14) Tamauchi S, Kajiyama H, Sakata J, et al. Oncologic and obstetric outcomes of early stage cervical cancer with abdominal radical trachelectomy: Single-institution experience. J Obstet Gynaecol Res. 2016; 42: 1796-801.

15) 宮越 敬. 広汎性子宮頸部摘出術後妊娠における残存頸管長と早産リスクの関連は? KOMPAS 慶應義塾大学病院医療・保健情報サイト. http://kompas.hosp.keio.ac.jp/sp/contents/medical_info/science/201803.html Accessed 12/5, 2018.

16) 春日 義, 宮越 敬, 田中 守. 婦人科癌の治療と妊孕性. ペリネイタルケア. 2017; 36: 402-4.

17) Plante M, Gregoire J, Renaud MC, et al. The vaginal radical trachelectomy: an update of a series of 125 cases and 106 pregnancies. Gynecol Oncol. 2011; 121: 290-7.

18) Li X, Li J, Wu X. Incidence, risk factors and treatment of cervical stenosis after radical trachelectomy: A systematic review. Eur J Cancer. 2015; 51: 1751-9.

19) Li X, Li J, Ju X, et al. Menstrual pattern after abdominal radical trachelectomy. Oncotarget. 2017; 8: 53146-53.

8 生殖年齢の男性更年期障害患者の治療

近藤宣幸

ここがポイント

1. 男性更年期障害が生殖年齢にも増えていることを認識する.
2. 男性更年期障害患者の初診時には挙児希望の有無を確認する.
3. 内因性のテストステロンを上昇させる治療方法を行う.

　人口の高齢化に伴い，20世紀末ごろから男性にも女性の更年期障害に類した症状を認めることが知られ始め，やがて男性更年期障害という病態として認識され治療対象になった．しかしながら男性更年期障害の定義や範囲は複雑であり，国際的には男性ホルモンの部分欠落による諸症状を，late-onset hypogonadism（LOH）と定義，国内でも加齢男性性腺機能低下（LOH）症候群[1]と定義され診療が開始された.

　LOH症候群患者は初老から高齢者が中心ではあるが，女性の閉経後のような明らかな好発年齢はなく，広範囲な年齢に分布している．したがって時には生殖年齢のLOH症候群の治療を求められることもある.

　本稿では，男性更年期障害としてはLOH症候群を対象とし，まず一般的なLOH症候群の診断・治療を概説し，生殖年齢の場合の治療上の留意点と実際について述べる.

LOH 症候群の診断

1 ▶ 症状

　アンドロゲンは脳，皮膚，筋肉，生殖器などに作用するため，各々の欠落症状として，集中力低下，抑うつ，睡眠障害，疲労感，性欲低下など多岐にわたった症状となる.

2 ▶ 質問紙

多くの症状に対して，国際的に最も用いられるのが Aging males' symptoms（AMS）スコアである．図1に当院の専門外来で使用している質問紙を示す．心

問診票

協立病院　泌尿器科　男性健康外来

最近6ヵ月間において下記の1から17までの症状について各々当てはまる欄に〇か✓をしてください．

症状	なし	軽い	中等度	重い	非常に重い
点数＝	1	2	3	4	5
1　総合的に調子が思わしくない（健康状態，本人自身の感じ方）					
2　関節や筋肉の痛み（腰痛，関節痛，手足の痛み，背中の痛み）					
3　ひどい発汗（思いがけず突然汗が出る．緊張や運動とは関係なくほてる）					
4　睡眠の悩み（寝つきが悪い，ぐっすり眠れない，寝起きが早く疲れがとれない，浅い睡眠，眠れない）					
5　よく眠くなる，しばしば疲れを感じる					
6　いらいらする（当たり散らす，些細なことですぐ腹をたてる，不機嫌になる）					
7　神経質になった（緊張しやすい，精神的に落ち着かない，じっとしていられない）					
8　不安感（パニック状態になる）					
9　体の疲労や行動力の減退（全般的な行動力の低下，活動の減少，余暇活動に興味がない，達成感がない，自分をせかさないと何もしない）					
10　筋力の低下					
11　憂うつな気分（落ち込み，悲しみ，涙もろい，意欲がわかない，気分のむら，無用感）					
12　男性として「絶頂期は過ぎた」と感じる					
13　力尽きた，どん底にいると感じる					
14　ひげののびが遅くなった					
15　性的能力の衰え					
16　早朝勃起（朝立ち）の回数の減少					
17　性欲の低下（セックスが楽しくない，性交の要求がおきない）					

西暦　　　　年　　月　　日　　お名前

図1 当院の専門外来で使用している質問紙

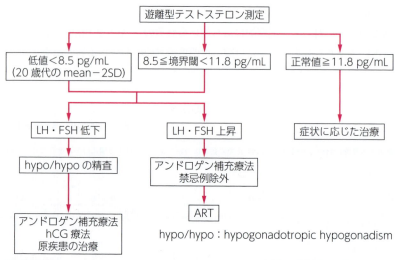

図2 LOH症候群の診断・治療のアルゴリズム（「LOH症候群診療ガイドライン」検討ワーキング委員会）

理的因子5項目，身体的因子7項目，性機能因子5項目の計17項目で，各項目5段階で点数をつける．訴えの程度は，合計点が26点までが「なし」，27～36点が「軽度」，37～49点が「中等度」，50点以上が「重度」となる．

3 ▶ 血中ホルモン測定

加齢という因子を加えたLOH症候群を最も反映する血中ホルモンとして国内では遊離型テストステロン（FT）値が採用されている．測定値の評価は，8.5 pg/mL未満を低値，8.5～11.8 pg/mLを境界閾，11.8 pg/mL以上を正常とする．参考として図2に測定値をもとにした診断・治療のアルゴリズム[1]を示す．

LOH症候群の治療

LOH症候群の定義から知られるように，治療の目的は低下した血中FTあるいは総テストステロン（TT）の是正であり，原則40歳以上ではアンドロゲン補充療法（androgen replacement therapy）が基本である．

1 ▶ アンドロゲン補充療法のプロトコール

実際に使用されるアンドロゲンはテストステロン製剤であり以下のような投与が行われる.

① エナント酸テストステロン（エナルモンデポー®）

1回125 mgを2~3週ごと，あるいは1回250 mgを3~4週ごとに筋注する．ただし血中濃度が生理的範囲を超えてしまうことによる有害事象が懸念される.

② テストステロン軟膏（グローミン®）

1回3 gを1日1~2回，皮膚（特に陰嚢）に塗布．投与方法が簡単で血中濃度も安定するが，自己管理となりコンプライアンスの問題が残る.

2 ▶ アンドロゲン補充療法の副作用

主なものとして，心血管系疾患，脂質代謝異常，多血症，肝障害，睡眠時無呼吸症候群の悪化，前立腺への影響などがある．それゆえに，多血症，うっ血性心不全などは治療の除外基準となる.

3 ▶ 治療期間

治療効果は質問紙などを用いて3カ月ごとに評価する．有効であれば副作用に注意しつつ治療を継続する.

生殖年齢のLOH症候群の治療

LOH症候群で受診された患者に挙児希望がある場合の対応法を概説する．周知のごとく，生殖に関連するアンドロゲン補充療法の副作用として造精機能障害がある．すなわち，外部からのアンドロゲンの補充という意味でのアンドロゲン補充療法をすることにより，視床下部-下垂体-性腺系におけるネガティブフィードバック（NFB）を介してほどなく無精子症となるわけである．したがって前述した狭義のアンドロゲン補充療法は禁忌である.

1 ▶ 胎盤性性腺刺激ホルモン（hCG）（ゴナトロピン®）

1回3,000~5,000単位を週1~2回，あるいは2週間ごとに筋注する．基本的には，低ゴナドトロピン性性腺機能低下症（HH）と同じプロトコールである．実際LOH症候群とHHは近縁疾患ともいえる．血中LH正常例では，あらかじ

めhCG test を行い血中 TT の反応性を確認することが望ましい.

2 ▶ クロミフェンクエン酸塩（クロミッド®）

筆者は，1 回 25 mg　1 日 1 回起床時，連日服用としている．抗エストロゲン作用により NFB をブロックし，ゴナドトロピン分泌刺激を介して血中 TT が上昇，造精機能を改善する．海外の前向き研究での 125 人の性腺機能低下症患者への 25 mg/日の 3 カ月以上の投与では脂質代謝に影響せずに全例に有効性を認めており[2]長期間安全に使用可能と報告されている[3]．国内では健康保険の適応はないが従来より男性不妊症の内分泌療法として頻用された薬剤であり，LOH 症候群との両面に効果が期待される．ただし，女性ホルモンも同時に上昇させる可能性があり，少量からの投与を推奨する．

生殖年齢の LOH 症候群治療の実際

筆者の経験した一症例の治療経過を提示する．

患者: 43 歳，男性

配偶者: 43 歳

主訴: めまい，ふらつき，嘔気，頭重感

既往歴: 白内障，アトピー性皮膚炎

治療歴: 2012 年 3 月，37 歳時に筆者の前任地の病院に上記主訴で初診．国際勃起機能スコア（IIEF）5 は 23 点で ED はなかったが，AMS スコアは 27 点で軽度の LOH 症候群と診断．挙児希望があったためアンドロゲン補充療法は行わず，クロミフェンクエン酸塩（CC）を 1 回 25 mg，1 日 1 回処方した．治療は有効で 9 カ月でいったん終了した．2014 年 2 月に症状再発し当科に再来院．AMS スコアは 27 点であったが IIEF5 が 11 点と ED も合併．FT は 10.8 pg/mL（境界閾）．CC を同用量で再開し，シアリス®20 mg 錠も処方．シアリス® は軽度鼻閉のみで有効．8 月に症状消失し CC 終了（FT は 13.0 pg/mL）．同年 10 月 AMS スコア 30 点となり CC 再開．休薬への不安もあり 8 カ月続行して終了．2016 年 11 月倦怠感が増強．AMS スコア 46 点と悪化し CC 再開．2016 年タイミング法で健康女児出産．2017 年 6 月，第 2 子希望で来院され CC 再開．9 月の精液検査では総運動精子数は 1 億 760 万，タイミング法続行．2018 年 2 回目 AIH で妊娠したが染色体異常で中絶，現在に至る．

おわりに

LOH 症候群は，挙児希望のない場合に限りアンドロゲン補充療法が適応になる．逆に LOH 症候群，特に精神症状が男性不妊の治療に続発することもある．低アンドロゲン血症は，ED や射精障害にもつながるので本稿で述べた治療が必要となるが，カップルを含めての精神的サポートも重要である．

☞文献

1) 日本泌尿器科学会/日本 Men's Health 医学会「LOH 症候群診療ガイドライン」検討ワーキング委員会，編. LOH 症候群—加齢男性性腺機能低下症候群診療の手引き—男性ホルモン低下による男性更年期障害，ED，心身症などの診療マニュアル．東京: じほう; 2007.

2) Da Ros CT, Averbeck MA. Twenty-five milligrams of clomiphene citrate presents positive effect on treatment of male testosterone deficiency—a prospective study. Int Braz J Urol. 2012; 38: 512-8.

3) Moskovic DJ, Katz DJ, Akhavan A, et al. Clomiphene citrate is safe and effective for long-term management of hypogonadism. BJU Int. 2012; 110: 1524-8.

索 引

▶ あ

亜鉛	367
アクロセントリック染色体	320
アスピリン	538, 653
アポトーシス	133
アモキサピン	385
アロマターゼ阻害薬	
	79, 564, 592, 621, 633, 643
アンタゴニスト法	73
アンドロゲン補充療法	764

▶ い

医原性排卵障害	34
意思決定	747
異常受精	444
異常分割	514
異所性移植	622
異所性妊娠	298
イソビスト	50
一次精母細胞	359
一過性卵細胞質隆起	505
一般精液検査	344, 349
遺伝カウンセリング	318, 715
遺伝性腫瘍	630
遺伝性乳がん・卵巣がん症候群	627
医療水準	556
インスリン抵抗性	30, 141, 148
イントラリピッド	538, 692
陰嚢超音波検査	389
インフォームドアセント	582, 645

▶ え

エストラジオール	343, 357

エストロゲン依存性腫瘍	621
エストロゲン受容体	592, 633
エナント酸テストステロン	765
塩酸イミプラミン	385
円錐切除術	752

▶ お

黄体化ホルモン	126, 343
黄体機能評価	24
黄体機能不全	158, 167, 453
黄体補充療法	453

▶ か

外精動脈	391
カウンセリング	650
下垂体性性腺機能低下症	368
過多月経	247
活性酸素	434
カベルゴリン	102, 161
ガラス化凍結法	135, 500, 605, 621
カルニチン	437
加齢	722
加齢男性性腺機能低下症候群	762
カロリー摂取制限	132
環境マネジメント	519
がん経験者（がんサバイバー）	
	347, 568, 614
間欠的空気圧迫法	105
間質部閉塞	210
患者満足度	556
がん・生殖医療	618, 627, 631, 637, 642
がん・生殖医療ネットワーク	620
緩慢凍結法	604

769

き

基礎体温	21, 168, 723
希発月経	158
偽閉経療法	620
逆行性射精	376, 380, 386
ギャップジャンクション	194
鏡視下手術	225
挙児希望患者	8, 13
均衡型染色体構造異常	657, 716

く

クラミジア感染症	84, 222
クラミジア抗体検査	324
グリーフケア	6
クロミフェンクエン酸塩	90, 95, 115, 139

け

頸管開大	759
頸管狭窄	755, 758
頸管粘液	41, 110, 187
経頸管的子宮鏡下子宮筋腫摘出術	285
蛍光活性細胞分離法	547
形質細胞	532
経腟超音波検査	35
経腟的腹腔鏡検査	29, 81
経尿道的射精管切開術	411
経皮的塞栓術	395
月経	32
月経困難症	247
月経周期	32
月経不順	32
血栓塞栓症	100, 105
血中 hCG 値	299
原因不明不育症	653
原因不明不妊（女性）	119, 186, 227
原因不明不妊（男性）	353
原始卵胞	70, 131, 134, 192, 549
原発性甲状腺機能低下症	159

顕微鏡下精巣上体精子採取術	411
顕微鏡下精巣内精子採取術	421
顕微鏡下低位結紮	390
顕微授精	421, 480

こ

高アンドロゲン血症	144
高位結紮術	390, 395
高温相点数	24
高温相面積指数	25
抗カルジオリピン抗体	701
抗甲状腺抗体	172
抗コリン薬	60
抗酸化物質	435
抗酸化療法	436
好酸球増加症候群	670
甲状腺機能異常	52, 678, 708
甲状腺機能亢進症	171, 709
甲状腺機能低下症	171, 710, 724
甲状腺中毒症	709
硬性鏡	227
抗精子抗体	30, 341, 425, 426, 430
抗 TNF-α 製剤	692
抗透明帯抗体	193, 198
高度精液検査	349
高年齢患者	77
高年齢妊娠	629
広汎性子宮頸部切除術	758
高プロラクチン血症	33, 34, 157
抗 β2 glycoprotein I 抗体	701
抗ホスファチジルエタノールアミン抗体	704
抗リン脂質抗体	101, 657, 701
抗リン脂質抗体症候群	660, 701
抗リン脂質抗体症候群合併妊娠	669
コエンザイム Q10	132, 367, 437
告知	733
コスパノン	385
骨盤内感染	264
ゴナドトロピン療法	96, 141, 368

索引

▶ さ

細菌性腟症	42
再構成卵巣	550
在宅自己注射指導管理料	667
サイトカイン	537
細胞傷害性 NK 細胞	692
採卵	557
採卵針	459
サプリメント	366
酸化ストレス	261, 435
産婦人科研修	555

▶ し

シェアード・ディシジョンメーキング	748
子宮 NK 細胞	204
子宮鏡	216, 674
子宮鏡下子宮中隔切除術	686
子宮鏡下手術	236
子宮鏡検査	28, 680
子宮鏡補助下卵管鏡下卵管形成術	214, 216
子宮筋 3 重フラップ法	252
子宮筋腫	241, 246, 289
子宮筋腫核出術	248, 285
子宮腔癒着症	673
子宮頸管炎	324
子宮頸がん前駆病変	752
子宮形態異常	656, 673, 682
子宮腺筋症	251, 256
子宮腺筋症合併不妊症	259
子宮腺筋症摘出術	252
子宮穿孔	217
子宮蠕動	58
子宮内腔変形	248
子宮内腔癒着症	285
子宮内細菌叢検査	526
子宮内人工授精	114
子宮内膜刺激胚移植法	467

子宮内膜症	84, 261, 266, 270, 724
子宮内膜症合併不妊	266, 271, 275, 280
子宮内膜症性疼痛	266
子宮内膜症性囊胞	275
子宮内膜症取扱い規約	277
子宮内膜スクラッチ	473
子宮内膜調整法	471
子宮内膜日付診	169
子宮内膜ポリープ	228, 231, 673
子宮粘膜下筋腫	236
子宮破裂	254
子宮卵管造影	19, 47, 49, 226
始原生殖細胞	547, 550
始原生殖細胞様細胞	550
自己移植	622
思春期・若年成人	631
視床下部機能低下	88
自然周期	447, 472, 475
脂肪乳剤	692
社会的適応による未受精卵子 あるいは卵巣組織の凍結・保存の ガイドライン	135
社会的卵子凍結	729
若年がん患者	603
射精管解放術	421
射精管囊胞	421
射精管閉塞	376
射精障害	375, 379, 384, 402
周産期合併症	154
受精	198
受精障害	199, 426, 428, 444, 493
受精能	187
出自を知る権利	733
手動真空吸引法	307
小児, 思春期・若年（CAYA） がん患者の妊孕性温存に関する 診療ガイドライン	621
小胞体ストレス応答遺伝子	132
小卵胞	447
女性活躍社会	740

女性不妊	318
神経性食欲不振症	177
神経性やせ症	177
人工多能性幹細胞	550
身体所見	35
診断的腹腔鏡検査	122
深部子宮内膜症	273, 281
心理的ストレス	723

▶ す

スクリーニング検査	17, 186
ステップアップ	353, 740
ステロイド療法	427
スピリッチュアルケア	3
スピリッチュアルペイン	2
スマホ顕微鏡	344

▶ せ

精液検査	18, 344, 348
精液酸化還元電位測定	352
精管-精管吻合	408
精管-精巣上体吻合	408
精管造影	362
精管動脈	391
性器クラミジア感染症	18, 322
性機能障害	340, 419
制御性 T 細胞	204
性交後試験	426
精細胞	359
精索静脈瘤	340, 389, 394, 397, 422
精子	359
精子運動障害作用	426
精子運動パラメータ	349
精子機能検査	348
精子結合抗体	425, 430
精子細胞	359
精子障害	586
精子セルフチェック	345
精子注入	484
精子通過障害	428

精子凍結保存	574, 584
精子の卵細胞膜通過能	350
精子不動化	483
精子不動化抗体	43, 181, 186, 424
精子不動化試験	181
正常形態精子率	350
生殖幹細胞	550
生殖外科	289
生殖年齢	64
生殖補助医療	270, 276, 290, 318, 632
精神的サポート	743
精巣腫瘍	571
精巣上体炎	406
精巣組織凍結保存	587
精巣動脈	391
精巣内精子採取術	320, 419, 571, 580
精祖細胞	359
精路再建術	408, 421, 440
精路通過障害	340, 419
全ゲノム連鎖解析	133
潜在性甲状腺機能低下症	171, 708
染色体異常	319, 715
染色体検査	341
染色体構造異常	657
喘息誘発	51
先体反応	195, 198
選択的 Xa 阻害薬	105
先天性精管欠損症	409
全胚凍結	75, 102, 499
前胞状卵胞	134
専門医制度	560

▶ そ

双角子宮	673, 682
相互転座	319, 716
早産リスク	759
造精機能障害	340, 365, 419
早発卵巣不全	33, 80, 133, 163, 194
早漏	377, 379
続発性習慣流産	696

●索引

続発性不妊症	293	着床	203
続発無月経	288	着床障害	530
鼠径ヘルニア根治術	410, 420	着床前遺伝学的検査	312
ソノヒステログラフィ	28, 673	着床前診断	312, 717
		「着床前診断」に関する見解	313
▶ た		着床不全	536
体外受精	444, 447	中隔子宮	673, 682, 686
体外受精・胚移植	215, 536	超急速凍結法	135
体外成熟	619, 634	調節卵巣刺激	73, 200, 595, 622
体外培養環境	518	腸内フローラ	334
胎児・新生児甲状腺機能異常	51	チョコレート囊胞摘出術	69, 281
体重減少性排卵障害	34	遅漏	377, 379
耐凍剤	604		
第XII因子欠乏症	657	**▶ て**	
胎囊	469	低位結紮術	395
胎盤絨毛組織	456	帝王切開瘢痕症候群	293
タイミング療法	108	提供精子を用いた人工授精	733
タイムラプスインキュベーター	492	低ゴナドトロピン性性腺機能低下症	
タイムラプスシネマトグラフィー	503		370
大量通水療法	220	低出生体重児	562
ダグラス窩妊娠	300	低体重	90
タクロリムス	538	低用量アスピリン療法	105, 660, 704
多精子受精	198	低用量ドパミン療法	104
多囊胞性卵巣症候群	33, 72, 85, 88,	低卵巣刺激法	102, 622
	101, 139, 146, 148, 153, 220, 499	低卵巣予備能	80
ダブルスティミュレーション法	633	テストステロン	343, 416
単一胚移植	562	デヒドロエピアンドロステロン	133
単一排卵	91	電気刺激法	497
単純性肥満	90	テンダーラビングケア	651, 657, 724
単純体重減少性無月経	176		
男性更年期障害	762	**▶ と**	
弾性ストッキング	105	凍結融解胚移植	475, 502
男性性機能障害	384	同種異家移植片	203
男性不妊	319, 340, 365, 419, 426	同所性移植	622
原因疾患	352	透明帯	192, 198
		透明帯貫通	484
▶ ち		ドパミン	157
チアゾリジン	151	ドパミンアゴニスト	161
チェックポイントキナーゼ	133		
腟内射精障害	342, 381		

773

▶ な

内分泌検査	355
内分泌療法	365
軟性子宮鏡	227
難治性習慣流産	696

▶ に

二次精母細胞	359
二段階胚移植	467
日本がん・生殖医療	
オンライン登録システム	621
乳がん	592
ニューキノロン系抗菌薬	325
乳汁漏出	158
尿中ホルモン	110
妊活情報	346
妊娠高血圧症候群	135
妊娠初期免疫グロブリン大量療法	696
妊孕性温存	580, 589, 592, 600, 603, 608, 614, 618, 631, 758
妊孕性低下	13
妊孕能評価	289

▶ は

胚移植	475, 557
配偶者間人工授精	113
胚性幹細胞	550
肺塞栓	51
胚凍結保存	135, 615
胚培養士	491
培養器	520
排卵	32
排卵障害	34, 94, 157
原因	33
排卵の有無診断	22
排卵日診断	23
排卵誘発	95
バックワードスケジューリング	738
破膜	484

▶ ひ

ハムスター試験	350
反復着床障害	541
反復良好胚移植不成功	199

▶ ひ

ピエゾ ICSI	483, 490
微小残存病変	609, 634
ビタミン B_{12}	366
ビタミン C	367
ビタミン E	367
非内分泌療法	365
避妊	92
非閉塞性無精子症	413, 417, 420
肥満	90, 724
標準体重	179

▶ ふ

ファミリープラニング	738
不育症	536, 650, 680, 690, 695
不育症ケア	721
不育症スクリーニング	656
不育症リスク因子	655
フーナーテスト	41
孵化	198
腹腔鏡下手術	225, 266, 280, 390
腹腔鏡下卵巣多孔術	142
腹腔鏡検査	28, 81
腹腔内出血	300
副腎性器症候群	145
副腎皮質ホルモン	692
腹水中 hCG 値/血中 hCG 値の比	299
腹水濾過濃縮再静注法	104
ブタ卵透明帯	200
不妊症の原因	13
不妊症の定義	13
不飽和脂肪酸	435
ブライダルチェック	347
プリパレーション	645
プレコンセプションケア	742
プロテイン C 欠乏症	661

●索引

プロテインS欠乏症	661, 657
プロテインS比活性	101
ブロモクリプチン	161
プロラクチノーマ	160
プロラクチン	36, 157, 343, 355
放出因子	157
放出抑制因子	157
プロラクチン分泌試験	39

▶ へ

閉塞性無精子症	402, 405, 408, 420
ヘパリン	105, 538, 653, 661, 670
ヘパリン起因性血小板減少症	666
ヘパリン在宅自己注射	665
ヘルパー1型T細胞	204
ヘルパー2型T細胞	204
ヘルパー17型T細胞	204
変異ミトコンドリアDNA	132

▶ ほ

膀胱内精子回収法	386
傍子宮頸管ブロック	309
胞状卵胞数	68
母児接点	695
ホスファチジルセリン依存性	
抗プロトロンビン抗体	704
勃起障害	375
哺乳類ラパマイシン標的タンパク	132
ホルモン検査基礎値	20
ホルモン調整周期	475
ホルモン補充周期	473
ポワズイユの法則	461

▶ ま

マカ	367
マクロプロラクチン血症	39, 159
マクロライド系抗菌薬	325
マスターベーションエイド	382
末梢血リンパ球	541
慢性子宮内膜炎	122, 229, 530

▶ み

未受精卵子凍結保存	615
ミトコンドリア生合成	132
ミトコンドリアDNA	131
未分画ヘパリン	704
ミュラー管	62

▶ む

無月経	158
無精子症	343
無精子症因子	320

▶ め

メカニカル法	490
メトトレキサート	300
メトホルミン	102, 149
免疫学的避妊ワクチン	201
免疫学的不妊	203
免疫グロブリン	538, 692, 694
免疫性不妊症	424
免疫調節作用	695

▶ や

痩せ	90

▶ ゆ

遊離型テストステロン	764
油性造影剤	49
残留頻度	54

▶ よ

用量調節ヘパリン療法	105
ヨード造影剤	678

▶ ら

ライフスタイルマネジメント	155
卵活性化処理	494
卵管鏡下卵管形成術	208, 214
卵管狭窄	214

775

卵管周囲癒着	261			

卵管周囲癒着　261
卵管性不妊　251
卵管穿孔　217
卵管閉塞　214, 229
卵管留水症　226
卵原細胞　552
卵細胞質移植　132
卵細胞質内精子注入法　427, 481, 493
卵細胞辺縁透明領域　505
卵子幹細胞　547, 619
卵子成熟率　501
卵子提供　135
卵子凍結　134, 599, 728
卵子バンキング　134, 620
卵子老化　131
卵巣開孔術　153
卵巣過剰刺激症候群　73, 99, 453, 499
卵巣機能不全　162
卵巣子宮内膜症　69
卵巣性無月経　33
卵巣組織凍結　599, 603, 608, 616, 638
卵巣チョコレート嚢胞　281
卵巣嚢腫　289
卵巣表面妊娠　300
卵巣予備能　64, 68, 72, 270
　　低下　134, 281
ランダムスタート法
　　501, 595, 621, 633, 643
卵胞刺激ホルモン　126, 343
卵胞穿刺　458
卵胞発育　126
卵胞発育モニタリング　98, 110

▶ り

リコンビナント FSH　91
リスク因子不明不育症　652, 690
リピオドール　50
リプロダクティブライフプラニング
　　742

▶ る

ループスアンチコアグラント　702

▶ れ

レスベラトロール　132
レトロゾール　96, 115, 621
レボチロキシン　173

▶ ろ

ロバートソン転座　319, 657, 716

▶ わ

若手産婦人科医師　555

▶ A

adenomyoma　258
AID　733
AIH　113, 189, 427
air quality　518
anti Müllerian hormone（AMH）
　　20, 62, 67, 72, 77, 90, 242
　　変動係数　65
antioxidant　435
antral follicle count（AFC）　68
APS 合併妊娠　704
ARDS　103
artificial oocyte activation（AOA）
　　495
Asherman 症候群　35, 228, 285, 673
assisted hatching　200
assisted reproductive technology
　（ART）　270, 276, 290, 318, 632
ART 登録　561
AYA　631
azoospermia factor（AZF）　320, 341

▶ B

BBT 法　21
BRCA1/2 遺伝子変異　627

●索引

▶ C

cancer survivor	347, 568, 614
CASA	349
CAYA	642
CD16$^+$/CD56^{dim} 細胞	692
CD56^{bright} 細胞	537, 691
CD56^{dim} 細胞	537, 691
chronic endometritis (CE)	122
CIN	752
cine mode MRI	57
coasting 法	102
compaction	516
conventional (simple) TESE (C-TESE)	402
CoQ10	132, 367, 437
cryptozoospermia	413
cytoplasmic flare	505
cytoplasmic halo	505

▶ D

D & C (dilatation and curettage)	307
deeply infiltrating endometriosis (DIE)	273, 281
DHEA	133
DNA 修復能	133
DNA 断片化	392, 436
DNA 断片化指数	351
DNA 二重鎖切断	133
double-strand breaks (DSBs)	133
dysbiosis	335

▶ E

early paternal effect	351
ECBS	243
ejection	375
emission	375
emission less	376, 381, 386

endometrial receptivity analysis (ERA)	477, 525
endometriosis fertility index (EFI)	262, 270
ES 細胞	550
estradiol	343, 357

▶ F

FACS	547
falloposcopic tuboplasty (FT)	208, 214
fertile window	109
fertilization cone	505
first uterine pass effect	454
Fitz-Hugh-Curtis 症候群	324
follicle-stimulating hormone (FSH)	126, 343, 355
低用量漸増法	102
fragmentation	515
free testosterone	355
freeze-all	75, 499
frozen embryo transfer (FET)	475

▶ G

GM-CSF	538
GnRH アゴニスト	102, 291, 635
GnRH アンタゴニスト	244, 291
GnRH テスト	89

▶ H

hatching	198
障害	199
hemizona assay (HZA)	200, 426
hereditary breast and ovarian cancer syndrome (HBOC)	627
high phase score (HPS)	24
high resolution time-lapse cinematography (hR-TLC)	503, 513
HIV	328

777

HIVIg 696
hMG 115
HOMA-IR 149
hypogonadotropic hypogonadism 356
hysterosalpingography（HSG）
47, 49, 226, 673
hysteroscopically assisted fallopo-
scopic tuboplasty（HA-FT）
214, 216

▶ I

immunobead test（IBT） 425
ImmunoSpheres® 425, 430
in vitro fertilization（IVF） 444
in vitro maturation（IVM）
550, 619, 634, 637
individualized controlled ovarian
stimulation（iCOS） 200
inhibin B 356
intracytoplasmic sperm injection
（ICSI） 421, 427, 481, 483, 488, 493
intrauterine insemination（IUI） 114
invagination 268
iPS 細胞 550
ISO9001 491
IVF 447
IVF-ET 189, 536
IVIG 692, 694

▶ J

Johnsen's score count（JSC） 359

▶ K

Kallman 症候群 34
Kaufmann 療法 33, 78
Klinefelter 症候群 319, 343, 419

▶ L

L-カルニチン 132, 367

laparoscopic ovarian drilling
（LOD） 142
late paternal effect 351
LH（luteinizing hormone）
126, 343, 355
LH-RH テスト 30, 89
LOH 症候群 762

▶ M

male hypogonatrophic
hypogonadism（MHH） 376
manual vacuum aspiration（MVA）
307
maturation arrest 358
micro TESE 358, 413, 421
microdot 法 199
mild stimulation 622
minimal residual disease（MRD）
609, 624, 634
mixed antiglobulin reaction（MAR）
test 425
monozygotic twinning（MZT） 564
MRI 26, 673
mTOR 132

▶ N

natural cycle 447
NK 細胞 204, 537, 691
NK 細胞活性 537, 692
Nugent スコア 42

▶ O

OHSS 99, 453, 499
onco-TESE 571, 580
oncofertility 568, 618
one-and-done approach 741
oogonial stem cells（OSCs） 547
ORP 352
oxidative stress（OS） 435

●索引

▶ P

PGC 550
PGCLCs 550
piezo-ICSI 483, 490
planimetric luteal index（PLI） 25
polycystic ovary syndrome（PCOS）
33, 34, 72, 85, 88,
101, 139, 148, 153, 499
polyunsaturated fatty acid（PUFA）
435
poor ovarian reserve（POR） 134
post-chemotherapy azoospermia
（PCA） 572
post-coital test（PCT） 426
postoperative ART 291
preimplantation genetic testing
（PGT） 312
　PGT-A 718
　PGT-M 717
　PGT-SR 717
premature ovarian insufficiency
（POI） 163
preoperative ART 291
prolactin（PRL） 36, 157, 343, 355

▶ Q

QOL 568

▶ R

R-ASRM スコア 270
radical trachelectomy 758
reactive oxygen species（ROS） 434
recurrent pregnancy loss（RPL） 690
reduced port surgery 610
rescue ICSI 445
rescue oocyte activation（ROA）
495
ruffling 現象 511

▶ S

SCSA 351
SEET 法 467, 538
Sertoli cell 359
Sertoli cell only syndrome 358
Sheehan 症候群 34
SI_{50} 値 181
sirtuin 3（Sirt3） 132
sonohysterography（SHG） 28, 673
sperm DNA fragmentation 399
sperm entry point 505
sperm immobilization test（SIT）
181
spermatogonia 359
split ICSI 445
SSRI 377
strand 現象 510
surgery-ART hybrid 療法 291
SWOT アナリシス 502

▶ T

T 細胞 537, 691
t-PA 製剤 105
TCR 285
tender loving care 651, 657, 724
TESE 320, 419, 489, 571, 580
TESE-ICSI 421
testosterone 343, 355, 416
Th1 204
Th1/Th2 205, 537
Th2 204
Th17 204
3D 超音波 673
transvaginal hydrolaparoscopy
（THL） 29
Treg 204
TRH 負荷試験 29
Turner 症候群 33

779

U

unopposed estrogen	154

V

vitrification	500

W

WHO ラボラトリーマニュアル	348, 425, 430

window of implantation（WOI）	466, 476

Y

Young 症候群	409, 420

Z

ZP（zona pellucida）	198

不妊症・不育症診療
その伝承とエビデンス　　ⓒ

発　行　2019 年 11 月 10 日　1 版 1 刷

編著者　柴 原 浩 章

発行者　株式会社　中 外 医 学 社
　　　　代表取締役　青 木　滋

　　　　〒162-0805　東京都新宿区矢来町 62
　　　　電　　話　03-3268-2701（代）
　　　　振替口座　00190-1-98814 番

印刷・製本／三報社印刷（株）　　　　　　〈MS・HU〉
ISBN978-4-498-16000-2　　　　　　Printed in Japan

JCOPY　＜（社）出版者著作権管理機構 委託出版物＞

本書の無断複製は著作権法上での例外を除き禁じられています.
複製される場合は，そのつど事前に，（社）出版者著作権管理機構
（電話 03-5244-5088，FAX 03-5244-5089，e-mail: info@jcopy.
or.jp）の許諾を得てください.